Michaela Beer

Christine Hartmann

Freiverkäufliche Arzneimittel im Einzelhandel

D1719755

Michaela Beer

Christine Hartmann

Freiverkäufliche Arzneimittel im Einzelhandel

IHK-Sachkenntnisprüfung sicher bestehen

Mit 60 Abbildungen und 45 Tabellen

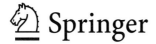 Springer

4b – Bundesweite Berufliche Bildung & Beratung
Michaela Beer, Berlin
Christine Hartmann, Bielefeld

Kontakt:
info@4xb.eu
www.4xb.de

ISBN 978-3-642-10281-3 Springer-Verlag Berlin Heidelberg New York

Bibliografische Information der Deutschen Nationalbibliothek
Die Deutsche Nationalbibliothek verzeichnet diese Publikation in der Deutschen Nationalbibliografie;
detaillierte bibliografische Daten sind im Internet über http://dnb.d-nb.de abrufbar.

Springer Medizin
Springer-Verlag GmbH
Ein Unternehmen von Springer Science + Business Media
springer.de
© Springer-Verlag Berlin Heidelberg 2010

Planung: Dr. Sabine Ehlenbeck, Heidelberg
Projektmanagement: Hiltrud Wilbertz, Heidelberg
Lektorat: Kathrin Nühse, Büro für Wissensvermittlung, Mannheim
Titelbild: Image Source/Photolibrary; M. Beer, Berlin
Zeichnungen: Emil Wolfgang Hanns, Gundelfingen
Einbandgestaltung: deblik, Berlin
Satz: TypoStudio Tobias Schaedla, Heidelberg

SPIN 12759910

Gedruckt auf säurefreiem Papier   106/2111 wi   5 4 3 2 1 0

Geleitwort

Anforderungen an die Qualität der Arzneimittel und an den professionellen Umgang mit ihnen unterliegen einem ständigen Wandel. Ziel dieses Wandels ist die stetige Verbesserung der Qualität und die Minimierung möglicher Gefahren auf allen Ebenen der Herstellung und des Vertriebs.

Dieses Ziel betrifft unter anderem auch die Mitarbeiterinnen und Mitarbeiter im Einzelhandel, die mit freiverkäuflichen Arzneimitteln umgehen.

Umfangreiches Wissen zu Pflanzen, Chemikalien und Darreichungsformen gehört ebenso dazu wie die fachkundige Lagerung der Arzneimittel und die kompetente Beratung zu deren Anwendungsgebieten. Nicht vergessen werden dürfen die jeweils einzuhaltenden, aktuellen Rechtsvorschriften.

Die Autorinnen Michaela Beer und Christine Hartmann haben im Rahmen ihrer beruflichen Tätigkeit und in zahlreichen von ihnen durchgeführten Seminaren unzählige Informationen aus Theorie und Praxis gesammelt. Dabei herausgekommen ist mit diesem Buch ein unverzichtbares Werk für die Vorbereitung auf die gesetzlich vorgeschriebene Prüfung der Industrie- und Handelskammern gemäß den oben definierten Zielen.

Die praxisnahe Unterteilung in sachlogisch aufeinander aufbauender Reihenfolge in sieben Wissensgebiete erleichtert das Lernen, verbindet Bekanntes mit Neuem und stellt eine optimale Basis für das Bestehen der IHK-Prüfung der »Sachkunde im Einzelhandel mit freiverkäuflichen Arzneimitteln« dar.

Dieses Buch dient einerseits als hervorragende Grundlage für die Seminare des Hauses »4b – Bundesweite berufliche Bildung & Beratung« und ist zudem ausgezeichnet für Schulungen und Seminare anderer Bildungsträger in diesem Bereich geeignet.

Andererseits eignet sich *»Freiverkäufliche Arzneimittel im Einzelhandel«* sowohl als praktisches Nachschlagewerk des Sachkundigen, wie es auch dem interessierten Laien als gut verständliche Informationsquelle bei nahezu allen Fragen im Bereich der Selbstmedikation mit freiverkäuflichen Arzneimitteln und diätetischen Nahrungsergänzungen dient.

Die aktuellen Gesetzestexte, ein umfangreicher Fragenkatalog, dessen Antworten und zahlreiche Farbtafeln einiger der IHK-prüfungsrelevanten Drogen runden das Werk ab.

Ich wünsche allen Nutzern dieses Buches viel Erfolg!

Berlin, September 2009

Carsten Renfer

Die Autorinnen

Michaela Beer ist ausgebildete Pharmazeutisch-technische Assistentin und ILS Dipl. Psychologische Beraterin/ Personal Coach. 2009 erweiterte sie ihr Profil um eine DiSC-Zertifizierung. Seit 2003 ist Frau Beer als freie Trainerin und (Master-) Coach im Bereich berufliche Weiterbildung tätig. Sie erstellt Konzepte sowie Seminare und führt vertiefende Kommunikationstrainings, Schulungen und Workshops für Außendienstmitarbeiter der Pharmaindustrie als auch Fachtrainings für eine Pharmafirma im Bereich Morbus Parkinson und RLS durch. An der Bernd Blindow PTA-Schule Berlin ist sie seit 2003 als Dozentin für Galenik tätig. Frau Beer bereitet ihre Teilnehmer der 4b – Kurse erfolgreich auf die IHK-Sachkenntnisprüfung für freiverkäufliche Arzneimittel im Einzelhandel vor.

Christine Hartmann ist ausgebildete Chemisch-technische Assistentin und approbierte Apothekerin. Sie arbeitet neben ihrer Tätigkeit in einer öffentlichen Apotheke als freie Trainerin im Bereich berufliche Weiterbildung und leitet in Kooperation mit Frau Beer die Kurse zur Vorbereitung auf die IHK-Sachkenntnisprüfung für freiverkäufliche Arzneimittel im Einzelhandel.

Inhaltsverzeichnis

III   Arzneimittelgesetz

IV   Heilmittelwerbegesetz

V   Übungsaufgaben und Lösungen

VI   Farbtafeln prüfungs-relevanter Drogen

Anhang 1 Arzneimittelgesetz – AMG 1976

Anhang 2
Heilmittelwerbegesetz – HWG

Anhang 3
Gesetz über Medizinprodukte
(Medizinproduktegesetz –
MPG) 2002

Einführung

Liebe Leserin, lieber Leser,

das Ihnen vorliegende Buch enthält eine bunte Vielfalt an Informationen, die es Ihnen vereinfachen sollen, die Prüfung sicher zu bestehen.

Der Gesetzgeber hat die Grundlagen, die den Umgang im Einzelhandel mit freiverkäuflichen Arzneimitteln regeln, detailliert aufgeführt und erläutert. Dabei ist das am 01. Januar 1978 in Kraft getretene 2. Arzneimittelgesetzt (auch als **AMG 76** bezeichnet, weil erstmal 1976 im Bundesgesetzblatt verkündet) von besonderer Bedeutung. Hier wird in § 50 festgestellt, welche besonderen Sachkenntnisse zum Einzelhandel mit freiverkäuflichen Arzneimitteln befähigen:

»Die erforderliche Sachkenntnis besitzt, wer Kenntnisse und Fertigkeiten über das ordnungsgemäße Abfüllen, Abpacken, Kennzeichnen, Lagern und Inverkehrbringen von Arzneimitteln, die zum Verkehr außerhalb der Apotheke freigegeben sind, sowie Kenntnisse über die für diese Arzneimittel geltenden Vorschriften nachweist.«

Diese Punkte werden in der **Verordnung über den Nachweis der Sachkenntnis im Einzelhandel mit freiverkäuflichen Arzneimitteln** (20. Juni 1978) weiter beschrieben. In § 4 ist festgehalten, welche sieben Wissensgebiete der Prüfungsteilnehmer beherrschen sollte:

Im Einzelnen ist festzustellen, ob der Prüfungsteilnehmer

- das Sortiment freiverkäuflicher Arzneimittel übersieht
- die in freiverkäuflichen Arzneimitteln üblicherweise verwendeten Pflanzen und Chemikalien, sowie die Darreichungsformen kennt,
- offensichtlich verwechselte, verfälschte oder verdorbene freiverkäufliche Arzneimitteln erkennen kann,
- freiverkäufliche Arzneimittel ordnungsgemäß, insbesondere unter Berücksichtigung der Lagertemperatur und des Verfalldatums lagern kann,
- über die für das ordnungsgemäße Abfüllen, Abpacken und die Abgabe freiverkäuflicher Arzneimittel erforderlichen Kenntnisse verfügt,
- die mit dem unsachgemäßen Umgang mit freiverkäuflichen Arzneimitteln verbundenen Gefahren kennt,
- die für freiverkäufliche Arzneimittel geltenden Vorschriften des Arzneimittelrechts und des Rechts der Werbung auf dem Gebiet des Heilwesens kennt.

Um Ihnen den Einstieg in die Thematik zu vereinfachen, haben wir eine klare Struktur verwendet, die aufeinander aufbaut und Sie so step by step intensiv auf Ihre Prüfung vorbereitet.

Gemeinsam gehen wir die sieben Wissensgebiete an. Im Kapitel **Sortiment der freiverkäuflichen Arzneimittel** werden allgemeine Unterschiede von Arzneimitteln sowie Begrifflichkeiten erklärt und durch die wesentlichen Gesetzestexte ergänzt.

Um die Übersicht in dem großen Thema **Pflanzen, Chemikalien und Darreichungsformen**

in freiverkäuflichen Arzneimitteln nicht zu verlie-
ren, haben wir Ihnen die wichtigen Inhaltsstoffe,
freiverkäuflichen Arzneidrogen etc. in Tabellen
zusammengestellt. So haben Sie alle relevanten
Informationen auf einen Blick.

Ein sehr praxisorientierter Teil ist die **Erkennung von verdorbenen, verfälschten oder ver-
wechselten Arzneimitteln** sowie die **ordnungsgemäße Lagerung** mit ihren Eigenheiten. Beispiele
lassen hier Theorie und Praxis zusammenrücken.

Ferner gehen wir intensiv auf die **Abgabe
von Arzneimitteln** ein. Was muss beim Abfüllen,
Umfüllen, Abpacken oder Kennzeichnen beachtet
werden? Ein weiterer wichtiger Punkt ist der mögliche **Arzneimittelmissbrauch.**

Mit dem Hinweis auf die wesentlichen Paragraphen aus **Arzneimittel- und Heilmittelwerbegesetz**
schliessen wir die sieben Prüfungsgebiete ab.

Durch zahlreiche Beispiele versuchen wir pra-
xisgerecht ein Bewusstsein für den Umgang mit
(freiverkäuflichen) Arzneimitteln zu schaffen. In der
Arzneimittelkunde/Fertigarzneimittel geben wir
zahlreiche Arzneimittelbeispiele in 28 Indikationen.
Im Anschluss vertiefen wir das Arzneimittelgesetz
und das Heilmittelwerbegesetz. Wir führen durch
die Gesetze und heben wichtige und prüfungsrele-
vante Passagen hervor. Die **vollständigen Gesetz-
testexte** können Sie dem Anhang entnehmen.

Insgesamt bietet Ihnen der erste Teil des Buches eine fachgerechte knappe Darstellung der
Prüfungsstoffe. Ihr erlerntes Wissen können Sie in
dem folgenden Fragenteil überprüfen. Dort warten
über 230 Prüfungsfragen auf Sie.

Bei der Prüfung der IHK werden Ihnen Mul-
tiple Choice Fragen gestellt sowie unterschiedliche Drogen und Flüssigkeiten zur Erkennung und
Beschreibung (Anwendung, Eigenschaften,...) vorgelegt. Um Ihnen auch hier eine gute Prüfungs-
vorbereitung gewährleisten zu können, sind dem
Buch **farbige Fotos der gängigsten Drogen** u.a.
in Makroaufnahme abgebildet.

Wir hoffen, Ihnen einen Begleiter an die Hand
zu geben, der Sie nicht nur sicher durch die Prüfung navigiert, sondern auch einen Ratgeber für
die Praxis darstellt.

Ich wünsche Ihnen alles Gute,
Michaela Beer

Die sieben Prüfungsgebiete

1 Das Sortiment der freiverkäuflichen Arzneimittel

Alle Gesetzestexte sind vollständig im Anhang enthalten. Bitte lesen Sie diese aufmerksam durch.

1.1 Was sind Arzneimittel?

- **§ 1 Zweck des Gesetzes**

Es ist der Zweck dieses Gesetzes, im Interesse einer ordnungsgemäßen Arzneimittelversorgung von Mensch und Tier für die Sicherheit im Verkehr mit Arzneimitteln, insbesondere für die Qualität, Wirksamkeit und Unbedenklichkeit der Arzneimittel nach Maßgabe der folgenden Vorschriften zu sorgen.

- **§ 2 Arzneimittelbegriff**

(1) **Arzneimittel** sind Stoffe und Zubereitungen aus Stoffen, die dazu bestimmt sind, durch Anwendung am oder im menschlichen oder tierischen Körper

1. Krankheiten, Leiden, Körperschäden oder krankhafte Beschwerden zu heilen, zu lindern, zu verhüten oder zu erkennen,
2. die Beschaffenheit, den Zustand oder die Funktionen des Körpers oder seelische Zustände erkennen zu lassen,
3. vom menschlichen oder tierischen Körper erzeugte Wirkstoffe oder Körperflüssigkeiten zu ersetzen,
4. Krankheitserreger, Parasiten oder körperfremde Stoffe abzuwehren, zu beseitigen oder unschädlich zu machen oder
5. die Beschaffenheit, den Zustand oder die Funktionen des Körpers oder seelische Zustände zu beeinflussen.

(2) Als Arzneimittel gelten

1. Gegenstände, die ein Arzneimittel nach Absatz 1 enthalten oder auf die ein Arzneimittel nach Absatz 1 aufgebracht ist und die dazu bestimmt sind, dauernd oder vorübergehend mit dem menschlichen oder tierischen Körper in Berührung gebracht zu werden,
1a. tierärztliche Instrumente, soweit sie zur einmaligen Anwendung bestimmt sind und aus der Kennzeichnung hervorgeht, dass sie einem Verfahren zur Verminderung der Keimzahl unterzogen worden sind,
2. Gegenstände, die ohne Gegenstände nach Nummer 1 oder 1a zu sein, dazu bestimmt sind, zu den in Absatz 1 Nr. 2 oder 5 bezeichneten Zwecken in den tierischen Körper dauernd oder vorübergehend eingebracht zu werden, ausgenommen tierärztliche Instrumente,
3. Verbandstoffe und chirurgische Nahtmaterialien, soweit sie zur Anwendung am oder im tierischen Körper bestimmt und nicht Gegenstände der Nummer 1, 1a oder 2 sind,
4. Stoffe und Zubereitungen aus Stoffen, die, auch im Zusammenwirken mit anderen Stoffen oder Zubereitungen aus Stoffen, dazu bestimmt sind, ohne am oder im tierischen Körper angewendet zu werden, die Beschaffenheit, den Zustand oder die Funktion des tierischen Körpers erkennen zu lassen oder der Erkennung von Krankheitserregern bei Tieren zu dienen.

❗ Arzneimittel nach § 2 AMG 76 sind: Stoffe und Zubereitungen, die dazu bestimmt sind... Krankheiten, Leiden... **zu heilen** und **zu lindern, zu verhüten, zu erkennen,** Krankheitserreger... **abzuwehren, zu beseitigen,** die am oder im Körper angewendet werden.

Als Arzneimittel gelten **ferner Gegenstände** die ein Arzneimittel **enthalten,** bzw. auf die ein Arzneimittel **aufgebracht** ist, sowie Grobdesinfektionsmittel.

- **§ 3 Stoffbegriff**

Stoffe im Sinne dieses Gesetzes sind
1. **chemische Elemente und chemische Verbindungen,** sowie deren natürlich vorkommende Gemische und Lösungen,
2. **Pflanzen, Pflanzenteile, Pflanzenbestandteile, Algen, Pilze und Flechten** in bearbeitetem oder unbearbeitetem Zustand,
3. **Tierkörper, auch lebender Tiere,** sowie Körperteile, -bestandteile und Stoffwechselprodukte von Mensch oder Tier in bearbeitetem oder unbearbeitetem Zustand,
4. **Mikroorganismen** einschließlich Viren, sowie deren Bestandteile oder Stoffwechselprodukte.

- **§ 4 Sonstige Begriffsbestimmungen**

(1) Fertigarzneimittel sind Arzneimittel, die im Voraus hergestellt und in einer zur Abgabe an den Verbraucher bestimmten Packung in den Verkehr gebracht werden oder andere zur Abgabe an Verbraucher bestimmte Arzneimittel, bei deren Zubereitung in sonstiger Weise ein industrielles Verfahren zur Anwendung kommt oder die, ausgenommen in Apotheken, gewerblich hergestellt werden. Fertigarzneimittel sind nicht Zwischenprodukte, die für eine weitere Verarbeitung durch einen Hersteller bestimmt sind.

(10) Fütterungsarzneimittel sind Arzneimittel in verfütterungsfertiger Form, die aus Arzneimittel-Vormischungen und Mischfuttermitteln hergestellt werden und die dazu bestimmt sind, zur Anwendung bei Tieren in den Verkehr gebracht zu werden.

(13) Nebenwirkungen sind die beim bestimmungsgemäßen Gebrauch eines Arzneimittels auftretenden schädlichen unbeabsichtigten Reaktionen. Schwerwiegende Nebenwirkungen sind Nebenwirkungen, die tödlich oder lebensbedrohend sind, eine stationäre Behandlung oder Verlängerung einer stationären Behandlung erforderlich machen, zu bleibender oder schwerwiegender Behinderung, Invalidität, kongenitalen Anomalien oder Geburtsfehlern führen; für Arzneimittel, die zur Anwendung bei Tieren bestimmt sind, sind schwerwiegend auch Nebenwirkungen, die ständig auftretende oder lang anhaltende Symptome hervorrufen. Unerwartete Nebenwirkungen sind Nebenwirkungen, deren Art, Ausmaß oder Ausgang von der Packungsbeilage des Arzneimittels abweichen. Die Sätze 1 bis 3 gelten auch für die als Folge von Wechselwirkungen auftretenden Nebenwirkungen.

(19) Wirkstoffe sind Stoffe, die dazu bestimmt sind, bei der Herstellung von Arzneimitteln als arzneilich wirksame Bestandteile verwendet zu werden oder bei ihrer Verwendung in der Arzneimittelherstellung zu arzneilich wirksamen Bestandteilen der Arzneimittel zu werden.

(27) Ein mit der Anwendung des Arzneimittels verbundenes **Risiko** ist
a) jedes Risiko im Zusammenhang mit der Qualität, Sicherheit oder Wirksamkeit des Arzneimittels für die Gesundheit der Patienten oder die öffentliche Gesundheit, bei zur Anwendung bei Tieren bestimmten Arzneimitteln für die Gesundheit von Mensch oder Tier,
b) jedes Risiko unerwünschter Auswirkungen auf die Umwelt.

(28) Das **Nutzen-Risiko-Verhältnis** umfasst eine Bewertung der positiven therapeutischen Wirkungen des Arzneimittels im Verhältnis zu dem Risiko nach Absatz 27 Buchstabe a, bei zur Anwendung bei Tieren bestimmten Arzneimitteln auch nach Absatz 27 Buchstabe b.

(29) Pflanzliche Arzneimittel sind Arzneimittel, die als Wirkstoff ausschließlich einen oder mehrere pflanzliche Stoffe oder eine oder mehrere pflanzliche Zubereitungen oder eine oder mehrere solcher pflanzlichen Stoffe in Kombination mit einer oder mehreren solcher pflanzlichen Zubereitungen enthalten.

1.2   Was sind keine Arzneimittel?

1. **Lebensmittel** im Sinne des § 2 Abs. 2 des Lebensmittel- und Futtermittelgesetzbuchs,
2. **kosmetische Mittel** im Sinne des § 2 Abs. 5 des Lebensmittel- und Futtermittelgesetzbuchs,
3. **Tabakerzeugnisse** im Sinne des § 3 des Vorläufigen Tabakgesetzes,
4. **Stoffe oder Zubereitungen aus Stoffen,** die ausschließlich dazu bestimmt sind, **äußerlich am Tier** zur Reinigung oder Pflege oder zur Beeinflussung des Aussehens oder des Körpergeruchs angewendet zu werden, soweit ihnen keine Stoffe oder Zubereitungen aus Stoffen zugesetzt sind, die vom Verkehr außerhalb der Apotheke ausgeschlossen sind,
5. (weggefallen)
6. **Futtermittel** im Sinne des § 3 Nr. 11 bis 15 des Lebensmittel- und Futtermittelgesetzbuchs,
7. **Medizinprodukte und Zubehör für Medizinprodukte** im Sinne des § 3 des Medizinproduktegesetzes, es sei denn, es handelt sich um Arzneimittel im Sinne des § 2 Abs. 1 Nr. 2,
8. **Organe** im Sinne des § 1a Nr. 1 des Transplantationsgesetzes, wenn sie zur Übertragung auf menschliche Empfänger bestimmt sind.

▪ § 2 Arzneimittelbegriff

(1) Solange ein Mittel nach diesem Gesetz als Arzneimittel zugelassen oder registriert oder durch Rechtsverordnung von der Zulassung oder Registrierung freigestellt ist, gilt es als Arzneimittel. Hat die zuständige Bundesoberbehörde die Zulassung oder Registrierung eines Mittels mit der Begründung abgelehnt, dass es sich um kein Arzneimittel handelt, so gilt es nicht als Arzneimittel.

❗ Als Arzneimittel gilt: solange ein Mittel nach diesem Gesetz als Arzneimittel zugelassen oder registriert oder durch Rechtsverordnung von der Zulassung oder Registrierung freigestellt ist.

Als Arzneimittel gilt nicht: wenn die zuständige Bundesoberbehörde die Zulassung oder Registrierung eines Mittels mit der Begründung ablehnt, dass es sich um kein Arzneimittel handelt.

▪ § 1 Verordnung über diätetische Lebensmittel

(1) Diätetische Lebensmittel sind Lebensmittel, die für eine besondere Ernährung bestimmt sind.

(2) Lebensmittel sind für eine besondere Ernährung bestimmt, wenn sie

1. den besonderen Ernährungserfordernissen folgender Verbrauchergruppen entsprechen:
   a) bestimmter Gruppen von Personen, deren Verdauungs- oder Resorptionsprozess oder Stoffwechsel gestört ist oder
   b) bestimmter Gruppen von Personen, die sich in besonderen physiologischen Umständen befinden und deshalb einen besonderen Nutzen aus der kontrollierten Aufnahme bestimmter in der Nahrung enthaltener Stoffe ziehen können, oder
   c) gesunder Säuglinge oder Kleinkinder,
2. sich für den angegebenen Ernährungszweck eignen und mit dem Hinweis darauf in den Verkehr gebracht werden, dass sie für diesen Zweck geeignet sind, und
3. sich auf Grund ihrer besonderen Zusammensetzung oder des besonderen Verfahrens ihrer Herstellung deutlich von den Lebensmitteln des allgemeinen Verzehrs unterscheiden.

Laut Diätverordnung sind **diätetische Lebensmittel** dazu bestimmt, einem besonderen Ernährungszweck zu dienen. Dies meint aber nicht die Menge der verwendeten Nährstoffe, sondern die Tatsache, dass überhaupt Nährstoffe zugeführt werden (= Abgrenzung zu Arzneimitteln). Aus diesem Grund wurde auch die Kategorie der »unvollständigen diätetischen Lebensmittel zur besonderen medizinischen Verwendung« eingeführt, die gerade von Produkten ausgeht, die nur geringe Mengen an Nährstoffen enthalten und »nahrungsergänzend« wirken.

Diätische Lebensmittel müssen sich von ähnlichen Lebensmitteln deutlich durch ihre Eigenschaften und Zusammensetzung unterscheiden. Eingesetzt werden sie bei Krankheiten, Allergien, Intoleranzen, bei der Ernährung von Säuglingen und Kleinkindern sowie bei Schwangeren und Stillenden. In den begleitenden Quellen wird ausdrücklich vom Einsatz bei Enzymdefiziten gesprochen.

Zu den diätetischen Lebensmitteln zählen auch Kochsalzersatzmittel, Fructose, Mannit, Sorbit, Xylit und Süßstoffe.

2 Pflanzen, Chemikalien und Darreichungsformen in freiverkäuflichen Arzneimitteln

Drogen sind getrocknete, ganze, zerkleinerte oder geschnittene Pflanzen, Pflanzenteile, Algen, Pilze und Flechten in unverarbeitetem Zustand, Getrocknete Exsudate (ausgetretene Flüssigkeiten), die keine besondere Verarbeitung erfahren haben (Harze, Aloe, Weihrauch,..) werden ebenfalls als Drogen bezeichnet. Drogen werden durch ihren lateinischen Namen inkl. Autor präzise bezeichnet (Hamamelisblätter, bestehend aus den getrockneten Laubblättern von Hamamelis virginiana Linné). Wegen der Verwechslungsgefahr mit Suchtdrogen, -mitteln und Arzneimitteln, die beide im englischen mit »drug« bezeichnet werden, verwendet die Europäische Arzneimittelzulassungsbehörde (EMEA) die Begriffe »herbal drug« und seit 2005 »herbal substance«.

Drogenzubereitungen werden erhalten, wenn man Drogen Behandlungen unterzieht wie zerkleinern, pulverisieren, auspressen oder fraktionieren. Eingeschlossen sind also Feinschnitte und Pulver von Drogen, Tinkturen, Extrakte, ätherische Öle, Press-Säfte und verarbeitete Exsudate, unabhängig davon, ob sie Hilfsstoffe enthalten oder nicht.

❶ Wie schon erwähnt versteht der Pharmazeut unter Drogen nicht Suchtmittel, sondern: pflanzliche oder seltener tierische Ausgangsprodukte für Arzneizubereitungen. Teemischungen (Spezies) sind folglich Drogenmischungen oder -zubereitungen zur Herstellung von wässrigen Auszügen.

2.1 Pflanzen und Pflanzenteile

2.1.1 Inhaltsstoffe

a) Ätherische Öle
sind heterogene Stoffgemische (= verschiedenartige Inhaltsstoffe = breites Wirkspektrum) aus leicht flüchtigen, flüssigen, lipophilen Pflanzeninhalts-

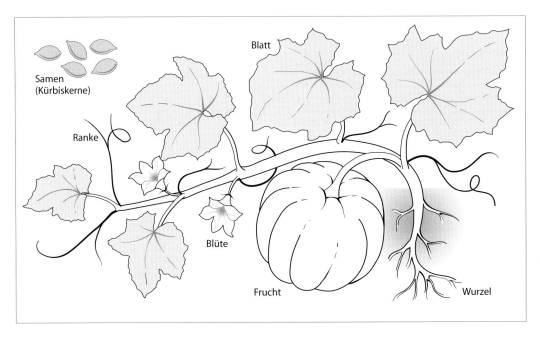

◘ Abb. 2.1 **Pflanzen und Pflanzenteile am Beispiel der Kürbispflanze. Hinweis: Das Kraut bezeichnet alle oberirdischen Teile, der Wurzelstock bezeichnet alle unterirdischen Teile ohne Wurzel.**

stoffen. Sie haben einen charakteristischen Geruch sowie einen aromatischen, scharfen oder bitteren Geschmack. Sie kommen in Blüten, Früchten, Blättern, Wurzeln, Rhizomen und Hölzer vor, weniger häufig in Rinden und Stängeln. Die meisten Drogen haben einen Ölgehalt von 1 bis 2%, es können aber auch (wie bei der Gewürznelke) Werte von über 20% erreicht werden. Die Lagerung ist am besten unter 20°C, bzw. Raumtemperatur. Sie sind nicht mit Wasser mischbar, allerdings gut löslich mit Alkoholen. Sie dürfen nur mit heißem Wasser überbrüht werden, nicht mit kochendem.

Anwendung: Innerlich angewandt können sie z. B. krampflösend, verdauungsfördernd, appetitanregend, entwässernd, blähungstreibend, desinfizierend oder auswurffördernd wirken. Nahezu alle ätherischen Öle wirken antibakteriell. Äußerlich werden sie meist zur Reizung der Haut angewandt.

b) Anthranoide

(bzw. Anthrachinone/ Anthraglykoside) sind pflanzliche und stark dickdarmwirksame Abführmittel. Ihre Anwendungszeit ist auf 1 bis 2 Wochen beschränkt, da es sonst zu erheblichen Störungen im Elektrolythaushalt sowie zu Reizungen der Darmschleimhaut, bis hin zum Verlust der motorischen Funktion des Darmes kommen kann. In Pflanzen, vor allem in Sennesblättern, Faulbaumrinde, Aloe und Rhabarber, sind Anthranoide enthalten.

Anwendung: Kaltauszug der Droge, besser heißes Wasser oder alkoholische Lösung, da die Löslichkeit der Inhaltsstoffe hier effektiver ist. Flüssigkeit zum Einnehmen.

 Auf Grund ihrer starken abführenden Wirkung dürfen diese Drogen seit November 1999 nur noch in Apotheken verkauft werden! Nicht anzuwenden, bzw. nur nach ärztlicher Rücksprache bei Schwangeren und Kindern.

c) Bitterstoffe

sind Stoffe, die ausschließlich wegen ihres bitteren Geschmacks als Bitterstoffe bezeichnet werden und in Pflanzenteilen vorkommen. Meist sind Bitterstoffe Terpene, häufig auch durch Lactonringe gekennzeichnet (verantwortlich für den bitteren Geschmack). Bitterstoffe werden durch den Bitterwert eingeteilt. Dieser wird laut Arzneibuch individuell und mit Hilfe eines Korrekturfaktors ermittelt. Der Bitterwert gibt den Kehrwert einer Konzentration eines Arzneimittels an, in der es gerade noch bitter schmeckt. Chinin-HCl mit einem Bitterwert von 200 000 dient hier als Referenzwert.

Beispiel von Bitterwerten:

Absinthin   ca. 3.000.000

Tausendgüldenkraut   2.000 – 10.000

Anwendung: Bitterstoffe regen die Sekretion der Verdauungssäfte an (Nervus vagus = Lungen-Ma-

◼Tab. 2.1 Pharmazeutisch verwendete Pflanzenteile, deutsche und lateinische Bezeichnung			
Pflanzenorgan	**lateinische Bezeichnung**	**Beispiel**	**Droge**
Blatt, Blätter	Folium, Folia	Menthae pip. folium	Pfefferminzblätter
Blüte, Blüten	Flos, Flores	Matricaria Flos	Kamillenblüten
Früchte	Fructus	Anisi fructus	Anisfrüchte
Holz	Lignum	Santali rubri lignum	Rotes Sandelholz
Kraut, oberirdische Teile	Herba	Equiseti herba	Schachtelhalmkraut
Rinde	Cortex	Cinnamomi cortex	Zimtrinde
Samen	Semen	Lini semen	Leinsamen
Wurzel	Radix	Valerianae radix	Baldrianwurzel
Wurzelstock	Rhizoma	Calami rhizoma	Kalmuswurzelstock

gen-Nerv) und dienen somit zur Förderung von Appetit und Verdauung. Einnahme ca. 20 bis 30 Minuten vor der Mahlzeit, mittels Kaltauszug der Droge.

d) Flavonoide

sind sekundäre Pflanzenstoffe, die in den oberirdischen Teilen von Pflanzen vorkommen. Sehr falvonoidreich sind z. B. Buchweizen (6%), Birkenblätter, Weißdornblätter und -blüten sowie Holunderblüten (vielfach gelb, orange und rot). Sie wirken antioxidativ (Radikalfänger sowie auch Gefäßschutz und kapillarabdichtende Wirkung) und werden deshalb auch häufig als Vitamin P bezeichnet, obwohl sie im engeren Sinne kein Vitamin sind (kein Stickstoff im Molekül).

Anwendung: Sie sind wasserlöslich und werden vor allem in Tropfen- und Tablettenform bei Venenerkrankungen angewandt.

e) Gerbstoffe

sind Inhaltsstoffe mit einem adstringierenden (zusammenziehenden) Effekt. Ihre Hauptanwendung findet man im Bereich der Heilkunde und Kosmetik. Sie haben die Eigenschaft, Eiweißstoffe auf den obersten Gewebeschichten der Schleimhäute und Bindegewebe unter Bildung einer zusammenhängenden Membran auszufällen.

Anwendung: Durch ihre reizlindernde, antibakterielle, leicht oberflächenbetäubende und entzündungshemmende Wirkung finden Gerbstoffe innerlich (z. B. Salbeilösung bei Zahnfleischentzündungen, als wässriger Auszug von z. B. Schwarztee bei Durchfall) als auch äußerlich (z. B. Fußbad mit Eichenrinde) Verwendung.

f) Saponine

haben die Eigenschaft, die Oberflächenspannung von Wasser herabzusetzen, ähnlich wie Seife, und bilden beim Schütteln einen seifenartigen Schaum. Bestimmte Saponine haben neben einer lokalen Reizwirkung, die die Bronchialdrüsen zur Sekretion anregen, auch die Eigenschaft antibiotisch zu wirken. Aufgrund ihres Dispergiervermögens kann die Aufnahme von einigen Arzneimitteln verbessert werden. Hier werden vor allem Saponindrogen wie Primelwurzel wegen ihrer auswurffördernden Wirkung verwendet.

Anwendung: Als Dispergier- und Netzmittel für kosmetische Produkte, sowie in der Waschmittelindustrie. In der Pharmazie finden sie Verwendung als Emulgatoren.

g) Schleimstoffe

finden sich in Arzneidrogen wie Eibischwurzel, Leinsamen oder Algen. Charakteristisch ist ein vorliegendes Heteropolysaccharid (großes Zuckermolekül), das in Kombination mit kaltem Wasser einen zähflüssigen Schleim entwickelt. Schleimstoffe wirken reizlindernd und einige auch entzündungshemmend.

Anwendung: Innerlich bei entzündlichen Erkrankungen des Rachen und Magen-Darm-Traktes sowie bei Verstopfung als leichtes Abführmittel, äußerlich bei Furunkeln und Geschwüren.

h) Alkaloide und herzwirksame Glykoside

(Alkaloide: Strychnin, Chinin, Kaffee) sind pharmakologisch hoch wirksam und ebenfalls bitter schmeckende Pflanzenstoffe. Der Begriff Alkaloid war ursprünglich eine allgemeine Bezeichnung für aus Pflanzen isolierte basische Stoffe (Stickstoffatome). Das erste isolierte Alkaloid war Morphin und wurde 1806 extrahiert. Heute sind ca. 200 herzwirksame Glykoside bekannt, die in verschiedenen Pflanzenarten, aber auch bei einigen Wirbeltieren vorkommen (z. B. Frösche und Schlangen)

Anwendung: Alkaloide werden häufig als psychotrope Substanzen eingesetzt. Herzwirksame Glykoside hingegen als muskelkontraktionssteigernde Mittel.

2.1.2 Wichtige freiverkäufliche Arzneidrogen in Tabellenform

◼ **Tab. 2.2** Abführmittel

Abführmittel	neulateinische Bezeichnung	Synonyme	verwendete Pflanzenteile	Eigenschaften	Anwendung	Qualität
Aloe	Aloe	Aloe ferox, Blattsaft	Saft der Blätter	Antachinon- und Bitterstoffglykoside	kurzfristig bei Verstopfung, stark hyperämisierend	Saft mit glänzenden Bruchfäden oder Leberfarben
Faulbaumrinde	Frangulae cortex	Gelbholzrinde, Brechwegdorn	getrocknete Rinde der Zweige und junge Stämme	bis zu 8% Anthraglykoside	wässriger Auszug der Droge, bei Verstopfung	mind. 1 Jahr Lagerung oder künstliche Trocknung vor Verwendung, schimmelfrei
Feigen	Carica	Ficus carica, Fruchtstände	reife, getrocknete Fruchtstände	ca. 50% Invertzucker, Fett, Eiweiß, Vitamine und Enzyme	Geschmackskorrigens, mildes Abführmittel durch osmotische Vorgänge (Zucker)	kein Schimmel, schleimiger und angenehm süßer Geschmack
Flohsamen	Psylii semen	Plantago-afra-Samen, Flohsamen	ganze, getrocknete Samen	ca. 10 bis 12% Schleim, Samen quellen mit Wasser stark auf und wirken infolge des Dehnungsreizes abführend	mildes Laxans, auch in der Schwangerschaft anwendbar, 5 bis 10 g in Wasser quellen, morgens und abends einnehmen	kein ranziger Geruch oder Geschmack
Flohsamen, indisch	Plantaginis ovatae semen	Plantago-ovata-Samen	ganze, getrocknete Samen	ähnlich s. Flohsamen	ähnlich s. Flohsamen	HINWEIS: auch als Flohsamenschalen erhältlich, diese sind mit (Hilfs-)Stoffen verarbeitet, aber apothekenpflichtig
*Leinsamen	Lini semen	Leinsamen, Haarlinsen	getrocknete, reife gelbe oder braune Samen	ca. 6% Schleimstoffe, 35 bis 43% fettes Öl, 20% Eiweiß, mehrfach ungesättigte Fettsäuren	entzündungshemmend, krampflösend und durch die Schleimschicht abführend	kein ranziger Geruch oder Geschmack
Rhabarberwurzel	Rhei radix	Rheum palmatum, Rhabarber	getrocknete, geschälte, meist unterirische Organe	3 bis 12% Anthrachinonglykoside, Gerbstoffe, Stärke und Pektin	abführend, quellend und in geringer Dosis zusammenziehend bei Magen-Darm-Problemen	nicht verdorbene, schwach riechende Pflanzenteile

▶

□ Tab. 2.2 Abführmittel. *Fortsetzung*

Abführmittel	neulateinische Bezeichnung	Synonyme	verwendete Pflanzenteile	Eigenschaften	Anwendung	Qualität
Sennesblätter und -früchte	Sennae folium und fructus	Sennesschoten	getrocknete Früchte und Fiederblätter	10% Schleim, Flavonoid und Bitterstoffe	stark abführend	getrocknete Pflanzenteile mit charakteristischem Geruch
Tamarindenmus	Tamarindus indica	gereinigtes Tamarindenmus	Fruchtmus aus dem mit siedendem Wasser versetzten, zerkleinerten Früchten (gesiebt). Danach zu einem dicken Extrakt eindampfen, 5 Teile Mus und 1 Teil Zucker mischen	25 bis 30% Invertzucker	als mildes Abführmittel	schwarzbraunes Mus mit saurem, aber nicht brenzligem Geschmack

* markierte Mittel werden bei der IHK Berlin bevorzugt geprüft

Tab. 2.3 Beruhigungsmittel

Beruhigungsmittel	neulateinische Bezeichnung	Synonyme	verwendete Pflanzenteile	Eigenschaften	Anwendung	Qualität
*Baldrianwurzel	Valerianae radix	Valeriana officinalis Wurzel	Wurzel und Wurzelstock	0,1 bis 1,7% ätherisches Öl, mind. 0,5% in der Ganzdroge, mind. 0,3% in der geschnittenen	bei Unruhezustände und nervös bedingten Einschlafstörungen durch z. B. Angst und Anspannung und Stress	getrocknete, geschnittene Wurzel
*Hopfen	Lupuli strobulus	Hopfenzapfen, Bierhopfen	die getrockneten Hopfenzapfen der weiblichen Pflanze, Drüsenschuppen der Innenseite	ca. 50% Harzsubstanzen, die bei Lagerung schnell zu Bittersäuren abgebaut werden, 1 bis 3% ätherisches Öl	bei Unruhe- und Angstzuständen sowie Schlafstörungen wirkt Hopfen sedativ; als Tee, Kissen und Bäder	Hopfenaroma muss vorhanden sein, bei zu schneller (= heißer) Trocknung geht dies verloren
*Johanniskraut	Hyperici herba	Hypericum perforatum Kraut	getrocknete, oberirdische Teile, genauer Triebspitzen der Johannispflanze	roter Farbstoff Hypericin mind. 0,05% und Pseudohypericin (mind. 0,08% Gesamthypericin) sowie 0,05 bis 1% ätherisches Öl	bei leichten bis mittelschweren Depressionen, zur Stimmungsaufhellung und gegen innerlicher Unruhe	Überprüfun des Stängelanteils, max. 10% (keine relevanten Inhaltsstoffe im Stängelanteil)
*Lavendelblüten	Lavendulae flos	Lavandula officinalis Blüten, Lavander	gesammelt und getrocknete kurz vor der vollständigen Entfaltung stehenden Blüten	1 bis 3% ätherisches Öl, Gerbstoffe	bei Schlafstörungen und Nervosität, auch bei nervösen Oberbauchbeschwerden, Tee, ätherisches Öl	charakteristischer Geruch nach Lavendel
Melissenblätter	Melissae folia	Melissenblatt, Zitronenkraut	getrocknete Blätter	0,05 bis 0,9% ätherisches Öl	krampflösend bei Magen-Darm-Beschwerden und nervös bedingten Einschlafstörungen	getrocknete Blätter, beim Verreiben zitronenähnlicher Geruch, häufig Verwendung von Ölen
Passionsblumenkraut	Passiflorae herba	Passionsblume	getrocknete Blüten und Früchte der oberirdischen Pflanzenteile	2% Flavonoide	Magen-Darm-Beschwerden und nervös bedingte Einschlafstörungen	getrocknete, nicht verunreinigte Pflanzenteile
Pomeranzenblüten	Aurantii flos	Orangenblüten	getrocknete Blüten	mind. 0,2% ätherisches Öl, ca. 12% Flavonoide	bei Nervosität als mild wirkendes Beruhigungsmittel	geöffnete oder geschlossene Blüten

* markierte Mittel werden bei der IHK Berlin bevorzugt geprüft

◻ Tab. 2.4 Mittel gegen Durchfallerkrankungen

Mittel gegen Durchfallerkrankungen	neulateinische Bezeichnung	Synonyme	verwendete Pflanzenteile	Eigenschaften	Anwendung	Qualität
Eichenrinde	Salicis cortex	Glanzrinde, Spiegelrinde	im Frühling gesammelte und getrocknete Zweige und Stockausschläge	3% Tannine, 8 bis 20% Gerbstoffe	als wässriger Drogenauszug innerlich zusammenziehend bei Magen-und Darmbeschwerden sowie für Umschläge und Spülungen und Bäder (Fußschweiß)	von minderer Qualität sind Rindenteile, die keinen silbernen Glanz aufweisen und bereits Borke gebildet haben, Verfälschungen mit anderen Rinden (Esche) kann vorkommen
Frauenmantelkraut	Alchemillae herbae / vulgaris	Alchemistenkraut, Ohmkraut, Perlkraut	getrockneten oberirdisch zur Blütezeit gesammelte Kraut	5 bis 8% Gerbstoffe, 2 bis 3% Flavonoidglykoside	bei akuten, unspezifischen Durchfallerkrankungen sowie Magen-Darm-Störungen als wässrigen Drogenauszug oder äußerlich als Badezusatz	Kraut ohne Verunreinigungen
Heidelbeeren	Myrtilli fructus, Vaccinium myrtillus	Blaubeeren, Schwarzbeeren	getrocknete, reife Früchte	1 bis 7% Gerbstoffe, mind. 1% Tannine, wenig Flavonoide, ca. 0,5% Mangan	Abkochungen bei unspezifischen Durchfallerkrankungen und Beschwerden im Magen-Darm-Trakt, Spülungen bei Entzündungen der Mundschleimhaut	Insektenbefall und -fraß sowie Verunreinigung durch andere Beeren

* markierte Mittel werden bei der IHK Berlin bevorzugt geprüft

□ Tab. 2.5 Mittel gegen Erkältungskrankheiten

Mittel gegen Erkältungs- krankheiten	neulateinische Bezeichnung	Synonyme	verwendete Pflan- zenteile	Eigenschaften	Anwendung	Qualität
Anisfrüchte / Sternanis	Anisi fructus / Anisi stellati fructus	süßer Kümmel, Pimpinella anisum	reife, getrocknete, ganze Früchte	2 bis 6% ätherisches Öl (ca. 90% Anethol, süß), 10 bis 30% fettes Öl	als wässriger Auszug und ätherisches Öl bei Husten und Bronchitis (auswurfför- dernd), Aromatikum	charakteristischer, süßlicher Geruch
Eibischwurzel, -blüten und -blätter	Althaeae radix, -flos und -folia	Schleimwurzel	Wurzel (im Herbst ausgegraben und bei 35°C getrock- net), geöffnete Blü- ten sowie vor oder während der Blü- tezeit gesammelte Blätter	Wurzel: 10 bis 15% Schleim, 10% Saccharose, 35%Stärke Blatt: max. 10% Schleim, Blüte:5 bis 8% Schleim	reizmilderndes Mittel (Sirup) bei Husten und äußerlich zu Umschlägen	frei von Malvenrostbefall, Be- handlung mit Kalk oder Gips (weißes Aussehen)
*Fenchel- früchte	Foeniculi amari fructus	Arzneifenchel, Fenchel	getrocknete, reife Früchte	2 bis 6% ätherisches Öl (mind. 60% Anethol (süß) und 15% Fenchon (bitter), ca 20% fettes Öl, ca. 20% Eiweiß	als Fencheltee und -honig, wirkt schleimlösend und blähungstreibend sowie Ver- wendung als Aromatikum	(lt. EurPh mind. 4%) äthe- risches Öl, charakteristischer, süßlicher Geruch
Holunderblü- ten	Sambuci flos, Sambucus nigra	Fliederblüten, Fliederteee, schwarzer Holunder	im Frühsommer (Juni/Juli) ge- sammelte Blüten	bis 3,5% Flavonoide, 0,03 bis 0,14% ätherisches Öl, Gerbstoffe	wässriger Auszug der Droge, schweißtreibend bei Erkäl- tungen	Anteil Blütenstängel (max. 10%), Reinheit (Verfälschung mit anderen Drogen)
Huflattich- blätter und -blüten	Farfarae folium/ -flos	Pferdefuß, Brust- lattich, Tussilago farfara	meist getrocknete Laubblätter (nach der Blüte entstan- den)	7 bis 8% saurer Schleim und ca. 17% Gerbstoffe	als wässriger Dorgenauszug zur Milderung von Hustenreiz und Entzündung im Mund- und Rachenraum, nicht anzu- wenden in Schwangerschaft und Stillzeit	Verunreinigungen sind schwer zu erkennen, Ermitt- lung von Verunreinigung durch Schleimgehalt
Lindenblüten	Tiliae flos	Sommer- und Winterlinde	ausgereifte kom- plette Blütenstände der Sommer- und Winterlinde	Schleim mit hoher Quel- lungszahl (12), Flavonoide	auswurffördernd und schweißtreibend bei Fieber	Verunreinigung oder Aus- tausch mit Silberlinde

▶

□ Tab. 2.5 Mittel gegen Erkältungskrankheiten. *Fortsetzung*

Mittel gegen Erkältungskrankheiten	neulateinische Bezeichnung	Synonyme	verwendete Pflanzenteile	Eigenschaften	Anwendung	Qualität
Primelwurzel und –blüten	Primulae radix und –flores	Schlüsselblume	im Spätherbst geerntete Wurzeln inkl. Wurzelstock, voll aufgeblühte Blüten mit und ohne Kelch	Saponine und Flavonoide	auswurffördernd bei Husten und Bronchitis	nur hochwertige Blüten (= keine dunkelgrünen oder bräunliche erlaubt), keine Beimengung von Schwalbenwurz (giftig!)
Sonnenhutwurzel und –kraut	Echinacea pupurea radix, herba	Igelkolben	frisch blühendes Kraut, Wurzeln, inkl. Wurzelstock	Polysaccharide, Alkylamide (= immunstimulierend)	wässriger Auszug zur prophylaktischen Immunstimmulation	keine Beimengung anderer Arten
*Spitzwegerichkraut	Plantaginis lanceolatae herba	Spießkraut, Spitz-Wegeblatt	getrocknete, zur Blütezeit geerntete Blätter	Schleimstoffe, bis 2,5% Aucubin (=antibakteriller WS), ca. 7% Gerbstoffe, Flavonoide	auswurffördernd der oberen Luftwege, bei Entzündungen der Schleimhäute	Anteil dunkler Blätter (= unsachgemäß getrocknet), Blätter anderer Drogen (= wolliger Fingerhut, giftig!)
*Süßholzwurzel	Liquiritiae radix	Lakritze, Bärendreck	(un-) geschälte Wurzeln und Ausläufer, eingedickter wässriger Extrakt (= Lakritze)	ca. 4% Glycyrrhizinsäure, Flavone, Stärke, Bitterstoffe	auswurffördernd und als Geschmackskorrigens, zur Herstellung von Lakritze	Geschmack muss süß sein (ca. 150-mal süßer als Saccharose), frei von Insekten
*Thymian	Thymi herba	Thymiankraut	getrocknete Blätter und Blüten	mind. 1,2% ätherisches Öl, Gerbstoffe und Bitterstoffe	gegen Husten, Keuchhusten, Bronchitis, Magen-Darm-Katarrh, als Gewürz	Stängelanteil darf nicht zu hoch sein, charakteristischer Geruch
Weidenrinde	Salicis cortex	Korbweide, Silberweide, Knackweide	getrocknete Rinde der 2 bis 3-jährigen kräftigen Zweige von vorrangig Bruch-, Purpur- und Silberweide	1,5 bis 11% Salicylalkoholderivate, Flavonoide und Gerbstoffe	entzündungshemmend, fiebersenkend und schmerzstillend als wässriger Auszug	getrocknete Rindenteile mit höchstens 2% Verunreinigung

* markierte Mittel werden bei der IHK Berlin bevorzugt geprüft

□ Tab. 2.6 Herz- und Kreislaufmittel

Herz- und Kreislaufmittel	neulateinische Bezeichnung	Synonyme	verwendete Pflanzenteile	Eigenschaften	Anwendung	Qualität
Knoblauchzwiebelpulver	Allii sativi bulbi pulvis	Knofel	frische Haupt- und Nebenzwiebel, schonend getrocknet (gefriergetrocknet) werden diese pulverisiert	Alliin und Allicin (= charakteristischer Geruch), lipidsenkend, Thrombozytenaggregationshemmend und Steigerung der fibrinolytischen Aktivität	1,2 g Pulver oder 4 g frischen Knoblauch zu Arteriioskleroseprophylaxe und Senkung der Blutfettwerte, volkstümlich bie Bronchitis	feines gleichmäßiges Pulver, charakteristischer Geruch
Melissenblätter	Melissae folia	Melissenblatt, Zitronenkraut	getrocknete Blätter	0,05 bis 0,3% ätherisches Öl	krampflösend bei Magen-Darm-Beschwerden und nervös bedingten Einschlafstörungen	getrocknete Blätter, beim Verreiben zitronenähnlicher Geruch, häufig Verwendung von Öl
Mistelkraut	Visci herba (albi)	Weißes Mistelkraut, Hexenbesen	jüngere, getrocknete (gelb-)grüne Zweige mit Blättern, Blüten und einzelne Früchte	Blätter und Früchte: Flavonoide, Mistellektine	wässriger Auszug bei entzündlichen Gelenkerkrankungen, Behandlung von Arteriosklerose	Verunreinigung durch Riemenblume und Prüfung auf verholzte Teile
*Rosmarinblätter	Rosmarini folium, Rosmarini aetheroleum	Weihrauchkraut	Blätter und daraus gewonnenes ätherisches Öl (Wasserdampfdestillation)	1 bis 2,5% ätherisches Öl, ca. 8% Gerbstoffe (Rosmarinsäure)	wässriger Auszug als Aufguss oder Badezusatz, durchblutungsfördernd, kreislaufanregend	Verunreinigungen durch andere Blätter, charakteristischer Geruch
Weißdornblätter, -blüten und -früchte	Crataegi folium cum flores, – fructus	Hagedorn, Mehlbeere	Getrocknete, blühende Zweigspitzen von fünf Weißdornarten	1 bis 25 Flavonoide, Catechine, oligomere Procyanidine (vermutliche Hauptwirkstoff)	wässriger Auszug, Tabletten, Dragees gegen nachlassende Leistung des Herzens (0 Altersherz)	Verunreinigung durch andere Blätter, Blüten oder Früchte (eher selten)

* markierte Mittel werden bei der IHK Berlin bevorzugt geprüft

Tab. 2.7 Kräftigungsmittel

Kräftigungs-mittel	neulateinische Bezeichnung	Synonyme	verwendete Pflanzenteile	Eigenschaften	Anwendung	Qualität
Eleutherococ-cuswurzel	Eleutherococci radix	Taigawurzel, Sibirischer Ginseng	unterirdische Teile der Droge, Wurzeln mit ihren Ausläufern	Eleutheroside, Saponine	wässriger Auszug zur Stärkung (= Tonikum)	Verunreinigung durch andere Wurzelarten, selten
Ginsengwurzel	Ginseng radix, Panax Ginseng	Ginseng, Kraftwurzel	Wurzel des Ginseng; weiß; Trocknung an der Sonne, rot: Behandlung der Wurzeln mit Wasserdampf	2 bis 3% Saponingemisch (ca.10 Glykosidarten), ca. 0,05% ätherisches Öl	Auszug aus gepulverter oder feingeschnittener Droge zur Stärkung und Kräftigung bei Müdigkeit, Schwäche, Leistungs- und Konzentrationsabfall	Überprüfung auf Pflanzenbehandlungsmittel, Befall CAVE: teure Droge, deshalb oft Versuch der Beimischung anderer Wurzeln

* markierte Mittel werden bei der IHK Berlin bevorzugt geprüft

Tab. 2.8 Leber-, Galle- und Magenmittel

Leber-, Galle- und Magen-mittel	neulateinische Bezeichnung	Synonyme	verwendete Pflanzenteile	Eigenschaften	Anwendung	Qualität
Anisfrüchte/ Sternanis	Anisi fructus / Anisi stellati fructus	süßer Kümmel, Pmpinella anisum	reife, getrocknete ganze Früchte	2 bis 6% ätherisches Öl (ca. 90% Anethol, süß), 10 bis 30% fettes Öl	als wässriger Auszug und ätherisches Öl bei Husten und Bronchitis (auswurffördernd), Aromatikum	charakteristischer, süßlicher Geruch
*Enzianwurzel	Gentianae radix/ – lutea	Bitterwurz, gelber Enzian	getrocknete unterirdische Pflanzenteile (Wurzel und Wurzelstock) der Gentiana lutea	2 bis 3,5% Bitterstoffe, Yanthone (gelber Farbstoff), bittere Zucker, Bitterwert mind. 10.000	Aromatikum, Tonikum, appetitfördernde Droge (auch gepulvert) zum Einnehmen	Bitterwert und ätherischer Ölgehalt
*Fenchel-früchte	Foeniculi amari fructus	Arzneifenchel, Fenchel	getrocknete, reife Früchte	2 bis 6% ätherisches Öl (mind. 60% Anethol (süß) und 15% Fenchon (bitter), ca. 20% fettes Öl, ca. 20% Eiweiß	als Fencheltee und –honig, schleimlösend und bähungstreibend und als Aromatikum	(lt. EurPh mind. 4%), ätherisches Öl, charakteristischer, süßlicher Geruch
▶						

◻ Tab. 2.8 Leber-, Galle- und Magenmittel. *Fortsetzung*

Leber-, Galle- und Magenmittel	neulateinische Bezeichnung	Synonyme	verwendete Pflanzenteile	Eigenschaften	Anwendung	Qualität
Galgantwurzelstock	Galangae rhizoma	Galgant	gesamter getrockneter Wurzelstock	Flavone, Gerbstoffe, 4 bis 1% ätherisches Öl	wässrige Abkochung zur Appetitsteigerung und gegen dyspeptische Beschwerden	scharfer Geschmack und ätherischer Ölgehalt von mind. 0,5%
*Kamillenblüten	Chamomillae flos, Chamomilla recutica	(echte) Kamille	Ernte der Kamillenblüten kurz nach der Blüte	0,3 bis 2% ätherisches Öl (u.a. blaues Chamazulen), Flavone (Apigenin von Bedeutung)	wässriger Auszug der Blüten wirkt entzündungshemmend, krampflösend, innerlich wie auch äußerlich. Nicht am Auge anwenden!	Stängelanteil darf nicht zu hoch sein, charakteristischer Geruch, Verunreinigung durch z. B. Hundskamille
Kümmelfrüchte	Carvi fructus	Kümmel, Kümmich, Feldkümmel	getrocknete, reife und ganze Früchte	3 bis 7% ätherisches Öl, 20% fettes Öl, ca. 20% Eiweiß und Lipoide	Aromatikum, krampflösend, gegen dyspeptische Beschwerden, Blähungen und Völlegefühl	charakteristischer Geruch durch Carvon (50-65%) und Limonen (30-45%)
Löwenzahnwurzel mit Kraut	Taraxaci radix	Löwenzahn	getrocknete, vor der Blüte gesammelte Pflanze	Bitterstoffe, Flavone und in frischen Blättern ca. 0,1% Vitamin C, im Milchsaft Inulin; im Herbst: ca. 40%, im Frühjahr ca. 1 bis 2%	appetitfördernd, dyspeptische Beschwerden (Blähungen, Völlegefühl), gallenflussfördernd und blutreinigend	Verschmutzung und Verunreinigung durch andere Drogen
Melissenblätter	Melissae folia	Melissenblatt, Zitronenkraut	getrocknete Blätter	0,05 bis 0,3% ätherisches Öl	krampflösend bei Magen-Darm-Beschwerden und nervös bedingten Einschlafstörungen	getrocknete Blätter, beim Verreiben zitronenähnlicher Geruch, häufig Verwendung von Öl
*Pfefferminzblätter	Menthae piperitae folium	Teeminze, Gartenminze	getrocknetes, kurz vor/während der Blütezeit geerntetes Kraut	mind. 1,2% ätherisches Öl, Gerbstoffe, Flavone	bei Leber- und Gallenwegserkrankungen, bei Gastritiden, Schmerzen im Gastro-Intestinal-Trakt, Aromatikum	wässriger Auszug der Droge
*Salbeiblätter	Salviae folium	Salver	getrocknete, kurz vor der Blüte geerntete Blätter und das daraus gewonnene (Wasserdampfdestillation) ätherisches Öl	0,5 bis 2,5% ätherisches Öl, Bitterstoffe, Gerbstoffe	wässriger Auszug als appetitanregend, Leber und gallefördernde Lösung, verdünnt zum Gurgeln bei Entzündungen im Mund- und Rachenraum, ätherisches Öl zur Inhalation bei Husten und Erkältung	Verunreinigung durch billigere griechische Salbeiart, erkennbar an stärkerer Behaarung und eukalyptusähnlichem Geruch

▶

Tab. 2.8 Leber-, Galle- und Magenmittel. *Fortsetzung*

Leber-, Galle- und Magenmittel	neulateinische Bezeichnung	Synonyme	verwendete Pflanzenteile	Eigenschaften	Anwendung	Qualität
*Scharfgarbenkraut	Millefolii herba	Feldgarbe, Achillesgarbe	zur Blütezeit gesammelte Triebspitzen	0,1 bis > 1% ätherisches Öl, Bitterstoffe, ca. 3% Gerbstoffe	appetitfördernd und bei dyspeptischen und leichten krampfartigen Magen-Darm-Beschwerden (ähnlich Kamille), äußerlich bei Hämorrhoiden, Blutungen und Wunden	niedriger Stängelanteil, vorrangig Blüten- und Blattanteile
*Tausendgüldenkraut	Centaurii herba	Fieberkraut, Magenkraut	getrocknete, oberirdische Teile der blühenden Pflanze	0,5 bis 1% Bitterstoffe, Flavonoide	wässriger Auszug der Droge zur Fiebersenkung, Entzündungshemmung und Förderung der Magensaft- und Speichelsekretion	Bitterwert von ca. 2.000, Blüten bis zu 12.000, durch falsche Trocknung oder Lagerung wird dieser Wert nicht erreicht
Teufelskrallenwurzel	Harpagophyti radix	Harpaphytumwurzel	getrocknete und knollige (Sekundär-)Speicherwurzel	Iridosydglykoside, Flavonoide und Zuckerarten CAVE: durch hohen Bitterwert (ca. 10.000) sind im Magen- und Zwölffingerdarm Geschwüre kontraindiziert	wässriger Auszug, Tabletten bei Entzündungen, Arthrose sowie Appetitlosigkeit und dyspeptische Beschwerden	Bitterwert und Harpagosidanteil
*Wermutkraut	Absinthii herba	Magenkraut, Absinth, Arthemisia absinthium	getrocknete, zur Blütezeit gesammelte, oberirische Pflanzenteile	0,2 bis > 2% ätherisches Öl, bis zu 0,4% Bitterstoffe, Flavonoide und Gerbstoffe	Appetitlosigkeit und dyspeptische Beschwerden sowie Erkrankungen der Gallenwege	ätherischer Ölgehalt, Stängelanteil und Vermischung durch andere Drogen, ein Bitterwert von mind. 10.000

* markierte Mittel werden bei der IHK Berlin bevorzugt geprüft

◻ **Tab. 2.9** Nieren- und Blasenmittel

Nieren- und Blasenmittel	neulateinische Bezeichnungen	Synoyme	verwendete Pflanzenteile	Eigenschaften	Anwendung	Qualität
*Bärentraubenblätter	Uvae ursum folium	Bärentraube, Achlkraut	getrocknete, Mai bis Juni gesammelte Blätter	6 bis 17% Arbutin (desinfizierende Wirkung), 15 bis 20% Gerbstoffe, 1 bis 2% Flavone	desinfizierend, antibakteriell und adstringierend (zusammenziehend)	Prüfung auf mitgesammelte Preiselbeerblätter (nicht > 3%); Stängelanteil nicht > 5%
*Birkenblätter	Betulae folium	Frühlingsbaum, Betula pubescens Blätter	getrocknete, im Frühling abgestreifte Laubblätter der Hängebirke	ca. 3% Triterpensaponine, ca. 0,05% ätherisches Öl, Bitterstoffe, Gerbstoffe	wässriger Auszug zum Durchspülenbei entzündlichen und bakteriellen Harnwegserkrankungen sowie bei Nierengrieß	mind. 1,5% Flavonoside als Hyperosid, max. 3% Teile von Zweigstücken und Kätzchen, weibliche Teile
Bohnenschalen	Phaseoli frucuts	Bohnenhülsen	von den Samen befreite Früchte = getrocknete Bohnenhülsen	Asparagin, Aminosäuren, bis 48% Hemicellulose	Abkochung zum Durchspülen der ableitenden Harnwege	max. 2% fremde Bestandteile
*Brennnesselblätter	Urticae folium	Hanfnessel	getrocknete, vor der Blüte gesammelte Pflanzenteile der großen und kleinen Brennnessel	im Blatt bis zu 2% Flavonoide, frische Pflanzen haben ca. 0,6% Vitamin C	wässriger Auszug bei entzündlichen Erkrankungen der ableitenden Harnwege, harntreibend und Anregung des Stoffwechsels	früher rund 40% der Drogen weisen Schwermetalle auf. CAVE beim Anbaugebiet! Heute eher Nitritbelastung
Goldrutenkraut	Solidaginis herba	Flavonoide, ca. 0,5% ätherisches Öl	getrocknetes Kraut der Goldrute	wassertreibend, entzündungshemmend und leicht krampflösend	wässriger Auszug bei entzündlichen Erkrankungen der ableitenden Harnwege, Nierengrieß und Harnsteinen	Verunreinigung oder Befall
Hauhechelwurzel	Ononidis radix	Harnkrautwurzel	getrocknete, unterirdische Teile der Wurzel	max. 0,1% ätherisches Öl, Isoflavongykoside	wässriger Auszug bei entzündlichen Erkrankungen der ableitenden Harnwege, Nierengrieß	Verunreinigung und Befall

▶

◘ Tab. 2.9 Nieren- und Blasenmittel. *Fortsetzung*

Nieren- und Blasenmittel	neulateinische Bezeichnungen	Synoyme	verwendete Pflanzenteile	Eigenschaften	Anwendung	Qualität
Kürbissamen	Curcubitae semen, curcubita pepo	Herkulessamen, Kürbiskerne	getrocknete, ganz reife Samen	30 bis 40% fettes Öl, 30–55% Eiweiß, 6 bis 10% Kohlenhydrate, 7-Sterole	Kräftigung und Funktionsanregung der Blase, 7-Sterole hemmen die Umwandlung von Testosteron, somit bei beginnender Prostatavergrößerung	ganze Samen, für die Wirkung beim Erwachsenen ca. 400 bis 700 g ungeschälte Samen
*Liebstöckel	Levistici radix	Liebstöckelwurzel	sorgfältig getrocknete Wurzeln	0,6 bis 2% ätherisches Öl, Cumarine und bis zu 29% Zucker, davon ca. 7% Invertzucker, ca. 22% Saccharose	wässriger Auszug zum Durchspülen bei entzündlichen Harnwegserkrankungen sowie bei Nierengrieß	Verunreinigung durch andere Wurzeln, charakteristischer Geruch nach Maggi
*Schachtelhalmkraut	Equiseti herba	Zinnkraut, Ackerschachtelhalm	im Sommer gesammelte, getrocknete und sterile Sprossen	fettes Öl, 8 bis 14% Kieselsäure, Flavonglykoside, Bitterstoffe	wässriger Auszug zum Durchspülen bei entzündlichen und bakteriellen Harnwegserkrankungen sowie bei Nierengrieß, äußerlich zur Behandlung von Wunden und Ekzemen	Verunreinigung durch andere (giftig) Schachtelhalmsorten – schwierig!
*Wacholderbeeren	Juniperi fructus	Krammetsbeeren, Machndelbeeren	getrocknete und reife Beerenzapfen	0,2 bis 2% ätherische Öl, 7% Invertzucker, 3 bis 4% Catechine, Flavonoide	Beeren kauen oder wässriger Auszug: bei dyspeptischen Beschwerden, harntreibend, äußerlich bei rheumatischen Beschwerden	max. 2% unreife grüne oder graue unter den blauen Beeren, ätherischer Ölgehalt

* markierte Mittel werden bei der IHK Berlin bevorzugt geprüft

Tab. 2.10 Mittel zur Behandlung von Wunden und Prellungen

Mittel zur Behandlung von Wunden und Prellungen	neulateinischen Bezeichnung	Synonyme	verwendete Pflanzenteile	Eigenschaften	Anwendung	Qualität
Arnikablüten	Arnicae flos	Engelblumen	getrocknete, ganze, bzw. teilweise zerfallende Blütenstände	0,04 bis 0,4% ätherisches Öl (ca. 50% verschiedene Fettsäuren), ca. 0,2 bis 0,7% Sesquiterpenlactone (Herz- und kreislaufwirksame Substanz)	wässriger oder alkoholischer Auszug (1 Teil Arnika und 10 Teile Ethanol 70%) antimikrobiell und entzündungshemmend, abschwellend sowie bei Quetschungen, Blutergüssen und rheumatischen Beschwerden	Verunreinigungen durch (mexikanische) Arnika, keine Insekten oder Larven
Beinwellblätter und -wurzel	Consolidae radix, Symphytum officinale	Beinwurz, Schwarzwurz	im Frühling oder Herbst ausgegrabenen Wurzeln sowie das vor der während der Blüte geschnittene Kraut	Pyrrolizidinalkaloide, Schleim und Gerbstoffe	wässriger Auszug äußerlich bei Prellungen, Quetschungen, Zerrungen, und Verstauchungen sowie schlecht heilende Wunden, innerlich bei Blutungen und Husten (obsolet)	Farbe der Blätter darf nicht dunkel sein (= falsche Trocknung), Wurzeln frei von Schimmel
Johanniskrautöl	Hyperici oleum	Rotöl	Herstellung: 250 Teile frische Blüten werden zerquetscht und mit 1.000 Teilen Olivenöl unter umschütteln gemischt und ca. 6 Wochen in der Sonne stehen gelassen, bis zur charakteristischen Farbe	Gerbstoffe, Hypericin (rote Farbe) Flavonoide, 0,05 bis 1% ätherische Öl	äußerlich als Wundöl, Hämorrhoiden und Massageölzusatz, innerlich nur stark verdünnt bei Leber- und Galleleiden	in durchscheinendem Licht rubinrot, fluoreszierendes, dunkel bis gelb-rotes charakteristisch aromatisches Öl
*Ringelblumen	Calendulae flos	Studentenblume, Goldblume	ganze Blütenköpfe inkl. Grünen Kelch, bzw. orangegelben Zungenblüten	0,2% ätherisches Öl, Triterpenglykoside, Carotinoide, Flavonoide (mind. 0,4%)	wundheilend, entzündungshemmend, antimikrobiell, häufig in Salben, Cremes und (alk.) Lösungen	Farbe der Blüten muss orangegelb sein, darf nicht hellgelb oder sogar weißlich sein

* markierte Mittel werden bei der IHK Berlin bevorzugt geprüft

Apothekenpflichtige Drogen, die Sie aufgrund schwerer Nebenwirkungen NICHT abgeben dürfen!

- Aloeextrakt, Faulbaumrinde, Rhabarbarwurzel, Sennesblätter und -früchte (alles Antrachinondrogen = Abführmittel)
- Besenginsterkraut (Sarothamni scoparii herba) giftig!! Volkstümlich bei Herzrhythmusstörungen
- Brechwurzel (Psychotria ipecacuanha) als verschreibungspflichtiges Emetikum
- Ephedra, in Hustentees als verchreibungspflichtiges Bronchospasmolytikum
- Farnkraut (Aspidium filix-mas) und Rainfarnkraut (Chrysanthemum vulgare) können innerlich schwere Vergiftungen hervorrufen, wurden volkstümlich gegen Würmer im Darm angewendet
- Fingerhut (Digitalis purpurea) sehr giftig!!! Als Fertigarzneimittel (FAM) bei Herzinsuffizienz
- Goldregenfrüchte (Laburnum anagyroides fructus) sehr giftig!!

- Goldrutenkraut (Solidago virgaurea), bei Nierenentzündungen
- Gartenrautenkraut (Ruta graveolens) giftig
- Jakobskraut (Senecio jacobaea) hoch giftig
- Jalapenharz
- Koloquintenfrüchte
- Maiglöckchenblüten (Covallaria majalis), sehr giftig!! Als FAM bei Herzinsuffizienz
- Meerzwiebel (Bulbus scilla) giftig!! Enthält Herzglykoside
- Schöllkraut (Chelidonium majus) volkstümlich bei Leber- und Galleleiden, der Milchsaft gegen Warzen
- Stechapfelblätter (Datura stramonium), sehr giftig!! Als FAM als Antiparkinsonmittel, Antiemetikum, Herzrhythmusstörungen, in der Augenheilkunde
- Strophantussamen (Strophanti grati semen), dient zur Gewinnung von Cardenolidglykosiden, die parenteral bei akuter Herzinsuffizienz eingesetzt werden

☐ **Tab. 2.11** Bewährte Heilkräuter nach Anwendung und Indikation in Tabellenform

Anwendung	Indikation	Heilkräuter
Blasen- und Nierenmittel	harndesinfizierend	Bärentraubenblätter
	harntreibend	Birkenblätter, Bohnenschalen, Brennnesselkraut, Goldrutenkraut, Petersilienkraut, und -wurzeln, Wacholderbeeren
	Zur Stärkung der Blasenfunktion, Reizblase und Prostatabeschwerden (Stadium I und II)	Brennnesselwurzel, Kürbissamen, Sägepalmenfrüchte, Weidenröschen
Erkältungskrankheiten inkl. Husten- und Bronchialmittel	Stärkung des Immunsystems	Ginseng, (heißer) Holundersaft, und -tee, Lindenblüten, Purpursonnenhutkraut (=Echinacea),
	fiebersenkend	Holunderblüten- und Lindenblütentee
	Halsschmerzen – desinfizierend und entzündungshemmend	Eukalyptus, Isländisch Moos, Salbei (zum Inhalieren, als Bonbons und Tee)
	Husten – desinfizierend	Anis, Eukalyptus, Fenchel, -honig, Spitzwegerichkraut, Thymiankraut
	produktiver Husten – auswurffördernd	Primelblüten, und -wurzel, Thymiankraut, Süßholzwurzel, Wollblumen
	Reizhusten – trockener Husten	Eibischwurzel, Huflattichblätter, Isländisch Moos, Malvenblüten, und -blätter
▼	erkältungsbegleitend	als Badezusatz oder inhalativ: Ätherische Öle wie Eukalyptus, Fichtennadeln, und -blätter, Kampfer, Latschenkiefer, Thymian

◘ Tab. 2.11 Bewährte Heilkräuter nach Anwendung und Indikation in Tabellenform. *Fortsetzung*

Anwendung	Indikation	Heilkräuter
Beschwerden des Gefäßsystems	allgemeine Arteriosklerose	Buchweizen (Rutin), Knoblauch, Mistel, Fisch- und Leinöl (Omega-3-Fettsäuren)
	Durchblutungsstörungen der Gehirnarterien	Ginkgo-Extrakte, Fisch- und Leinöl (Omega-3-Fettsäuren)
	Funktionsstörungen der Venen	Arnikablüten, Buchweizenkraut (Rutin), Mäusedorn, Rosskastaniensamen, Steinklee
Herz- und Kreislaufbeschwerden	zur Kräftigung des Herzens	Weißdornblüten, -blätter und -früchte
	kreislaufanregend	Rosmarinblätter und Rosmarinöl
allgemeine Kräftigung	Roboranzien und Tonika	Blütenpollen (Gelee Royal), Ginseng, Eleutherokokkus, Mineral- und Vitaminpräparate
Leber- und Gallebeschwerden	bei Gallenbeschwerden	Artischockenblätter- und wurzeln, Gelbwurz
	bei Leberbeschwerden	Artischockenpressaft, Gelbwurz, Löwenzahn-, Schafgarben- und Wermutkraut
Magen- und Darmtrakt	appetitanregend und verdauungsfördernd	Enzianwurzel, Galgantwurzelstock, Kalmuswurzel, Salbei, Schafgarbenkraut, Tausendgüldenkraut und Wermutkraut
	bei Blähungen	Anis-, Fenchel-, Kümmel- und Korianderfrüchte, Galgantwurzelstock, Kamillenblüten, Pfefferminzblätter, Schafgarbenkraut
	bei Darmträgheit	Flohsamen(-schalen) (Quellwirkung), Leinsamen, Tamarindenmus
	bei Durchfall	Heidelbeeren, Flohsamen (wasserbindend), Frauenmantelkraut, Grün- und Schwarztee
	unspezifischer Durchfall	Eichenrinde, Flohsamenschalen, grüner und schwarzer Tee, Heidelbeeren
	zu wenig Magensäure und Verdauungsenzyme	Pomeranzenschalen, Artischocke
	zu viel Magensäure	Flohsamen(-schalen), Leinsamen, Kamillenblüten
	bei nervösem Magen	Kalmuswurzel, Kamillenblüten, (Pfefferminzblätter), Schafgarbenkraut, Melissenblätter
	bei Verstopfung	(Aloe, Faulbaumrinde, Rhabarberwurzel, Sennesblätter und -früchte = alle apothekenpflichtig!)
zur Stärkung des Nervensystems	Dämpfung nervöser Zustände	Baldrian, Hopfen, Lavendel, Melisse, Passionsblume
	depressive Verstimmung und depressive Zustände	Johanniskraut
	Einschlafstörungen	Baldrian, Hopfen, Passionsblume
	Stress	Baldrian, Ginseng, Lavendel, Melisse
zur Behandlung rheumatischer Beschwerden	innerlich	Birkenblätter, Brennnessel, Teufelskralle und Weidenrinde
	äußerlich	Arnikaauszüge, Chilipfeffer, Eukalyptus, Fichtennadelzubereitungen, Kampfer, Menthol, Rosmarin- und Wacholderspiritus
zur Wundbehandlung und unblutigen Verletzungen	äußerlich	Arnikablüten und deren Auszüge, Beinwellwurzel und -blätter, Ringelblumen in verschiedenen Darreichungsformen

2.1.3 Pflanzenbestandteile und Zubereitungen aus Pflanzen in Tabellenform

Ätherische Öle sind sowohl Arzneimittel, Lebensmittel und Bedarfsgegenstände. Sie finden Verwendung zum Wohlfühlen, um das Immunsystem zu stärken und kleinere Beschwerden zu behandeln. Verwendet werden sie als Tee, Balsam, zur Inhalation, für aromatische Bäder, für Kompressen, zur Aromamassage, in der Küche und in der Sauna. Ätherische Öle werden durch Wasserdampfdestillation, Auspressung, Extraktion mit Lösungsmitteln oder Fetten gewonnen.

◻ Tab. 2.12 Ätherische Öle

Angelikaöl	**Gewinnung:** durch Destillation der Wurzeln **Duft:** pfeffrig, krautartig, pikant, würzig **Verwendung:** stark antibakteriell als Aromatikum und Magenmittel, äußerlich zu Einreibungen
Anisöl	**Gewinnung:** durch Destillation der Samen **Duft:** intensiv, frisch, süß **Verwendung:** in der Nahrungsmittelindustrie als Gewürz, in Likören und Spirituosen, zur Verdauungsförderung im Magen-Darm-Trakt sowie medizinisch schleimlösend, antibakteriell und milchbildend
Bergamottöl	**Gewinnung:** rektifizierte Destillation der Schalen, **Duft:** frisch, blumig, fruchtig, **Verwendung:** äußerlich zu Einreibung, Echt Kölnisch Wasser-Bestandteil
Eukalyptusöl	**Gewinnung:** Destillation der Blätter **Duft:** rosig, grasig, nach Citronella **Verwendung:** in Erkältungsbädern, zur Inhalation
Fenchelöl	**Gewinnung:** Destillation der Samen **Duft:** anisartig, süß Verwendung. Bestandteil des Fenchelhonigs für Kinder, zur äußerlichen Anwendung bei Erkältungskrankheiten und bei rheumatischen Beschwerden.
Fichtennadelöl	**Gewinnung:** durch Destillation der Fichtennadeln **Duft:** frisch, balsamisch, waldig, stark aromatisch **Verwendung:** zur Inhalation und als Badezusatz bei Erkältungskrankheiten sowie zu äußerlichen Einreibungen bei rheumatischen Erkrankungen
Kalmusöl	**Gewinnung:** Destillation der Wurzeln **Duft:** lind, modrig, holzig und süß **Verwendung:** in Magenmitteln und zur Förderung der Verdauung, äußerlich als Zusatz von Bädern zur Durchblutungsförderung
Kamillenöl	**Gewinnung:** Destillation der Blütenspitzen **Duft:** intensiv und leicht pfeffrig, stark blau **Verwendung:** entzündungshemmend und beruhigend in Form von Lösungen, Badezusätzen und Salben, Cremes
Kiefernnadelöl	**Gewinnung:** Destillation der Nadeln **Duft:** frisch, balsamig, harzig, kühl **Verwendung:** als Zusatz von Einreibungen bei rheumatischen Beschwerden, zur Inhalation und Badezusatz bei Erkältungskrankheiten
Korianderöl ▼	**Gewinnung:** Destillation der Samen **Duft:** würzig, frisch, nach Zitrone, etwas seltsam ranzig, 100% naturreines Öl **Verwendung:** zu Magen- und Darmmitteln sowie Kräuterlikören

◘ Tab. 2.12 Ätherische Öle. *Fortsetzung*

Krauseminzöl	**Gewinnung:** Destillation der Blätter und Stängel **Duft:** frisch, nach Kaugummi (Spearmint) **Verwendung:** gegen Übelkeit und Erbrechen, Einnahme von ca. 5 Tropfen auf ein Stück Zucker sowie als Geschmackskorrigens bei Zahnpasten und Mundwässern
Latschen-kiefernöl	**Gewinnung:** Destillation der Zweige **Duft:** blumig, erfrischend, intensiv charakteristisch **Verwendung:** als Zusatz bei Erkältungsbädern und Einreibungen
Japanisches Minzöl	**Gewinnung:** Destillation der mentholhaltigen Blätter **Duft:** frisch, nach Kaugummi, scharf **Verwendung:** äußerlich zur Kühlung und gegen Kopfschmerzen, innerlich bei Erkrankung des Hals-Nasen- und Rachenraums
Lavendelöl	**Gewinnung:** Destillation der Rispen **Duft:** süß, blumig, charakteristisch, aromatischer Geruch **Verwendung:** bei medizinischen Bädern zur Beruhigung und Harmonisierung, sowie Durchblutungsförderung, ferner gegen Motten
Melissenöl	**Gewinnung:** Destillation der blühenden Pflanze **Duft:** würzig, warm, kräftig, zitronig **Verwendung:** in medizinischen Bädern zur Beruhigung und Entspannung
Minzöl	**Gewinnung:** Destillation der japanischen Pfefferminzpflanze **Duft:** frisch, scharf, erinnert an Kaugummi ähnlich wie Spearmint **Verwendung:** zum Auftragen und Inhalieren bei Erkältungskrankheiten, sowie bei Magen-, Darm- und Gallebescherden zum Einnehmen
Muskatöl	**Gewinnung:** Destillation der Nüsse **Duft:** würzig, kräftig, pfeffrig **Verwendung:** zum Würzen CAVE: nicht mehr freiverkäuflich!
Nelkenöl	**Gewinnung:** Destillation der Knospen **Duft:** würzig, süß, charakteristisch **Verwendung:** in Zahnpflegemitteln, äußerlich als Repellent, besonders bei Mücken
Pfefferminzöl	**Gewinnung:** Destillation der Blätter und Stängel **Duft:** krautig, fruchtig, leicht süß **Verwendung:** in Zahnpflegemitteln, innerlich (auf Zucker) einige Tropfen eingenommen gegen Übelkeit und Erbrechen
Pomeranzen-schalenöl	**Gewinnung:** Destillation der Blüten der Bitterorange, gelbliches Öl **Duft:** fruchtig, süß, schwülstig **Verwendung:** Bestandteil von Beruhigungsmitteln
Rosmarinöl	**Gewinnung:** Destillation der Blüten und Zweige **Duft:** kräftig, würzig, leicht pfeffrig **Verwendung:** stark durchblutungsfördernd, Bestandteil in medizinischen Bädern und Salben
Salbeiöl	**Gewinnung:** Destillation der blühenden Pflanzen **Duft:** würzig, frisch, herb **Verwendung:** in Zahnpflegeprodukten, innerlich bei dyspeptischen Beschwerden
Teebaumöl ▼	**Gewinnung:** Destillation der Blätter **Duft:** angenehm terpentinartig **Verwendung:** wirkt gegen Bakterien und Pilze, aber nicht als Arzneimittel zugelassen Cave: Allergierisiko.

◨ **Tab. 2.12** Ätherische Öle. *Fortsetzung*

Thymianöl	**Gewinnung:** Destillation von blühenden Zweigen **Duft:** pfeffrig, nach Pizza **Verwendung:** Bestandteil von Hustenmitteln (Säften), zur Inhalation, als Tee oder bei Entzündungen in der Mundhöhle
Wacholder- holzöl	**Gewinnung:** Destillation der Zweige **Duft:** würzig, harmonisch, warm **Verwendung:** durchblutungsfördernd als Zusatz in Bademitteln, innerlich als Drageeform bei rheuma- tischen. Beschwerden
Zimtöl	**Gewinnung:** Destillation der Rinde **Duft:** stark, würzig, nach Zimt, anfangs süß, dann brennend **Verwendung:** gegen Bakterien und Pilze sowie als Geschmackskorrigens
Zitronenöl	**Gewinnung:** Kaltpressung der frischen Schalen **Duft:** fruchtig frisch, strahlend **Verwendung:** innerlich als Geschmackskorrigens, äußerlich als Zusatz bei Bademitteln und anderen Körperpflegeprodukten sowie Feuchtigkeits- und Reinigungstücher

2.1.4 Sonstige Bestandteile und Zubereitungen aus Pflanzen in Tabellenform

Bei den sonstigen Bestandteilen und Zubereitungen aus Pflanzen finden Sie unterschiedliche Dar-reichungsformen wie Extrakte, Tinkturen, Sirupe und Honige sowie einzelne Substanzen. Hier haben wir auf eine weitere detaillierte Aufteilung verzichtet und das Wichtigste in der folgenden Tabelle zusammengefasst (◨ Tab. 2.13).

◨ **Tab. 2.13** Sonstige Zubereitungen

Agar	Agar-Agar, Japanischer Fischleim, wird aus Zellwänden einiger Algenarten (Rotalgen), hauptsächlich aus Ostasien, hergestellt. Es besteht aus Agarose und Agaropektin und ist ein Polysaccharid, das Gallerte bilden kann. **Verwendung:** zur Herstellung von Bakteriennährboden, als Dickungsmittel in der Lebensmittelindustrie
Aloetrockenex- trakt	Mittels heißem Wasser gewonnen aus dem bitteren Zellsaft der Blätter von südafrikanischer und mittel- amerikanischer Aloe (eingestellt auf 20% Anthrachinone). **Verwendung:** äußerlich desinfizierend, innerlich als Abführmittel (10 bis 30 mg Anthrachinone)
Arnikatinktur	Mittels alkoholischem Auszug (1:10) der Blüten. **Verwendung:** nur äußerlich bei Verstauchungen, Quetschungen, Prellungen, Blutergüssen, auf Schleim- häuten angewandt nur stark verdünnt anwenden wegen möglichen starken allergischen Reaktionen
Baldrianextrakt	Mittels Extraktion der Baldrianwurzel gewonnen in Kombination auch mit Hopfen, **Verwendung:** zur Beruhigung und bei Einschlafstörungen angewandt
Baldriantinktur	Mittels Perkolation hergestellter alkoholischer Auszug der Wurzeln, **Verwendung:** bei Unruhezuständen und nervös bedingten Einschlafstörungen
Bromelain ▼	Proteolytisch (eiweißspaltend) wirkende Enzyme aus der Ananas-Pflanze (Stängel und Frucht), **Verwendung:** Unterstützung bei entzündlichen Prozessen im Körper und bei mangelnder Eiweißver- dauung

◘ Tab. 2.13 Sonstige Zubereitungen. *Fortsetzung*

Kampfer	Synthetisch hergestellter Kampfer in Salben, Cremes, Ölen und Lösung, **Verwendung:** durchblutungsfördernd als Einreibung bei Prellungen, Muskel- und Gelenkschmerzen, rheumatischen Erkrankungen, sowie Husten- und Erkältungskrankheiten
Chinawein	Medizinscher Wein, mittels Extraktion der Chinarinde (Chinin) hergestellt, auch mit Zusatz von Eisencitrat, **Verwendung:** als Tonikum und appetitanregendes Mittel CAVE: nur als FAM (Fertigarzneimittel) verkäuflich
Eibischsirup	Zuckerhaltige Abkochung der Eibischwurzel, **Verwendung:** als Hustenmittel bei Bronchitis und Reizhusten, CAVE: nur als FAM (Fertigarzneimittel) verkäuflich
Enziantinktur	Alkoholischer Auszug der Enzianwurzeln, **Verwendung:** innerlich 10 bis 30 Tropfen bei Appetitlosigkeit und dyspeptischen Beschwerden
Feigensirup	Mittels zuckerhaltigem Auszug von Feigen (evtl. auch Manna) hergestellter Sirup, **Verwendung:** mildes Abführmittel für Kinder, CAVE: nur als FAM (Fertigarzneimittel) verkäuflich
Fenchelhonig	Sirup mit mind. 50% Honig oder anderen zuckerarten, **Verwendung:** als Hustenmittel bei (nicht zu kleinen) Kindern, CAVE: nur als FAM (Fertigarzneimittel) verkäuflich
Fichtenna- delspiritus	mind. 70% alkoholische Lösung (Auszug) von Fichtennadeln, **Verwendung:** äußerlich als Einreibung bei rheumatischen Beschwerden und zur Durchblutungsförderung
Franzbrannt- wein	alkoholische Lösung (56 T. Ethanol 34 T. Wasser) und 10 T. Urkörper zusätzlich möglich: Menthol, Geruchsstoffe, Farbstoffe (braun, grün, klar) sowie zur Vergällung Kampfer oder Thymol **Verwendung:** kühlend, durchblutungsfördernd, zur Dekubitusprophylaxe
(medizinische) Hefe	gelbliche Substanz aus aktiven und inaktiven Zellen der Bierhefe. **Verwendung:** bei unreiner Haut wie Akne oder Furunkulose, CAVE: nur als FAM (Fertigarzneimittel) verkäuflich
Heublumen- kompressen	Blütenstände verschiedener Gräser oder Heu, je nach Herkunft und Anwendung. **Verwendung:** schmerzstillend, muskellockernd bei rheumatischen Beschwerden, Rückenschmerzen und manuellen therap. Therapie
Kamillenaus- züge	alkoholischer Auszug der Kamillenblüten, **Verwendung:** als Lösung entzündungshemmend im Mund- und Rachenraum, bei Zahnfleischentzündungen oder Erkältungskrankheiten, krampflösend und entspannend bei Magen- und Darmerkrankungen, äußerlich als Badezusatz und als Creme, Salbe zur Wundheilung, CAVE: nur als FAM (Fertigarzneimittel) verkäuflich
Karmelitergeist	Flüssigkeit mit verdünntem Alkohol, enthält u.a. Zimt- und Nelkenöl, Muskat- und Citronellöl, **Verwendung:** innerlich zur Verdauungsförderung und bei Magenbeschwerden, äußerlich als Einreibung zur Durchblutungsförderung
Knoblauch	getrocknet und in verschiedenen Darreichungsformen wie Tabletten, Dragees, Tropfen etc.) erhältlich, **Verwendung:** zur Arterioskleroseprophylaxe und dyspeptischen Beschwerden (Geruch entsteht durch schwefelhaltige Abbauprodukte des Allicin)
Kondurango- wein	gewonnen mittels Auszug aus der Kondurangorinde als Tinktur mit Zucker, **Verwendung:** bei dyspeptischen Beschwerden und zur Appetitförderung, CAVE: nur als FAM (Fertigarzneimittel) verkäuflich
Lärchenter- pentin ▼	Durch Anritzen der europäischen Lärche gewonnener Harzsaft, **Verwendung:** als Zugsalbe und in der Tiermedizin zum Wundverschluss

Tab. 2.13 Sonstige Zubereitungen. *Fortsetzung*

Lecithin	Aus Soja und Eigelb gewonnener Emulgator, **Verwendung:** als Emulgator in der Lebensmittelindustrie, als Tonikum (insbesondere der Nerven)
Leinöl	Durch Warmpressung erhaltenes fettes Öl, reich an mehrfach ungesättigten Fettsäuren, **Verwendung:** positiver Einfluss auf Gefäße, Arteriosklerose und Hyperlipidämie, wichtigste Quelle von pflanzlichen Omega-3-Fettsäuren
Lorbeeröl	Durch Warmpressung oder Auskochung erhaltenes fettes Öl, mit charakteristischem Geruch, **Verwendung:** äußerlich bei rheumatischen Beschwerden und als Repellent, innerlich als Gewürz
Mandelöl	Durch Kaltpressung gewonnenes fettes Öl, im frischen Zustand nahezu geruchlos, wird aber leicht ranzig (Lagerung!), **Verwendung:** äußerlich in Körperpflegeprodukten und Salbengrundlagen sowie bei Massagen als Ölgrundlage
Mannasirup	Mittels zuckerhaltigem Auszug von Manna hergestellter Sirup, **Verwendung:** mildes Abführmittel für Kinder, siehe Feigensirup
Melissen-auszüge	Meist hergestellt durch Destillation der Blätter oder direkte Verwendung von Melissenöl in Kombination mit hochkonzentrierten Alkoholen (bis zu 79% (V/V)), **Verwendung:** Melissengeist: innerlich gegen dyspeptische Beschwerden und zur Nervenberuhigung, äußerlich: bei starken Kopfschmerzen bis hin zu Migräne, Melissenspiritus: äußerlich: zum Einreiben bei Nervenschmerzen, keine innerliche Verwendung.
Mentholstifte	meist synthetisch hergestellt, reizen die Kälterezeptoren der Haut, **Verwendung:** zum Auftragen auf die Schläfen und Stirn bei Kopf- und Nervenschmerzen, sowie gegen juckende Mückenstiche
Myrrhentinktur	alkoholischer Auszug der frischen Myrrhe, **Verwendung:** desinfizierende Lösung im Mund- und Rachenraum, auch in Zahnpflegeprodukten
(flüssiger) Opodeldok	Kampfer- und Seifenspiritus, **Verwendung:** antirheumatische Einreibungen
Pepsinwein	Arzneiwein aus Südwein unter Zusatz von Pomeranze, Salzsäure und Pepsin (Verdauungsenzym des Magens), **Verwendung:** zur Verdauungs- und Appetitförderung
Ratanhiatinktur	Mittels Perkolation der Wurzel, stark gerbstoffhaltige Flüssigkeit, **Verwendung:** verdünnt als Pinselungen, Lösungen im Mund- und Rachenraum bei Entzündungen
Rizinusöl	Mittels Kaltpressung der Samen erhaltenes fettes Öl. **Verwendung:** innerlich als Abführmittel, äußerlich in Haarwässern (selten) CAVE: nur dem Eur.Ph. entsprechendes kaltgepresstes Öl verwenden: Vergiftungsgefahr!
Rosenhonig	Gereinigter Honig mit Glycerol und Rosenöl versetzt, **Verwendung:** als Hustenmittel, ähnlich Fenchelhonig
Rosmarin-spiritus	Alkohol, Wasser und Rosmarinöl als klare, farblose Flüssigkeit, **Verwendung:** als Einreibung bei Rheuma und Nervenschmerzen
Spitzwegerich-zubereitungen	Wässrige Auszüge aus Spitzwegerichkraut, **Verwendung:** innerlich als Hustenlöser, CAVE: nur als FAM (Fertigarzneimittel) verkäuflich
Süßholzsaft	Wässriger, eingedickter Saft der Wurzel, **Verwendung:** innerlich bei Husten und Heiserkeit und als Geschmackskorrigens
Tolubalsam ▼	Durch anritzen der Rinde gewonnener Saft, **Verwendung:** als Hustenmittel mit würzigem Geschmack

■ **Tab. 2.13** Sonstige Zubereitungen. *Fortsetzung*

Tragant	Durch Anritzen der Rinde gewonnener Gummi mit hohem Quellvermögen, **Verwendung:** innerlich als Abführmittel, Binde- und Haftmittel, sowie als galenische Grundsubstanz
Wacholderzu-bereitungen	Siehe Drogen (Wacholderbeeren), der Spiritus wird durch Lösen von Wacholderöl in Alkohol hergestellt, **Verwendung:** äußerlich bei rheumatischen Beschwerden
Weizenkeimöl	Fettes Öl der Weizenkeimlinge, kaltgepresst, **Verwendung:** innerlich zur verbesserten Vitaminaufnahme (als Zugabe in Babynahrung), als Stärkungs-mittel, äußerlich: in Körperpflegeprodukten, CAVE: nur als FAM (Fertigarzneimittel) verkäuflich
Weizenkleie	abgetrennte Teile der Frucht- und Samenschalen der Weizenkörner, **Verwendung:** mildes Abführmittel

2.1.5 Chemische Stoffe und deren Verwendung

Die allgemeine Definition der Chemie lautet: »Chemie ist die Lehre von den Stoffen, deren Eigenschaften, Aufbau und Veränderungen.« An dieser Stelle geht es nicht um den Aufbau und die Veränderungen von Stoffen, sondern um die tatsächliche Verwendung oder Anwendung. Und um die einzelnen Stoffe besser erkennen zu können, ist hier auch das charakteristische Aussehen/Merkmal beschrieben (■ Tab. 2.14).

■ **Tab. 2.14** Allgemein verwendete Substanzen

Alaun	**Verwendung:** früher innerlich bei Durchfall und Darmblutungen, äußerlich als Ätzmittel = Ätzstift oder zur Blutstillung (Rasierstein) **Merkmal:** weiße Kristalle
Aluminium-acetattartrat Lösung	Essigsaure Tonerde **Verwendung:** äußerlich in Form von Umschlägen als mild wirkendes Arzneimittel bei Prellungen und Verstauchungen, sowie als mild wirkendes Arzneimittel bei übermäßiger Schweißbildung **Merkmal:** gelbliche Flüssigkeit, nach dem Öffnen kühl lagern
Aluminium-hydroxid	**Verwendung:** in Fertigarzneimitteln gegen Magenübersäuerung sowie Sodbrennen durch Säureneu-tralisation **Merkmal:** weißes in Wasser unlösliches Pulver
Aluminium-Silikat	Kaolin **Verwendung:** zur Gerinnungsförderung in Blutentnahme-Röhrchen als auch kosmetisch als Grundlage von Pudern **Merkmal:** weißes, feines Pulver
Aluminium-Magnesium-Komplex	**Verwendung:** innerlich bei Magenübersäuerung **Merkmal:** weißes Pulver
Ameisen-spiritus	in Alkohol gelöste ca. 1,25%ige Ameisensäure **Verwendung:** äußerlich zur Durchblutungsförderung **Merkmal:** charakteristisch im Geruch, klare Flüssigkeit
p-Aminoben-zoesäureethyl-esther ▼	Anästhesin, Benzocain **Verwendung:** äußerlich als Lokalanästhetikum auf Wunden, Schleimhäuten und gegen Halsschmerzen, auf intakter Hautoberfläche nicht wirksam **Merkmal:** weißes, kristallines Pulver

◘ Tab. 2.14 Allgemein verwendete Substanzen. *Fortsetzung*

Ammoniak-lösung	Salmiakgeist, ca. 10% Ammoniaklösung, stark ätzend **Verwendung:** äußerlich bei Insektenstichen CAVE: 10 bis 30 ml können bei oraler Gabe tödlich sein – kein Umfüllen in Lebensmittelflaschen! **Merkmal:** klare, leicht gelbliche Flüssigkeit
Ammonium-chlorid	**Verwendung:** als auswurfförderndes Mittel durch erhöhte Schleimsekretion und durch Beschleunigung der sekreto-motorischen (Sekrettransport) Wirkung, als Lutschtablette **Merkmal:** weißes, kristallines, salzig schmeckendes Pulver, gut löslich in Wasser
Anethol	Inhaltsstoff der Fenchel- und Anisöle **Verwendung:** auswurffördernd, beruhigend und durchblutungsfördernd **Merkmal:** fest, in Wasser unlöslich
Benzalkonium-chlorid	**Verwendung:** zur Hautdesinfektion, in Lutschtabletten und als Konservierungsmittel **Merkmal:** weißes bis schwach gelbes Pulver, sehr leicht löslich in Wasser
Benzylalkohol	**Verwendung** als Desinfektionsmittel **Merkmal:** farblose, ölige, merklich in Wasser lösliche Flüssigkeit
Benzylbenzoat	**Verwendung:** als Akarizid (Mittel gegen Läuse, Milben, Flöhe und deren Gelege) in Konzentrationen zwischen 10 (Kindern) und 25 (Erwachsenen) % eingesetzt sowie bei Polstermöbeln und anderen befallenen Gegenständen
Bittersalz	Magnesiumsulfat **Verwendung:** osmotisch wirkendes Laxans, auch bei Magnesiummangelzuständen CAVE: Elektrolythaushalt kann durch die Einnahme gestört werden **Merkmal:** farb- und geruchlose, gut in Wasser lösliches Pulver
Borsäure und ihre Salze	**Verwendung:** schwach antiseptisch und konservierend, medizinisch nur in der Augenheilkunde verwendet **Merkmal:** farblos-glänzende Kristalle, Löslichkeit in Wasser steigt mit der Konzentration
Calcium-carbonat	**Verwendung:** als Antacadium in Magenmitteln **Merkmal:** schwer löslich in Wasser, bei Anwesenheit von Kohlensäure um das 100fache löslich!
Calciumtartrat	Weinsäure **Verwendung:** als osmotisch wirksames Laxans, da die Ionen schlecht im Darm resorbierbar sind **Merkmal:** gut wasserlösliche, weiße Kristalle
Cetylpyridini-umchlorid	**Verwendung:** Desinfektionsmittel mit bakterizider Wirkung, Aussehen: löslich in Wasser
Cineol	**Verwendung:** bei Atemwegserkrankungen (Lunge und Nebenhöhlen schleimlösend und bakterizid) oder der Zahnmedizin (Revision von Wurzelfüllungen), **Merkmal:** farblose bis gelbliche nach Kampfer riechende Flüssigkeit,
Ethanol	Alkohol **Verwendung:** als Desinfektions- und Lösungsmittel in der Medizin und Parfumindustrie **Merkmal:** farblose, leicht entzündlich und stechend riechende Flüssigkeit
Ethanolamin	**Verwendung:** in kosmetischen und pharmazeutischen Produkten als Weichmacher und Feuchthalte-mittel **Merkmal:** weiße kristalline Substanz mit Geruch nach Ammoniak
Fango (-kompressen) / Schlick (-packungen) ▼	**Verwendung:** bei Wirbelsäulen- und Gelenkbeschwerden, sowie bei allen rheumatisschen Erkrankungen **Merkmal:** Mineralschlamm, vulkanischen Ursprungs, wirkt durch thermo-physikalische Eigenschaften, lang anhaltende Wärmespeicherung in tiefer liegenden Körperbereichen (ca. 20 bis 40 min) nach An-rühren mit Wasser und Erwärmung des Fangoschleims auf 45 bis 50°C

◻ Tab. 2.14 Allgemein verwendete Substanzen. *Fortsetzung*

Fructose	**Verwendung:** als Süßungsmittel für Diabetiker (Insulin-unabhängig) und Nahrungsergänzung bei Leberkranken (schnellerer Abbau), auch als Fructoselösung mit 70 bis 80% Fructoseanteil **Merkmal:** leicht wasserlösliches weißes Pulver
Glaubersalz	**Verwendung:** ähnlich dem Bittersalz als salinisches Abführmittel, 10 bis 30 g in 1 Glas Wasser gelöst vor dem Frühstück trinken **Merkmal:** farblose, leicht wasserlösliche Kristalle
Glycerin	**Verwendung:** veraltet als Laxans (osmotischen Reiz), in Ohrentropfen und äußerlich zur Hautpflege in Kombination mit Wasser (Glycerol ist hygroskopisch und würde sonst nach der Hautglättung diese austrocken) **Merkmal:** mischbar mit Wasser und Ethanol, leicht gelbliche viskose Flüssigkeit, fast 100 und 85% erhältlich
Hartparaffin	**Verwendung:** als Konsistenzerhöher in (Salben-)Grundlagen **Merkmal:** nicht löslich in Wasser, Ethanol; wird normalerweise geschmolzen oder gepresst
Heilerde	**Verwendung:** innerlich bei Magenübersäuerung und Fäulnis- und Gärungserscheinungen im Darm, äußerlich mit Wasser angerührt zum Auftragen auf die Haut **Merkmal:** wirkt adsorbierend durch großes Bindevermögen des Gemisches aus natürlich vorkommenden Mineralien
Kältespray	**Verwendung:** bei Verstauchungen, Prellungen, Quetschungen und Muskelschmerzen **Merkmal:** Sprays (ohne FCKW) mit kälteerzeugenden Treibgasen u.a. auch mit Zusätzen von Kampfer oder anderen ätherischen Ölen
Kaliumcitrat	**Verwendung:** zur prophylaktischen Anwendung gegen Kaliummangel als Mineralsalzmischungen oder -tabletten, u.a. für Sportler oder stark transpirierende Personen **Merkmal:** farblose, leicht in Wasser lösliche Kristalle
Kaliumnatri- umtartrat	**Verwendung:** (auch Dosierung) wie Glaubersalz
Kieselerde	mittels Salzsäure und Wasser gewaschene geglühte und getrocknete Kieselschalen von abgestorbenen Diatomeen (Kieselalgen) **Verwendung:** äußerlich als Adsorptionsmittel **Merkmal:** feines, unlösliches in Wasser vorliegendes Pulver
Kieselsäure (Siliciumdioxid)	Verbindung von Silicium und Sauerstoff sowie Wasser (Silikatgele) **Verwendung:** innerlich zur unterstützenden Bildung von Haare, Haut und Bindegewebe, äußerlich bei unreiner Haut **Merkmal:** weißes Pulver oder als Gel
Kohle	**Verwendung:** innerlich bei Vergiftungen, Flatulenz und Diarrhöen **Merkmal:** schwarzes leichtes und feines Pulver, häufig in Tablettenform, durch große Oberfläche sehr hohes Adsorptionsvermögen
Lanolin	**Verwendung:** als Salbengrundlage oder zur Lippenpflege **Merkmal:** reines Wollfett gemischt mit Paraffin und Wasser
Liniment, flüssig	**Verwendung:** äußerlich bei rheumatischen Beschwerden zum Einreiben **Merkmal:** milchige und dickflüssige Ammoniakflüssigkeit mit stechendem Geruch
Magnesia	**Verwendung:** bei Magenübersäuerung (teelöffelweise) **Merkmal:** sehr leichtes weißes, in Wasser unlösliches Pulver
Magnesium- carbonat ▼	**Verwendung:** bei Magenübersäuerung und als Abführmittel, vorliegend als leichtes und schweres $MgCo_3$, bei Verschreibungen wird das schwere verwendet **Merkmal:** basisches weißes Pulver, unlöslich in Wasser

◘ Tab. 2.14 Allgemein verwendete Substanzen. *Fortsetzung*

Magnesium-hydroxid	wie Magnesiumcarbonate s.o.
Magnesium-peroxid bis 15%	**Verwendung:** bei Magenübersäuerung **Merkmal:** leichtes weißes Pulver, auch in Tablettenform (apothekenpflichtig)
Magnesium-trisilikat	wie Magnesiumperoxid bis 15% s.o.
Menthol	**Verwendung:** innerlich bei Erkältungskrankheiten (Husten, Heiserkeit), äußerlich zur Kühlung und Schmerzlinderung (Kopfschmerzen, Migräne) **Merkmal:** farblose Kristalle, die in Wasser fast unlöslich sind, **Verwendung** häufig in Stiftform
Milchzucker	**Verwendung:** als mildes Laxans für Kinder (10 bis 20 g), zur Verbesserung der Darmflora (aber nicht auf Dauer, da Lactose von Dickdarmbakterien vergoren wird) und als Hilfsstoff in galenischen Zubereitungen **Merkmal:** weißes, kristallines, leicht wasserlösliches Pulver mit schwach süßem Geschmack
Milchsäure	enthält 82 bis 92% Gärungsmilchsäure, nur 70% davon liegen frei vor **Verwendung:** in unterschiedlichen Konzentrationen zur Spülung von Schleimhäuten (Vagina), als Ätzstoff in Hühneraugenmitteln oder zum Ansäuern bei Hypoacidität der Säuglingsnahrung **Merkmal:** farblose, in Wasser leicht lösliche sirupartige Flüssigkeit
Natriumhydro-gencarbonat	**Verwendung:** zur Herstellung von Pufferlösungen, veraltete als Antacidum in Tabletten und Pulverform, **Merkmal:** leicht löslich in Wasser
Natriumhydro-genphosphat	**Verwendung:** als salinisches Laxans (10 bis 20 g/Glas Wasser) und geeignet für Pulvermischungen **Merkmal:** leicht wasserlösliche, farblose Kristalle
Papain	**Verwendung:** als pflanzliches Magenverdauungsenzym, gewonnen aus der Papayafrucht, unterstützt die Eiweißverdauung **Merkmal:** grauweißes bis blassgelbes Pulver, das hygroskopisch (wasseranziehend) ist
Paraffin (hart)	allgemein sind Paraffine gereinigte und gesättigte Kohlenwasserstoffe **Verwendung:** als Konsistenzerhöher in (Salben-)Grundlagen, teilweise auch äußerlich zur Wärmebehandlung bei chronisch entzündlichen Erkrankungen **Merkmal:** nicht löslich in Wasser, Ethanol; wird normalerweise geschmolzenn oder gepresst
Paraffin (dick- und dünnflüssig)	**Verwendung:** als Konsistenzgeber in galenischen Zubereitungen wie Nasenölen, Lotionen, Salben und Cremes, bis zu einem Gehalt von 10% (in fester Form) als Abführmittel, ab 10% apothekenpflichtig **Merkmal:** farblose, ölige Flüssigkeit, verschiedener Viskosität
Saccharin	**Verwendung:** als Süßstoff (ca. 550fache Süßkraft des Rohrzuckers) als Zuckerersatz für Diabetiker **Merkmal:** leicht löslich in Wasser
Sauerstoff	**Verwendung:** zur Sauerstoffbeatmung, Erhöhung der Sauerstoffzufuhr **Merkmal:** farb- und geruchloses Gas
Salicylsäure	**Verwendung:** bei Schälkuren und antiseptischen Lösungen, da Salicylsäure Eiweiß fällt, auch in schweißhemmenden Pudern mit keraotlytischer, fungizider und bakterizider Wirkung **Merkmal:** feines, weißes, schwer in Wasser lösliches Pulver
Salicylsäure-ester	**Verwendung:** zur Mund- und Rachendesinfektion, innerlich als Kopfschmerzmittel (Acetylsalicylsäure) nur in der Apotheke erhältlich **Merkmal:** weißes, schwer wasserlösliches Pulver
Salicyltalg ▼	**Verwendung:** äußerlich bei Fußschweiß und gegen Wundlaufen **Merkmal:** feste weiße Salbe (Salicylsäure und Hammeltalg) in Stiftform

■ Tab. 2.14 Allgemein verwendete Substanzen. *Fortsetzung*

Schwefel, feinverteilt	**Verwendung:** äußerlich bei Krätze (antiparasitär), antimykotisch, keratolytisch und hyperämisierend, die Verwendung als Laxans ist obsolet **Merkmal:** feines, geruch- und geschmackloses gelbes Pulver, unlöslich in Wasser
Schwefel, kolloidal	**Verwendung:** äußerlich frisch mit Wasser zubereitet als Dermatikum **Merkmal:** löslich in Wasser zu einer milchigen Flüssigkeit
Silbernitrat-lösung	**Verwendung** bei Neugeborenen zur Verhütung von Augentripper, brennt in den Augen und ist nicht zwingend notwendig **Merkmal:** nicht freiverkäuflich
Siliciumdioxid (Kieselsäure)	Verbindung von Silicium und Sauerstoff sowie Wasser (Silikatgele) **Verwendung:** innerlich zur unterstützenden Bildung von Haare, Haut und Bindegewebe, äußerlich bei unreiner Haut **Merkmal:** weißes Pulver oder als Gel
Sorbit	**Verwendung** als Zuckeraustauschstoff, zur parenteralen Ernährung und als osmotisch wirksames Diuretikum sowie als Hilfsstoff in der Galenik bei Lotionen, Salben, Kapseln **Merkmal:** farblose, leicht wasserlösliche Kristalle mit süßem Geschmack
Talk	**Verwendung** als Hilfsmittel in der Technologie, nicht mehr in Wundpudern, da Talkum bei offenen Wunden zur Granulombildung führen kann **Merkmal:** weißes, in Wasser unlöslich sich fettig anfühlendes Pulver
Tannin-Eiweiß	**Verwendung** bei Durchfällen, vor allem bei Sommer- und Reisedurchfällen **Merkmal:** bräunliche Tabletten, freiverkäufliches Fertigarzneimittel
Thymol	**Verwendung:** innerlich in Hustenmitteln, äußerlich bei Zahnpflegeprodukten (Mundwässern, Zahnpasten), wirkt ca. zwanzigmal stärker keimhemmend als Phenole **Merkmal:** farblose Kristalle mit typischem Geruch nach Thymian
Ton, weiß	**Verwendung** innerlich wie Kohle bei Durchfällen (ca. 50 bis 150 g/Glas Wasser), äußerlich in Form warmer Packungen bei rheumatischen Beschwerden sowie als Hautpuder mit hohem Deckvermögen **Merkmal:** weißgraues, feines sich fettig anfühlendes Pulver, praktisch wasserunlöslich
Ton, gelb, rot, schwarz	**Verwendung** äußerlich zu Hautpudern als Farbgeber mit hohem Deckvermögen **Merkmal:** farbige, feine Pulver, praktisch unlöslich in Wasser
Vaselin, weiß	Gemisch von gereinigten, gebleichten, überwiegend gesättigten Kohlenwasserstoffen aus dem Rückstand der Erdöldestillation **Verwendung** in Salbengrundlagen vor allem in Hautschutzsalben **Merkmal:** weiße, höchstens grünlich schimmernde, geruchsneutrale Masse
Vaselin, gelb	Gemisch von gereinigten, überwiegend gesättigten Kohlenwasserstoffen aus dem Rückstand der Erdöldestillation **Verwendung** in Salbengrundlagen vor allem in Hautschutzsalben **Merkmal:** gelbe schimmernde, geruchsneutrale Masse
Vaselinöl	flüssiges Mineralfett aus den Rückständen der Erdöldestillation gewonnen **Verwendung** in Hautmitteln und stark oxidationsbeständig (=lange Haltbarkeit) **Merkmal:** viskose, ölige schimmernde Flüssigkeit

Ähnlich wie die Vitamine sind auch **Mineralstoffe und Spurenelemente** für den Körper lebensnotwendig. Sie sind Bestandteile von Enzymen, Proteinen und Hormonen. Deshalb ist bei diesen Vitalstoffen eine regelmäßige und ausreichende Zufuhr notwendig. Der folgenden Tabelle können Sie u.a. den täglichen Bedarf entnehmen und durch welche Lebensmittel dieser gedeckt werden kann (◘ Tab. 2.15).

◘**Tab. 2.15** Mineralstoffe und Spurenelemente

Art	Stoff	Bedarf	Funktion	Mangel	Vorkommen
Mineral-stoffe	Calcium	E: 800 mg K: 1 bis 1,2 g	Baustein des Skeletts und der Zähne, Blutgerinnung, Aktivierung von Nerven und Muskeln	tonische Muskelkrämpfe, Spasmen der glatten Muskulatur	Milch und Milchprodukte, Nüsse
	Eisen	Mann: 10 mg Frau: 12 bis 18 mg Schwangere: 25 bis 30 mg	Hämoglobinbaustein, Sauerstofftrans port, Enzymbaustein	Schwindel, Kurzatmigkeit, Müdigkeit	Fleisch, Leber, Sojabohnen, Sesam
	Kalium	E: 2 bis 4 g	Regulation des osmotischen Druckes im Innern der Zelle, Aktivierung von Enzymen, Erregungsleitung der Nerven- und Muskelzelle	Muskelschwäche, Obstipation, Nierenfunktionsstörung, EKG-Veränderungen, Apathie	Banane, Feige, Citrusfrüchte, Hefe, Soja, Gemüse
	Magnesium	E: 300 bis 400 mg	Enzymfunktion, Hemmung der Muskelkontraktion	Muskelkrämpfe, Herzrhythmusstörung, Lähmungen	Getreide, Milch, Soja
	Natrium	E: 3 bis 4 g	Volumenregulierung der extrazelluären Flüssigkeit	Plasmavolumen sinkt, Blutdruckabfall, Tachykardie, Schock, Koma	Meeresprodukte, Wurst, Käse, Salz,
	Phosphor	E: 700 mg K: 1200 mg	Zellbaustein, Knochenbaustein, Zahnbaustein, Stoffwechsel	Wachstumsstörungen	Nüsse, Hefe, Käse, Sojabohnen
Spurenelemente	Fluor	K: 0,25 bis 1 mg E: 50 bis 100 mg	Kariesresistenz, Knochenwachstum	Osteoporose, Karies	fluoriertes Speisesalz
	Jod	E: 150 bis 200 µg Schwangere: 250 µg	Bestandteil der Schilddrüsenhormone	Kropf, Hypothyreose, verminderte geistige Beweglichkeit, Müdigkeit	jodiertes Speisesalz
	Kobalt	E: 0,2 µg	Bestandteil von Vitamin B12	Anämie	_____
	Kupfer	E: 1 bis 1,5 µg	Enzymaktivierung Blutbildung	Blutbildungsstörungen	Schokolade, Nüsse, Gemüse, Getreide
	Selen	noch nicht wissenschaftlich geklärt	wichtige Rolle bei der Bildung von Schilddrüsenhormonen, Antioxidans, in vielen Bereichen noch unklar	beim Menschen nicht bekannt, bei Schafen: Weißmuskelkrankheit	Knoblauch
	Silicium	E: 30 mg	Festigung des Bindegewebes, Haar- und Nagelwachstum	Erschlaffung des Bindegewebes, brüchige Fingernägel, Haarausfall	Kieselerde, Bier
	Zink	E: 15 mg	Zucker-, Fett-, Eiweißstoffwechsel, Enzymbestandteil, Wundheilung, Hormonbestandteil	Wachstumsstörungen, Blutarmut, Wundheilungs störungen	Rindfleisch, Milch, Weizen, Sesam, Erdnüsse, Pilze, Hefen, grüner Tee

Vitamine sind Baustoffe, die der menschliche Körper überwiegend nicht selbst herstellen kann. Sie bestehen aus organischen Verbindungen und sind für zahlreiche Stoffwechselvorgänge im Körper notwendig (essentiell). Deshalb müssen sie dem Organismus zugeführt werden. Vitamine werden in fett- und wasserlösliche Vitamine unterschieden (◨ Tab. 2.16, ◨ Tab. 2.17).

◨ Tab. 2.16 Vitamine, fettlöslich

Name	Internat. Name	Funktion	Mangel	Tages-bedarf	Überdosierung	Vorkommen
A	Retinol	Sehvorgang, Haut- und Schleimhaut-funktionen, Wachstum	Nachtblindheit, Schleimhaut-verhornung, Haarausfall	2.000-5.000 I.E. (0,6 bis 1,5 mg)	bei Schwangeren Missbildung der Kinder > 3 mg/ Tag	Butter, Milch, Eigelb als Pro-vitamin A in Möhren, Spinat, Pfirsich
D2	Ergocalci-ferol	Aufbau von Knochen und Zähnen	Wachstum-störungen, Rachitis, Osteo-malazie bei Erwachsenen	400 I.E.	Erbrechen, Nierenfunktions-störung, Calci-umablagerung in Geweben	tierische Fette, Eigelb, Butter
D3 durch Licht in der Haut aus D2 ge-bildet	Cholecalci-ferol	Aufbau von Knochen und Zähnen	Wachstums-störungen, Rachitis	400 I.E.	Erbrechen, Nierenfunktions-störung, Calci-umablagerung in Geweben	tierische Fette, Eigelb, Butter
E	Tocophe-role	Fettstoffwechsel, Antioxidans an Zellmembran	nicht bekannt	30 mg	nicht bekannt	Blattgemüse, Milch, Eier
K2	Menachi-non	Blutgerinnungs-faktor	Blutungs-neigung	1 mg	Blutgerin-nungsstörung, Leberfunktions-störung	Kohl, Spinat, Salat

I.E. Internationale Einheit

◨ Tab. 2.17 Vitamine, wasserlöslich

Name	Internat. Name	Funktion	Mangel	Tages-bedarf	Vorkommen
B1	Thiamin Aneurin	Kohlenhydratstoff-wechsel	Müdigkeit, Appe-titlosigkeit, Verdau-ungsstörungen, Nervenentzündung Kurzatmigkeit	1 bis 2 mg	Getreide, Reis, Hefe, Soja
B2 ▼	Riboflavin Lactoflavin	biochemische Stoffwechselvor-gänge	Mundwinkelrhagaden, Gesichtsekzem	2 mg	Milch, Eier, Käse, Fleisch, Fisch, Gemüse

Tab. 2.17 Vitamine, wasserlöslich. *Fortsetzung*

Name	Internat. Name	Funktion	Mangel	Tages-bedarf	Vorkommen
B6	Pyridoxin	biochemische Stoffwechselvor-gänge, Anwendung bei Reisekrankheit	Nervenstörungen, Krämpfe, PMS, Dermatitis	2 bis 3 mg	Leber, Niere, Hirn, Eigelb, Milch, Kartoffel, Möhre, Banane
B12	Cyanoco-balamin	Erythrozytenneu-bildung	perniziöse Anämie	0,005 mg	Leber, Eigelb, Niere, Herz, Fisch
C	Ascorbin-säure	biochemische Stoffwechselvor-gänge, Steigerung der Abwehrkräfte	Skorbut: Müdigkeit, Blutungen, Muskel-schwäche, Infektanfäl-ligkeit	75 mg	frische Früchte, Gemüse
H	Biotin	biochemische Stoff-wechselvorgänge	Dermatitis, Haaraus-fall, Appetitverlust, Muskelverhärtung	0,15 bis 0,3 mg	Hefe, Leber, Niere, Eigelb
Niacinamid	Nicotin-säureamid	biochemische Stoff-wechselvorgänge	Pellagra, Dermatitis, Diarrhoe, Demenz	15 mg	Hefe, Leber, Niere, Eigelb Nüsse

I.E. Internationale Einheit

2.1.6 Darreichungsformen

Da reine Wirkstoffe meist nicht direkt angewendet (appliziert) werden können, müssen sie in einer verarbeiteten Form, der sogenannten Darreichungsform, verabreicht werden. Es gibt verschiedene Möglichkeiten, einen Arzneistoff am oder im menschlichen oder tierischen Körper anzuwenden, mit oder ohne Hilfsstoffe:

- aus chemisch definierten Arzneistoffen (AS)
- aus frischen Arzneipflanzen (AP)
- aus getrockneten Arzneipflanzen (AP)

Tab. 2.18 Darreichungsformen

aus chemisch definierten Arzneistoffen	aus frischen Arzneipflanzen	aus getrockneten Arzneipflanzen
Aerosole und Sprays	Ätherische Öle	Kräutermedizinaltees (Ganzdroge, Grob- und Feinschnitt)
Cremes	Aufguss (Infus)	Abkochung (Dekokt)
Dragees	Destillate aus Frischpflanzen	Aufguss (Infus)
Drogenauszüge	Kaltansatz (Mazerat)	Bäder
Emulsionen	Presssaft	Bonbons und Pastillen
Gele	Tinkturen	Dragees
Granulate ▼		Emulsionen

◻ Tab. 2.18 Darreichungsformen. *Fortsetzung*

aus chemisch definierten Arzneistoffen	aus frischen Arzneipflanzen	aus getrockneten Arzneipflanzen
Kapseln (Hart- und Weichgelatine)		Gele
kolloiddisperse Systeme		Granulate
Lösungen		Kaltansatz (Mazerat)
Salben		Kapseln (Hart- und Weichgelatine)
Suspensionen		Sirupe
Tabletten		Tabletten
Tropfen		Tinkturen
Vaginalkugeln und Ovula		Wein (medizinisch)
Zäpfchen		Zäpfchen

▪▪ Herstellung der verschiedenen Darreichungsformen

Abkochung (Dekokt). Wird verwendet, wenn die Inhaltsstoffe aus der Droge nur durch längeres Kochen extrahiert werden können. Dies ist vor allem bei harten Hölzern, Wurzeln oder Rinden, sowie schwerlöslichen Wirkstoffen (z. B. der Bärentraubenblätter) der Fall. Ein Heißmazerat dauert ca. 30 min.

Aerosole und Sprays. Verwendet werden Pump- und Druckgasaerosole. Bei Nasensprays finden Dosierpumpaerosole Verwendung. Zerstäuber, Vernebler und Druckgasaerosole ermöglichen eine feine Dispergierung (Verteilung) von Flüssigkeiten und Feststoffen in die Luft. Heute müssen alle Pumpsysteme FCKW-frei sein.

Ätherische Öle. Die einfachste Gewinnung ist die Wasserdampfdestillation, da ätherische Öle schon weit unter ihrem Siedepunkt flüchtig sind und sich nicht mit Wasser mischen. Hierzu werden feingeschnittene Drogen in einem Destillierkolben mit Wasser versetzt und erhitzt. Die ätherischen Öle steigen auf, werden wieder abgekühlt und in einem separaten Gefäß aufgefangen.

Aufguss (Infus). Wird bei weichen und zarten Drogenteilen wie Blättern und Kräutern mit gut löslichen Wirkstoffen verwendet. Der Drogenauszug erfolgt hier durch eine Heißmazeration von etwa 5 min.

Bäder. Medizinische Badezubereitungen können als Emulsionen und Suspensionen, Öle, Salze und Sprudeltabletten vorliegen. Meist enthalten medizinische Bäder einen Zusatz aus Pflanzenextrakten wie Baldrian, Melisse, Fichtennadel, Eukalyptus usw. oder deren ätherischen Öle.

Bonbons, Pastillen und Lutschtabletten. Bonbons und Pastillen werden aus einer Zuckermasse, für Diabetiker mittels Zuckerersatzstoffen, hergestellt. So können arzneiliche Zusätze entsprechend ihrer Anwendung enthalten sein wie z. B. Eukalyptus, Menthol oder Salmiak (welche meist in Pastillenform vorliegen). Für Mittel gegen Husten und Heiserkeit dürfen nur Darreichungsformen zum Lutschen verwendet werden (siehe S. 87 ◻ Tab. 16.9).

Cremes. Auch Emulsionsgele genannt, sind mindestens zweiphasige, halbfeste Zubereitungen, in denen Arzneistoffe gelöst oder suspendiert werden können. Es kommen W/O (Wasser in Öl) und O/W (Öl in Wasser)-Emulsionsgele vor, wobei letztere mit Wasser verdünnbar und bis auf einen restlichen Lipidfilm abwaschbar sind. Sie entfalten ihre Wirkung auf der Haut und Schleimhaut, bisweilen auch durch die Haut.

Destillat. Hierbei werden im Allgemeinen Flüssigkeiten in Dampf und die Rückführung des Dampfes in flüssige Formen zur Trennung von anderen Stoffen verstanden. Bei einer Wasserdampfdestillation können z. B. ätherische Öle aus Pflanzenteilen herausdestilliert werden.

Drogenauszug. Drogenauszüge können flüssig-flüssig (z. B. Ausschütteln) oder fest-flüssig (z. B. Feststoffextraktion) vorgenommen werden. Je nach den chemischen Eigenschaften der Inhaltsstoffe verwendet man als Extraktionsmittel Wasser oder Ethanol-Wasser-Mischungen.

Dragees. Stellen überzogene Tabletten dar, wobei die Definition weit gefasst ist und die Angaben für viele moderne Zubereitungsformen gelten können. Der Überzug enthält meist synthetische Harze, Zucker, Wachse und Gummen sowie als Hilfsstoffe inaktive und unlösliche Füllmittel. Klassisch werden die Drageekerne in einem Drageekessel im Rollverfahren überzogen. Der Dragiervorgang besteht aus mehreren Phasen (Andecken – Auftragen der Zuckerschicht – Färben – Glätten – Polieren).

Emulsionen. Emulsionen sind flüssige, disperse Zubereitungen mit zwei oder mehreren nicht oder wenig ineinander löslichen Flüssigkeiten. Klassisch eingeteilt liegen sie als W/O (Wasser in Öl, z. B. Butter) oder O/W (Öl in Wasser, z. B. Milch) Emulsionstypen vor. Eine haltbare Verteilung dieser Phasen erhält man entweder durch eine mechanische Verfeinerung oder durch Hilfsstoffe wie viskositätserhöhende Stoffe und/oder Emulgatoren.

Gele. Gele sind halbfeste Systeme zur kutanen (auf der Haut) Anwendung. Sie besitzen eine innere Feststoffphase. Mit geeigneten Quellmitteln/Gelbildner bilden sie ein zusammenhängendes dreidimensionales Gerüst in Netz-, Waben- oder Maschenform. Man unterscheidet zwischen:
1. Hydrophobe Gele (Oleogele). Grundlagen bestehen üblicherweise aus flüssigem Paraffin oder fetten Ölen, die durch Zusatz von Siliciumdioxid, Aluminium- oder Zinkseifen geliert werden.
2. Hydrophile Gele (Hydrogele). Grundlagen bestehen üblicherweise aus Wasser, Glycerol oder Propylenglykol, die durch geeignete Quellstoffe, wie Traganth, Stärke, Cellulosederivate, Carbomere oder Magnesium-Aluminium-Silikate, geliert werden

Granulate. Nach dem Europäischen Arzneibuch sind Granulate Zubereitungen, die aus festen und trockenen Körnern bestehen, wobei jedes Korn ein Agglomerat aus Pulverpartikeln mit genügender Festigkeit darstellt. Sie sind zur oralen Anwendung bestimmt. Sie werden geschluckt, gekaut oder in Flüssigkeit gelöst und können einen oder mehrere Wirkstoffe enthalten. Bei Bedarf können Hilfsstoffe, Farbmittel und Geschmackskorrigentien zugesetzt werden.

Kapseln (Hart- und Weichgelatine). Kapseln enthalten einzeln dosierte Arzneistoffe in einer löslichen oder verdaulichen Hülle aus z. B. Oblaten oder Gelatine. Kapseln werden mit Wasser eingenommen und weisen eine sehr schnelle Verfallszeit auf.

Lösungen. Sind molekular- oder kolloiddisperse Flüssigkeiten, die einen oder mehrere Arzneistoffe enthalten. Feinste Dispersion (Verteilung) eines Stoffs in einem flüssigen Lösungsmittel, sodass diese in Form von Einzelmolekülen, Ionen oder kleinen Molekülgruppen (bis 1 nm) vorliegen.

Mazerat. Wird bei so genannten Schleimdrogen verwendet. Schleimstoffe haben die Eigenschaft, in der Kälte leicht löslich zu sein. Angewandt wird ein Mazerat bei z. B. Eibischwurzel und Leinsamen.

Presssaft. Frischpflanzenpresssäfte dürfen laut § 44 AMG 76 nur mit Wasser als Lösungsmittel hergestellt werden. Konservierungsmittel und Alkohol dürfen in freiverkäuflichen Arzneimitteln nicht enthalten sein.

Salben. Sind einphasige, halbfeste Zubereitungen, in denen Arzneistoffe gelöst oder suspendiert werden können. Sie entfalten ihre Wirkung auf der Haut und Schleimhaut, bisweilen auch durch die Haut.

Sirupe. Diese werden durch Aufkochen mit 64 Teilen Zucker und 36 Teilen eines wässrigen Drogenauszuges hergestellt. Durch die hohe Konzentration an Zucker wird eine gewisse Konservierung erreicht, die die Haltbarkeit deutlich verbessert, z. B. beim Eibischwurzelsirup.

Suspensionen. Suspensionen zählen zu den dispersen Systemen. Die Teilchengrößen sind mind. 0,1 µm groß (= grobdispers). Diese Partikel in der äußeren Phase sind praktisch unlöslich. Wenn Suspensionen stehen, können diese Teilchen auf den Boden sinken. Mittels kräftigen Aufschüttelns können diese Agglomerate desagglomeriert werden. Ein entsprechender Vermerk auf dem Abgabegefäß weist gegebenenfalls darauf hin.

Tabletten. Tabletten, auch Compressi, sind als feste, verschieden geformte, einzeldosierte Arzneizubereitungen, aus gepulverten, feinkristallinen oder granulierten Arzneistoffen definiert. Meist enthalten sie Zusatzstoffe wie Farb-, Füll-, Binde-, Gleit- und Schmiermittel. Tablettenarten sind zahlreich und werden unterteilt in: nichtüberzogene, überzogene und magensaftresistente Tabletten, ferner in Tabletten mit modifizierter Wirkstofffreigabe, Tabletten zur Anwendung in der Mundhöhle oder vaginal bis hin zu parenteralen (Implantat-)Tabletten.

Tinkturen. Tinkturen sind mit Ethanol verschiedener Konzentrationen hergestellte Drogenauszüge. Ebenfalls können auch Trockenextrakte in Ethanol gelöst vorliegen. Tinkturen müssen vor Licht geschützt gelagert werden, da Licht chemische Prozesse innerhalb der Tinkturen fördert.

Tropfen. Tropfen sind flüssige Arzneiformen mit gelösten oder suspendierten Arzneistoffen für unterschiedlichste Anwendungsbereiche (oral, peroral, an Auge, Nase und Ohr sowie zur Inhalation).

Vaginalkugeln und Ovula. Vaginalkugeln sind einzeldosierte Zubereitungen fester Konsistenz,

die einen oder mehrere Wirkstoffe enthalten. Das Gewicht beträgt 1 bis 15 g. Die Wirkstoffe sind in einer geeigneten Grundmasse gelöst oder dispergiert. Die Grundmasse kann der von Suppositorien (Zäpfchen) oder Tabletten entsprechen. Wenn nichts anderes angegeben ist, verlangt das Arzneibuch für die rezepturmäßige Herstellung ein Gel aus 1 Teil Gelatine, 2 Teilen Wasser und 5 Teilen Glycerol.

Wein. Medizinische Weine sind alkoholische Arzneiextrakte zur innerlichen und äußerlichen Anwendung. Ein klassisches Extraktionsmittel ist Süßwein. Häufige Verwendung finden diese bei Schmerzen zum Einreiben z. B. Franzbranntwein.

Zäpfchen. Zäpfchen sind verschieden geformte (zylindrisch-, torpedo-, ei-, kugel- oder konischgeformte) einzeldosierte Arzneizubereitungen von fester Konsistenz. Angewendet werden diese in Mastdarm oder Scheide. Klassische Grundlagen sind Hartfett oder Kakaobutter mit darin gelösten oder suspendierten Arzneistoffen.

3 Erkennung verdorbener, verfälschter oder verwechselter Arzneimittel

Verderb ist nicht immer sichtbar, daher ist gem. § 8 AMG 76 (Verbote zum Schutz vor Täuschung) streng auf die vom Hersteller gegebenen Verfallsdaten und Lagerhinweise zu achten!

3.1 Verdorbene Arzneimittel

In der Regel können verdorbene Arzneimittel organoleptisch (riechen, schmecken…) leicht erkannt werden.

 Arzneimittel verderben am häufigsten durch:
- Herstellungs- und Verpackungsmängel
- unsachgemäße und zu lange Lagerung

3.2 Verfälschte Arzneimittel

Verfälschte Arzneimittel sind häufig zu beobachten. Bewusst oder unbewusst können Drogen verfälscht werden. In den einzelnen Drogenmonographien der Arzneibücher sind mögliche Verfälschungen genannt und aufgeführt, wie sie erkannt werden können. In der ◘ Tab. 3.2 finden Sie einige Beispiele, mit welchen Drogen die Originaldroge häufig verunreinigt wird. Dies geschieht z. B. um Kosten zu

---

◘ Tab. 3.1 Verdorbene Arzneimittel

Dragees	– bei längerer Lagerung oder Herstellungsmängeln kann die Decke der Dragees gerissen sein sowie punktuelle oder fleckenhafte Verfärbungen aufweisen. – bei zu langer oder auch zu feuchter Lagerung/Herstellung kann sich die Drageedecke ablösen oder in zwei Hälften fallen. – auch ein »Durchbluten« (= farbiger Drageekern verfärbt die Hülle) ist möglich
Drogen (einzeln, Mischung)	– hier ist vor allem auf den Befall durch Ungeziefer zu achten! Meist tritt dieser erst im Einzelhandel zu Tage, da das Vorhandensein verschiedener Entwicklungsstadien (Gespinste, Käfer, Maden und Motten) nicht ausgeschlossen werden kann, bzw. eine Sekundärkontamination außerhalb des vom pharmazeutischen Hersteller liegenden Verantwortungsbereiches stattfindet. – eine falsche Lagerung (= zu feucht) kann zu Schimmelbildung führen
Kapseln	– bei Weichgelatine- und Oblatenkapseln kann durch eine zu feuchte Lagerung eine Verformung und ein Auflösen, sowie ein Zusammenkleben der Kapseln auftreten – durch Herstellungsmängel sind auch undichte Schweißnähte, sowie Aushärtungen und Überlagerungen möglich
Liquida	– bei Flüssigkeiten, vor allem bei alkoholfreien, sind durch undichte Verschlüsse oder Kontamination mit Keimen bei der Herstellung Gärungserscheinungen möglich – zu viel Bodensatz kann zu Trübung der Flüssigkeit führen – es können Phasentrennungen oder gegenteilig Klumpenbildung sowie Auskristallisation oder Ausfällung von Inhaltsstoffen auftreten
Pflanzensäfte	– undichte Flaschen führen häufig zu Schimmelbildung und Gärungserscheinungen. – übermäßige Trübung und Ausflockung kann durch falsche Lagerung (Sonnenlicht) oder Überlagerung verursacht werden.
Pulverpräparate	– bei zu feuchter Lagerung kann man von Verklumpung und Verfestigung der Pulver ausgehen. – undichte und ungeeignete Verpackungen fördern hier den Verderb.
Salben, Gele und Cremes	– zu warme Lagerung kann zu Phasentrennung und ranzig werden der Systeme führen – Oxidation und mikrobielle Zersetzung bedingt durch Herstellungsfehler sind möglich – Austritt der Inhalte von Tuben, Kruken, etc. durch Verpackungsfehler ist möglich
Tabletten	ähnlich den Dragees können fleckenhafte Verfärbungen auftreten sowie Risse, Brüche, Verklebungen und Zerfall

◨ **Tab. 3.2** Häufige Drogenverfälschungen.

Originaldroge	wird verfälscht mit ...
Arnikablüten	Mexikanischer Arnika / Heterotheca inuloides
Lindenblüten	Silberlinde / Tilia tomentosa
Huflattichblätter	Pestwurz / Petasites hybridu
Primelwurzeln	Schwalbenwurz / Vincetoxicum hirundinaria
Schachtelhalmkraut	Sumpfschachtelhalm / Equisetum palustre
Safran	Färberdistelblüten / Cartamus tinctorius Ringelblumenblüten / Flores Calendulae
Salbei, dalmatinischer	dreilappiger Salbei / Salvia triloba
Weißdornfrüchte	Rotdorn / Crataegus laevigata
	Eberesche / Sorbus aucuparia

sparen oder das Aussehen zu verschönern. In der Regel bestätigt der Drogenlieferant, dass es sich um eine offizielle Arzneibuchdroge handelt.

3.3 Verwechselte Arzneimittel

Leider kommt es im Alltag bei der Arbeit immer wieder zu Verwechslungen. Hier gilt es, besonders aufmerksam bei der Kontrolle von gelieferten Substanzen (Drogen) oder Fertigarzneimitteln (FAM) zu sein. Auch sollte bei der Etikettierung flüssiger Arzneimittel erhöhte Wachsamkeit bestehen, da z. B. äußerlich zu verwendende Flüssigkeiten auf keinen Fall innerlich angewandt werden dürfen. Vergiftungsgefahr! Seien Sie sich Ihrer Verantwortung bewusst, als letztes Fachpersonal in der Kette den Endverbraucher zu beraten!

❗ Wenn der Einzelhändler aus Großgebinden in eine an den Endverbraucher bestimmte Packung abfüllt und hierbei Fehler auftreten, ist der Einzelhändler in vollem Umfang verantwortlich. Vor jeder Abfüllung muss eine Identitätsprüfung durchgeführt werden, die in der Regel organoleptisch (Geruch, Aussehen, Geschmack) erfolgt. Wenn hier keine guten Kenntnisse vorhanden sind, sollte er sich um einen sehr zuverlässigen Drogenlieferanten kümmern. Juristisch ist der Einzelhändler von der Identitätsprüfung aber nicht entbunden!

◨ **Tab. 3.3** Verwechslungen und was zu tun ist

Drogen	Drogen werden vor allem mit ähnlich aussenden Drogen verwechselt (siehe Tabelle 3.2 verfälschte Arzneimittel)
Fertigarzneimittel (FAM)	Etiketten, Gebrauchsinformationen oder Faltschachteln können beim Konfektionieren verwechselt werden. Hier muss unverzüglich das pharmazeutische Unternehmen und evtl. die Aufsichtsbehörde informiert werden.
flüssige Arzneimittel	Hier ist besonders auf die Etikettierung zu achten.

4 Ordnungsgemäße Lagerung, Lagertemperatur und Verfalldatum

4.1 Lagerung von Arzneimitteln

Neben der korrekten Etikettierung und Anwendung ist auch eine richtige Lagerhaltung sicher zu stellen. Falsche Lagerung kann neben Verderb auch zu Zersetzung der Substanzen führen. Dies wiederum kann eine vom Hersteller angegebene Wirksamkeit stark beeinträchtigen, bzw. bis hin zur Unwirksamkeit und Ungeniessbarkeit führen. Eine falsche Lagerung kann also zur Schädigung des Organismus führen statt ihn zu unterstützen und zu helfen.

🛇 Der Einzelhändler muss streng darauf achten, dass Arzneimittel
- deutlich von anderen Waren getrennt gelagert werden wie Lebensmittel, Diätetika, Kinder- und Erwachsenen-Nährmittel, Futtermittel, Pflanzenschutzmittel, Schädlingsbekämpfungsmittel, Reinigungsmittel, Kosmetika, ...
- kühl und/oder trocken aufbewahrt werden müssen
- ohne Lagerhinweise diese Arzneimittel zwischen 15° und 25°C zu lagern sind (also nicht im Schaufenster, neben der Heizung, der Klimaanlage,…)

4.2 Beachtung des Verfalldatums

Laut § 10 Abs. 7 ist das Verfalldatum mit Monat und Jahr anzugeben, Z. B. 12/2010

Verfallene Arzneimittel dürfen nicht gelagert werden und müssen sofort aus den Verkaufsregalen entfernt werden. Der Einzelhändler begeht eine Ordnungswidrigkeit, wenn er Verfalldaten nicht beachtet, indem er sie vorrätig hält oder abgibt/ verkauft. Eine konkrete Überwachung der Verfalldaten kann durch Listen, optische Kennzeichnungen, regelmäßige Durchsichten, PC-Codierungen, etc. durchgeführt werden.

◘ **Tab. 4.1** Lagerungshinweise

Nicht über 8°C lagern! Kühlschrank	Lagerung von hauptsächlich apothekenpflichtigen Arzneimitteln und Zubereitungen wie Impfstoffen, Bakterienkulturen
Nicht über 20°C lagern! Kellertemperatur	hierzu zählen neben Kräuterfeinschnitten mit ätherischem Ölanteil auch Drogen mit fetten Ölen (Leinsamen, Sesam) und Öle im Allgemeinen. Pflanzenpresssäfte, vor allem alkoholfreie und -arme Tonika, sowie Lebertran und Kühlsalben
Nicht über 25°C lagern! Raumtemperatur	hierzu zählen alle (freiverkäuflichen) Arzneimittel von Teemischungen mit und ohne ätherischen Ölen, offen oder abgepackt (z. B. Husten- und Magentees), flüssige Vitaminpräparate, Weichgelatinekapseln, Salben und Gele
(ätherische) Drogen	besonderes Augenmerk muss hier neben der Temperatur auch auf der relativen Luftfeuchtigkeit liegen (40 bis 50%). Vergleiche auch Verderb, ◘ Tab. 3.1

5 Ordnungsgemäßes Abfüllen, Umfüllen, Abpacken und Kennzeichnen

5.1 Abfüllen, Umfüllen, Abpacken, Kennzeichnen

Unter Abfüllen, Umfüllen, Abpacken, Kennzeichnen versteht das Arzneimittelgesetz gemäß § 4 Abs. 14 eine Arzneimittelherstellung. Laut den §§ 13 bis 20 AMG benötigt man eine Herstellungserlaubnis, welche von den Regierungspräsidien bzw. den Bezirksregierungen erteilt wird. Für den Einzelhandel ist die Ausnahmeregelung durch § 13 Abs. 2 von Bedeutung, die für den Einzelhändler, der die Sachkenntnis nach § 50 besitzt, eine Herstellung (Abfüllen, Umfüllen, Abpacken, Kennzeichnen in unveränderter Form) ohne Herstellungserlaubnis erlaubt. Das Zerkleinern oder Mischen von Drogen ist ihm also untersagt und die Abgabe nur unmittelbar an den Verbraucher gestattet. Was das Abfüllen im Voraus anbelangt, so wird dies durch § 36 (Standardzulassung) erleichtert, der eine Genehmigung ohne Zulassungsformalitäten gestattet, allerdings unter Berücksichtigung strenger Vorgaben was die Behältnisse, Bezeichnung, Kennzeichnung und Anwendungsgebiete betrifft. Hierbei dürfen nur Arzneimittel abgefüllt werden, die eine so genannte Standardzulassung besitzen und wenn sichergestellt werden kann, dass die betreffende Standardmonographie befolgt wird.

Herstellen ist das Gewinnen, das Anfertigen, das Zubereiten, das Be- oder Verarbeiten, das Umfüllen einschließlich Abfüllen, das Abpacken, das Kennzeichnen und die Freigabe.

Qualität ist die Beschaffenheit eines Arzneimittels, die nach Identität, Gehalt, Reinheit, sonstigen chemischen, physikalischen, biologischen Eigenschaften oder durch das Herstellungsverfahren bestimmt wird.

Inverkehrbringen ist das Vorrätighalten zum Verkauf oder zu sonstiger Abgabe, das Feilhalten, das Feilbieten und die Abgabe an andere.

Der pharmazeutische Unternehmer ist bei **zulassungs- oder registrierungspflichtigen Arzneimitteln** der Inhaber der Zulassung oder Registrierung. Pharmazeutischer Unternehmer ist auch, wer Arzneimittel unter seinem Namen in den Verkehr bringt, außer in den Fällen des § 9 Abs. 1 Satz 2.

5.2 Was muss bei der Herstellung beachtet werden?

Wenn Sie in einem Betrieb tätig sind, bei der eigene Produkte hergestellt werden, sind bestimmte Herstellungsvorschriften unabdingbar. Medikamente mit einwandfreier Qualität können nur gewährleistet werden, wenn die Rahmenbedingungen wie Sauberkeit und Hygiene am Arbeitsplatz stimmen. Seien Sie sich auch hier über die Wichtigkeit der korrekten Beschriftung bewusst!

■ **Tab. 5.1** Anforderungen an den Arbeitsplatz

Arbeitsplatzhygiene	sauber (täglich zu reinigen), genügend großer Arbeitsplatz, geeichte und nivellierte Waage
Arbeitsgeräte	sauber und staubgeschützte Lagerung
Crosscontamination	mehrere Arzneimittel dürfen nicht gleichzeitig abgefüllt werden, neben Blütenstaub und Pollen können auch Verunreinigungen durch Schädlinge übertragen werden
Essen & Trinken	ist generell beim Arbeiten mit Arzneimitteln untersagt, ebenso wie rauchen
Persönliche Hygiene	Kopfschutz, saubere Arbeitskleidung, gründliche Reinigung der Hände, kein Schmuck (Ringe, Armkettchen,..)
Umfüllen von alkoholhaltigen Arzneimitteln	hier darf sich kein offenes Feuer im Raum befinden, bei der Umfüllung muss zügig (wegen der Verdunstung) gearbeitet werden

◾ **Tab. 5.2** Anforderungen an die Kennzeichnung

Anwendungsgebiete	z. B. Magen-Darm-Erkrankungen, trockener Husten,…
Art der Anwendung	Tee zum Trinken, Tabletten zum Einnehmen,…
Chargenbezeichnung	ist die jeweils aus derselben Ausgangsmenge in einem einheitlichen Herstellungsvorgang oder bei einem kontinuierlichen Herstellungsverfahren in einem bestimmten Zeitraum erzeugte Menge eines Arzneimittels.
Darreichungsform	Tee, Tablette, Dragee usw. muss auf der Packung gekennzeichnet sein
Gefäße & Packung	müssen für den vorgesehenen Verwendungszweck geeignet und erlaubt sein (gem. § 36 AMG 76 vom BGA vorgeschrieben)
Gegenanzeigen, Nebenwirkungen und Wechselwirkungen	mit anderen Mitteln, sofern bekannt
Haltbarkeit	Verfalldatum bei geschlossenem Gefäß und nach Anbruch der Packung
Inhalt nach Gewicht	Gramm- oder Milliliter-Angaben
Kennzeichnungsvorschriften	§ 9 AMG 76 Bezeichnung des Arzneimittels und Name des Abgebenden, §§ 10 und 1 AMG 76 lediglich für Fertigarzneimittel, wenn im Voraus abgefüllt werden soll
Lagerhinweise und Aufbewahrung	Lagertemperatur, aufrecht zu lagern, vor Licht geschützt, unzugänglich für Kinder
Tara	besonders ist zu beachten, dass das Abgabegefäß nicht mitgewogen wird und bei Fertigarzneimitteln neben dem Gewicht auch die Stückzahl und das Volumen korrekt sind
Verfalldatum	Monat und Jahr, sowie Hinweis »nach Ablauf des Verfalldatums nicht mehr anwenden«
Verwendungszweck	bei (nicht) verschreibungspflichtigen Arzneimitteln
Warnhinweise	»nicht anzuwenden bei….«, Alkoholwarnhinweise
Wirkstoffe	nach Art und Menge, Inhaltsstoffe

5.3   Art der Anwendung und Dosierungsanleitung

Bei der Art der Anwendung handelt es sich um die Applikationsart des Arzneimittels, also ob z. B. eine Tablette mit viel Wasser geschluckt oder vaginal eingeführt werden soll. Die Dosierungsanleitung gibt an, wie oft und in welcher Dosis das Arzneimittel anzuwenden ist und ob bestimmte Hinweise (mit viel Wasser, keine Mich) zu berücksichtigen sind.

5.4   Abgabe von Arzneimitteln

Arzneimittel darf abgeben, wer zu pharmazeutischem Personal gezählt wird oder erfolgreich die Sachkundeprüfung nach § 50 abgelegt hat.

Es ist stets darauf zu achten, dass keine Arzneimittel verwechselt, verfälscht, verdorben oder verfallen in Umlauf gebracht werden. Der sachkundige Einzelhändler muss dafür sorgen, dass ätzende, giftige und äußerlich anzuwendende Arzneimittel in den dafür vorgesehenen Gefäßen abgegeben werden und **nicht** in Genussmittelgefäßen wie z. B. Limonadenflaschen. Ferner darf die Kennzeichnung nicht irreführend sein und muss der Gefahrstoffverordnung entsprechen und mit entsprechenden Symbolen und Hinweisen versehen sein.

6 Unsachgemäßer Umgang und Gefahren

kenntnissen muss der geprüfte Einzelhändler in der Lage sein, kompetent über Anthranoid-Drogen und Alkoholmissbrauch bezüglich freiverkäufliche Arzneimittel Auskunft zu geben.

6.1 Arzneimittelmissbrauch

Allgemein stellt eine falsche Einnahme (zu hoch dosiert, zu lange eingenommen, nicht indikationsspezifisch angewandt) einen Arzneimittelmissbrauch dar. Mit medizinisch-pharmazeutischen Grund-

6.2 Gefahren beim unsachgemäßen Umgang mit Arzneimitteln

Der sachkundige Einzelhändler sollte sich mit dem Anwendungsgebiet, der Gebrauchsanweisung, den Wechselwirkungen und der Zusammensetzung der

Tab. 6.1 Beispiele für Arzneimittelmissbrauch

Abführmittel	Laxantienabusus Abführmittel werden fälschlicherweise häufig in zu hohen Dosen und zu langfristig eingenommen, um eine Darmentleerung zu erwirken und somit z. B. weniger zu wiegen. Dieser Missbrauch kann – von Gewöhnung abgesehen – zu schwerwiegenden Gesundheitsschäden führen. Die hierfür verwendeten Arzneimittel (meist pflanzlich) enthalten Anthrachinone wie beispielsweise Aloe, Faulbaumrinde, Rhabarberwurzel und Sennesblätter und sind aus diesem Grund apothekenpflichtig.
Alkohol	Alkoholabusus Alkoholhaltige Arzneimittel wie Melissengeist (knapp 80% Alkoholgehalt), aber auch Medizinalweine, Tonika und Tropfen mit einem Alkoholgehalt von ca. 16 bis 18% werden missbräuchlich angewandt.

Tab. 6.2 Beispiele für unsachgemäßen Umgang

alkoholhaltige Arzneimittel	sind nicht geeignet für – Alkoholabhängige – Diabetiker – Kinder und Jugendliche (unter 18 Jahren) – Leberkranke – Nierenkranke und – Schwangere und Säuglinge bis zum 8. Monat Ferner sollte nach Einnahme von alkoholhaltigen Arzneimitteln bedacht werden, dass die Fahrtüchtigkeit und das Bedienen von Maschinen eingeschränkt sein kann. Auch ist zu wissen, dass Alkohol eine Reihe von Wechselwirkungen erzeugen kann.
Bärentraubenblätter	nicht anstelle von Antibiotika einnehmen, da diese hauptsächlich desinfizierend in den ableitenden Harnwegen wirken
Bohnenschalen & Heidelbeerblätter	wirken nicht annähernd so stark zuckersenkend, dass sie Tabletten für Diabetes ersetzen könnten
Brennnesselkraut	nicht anstelle von Eisenpräparaten einnehmen, hat ferner eine entschlackende und blutreinigende Wirkung
Frischpflanzenpresssäfte und alkoholfreie Tonika	– nicht aus der Flasche trinken (Kontamination mit Bakterien) – nach dem Öffnen sofort wieder verschliessen (evtl. Kontaminationszeit durch Bakterien, Pilze und Hefen verkürzen) – kühl lagern (bei geringer Temperatur zwischen 1° und 8°C verbreiten sich die Keime langsamer) Haltbarkeit nach dem Öffnen ca. 3 Tage
Weißdorn	auf keinen Fall anstelle eines Herzmittels einnehmen!

jeweiligen freiverkäuflichen Arzneimittel vertraut machen, um hier kompetent und fachgerecht beraten und verkaufen zu können.

❗ Allgemein sollen Diabetiker auf den Zuckergehalt oder Broteinheiten in Säften, Tropfen, Tabletten, usw. aufmerksam gemacht werden.
Nierenkranke sollen keine Wacholderpräparate einnehmen.

❗ Prinzipiell ist ein vom Arzt verordnetes Medikament nicht eigenmächtig abzusetzen und durch ein freiverkäufliches Präparat auszutauschen oder zu ergänzen! Es kann zu Interaktionen, Nebenwirkungen, Abschwächung oder Verstärkung des Arzneimittels kommen.

7 Arzneimittelgesetz und Heilmittelwerbegesetz

Das Hauptziel des Arzneimittelgesetzes (AMG) ist die Verbesserung der Arzneimittelsicherheit. Hier sind besonders die Sicherung der Qualität, der Wirksamkeit und die Unbedenklichkeit der Arzneimittel von Bedeutung. Das AMG gliedert sich in 18 Abschnitte mit 141 Paragraphen (siehe Anhang AMG).

7.1 Gesetz über den Verkehr mit Arzneimitteln (AMG)

Der sachkundige Einzelhändler muss den Inhalt der Paragraphen (nicht wörtlich) wiedergeben und anwenden können. Für Arzneimittel außerhalb der Apotheke sind die in ◻ Tab. 7.1 aufgeführten Paragraphen von Bedeutung. Das gesamte AMG befindet sich im Anhang als Nachschlagewerk.

7.2 Gesetz über die Werbung auf dem Gebiet des Heilwesens – Heilmittelwerbegesetz

Der Verbraucher könnte durch uneingeschränkte Arzneimittelwerbung veranlasst werden, Medikamente ohne ärztlichen Rat anzuwenden. Es gibt aber viele Krankheiten, bei denen scheinbar »harmlose« apothekenpflichtige oder freiverkäufliche Mittel bei Einzelpersonen gefährliche Folgen haben können. Um die Gesundheit der Verbraucher zu schützen, wird die Arzneimittelwerbung durch das Heilmittelwerbegesetz beschränkt.

❗ Das Heilmittelwerbegesetz regelt die Werbung für Arzneimittel, Medizinprodukte und andere Mittel. Es dient der Sicherheit im Arzneimittelverkehr. Arzneimittel sind eine besondere Art von Ware, die nicht uneingeschränkt beworben werden darf, da die Arzneimittelanwendung auch immer mit Risiken und Nebenwirkungen verbunden ist.

◻ Tab. 7.1 AMG – für die Prüfung relevante Paragraphen (siehe Anhang 1 ab S. 149 ff.)

Paragraph	Inhalt
§ 2	Arzneimittelbegriff
§ 3	Stoffbegriff
§ 4	sonstige Begriffsbestimmungen, u.a. Fertigarzneimittel, Herstellung, Charge, Pharmazeutische Unternehmer
§ 8	Verbote zum Schutz vor Täuschung
§ 10	Kennzeichnung von Fertigarzneimitteln
§ 11	Packungsbeilage
§ 13	Herstellungserlaubnis und Sonderregelung für den Einzelhändler
§ 36	Ermächtigung für Standardzulassungen
§ 44	Ausnahme von der Apothekenpflicht
§ 45	Ermächtigung zu weiteren Ausnahmen von der Apothekenpflicht
§ 50	Einzelhandel mit freiverkäuflichen Arzneimitteln und erforderliche Sachkenntnis
§ 51	Abgabe im Reisegewerbe
§ 52	Verbot der Selbstbedienung
§ 55	Arzneibuch
§ 64	Durchführung der Überwachung
§ 65	Probenahme bei Überwachung (Inprozess-Kontrolle)
§ 67	Allgemeine Anzeigepflicht
§ 69	Maßnahmen der zuständigen Behörden und Rückruf von Arzneimitteln durch u.a. Landesapothekerkammern und vom Bundesverband Deutscher Reformhäuser »refo-Arzneimittel-Sicherheitssystem)
§ 95	Strafvorschriften
§ 96	Strafvorschriften
§ 97	Bußgeldvorschriften
§ 105	Zulassung von Fertigarzneimitteln, die sich am Tage der Verkündung dieses Gesetzes im Verkehr befanden
§ 109a	Verlängerung der Zulassung für traditionelle Arzneimittel

◻ Tab. 7.2 Heilmittelwerbegesetz – für die Prüfung relevante Paragraphen (siehe Anhang 2 ab S. 233 ff.)

Paragraph	Inhalt
§ 1	Anwendung des Gesetzes
§ 3	unzulässige irreführende Werbung

Arzneimittelkunde – Fertigarzneimittel

Freiverkäufliche Arzneimittel dienen hauptsächlich der Behandlung leichter Krankheiten. Stärker wirkende Arzneimittel sind bewusst der Apothekenpflicht unterstellt. Trotzdem sind freiverkäufliche Arzneimittel nicht frei von Nebenwirkungen.

Dieser Teil des Buches gibt Auskunft über die wichtigsten freiverkäuflichen Arzneimittel, ihre Inhaltsstoffe, deren Wirkungsweise, ihre Nebenwirkungen und ihre Darreichungsformen. Natürlich können hier nicht alle Wirkstoffe erläutert werden. Es wird lediglich versucht, einen Überblick über die wichtigsten freiverkäuflichen Arzneimittel zu vermitteln.

Der Einzelhändler ist verpflichtet, sich immer über die neuesten Erkenntnisse dieser Arzneimittel zu informieren, damit er seinen Kunden Auskunft geben kann.

Einige Produkte gehören heute zu den Nahrungsergänzungsmitteln und fallen somit unter das Lebensmittelgesetz und nicht mehr unter das Arzneimittelgesetz, obwohl sie Stoffe enthalten, die hier in diesem Teil des Buches als Arzneimittel besprochen werden. Das liegt daran, dass oftmals die arzneiliche Zweckbestimmung nicht eindeutig formuliert ist.

In jedem Kapitel findet man zuerst eine allgemeine Erläuterung der Wirkweise der Arzneimittel. Dann folgt die Beschreibung der wichtigsten Bestandteile. Zum Schluss werden einige Präparatebeispiele genannt.

8 Erläuterung zur Arzneimittelanwendung, Arzneimittelapplikation, – resorption und -elimination

Arzneimittel können nur wirken, wenn der Wirkstoff auch am Zielorgan ankommt. In der Regel erreichen die Arzneimittel ihr Ziel über das Blut. Der Wirkstoff muss also ins Blut gelangen. Dies geschieht auf verschiedenen Wegen, abhängig von der Darreichungsform des Arzneimittels.

Zuerst wird das Arzneimittel appliziert (zugeführt). Hier gibt es verschiedenen Arten:

- oral (Schlucken von Tabletten, Kapseln, Dragees)
- parenteral (Injektion, Infusion)
- rektal (Zäpfchen)
- topisch (oberflächlich, z. B. Auftragen von Salben auf die Haut)
- vaginal (Ovula)

Danach erfolgt die Resorption des Wirkstoffes, d.h. die Aufnahme des Stoffes von der Körperoberfläche, wie z. B. der Magenschleimhaut oder der Darmschleimhaut, in das Blut. Das Blut verteilt den Stoff dann im Körper und transportiert ihn unter anderem auch zum Zielorgan.

■■ **Veranschaulichung der Arzneimittelresorption**
Zur Veranschaulichung soll die orale Applikation erläutert werden:

Durch das Schlucken einer Tablette gelangt die Tablette in den Magen. Hier oder im Zwölffingerdarm löst sie sich im Magensaft oder der Darmflüssigkeit auf. Der Wirkstoff wird freigegeben. Der Arzneistoff gelangt über komplizierte Transportsysteme durch die Magen- oder Darmwand ins Blut. Das Blut verteilt den Wirkstoff im Körper.

Auf dem Weg zum Zielorgan passiert jeder Wirkstoff immer erst die Leber, wo einige Wirkstoffe schon umgewandelt oder abgebaut werden. Daher kommt auch nie die gesamte Wirkstoffmenge am Zielorgan an. Die Resorptionsquote hängt aber auch noch von vielen anderen Fakto-

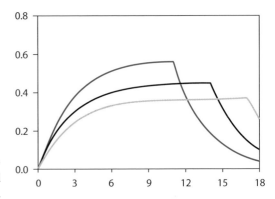

☐ **Abb. 8.1 Typische Blutspiegelkurve in Abhängigkeit der Plasmakonzentration in ng/ml (senkrecht) und Zeit in Stunden (waagerecht)**

ren ab. In der Leber wird der Arzneistoff dann abgebaut und über die Niere mit dem Harn ausgeschieden. Um eine Wirkung zu erzielen, muss ein Arzneimittel eine bestimmte Konzentration im Blut erreichen (therapeutischer Bereich). Ein zu geringer Blutspiegel löst keine Wirkung aus, ein zu hoher Blutspiegel kann unerwünschte Wirkungen zur Folge haben (☐ Abb. 8.1).

9 Indikationen

9.1 Abführmittel

Unter **Verstopfung** versteht man die verzögerte Darmentleerung, ausgelöst durch harten, trockenen Stuhl. Die Ursachen sind häufig eine unzureichende Füllung des Darms aufgrund von ballaststoffarmer Nahrung, Störungen des Nervensystems (Stress) oder chronische Entzündungen der Darmwand. Die Nahrung wird im Magen zerkleinert und gespalten, im Darm eingedickt durch Flüssigkeits- und Salzentzug. Der Kot besteht aus Resten von Nahrung, wie z. B Ballaststoffen, die nicht resorbiert werden konnten.

Ballaststoffe sind zum Beispiel Cellulose, Lignin, Pektin, Alginate. Sie kommen in pflanzlichen Lebensmitteln vor:

- Cellulose in Getreide, Obst, Gemüse
- Lignin in Obstkerne, Gemüse (Fäden bei grünen Bohnen), Getreide
- Pektin in Obst, Gemüse (besonders Äpfel)
- Alginate in Algen, Agar, Carageen

Im Darm binden die Ballaststoffe das Wasser, quellen auf und sorgen so für eine Erhöhung der Stuhlmenge. Durch den Stuhl wird Druck auf die Darmwand ausgeübt und so die Peristaltik (Verdauungstätigkeit / Darmbewegung) angeregt. Abführmittel (Laxantien) beschleunigen die Stuhlentleerung. Bei Verstopfung ist eine ausreichende Flüssigkeitszufuhr sehr wichtig!

❗ Abführmittel werden von Laien oft zu unüberlegt und zu häufig benutzt. Man muss wissen, dass es ganz normal ist, nur alle 3 bis 4 Tage Stuhlgang zu haben. Eine regelmäßige Anwendung von Laxantien lässt den Darm nur noch träger werden. Es tritt eine Abhängigkeit auf.

Das Wirkprinzip der meisten Abführmittel besteht darin, das Darmvolumen durch Quellung zu vergrößern und zwar durch:

- Quellung durch Wasseraufnahme
- osmotische Wasserretention
- Hemmung der Wasser- und Natriumresorption
- dazu kommen noch: Gleitmittel, die allerdings apothekenpflichtig sind.

Zu den **Quellstoffe**n gehören Leinsamen, Flohsamen und Weizenkleie. Hier ist unbedingt auf reichlich Flüssigkeitszufuhr zu achten!!

Zu den **osmotisch wirksamen Abführmitteln** zählen die salinischen Mittel wie Glaubersalz (Natriumsulfat) und Bittersalz (Magnesiumsulfat) und Zucker und Zuckeralkohole wie Mannit, Sorbit, Lacutlose, Lactose. Die Salze und Zucker binden im Darm das Wasser und erhöhen so das Volumen. Bei den Zuckeralkoholen kann es durch Vergärung allerdings zu Blähungen kommen.

Zu den **antiresorptiv und hydragog wirkenden Laxantien** gehört als freiverkäufliches Arzneimittel nur Rizinusöl. Es hemmt die Aufnahme von Natrium und Wasser aus dem Darmlumen ins Blut und fördert gleichzeitig den Wassereinstrom in das Darmlumen.

Apothekenpflichtig sind Abführmittel mit Aloe, Cascararinde, Faulbaumrinde, Rhabarberwurzel und Sennesblättern.

Beispiele freiverkäuflicher Abführmittel

1. Ramend Abführtee Sennesblätter
2. Bittersalz Pulver
3. Altapharma Milchzucker
4. Lactulose Sirup

9.2 Appetitfördernde und verdauungsanregende Mittel

Der Appetit wird durch Steigerung der Magensaft- und Verdauungssaftproduktion angeregt. Es werden hauptsächlich pflanzliche Stoffe angewendet:

- **Bittermittel** enthalten bitter schmeckende Pflanzenstoffe. Durch den bitteren Geschmack werden die Speichel- und die Magensaftproduktion angeregt. Man nimmt sie 15 min vor dem Essen ein. Folgende Drogen werden verwendet: Wermut, Enzianwurzel, Tausendgüldenkraut, Chinarinde
- **Enzympräparate** wie Pepsin oder Bromelain
  - Pepsin, ein eiweißverdauendes Enzym, wird als Pepsinwein angeboten, eine Lösung von Pepsin in Alkohol. Hier wirkt allerdings der

Alkohol stärker appetitanregend als die im Wein enthaltenen Menge Pepsin
- Bromelain, ein eiweißverdauendes Enzym, wird aus der Ananas gewonnen und ist etwas schwächer wirksam als Pepsin
- **ätherische Öle** wie Anis, Fenchel, Kümmel, Pfefferminze, Kamille
- **Vitamine**

Beispiele freiverkäuflicher, appetitfördernder und verdauungsanregender Mittel

1. Linusit Leinsamen Gold
2. Bad Heilbrunner Tee Magen-Darm N
3. Tetesept Mariendistel Kapseln
4. Carmol natürliches Verdauungskonzentrat

9.3 Mittel zur Vorbeugung von Arteriosklerose

Arteriosklerose ist eine Gefäßerkrankung, ausgelöst durch Ablagerungen von Kalk, Blutfetten, Thromben oder Bindegewebe in den Arterienwänden. Durch diese Einlagerungen kommt es zur Verhärtung, Verdickung und zu einer abnehmenden Elastizität der Gefäße und somit zu Durchblutungsstörungen. An der Entstehung der Arteriosklerose sind viele Faktoren beteiligt. Zu den Risikofaktoren zählen: Bewegungsmangel, hoher Cholesterin- und Triglyceridspiegel, Übergewicht, Diabetes mellitus, Rauchen und Bluthochdruck. Als Folge kann es zu Schlaganfall, Herzinfarkt, Nierenversagen, Angina pectoris oder Durchblutungsstörungen kommen.

Einmal gebildete Ablagerungen lassen sich nicht wieder auflösen. Deswegen ist die Vorbeugung so wichtig. Wichtige Maßnahmen sind Diät, Bewegung und Gewichtsreduktion. Der Verzehr von Ballaststoffen, Omega-Fettsäuren, Vitamin C und E kann das Risiko einer Arteriosklerose senken.

Als freiverkäufliche Arzneimittel zur Vorbeugung werden Knoblauch-, Weißdorn- und Mistelpräparate angeboten.

Knoblauch soll die Blutfettwerte senken, **Mistel** und **Weißdorn** sollen die Herzleistung stärken und den Blutdruck senken. Die Wirkungen sind allerdings nicht wissenschaftlich nachgewiesen.

Knoblauch wird fein gepulvert oder als Ölmazerat in Kapseln verabreicht.

Beispiele freiverkäuflicher Mittel zur Vorbeugung von Arteriosklerose

1. Doppelherz Knoblauch Mistel Weissdorn Kapseln
2. Schoenenberger Zwiebel-Saft
3. Abtei Knoblauch Mistel Weissdorn Kapseln
4. Salus Weissdorn Kräutertropfen

9.4 Bäder

Man unterscheidet zwei Arten von Bädern: das **medizinische Bad** und das **reinigende Bad**. Ersteres gehört zu den Arzneimitteln, das zweite unterliegt dem Lebensmittelrecht.

Arzneilich wirkende Bäder enthalten ätherische Öle oder durchblutungsfördernde Mittel. Sie helfen, Krankheiten zu lindern. Wirkort ist die Haut oder die Lunge. Die ätherischen Öle werden mit der Atemluft aufgenommen und gelangen so direkt ins Blut. Man findet eine Vielzahl von Bädern mit ätherischen Ölen unterschiedlichster Wirkung (vergleiche auch ▶ Kap. 2.1.3).

Beispiele freiverkäuflicher Bäder

1. Altapharma Rheumabad PA
2. Scholl Ölpflege Bad Anti-Hornhaut
3. tetesept Erkältungs Bad N
4. KNEIPP Ölbad Gelenk & Muskel Wohl Arnika

9.5 Beruhigungsmittel

Im Einzelhandel verkäufliche **Sedativa** enthalten pflanzliche Inhaltsstoffe mit milder beruhigender Wirkung. Sie werden angewendet bei allgemeiner Nervosität und vegetativen Störungen. Vorteil der rein pflanzlichen Präparate ist, dass es hier nicht zu einer Gewöhnung kommen kann.

Folgende Drogen werden verwendet: Baldrianwurzel, Hopfen, Johanniskraut, Melissenblätter (siehe auch ▶ Kap. 2.1.2).

Baldrian wird bei Unruhezuständen und Einschlafstörungen verwendet. Angeboten wird das Arzneimittel als Tee oder als Tropfen.

❗ Baldriantropfen sind standardisierte Fertigarzneimittel, die im Einzelhandel nach § 13 Abs. 2 AMG abgefüllt, umgefüllt oder gekennzeichnet werden dürfen.

Hopfen soll eine beruhigende Wirkung auf das vegetative Nervensystem haben. Das aus den **Melissenblättern** gewonnene Öl soll eine beruhigende Wirkung haben. Die eigentlichen Wirkstoffe des **Johanniskrauts** sind Hyperforin und Hypericin. Sie wirken in hohen Dosen, wie sie nur als apothekenpflichtige Arzneimittel erhältlich sind, antidepressiv. Die freiverkäuflichen Johanniskrautpräparate enthalten nur geringe und somit unwirksame Mengen des alkoholischen Extraktes. Das gemahlene Kraut ist um ein Fünftel schwächer wirksam als der alkoholische Extrakt. Die Wirksamkeit des öligen Extraktes (Rotöl) ist wissenschaftlich nicht erforscht.

❗ Während der Einnahme von Johanniskraut sind Sonnenbäder zu vermeiden, da es zu Überempfindlichkeitsreaktionen der Haut kommen kann.

Beispiele freiverkäuflicher Beruhigungsmittel

1. Tetesept Johanniskraut Kapseln
2. Abtei Baldrian – Hopfen Beruhigungs Dragees
3. Altapharma Baldriantropfen
4. Baldriparan Stark für die Nacht

9.6 Blasen- und Nierenmittel

Die Niere ist ein wichtiges Ausscheidungsorgan des menschlichen Körpers. Durch die Niere werden Stoffwechselprodukte und Giftstoffe durch Bildung des Harns ausgeschieden. Weitere Funktionen der Niere sind die Regulierung des Wasserhaushaltes und damit die Blutdruckeinstellung, die Regulation des Elektrolyt- und Säure-Basehaushaltes, die Zuckersynthese und die Bildung von Hormonen.

Eine **Blasenentzündung** ist meist eine bakterielle Infektion. Bakterien wandern durch die Harnröhre in die Harnblase. Es kommt zu einem Brennen beim Wasserlassen, krampfartigen Schmerzen und ständigem Harndrang. Wenn die Keime bis in die Nieren wandern, kann aus einer Blasenentzündung eine Nierenentzündung entstehen. Hier wird der Arzt ein Antibiotikum verschreiben. Beim Mann kann es aufgrund einer Prostatavergrößerung leicht zu einer Harnstauung und somit zu einer Blasenentzündung kommen.

Freiverkäufliche Blasen- und Nierenmittel können keine Bakterien bekämpfen, sie sollen vielmehr eine vermehrte Harnproduktion anregen. Durch eine gesteigerte Flüssigkeitsaufnahme und somit auch Ausscheidung wird versucht, die Bakterien auszuschwemmen. Dadurch wird verhindert, dass die Bakterien in das Nierenbecken aufsteigen. Hier werden vor allem Blasen- und Nierentees eingesetzt. Sie enthalten meist pflanzliche Inhaltsstoffe mit harntreibender und desinfizierender Wirkung.

Verwendet werden Schachtelhalm, Bärentraubenblätter, Brennnessel, Kürbissamen, Orthosiphonblätter, Hauhechel und Birkenblätter. Bärentraubenblätter sollten höchstens fünfmal im Jahr angewendet werden, da sie krebserregend und leberschädigend sind. Kürbissamen haben sich bei Blasenschwäche und Reizblase bewährt. Sie stärken die Blasenfunktion durch Kräftigung der Muskulatur und des Bindegewebes.

❗ **Ödeme** werden durch Blasen- und Nierentees nicht beeinflusst.
Patienten mit Ödemen sollten daher nicht ohne ärztlichen Rat Blasen- und Nierentees trinken, da diese Art der Wasseransammlung meist durch eine Herzmuskelschwäche ausgelöst wird, die unbedingt vom Arzt behandelt werden sollte.

Beispiele freiverkäuflicher Blasen- und Nierenmittel

1. Biopharma Blasen- und Nierentee
2. Altapharma Blasen- und Nierentee
3. Bad Heilbrunner Brennnesselblätter Beutel
4. Franziskus Nieren- und Blasentee

9.7   Diätetika

Etwa 60% der Bevölkerung in Deutschland ist übergewichtig. Jedes fünfte Kind und jeder dritte Jugendliche ist zu dick. Besonders die Frauen leiden darunter, nicht mehr dem Schönheitsideal zu entsprechen. Um ihr Gewicht zu reduzieren, beginnen Männer häufig zu joggen, Frauen stürzen sich auf Diäten. Beides ist falsch. Bei Übergewicht leiden besonders Herz, Kreislauf und Gelenke. Plötzliche Sportübungen können den Körper überanstrengen. Beim Joggen werden die Bänder und Gelenke gefährdet. Besser ist es, bei großem Übergewicht erstmal ausgedehnte Spaziergänge zu machen und langsam mit dem Sportprogramm zu beginnen.

Auch die so genannten **Crash-Diäten** können gesundheitsschädlich sein. Der Körper wird unzureichend mit den lebensnotwendigen Nährstoffen versorgt und der Stoffwechsel läuft auf »Sparflamme«. Häufig bleibt nach einer Diät der **Jojo-Effekt** nicht aus, da der Körper auch bei normaler Ernährung weiterhin langsamer arbeitet und somit schneller wieder an Gewicht zunimmt.

Formula-Diäten, die im Einzelhandel erhältlich sind, sind aus oben genannten Gründen ebenfalls nicht empfehlenswert. Sie bestehen aus nährstoffangereicherten, kalorienarmen, (oft schlecht schmeckenden) Instant-Pulvern, welche in Wasser oder Milch gelöst werden und eine volle Mahlzeit ersetzen sollen. Den eintönigen Geschmack hält man nicht lange durch und der Konsument lernt auch nicht, sich gesund zu ernähren.

Tabletten, die Pflanzenfasern enthalten, welche im Magen aufquellen und so schon vor dem Essen satt machen sollen, sind auch nicht empfehlenswert, da auch diese Art der Diät nichts mit gesunder Ernährung zu tun hat.

Dennoch kann ein Einsatz von oben genannten Mitteln sinnvoll sein, wenn sie kurzfristig verwendet und bei der Umstellung der Ernährung unterstützend eingenommen werden, um das Hunger- und Sättigungsgefühl neu zu lernen.

Die Werbung für Diätmittel fällt nicht unter das Heilmittelwerbegesetz. Deshalb ist die Werbung für solche Produkte oft irreführend.

Beispiele freiverkäuflicher Diätetika

1. Kneipp Figur Balance Kautabletten
2. MULTAN appetit bremser Kautabletten
3. Sanhelios Topinambur Kautabletten
4. Bad Heilbrunner Schlank Diät Unterstützungstee

9.8   Durchblutungsfördernde Mittel

Bei Muskelkater, Hexenschuß, Rheuma oder Arthrose können Einreibungen zur Durchblutungsförderung Linderung verschaffen. Die flüssigen Zubereitungen werden in die Haut einmassiert und erzeugen eine wohltuende Wärme. Die Flüssigkeiten enthalten mindestens 45% Alkohol, in dem oft ätherische Öle wie Menthol, Kampfer, Latschenkieferöl usw. gelöst sind.

Ein bekanntes Einreibemittel ist **Franzbranntwein**, der auch Kampfer und Menthol enthalten kann. Diese beiden Wirkstoffe reizen die Kälterezeptoren der Haut, so dass im ersten Moment nach dem Einreiben ein Kältegefühl entsteht, welches dann in ein Wärmegefühl übergeht.

Kampfer, Menthol, Latschenkieferöl, Fichtennadelöl sowie der Wirkstoff Capsaicin aus Cayennepfefferdickextrakt fördern die Durchblutung der Haut und der Muskeln.

Alkoholische Lösungen dürfen nicht auf offenen Wunden angewendet werden!

Genauso wie die flüssigen Zubereitungen enthalten auch Pflaster durchblutungsfördernde Wirkstoffe, die im Klebematerial enthalten sind und an die Haut abgegeben werden.

Beispiele freiverkäuflicher Durchblutungsfördernder Mittel

1. KNEIPP Arnika Salbe S
2. WELEDA Arnika Massageöl
3. Klosterfrau Franzbranntwein Latschenkiefer
4. Allgäuer Latschenkiefer Beinlotion

9.9 Durchfallerkrankungen

Häufige Ursachen für Durchfall (Diarrhö) sind Magendarminfekte, Antibiotikatherapie, Nahrungsmittelallergie, Angst, Stress und bakterielle Nahrungsverunreinigung.

❗ Durchfall ist eine natürliche Reaktion des Körpers, schädliche Stoffe wieder auszuscheiden. Dabei verliert der Körper Wasser und Salze, die so schnell wie möglich wieder ersetzt werden müssen. Daher sollte man bei Diarrhö viel trinken.

Behandelt wird der Durchfall z. B. mit Gerbstoffen, die die Darmschleimhaut abdichten, oder mit **Adsorbentien** wie Aktivkohle, welche die schädlichen Stoffe binden. **Gerbstoffe** sind häufig in Tees enthalten, wie Heidelbeeren, Brombeerblättern oder Frauenmantel.

Beispiele für freiverkäufliche Arzneimittel gegen Durchfallerkrankungen

1. Ispaghul (Indischer Flohsamen)
2. fangocur Mineral-Drink MICRO
3. Novalac D Säuglings-Milchnahrung
4. Nestle Beba Sensitive 91054

9.10 Arzneimittel gegen Eisenmangelanämie

Unter Anämie versteht man einen Hämoglobin- oder Erythrozytenmangel. Erythrozyten sind die roten Blutkörperchen, welche den roten Blutfarbstoff Hämoglobin enthalten. Das Hämoglobin enthält zweiwertiges Eisen und ist für den Sauerstofftransport von der Lunge zu den Geweben zuständig.

Die häufigste Anämieform ist die Eisenmangelanämie, bei der der Hämoglobingehalt stark erniedrigt ist. Ursachen sind ein erhöhter Eisenbedarf (z. B. Schwangerschaft, Wachstum) oder ein erhöhter Eisenverlust durch Regelblutungen oder Eisenverwertungsstörungen. Allgemeine Symptome einer Eisenmangelanämie sind blasse Hautfarbe, Schwindel, Müdigkeit, Kurzatmigkeit.

Der **Eisenbedarf pro Tag** beträgt beim Mann 1 mg und bei der Frau 2 mg. Normalerweise enthält die tägliche Nahrung genug Eisen. Eisen, welches in pflanzlicher Nahrung enthalten ist, wird schlechter vom Körper aufgenommen als das Eisen aus tierischer Nahrung. Deshalb leiden häufig Vegetarier an Eisenmangel.

Als Nebenwirkung treten häufig Magen-Darm-Störungen, wie Übelkeit oder Verstopfung, auf.

Man sollte bei den Eisenpräparaten darauf achten, dass sie zweiwertiges Eisen (Eisen-II-Salze) enthalten, da diese besser resorbiert werden.

Verwendet werden Eisen-II-gluconat, Eisen-II-aspartat, Eisen-II-sulfat, Eisen-II-fumarat. Eisensalze sind in Kapseln, Dragees oder Tonika enthalten.

Beispiele freiverkäuflicher Eisen-Präparate

1. Floradix mit Eisen Tonikum
2. Taxofit Eisen + Vitmain C Kapseln
3. Sanostol plus Eisen Saft
4. Zein Pharma Eisen-Kapseln

9.11 Empfängnisverhütungsmittel

Hormonhaltige Arzneimittel dürfen nur in der Apotheke auf Rezept abgegeben werden.

Im Einzelhandel dürfen hormonfreie empfängnisverhütende Arzneimittel sogar ohne Sachkenntnis in Verkehr gebracht werden.

Hierzu gehören Ovula, Cremes und Gele. Arzneimittel auf Citronensäurebasis vermindern die Beweglichkeit der Spermien, Präparate mit Milchsäure machen die Spermien unbeweglich. Nonoxinol wirkt spermizid und ist damit der sicherste der freiverkäuflichen Wirkstoffe.

Ovula werden mindestens 10 Minuten vor dem Geschlechtsverkehr in die Scheide eingeführt, damit sie schmelzen und ihre volle Wirkung entfalten können.

Diese Mittel schützen nicht hundertprozentig vor Schwangerschaft und auch nicht vor einer Übertragung von Geschlechtskrankheiten oder Aids.

9.12 Erkältungsmittel

Bei einer Erkältung treten hauptsächlich die Symptome Husten und Schnupfen auf.

Husten ist ein Symptom und keine eigenständige Krankheit. Die Funktion des Hustens besteht darin, die Atemwege zu reinigen. Dieser Mechanismus wird unterstützt durch die Bewegung des so genannten Flimmerepithels und der Schleimproduktion. Die Flimmerhärchen sind ständig in Bewegung und transportieren so die Fremdstoffe ab.

Die Ursachen einer Erkältung können Erkrankungen der Atmungsorgane oder die Einnahme von Medikamenten oder selten auch psychische Störungen sein. Eine gewöhnliche Erkältung stellt die häufigste Ursache dar.

In der ersten Phase einer Infektion reagieren die Bronchien auf jeden Atemzug mit einem Hustenreiz. Die eingedrungenen Viren greifen die Schleimhaut der Bronchien an und lösen eine Entzündung aus. Zunächst wird aber in den Bronchien nicht übermäßig viel Schleim produziert. Es kommt zu einem trockenen Husten, auch Reizhusten genannt.

Pflanzliche **Hustenstiller** sind Eibischwurzel, Isländisch Moos, Malvenblätter oder Spitzwegerichkraut. Es sind schleimstoffhaltige Drogen, die die Bronchialschleimhaut mit einer Schleimschicht überziehen und so reizmildernd wirken.

Im Laufe einer Entzündung der Bronchien kommt es zu einer vermehrten Produktion von zähem Schleim, den die Flimmerhärchen in den Bronchien nicht mehr abtransportieren können. Man spricht von verschleimtem Husten.

Es bilden sich große Mengen Schleim in den Bronchien, der mit dem Husten ausgeworfen wird. Geht der trockene Husten in einen verschleimten Husten über, sollten so genannte **Expektorantien**, also schleimlösende Mittel, eingenommen werden.

Hustenstiller sind nicht geeignet, da sie den Husten unterdrücken und deshalb der Schleim nicht abtransportiert werden kann.

Die Expektorantien verflüssigen den zähen Schleim und erleichtern somit das Abhusten. Wichtig ist, dass zusätzlich viel getrunken (3 l pro Tag) wird.

Expektorantien sind ätherische Öle wie Anisöl, Eukalyptusöl, Fenchelöl, Thymianöl, Menthol und Kampfer, aber auch saponinhaltige Drogen wie Primelwurzel und Wollblume.

Die **ätherischen Öle** wirken auswurffördernd durch Verflüssigung des Schleims. Viele Hustensäfte, Hustentropfen, Einreibungen und Badeöle enthalten ätherische Öle. Einreibungen trägt man auf Brust oder Rücken auf. Durch die Körperwärme bewirkt man eine Inhalation über die Lunge.

Die **Saponine** setzen die Oberflächenspannung des Schleims herab und verdünnen so den Schleim. Saponine sind oft in Hustensäften, -tropfen oder Tees enthalten.

Hustenbonbons zählen nicht zu den Arzneimitteln, sondern zu den Lebensmitteln. Sie wirken hustenreizmildernd durch die vermehrte Speichelproduktion beim Lutschen. Diabetiker müssen beachten, dass die Bonbons meist Zucker enthalten.

Schnupfen ist eine Entzündung der Nasenschleimhaut, ausgelöst durch Viren.

Die Nasenschleimhaut schwillt an, die Nase verstopft, man bekommt schlecht Luft. Zuerst wird vermehrt klares wässriges Sekret ausgeschieden, zum Schluß wird das Sekret dicklich und gelb. Die Viren siedeln sich gern auf vorgeschädigter Schleimhaut an, ausgelöst z. B. durch trockene Raumluft oder Unterkühlung.

Manchmal geht diese Rhinitis in eine Sinusitis (Nasennebenhöhlenentzündung) oder bei Kindern in eine Mittelohrentzündung über. In diesem Fall muss ein Arzt konsultiert werden.

Bei der normalen Rhinitis hilft: viel trinken, die Raumluft befeuchten oder Dampfbäder mit Kamille oder Kochsalzlösung. Zur Befeuchtung der Nasenschleimhaut benutzt man Nasensprays mit Kochsalzlösung oder eine Nasenspülung. Zum Abschwellen der Nasenschleimhaut gibt es abschwellende apothekenpflichtige Nasensprays.

Um den Schleim zu verflüssigen, gibt es schleimlösende Tabletten oder Tropfen mit pflanzlichen Inhaltsstoffen. Es kann auch ein Erkältungs-balsam aus ätherischen Ölen auf Brust und Rücken aufgetragen werden. Durch die entstehenden Dämpfe wird die Nase frei.

Beispiele freiverkäuflicher Erkältungsmittel

1. Taxofit Zink + Histidin Depot
2. Zirkulin Nasensalbe
3. biovital immun Trinkfläschchen
4. Abtei Nasenspray classic

9.13 Heilwässer

❗ Heilwässer müssen bestimmte Anforderungen erfüllen. Sie entstammen einer Quelle, werden direkt an der Quelle abgefüllt und enthalten mindestens 1 g pro kg gelöste Salze. Heilwässer unterliegen dem Arzneimittelgesetz und sind somit zulassungspflichtig.

Die Heilwirkung dieser Wässer hängt von der Zusammensetzung der Salze ab. Meistens sind Natrium, Calcium, Magnesium, Chlorid, Fluorid, Sulfat, Hydrogencarbonat und Kohlendioxid enthalten.

Heilwässer sollen den Energiestoffwechsel aktivieren, Stoffwechselprodukte abtransportieren, ein Austrocknen des Gewebes verhindern und das Hungergefühl dämpfen.

Man unterscheidet **stilles Heilwasser**, welches kohlensäurefrei ist, und **Säuerlinge** mit Kohlensäure.

Beispiele für die Wirkungsweise:
- Hydrogencarbonat hilft bei Sodbrennen und Reizmagen.
- Sulfat fördert den Gallefluss und regt die Magen-Darmtätigkeit an.
- Wirkung der anderen Ionen siehe ▶ Kap. 2.1.5

Beispiele freiverkäuflicher Heilwässer

1. Lauchstädter Heilbrunnen, Bad Lauchstädt
2. Staatl. Fachingen, Fachingen
3. St. Christophorus, Göppingen
4. Rakoczi Heilwasser, Bad Kissingen

9.14 Herz- und Kreislaufmittel

Hier sind nur Arzneimittel gemeint, die das Herz stärken und unspezifische Beschwerden lindern sollen. Bei schwerwiegenden Herzkrankheiten muss natürlich ein Arzt zu Rate gezogen werden. Folgenden Pflanzen spricht man eine Wirkung auf das Herz zu:

Weißdornblätter, -blüten, -früchte. In Weißdornblättern mit Blüten sind Procyanidine und Flavonoide enthalten. Sie bewirken eine leichte Steigerung der Herzleistung durch Erhöhung der Schlagkraft und Erniedrigung des peripheren Widerstandes. Die Schlagfrequenz wird nur unwesentlich beeinflusst. Ferner wird die Durchblutung des Herzmuskels und der Herzkranzgefäße gesteigert und die Toleranz gegenüber Sauerstoffmangel erhöht. Diese Extrakte haben antioxidative, entzündungshemmende und antiarrhythmische Eigenschaften.

Hopfen: Traditionell werden Zubereitungen aus Hopfenzapfen bei Unruhezuständen und nervösen Einschlafstörungen verwendet. Das Wirkprinzip ist noch nicht bekannt und klinische Untersuchungen sind kaum vorhanden. Traditionell verwendet man Hopfenkissen und Hopfenbäder als Einschlafhilfe. Hopfen wird meist als Fertigarzneimittel mit Baldrian, Passionsblume und Melisse kombiniert. Diese allgemein beruhigende Wirkung übt auch einen stabilisierenden Effekt auf das Herzkreislaufsystem aus.

Beispiele freiverkäuflicher Herz- und Kreislaufmittel

1. Abtei Kreislauf Aktivierungs-Tropfen
2. KNEIPP Johanniskraut
3. SOLAGUTTAE Knoblauchkapseln mit Weißdorn und Mistel
4. Salus Weißdorn Kräutertropfen

9.15 Mittel gegen Hühneraugen und Hornhaut

Die **Hornhaut** (Stratum corneum) ist die oberste Hautschicht mit einer variierenden Dicke von 0,5 bis 5 mm, je nach mechanischer Beanspruchung.

Die dicksten Stellen befinden sich meist an den Handflächen und Fußsohlen. Sie wird nicht von Blutgefäßen und Nerven durchzogen und ist damit schmerzunempfindlich.

Ein **Hühnerauge** ist eine örtlich begrenzte Verdickung der Hornhaut. Da es in tiefere Hautschichten reicht, in denen sich schon Nervenenden befinden, kann es Schmerzen verursachen.

Zur Behandlung von Hornhaut und Hühneraugen werden **Keratolytika** eingesetzt. Diese sollen die verdickte Haut erweichen und ablösen.

Stoffe und Zubereitungen, welche in freiverkäuflichen Arzneimitteln zur Anwendung bei Hornhaut enthalten sind, sind extra in der Anlage 2c der Verordnung über freiverkäufliche Arzneimittel (❏ Tab. 16.8) aufgeführt. Die meist verwendeten Arzneimittel sind salicylsäurehaltige und milchsäurehaltige Lösungen und Pflaster.

Bei Anwendung dieser Keratolytika sollte darauf geachtet werden, dass die benachbarte Haut nicht mit behandelt wird. Die angrenzende Haut sollte vorsorglich mit einer Fettsalbe abgedeckt werden.

❗ Unterscheide:

Warzen sind durch Viren hervorgerufene Neubildungen der Haut. Arzneimittel gegen Warzen enthalten ein Virustatikum und sind apothekenpflichtig.

Beispiele freiverkäuflicher Hornhaut- und Hühneraugenmittel

1. Dr. Scholl Hühneraugen Tinktur
2. Podexine Anti Hornhaut Pflege
3. Fusswohl Hornhaut Reduziercreme
4. Allga Pharma Schrundensalbe

9.16 Leber- und Gallemittel

Die Funktion der Leber besteht darin, alle dem Organismus zugeführten Stoffe, wie Nahrung oder Arzneimittel, zu verstoffwechseln.

Die **Galle** dient der Verdauung von Fetten. Sie wird in der Leber gebildet. Nach der Nahrungsaufnahme fließt die Galle direkt in den Zwölf-fingerdarm. Bei Verdauungsruhe wird sie in der Gallenblase gespeichert. Die Gallenflüssigkeit enthält Gallensäuren, Farbstoffe, Cholesterin, Phospholipide und Enzyme. Mit der Galle werden auch Medikamente und andere Stoffwechselprodukte ausgeschieden. Die wichtigste Funktion ist die Lösungsvermittlung für wasserunlösliche Verbindungen. Die tägliche Gallenproduktion beträgt etwa 700 ml.

Es gibt Arzneimittel, welche die Gallenproduktion in der Leber erhöhen: Choleretika.

Es gibt Arzneimittel, welche die Entleerung der Gallenblase fördern: Cholekinetika.

Bei pflanzlichen Arzneimitteln ist diese strenge Unterscheidung allerdings nicht möglich. Im Einzelhandel außerhalb der Apotheke kommen nur Mittel zur Anwendung, die die Leber- und Gallenfunktion unterstützen und beeinflussen. Zu den wichtigsten Pflanzen zählen Mariendistel, Artischocke und Löwenzahn.

Mariendistel enthält als wirksamen Inhaltsstoff das Sylimarin. Sylimarin verändert die Struktur der äußeren Zellmembran der Leberzellen derart, dass Lebergifte nicht in das Zellinnere eindringen können. Es fördert die Regeneration der Leber.

Die Inhaltsstoffe der **Artischocke** fördern Gallenbildung und Gallenfluss und werden bei unspezifischen Verdauungsbeschwerden eingesetzt. Bekannt ist auch eine bluttfettnormalisierende Wirkung, deren Mechanismus jedoch noch nicht geklärt ist. Ferner besitzen Zubereitungen aus Artischockenblättern antioxidative und leberschützende Eigenschaften.

Der **Löwenzahn** enthält viele Bitterstoffe und wird eingesetzt zur Behandlung von Verdauungsstörungen, Appetitlosigkeit und zur Förderung des Gallenflusses bei Fettverdauungsstörungen. Er ist reich an Kalium, was vermutlich zu einer wassertreibenden und abführenden Wirkung beiträgt.

Beispiele freiverkäuflicher Leber- und Gallemittel

1. Altapharma Mariendistel Kapseln
2. Abtei Galle Dragees
3. Bad Heilbrunner Tee Leber-Galle Beutel
4. Doppelherz Galle Dragees

9.17 Arzneimittel gegen Magenübersäuerung

Zum Verdauen der aufgenommenen Nahrung bildet der Magen Salzsäure. Die Produktion wird durch bestimmte Reize, wie z. B. Nahrungsaufnahme, gesteuert. Ist dieser Mechanismus gestört, wird zu viel oder zu wenig Säure gebildet. Dadurch kann es zu einer schmerzhaften Magenschleimhautentzündung, zu Sodbrennen oder sogar zu einem Magengeschwür kommen. Bei Sodbrennen fließt etwas Säure zurück in die Speiseröhre, bei einer Magenschleimhautentzündung wird die Magenwand nicht mehr vollständig durch die Schleimhaut vor der aggressiven Säure geschützt. Mit so genannten **Antazida** versucht man die Übersäuerung des Magens zu stoppen, indem die Säure durch bestimmte Wirkstoffe gebunden wird.

Hier werden vor allem **Hydroxide**, wie Aluminiumhydroxid und Silikate, wie Magnesiumtrisilikat, eingesetzt. Aber auch Carbonate, wie Natriumcarbonat und Calciumcarbonat, kommen zum Einsatz. Der Nachteil dieser Arzneistoffe ist die Gasentwicklung im Magen.

Antazida dürfen nicht zusammen mit Tetracyclinen (Antibiotikum) oder Eisensalzen eingenommen werden, da sie die Wirkung negativ beeinflussen.

Als pflanzliche Arzneimittel werden häufig **Leinsamen** oder **Heilerde** verwendet. Leinsamen quillt im Magen auf, und sondert einen Schleim ab, der sich schützend auf die Magenwand legt. Heilerde enthält auch Silikate, die wie oben besprochen die Säure binden.

❗ Bei langfristigen Beschwerden sollte immer ein Arzt befragt werden, da es sich bei dieser Art von Magenbeschwerden auch um eine Infektion mit Helicobacter pilori handeln kann und diese nur mit Antibiotika zu behandeln ist.

> **Beispiele freiverkäuflicher Mittel gegen Magenübersäuerung**
>
> 1. Bad Heilbrunner Gastrimint Magentabletten
> 2. Luvos Heilerde
> 3. Abtei Magensäurebinder
> 4. Anguraé Magentee aus Peru

9.18 Mineralstoffe und Spurenelemente

Die Bezeichnung Mineralstoffe und Spurenelemente ist eigentlich falsch, da Mineralstoffe nur der Überbegriff ist und die Spurenelemente auch zu den Mineralstoffen gehören. Die Mineralstoffe im menschlichen Körper unterscheiden sich durch ihre Funktion und ihre Konzentration. Man kann sie in 2 Gruppen einteilen:

1. Mengenelemente (> 50 mg pro kg Körpergewicht)
   - Calcium, Chlor, Kalium, Magnesium, Phosphor, Schwefel, Natrium
2. Spurenelemente (< 50 mg pro kg Körpergewicht)
   - Chrom, Kobalt, Eisen, Fluor, Jod, Kupfer, Mangan, Molybdän, Selen, Vanadium, Zink

Mineralstoffe sind für bestimmte Stoffwechselvorgänge im Körper wichtig. Einige sind Bestandteil von Hormonen, wie z.B Jod. Die genauen Funktionen werden in ▸ Kap. 2.1.5 beschrieben.

> **Beispiele freiverkäuflicher Mineralstoffe und Spurenelemente**
>
> 1. Doppelherz aktiv Frauen Mineralien Depot
> 2. Doppelherz Magnesium + Calcium + D3
> 3. Taxofit Magnesium 350 Dragees
> 4. Basica compact Tabletten

9.19 Mund- und Rachendesinfektionsmittel

Mögliche Ursachen einer Halsentzündung sind Infektionen, verursacht durch Bakterien, Viren oder Pilze. Es kommt zu Schluckbeschwerden und Kratzen im Hals. Zur Behandlung von Halsentzündungen werden Lutschtabletten oder Gurgellösungen verwendet, die schwach desinfizierende Wirkstoffe enthalten. Das Lutschen regt die Speichelproduktion an, die Wirkstoffe werden im Speichel gelöst und gelangen so an ihren Wirkort.

Folgende Wirkstoffe werden verwendet:
- Cetylpyridiniumchlorid wirkt bakterizid
- Propolis, das Kittharz der Honigbiene, wirkt antimikrobiell

- ätherische Öle, wie Eukalyptusöl oder Pfefferminzöl, wirken desinfizierend
- Salze

Beispiele freiverkäuflicher Mund- und Rachendesinfektionsmittel

1. Meridol Mundspüllösung
2. Listerine Antibakterielle Mundspülung
3. Odol med 3 Extreme Mundspülung
4. WELEDA Ratanhia-Mundwasser

9.20   Potenzmittel

Potenzmittel sollen die sexuelle Leistungsfähigkeit steigern und die Lust (Libido) erhöhen. Die Impotenz kann mit diesen Mitteln nicht behandelt werden. Die sexuelle Lust wird durch viele Faktoren stimuliert, die das Nervensystem beeinflussen. Ob es sich bei der Wirkung der Potenzmittel nicht nur um einen Placebo-Effekt handelt, ist noch nicht wissenschaftlich belegt. Es gibt Arzneimittel, die eingenommen oder äußerlich auf den Penis des Mannes aufgetragen werden. Folgende Stoffe werden verwendet:

Yohimbin. Es kommt in den Blättern und der Rinde des Yohimbe-Baumes vor. Es wirkt blutdrucksteigernd, herzfrequenzerhöhend und gefäßerweiternd. Um nicht der Apothekenpflicht zu unterliegen, wird es nur in homöopathischen Verdünnungen (D4) angeboten.

Spanische Fliege. Das Potenzmittel ist ein Pulver, das aus den zermahlenen Käfern besteht. Es enthält den Wirkstoff Cantharidin, ein starkes Reizgift, das ab 0,03 g oral eingenommen tödlich wirkt. Nur die Männchen bilden dieses Gift. Die potenzsteigernde Wirkung kommt durch Reizung der Harnwege zu Stande. In Deutschland zugelassene Präparate enthalten das Gift nur in ungefährlichen homöopathischen Dosierungen.

Damianablätter. Damiana ist ein Strauch, dessen Blätter ätherische Öle und Bitterstoffe enthalten. Die Inhaltsstoffe sollen aphrodisierend wirken. Wissenschaftlich ist dies nicht belegt.

Potenzholz. Muira puama, ein in Südamerika vorkommender Baum, enthält besonders in der Rinde und in den Wurzeln verschiedene ätherische Öle, die für die aphrodisierende Wirkung verantwortlich sind. Die Empfindlichkeit der Haut (besonders der Geschlechtsorgane) soll erhöht werden. Die Drogen werden mit Wasser oder Alkohol extrahiert und als Tee oder Extrakt konsumiert.

Lokalanästhetika. Lidocain wirkt örtlich betäubend. Es wird auf den Penis aufgetragen und senkt so die Empfindsamkeit.

Beispiele freiverkäuflicher Potenzmittel

1. Yohimbin Vitalcomplex Hevert Tropfen
2. Euviril direct Brausetabletten

9.21   Rheumamittel

Unter dem Begriff **Rheuma** werden alle Erkrankungen im Bereich der Gelenke und der sie umgebenden Weichteile zusammengefasst. Man unterscheidet entzündliche, degenerative und extraartikuläre Formen. Bei den entzündlichen Formen beobachtet man meist Schwellungen der kleinen und mittleren Gelenke mit schmerzhafter Bewegungseinschränkung. Im fortgeschrittenen Stadium kommt es zur Morgensteifigkeit und zu Gelenkdeformationen.

Freiverkäufliche Arzneimittel können hier nicht zufrieden stellend eingesetzt werden. Bei schweren rheumatischen Erkrankungen muss immer ein Arzt zu Rate gezogen werden. Trotzdem kommen gerne durchblutungsfördernde Salben und Bäder unterstützend zur Anwendung. Diese enthalten ätherische Öle wie Kampfer, Eukalyptusöl, Menthol oder hautreizende Stoffe wie Methylsalicylate.

Innerlich ist schon lange die Wurzeldroge Harpagophytum, die so genannte **Teufelskralle**, auf dem Markt. Ihr sagt man eine antientzündliche Wirkung nach.

Desweiteren wirkt **Vitamin E** in hohen Dosen antioxydativ, greift positiv in den Entzündungsprozess ein und minimiert so den Schmerzmittelbedarf vieler Rheumakranker.

9.22 Stoffwechsel- und Entschlackungsmittel

Stoffwechsel sind alle Vorgänge im Organismus, bei denen Energie- und Aufbaustoffe von außen aufgenommen, im Körper chemisch verändert und in Form von Schlacken oder Sekreten wieder ausgeschieden werden. Man unterscheidet z. B. Fettstoffwechsel, Kohlenhydratstoffwechsel, Proteinstoffwechsel.

Freiverkäufliche Arzneimittel können allerdings nicht im biochemischen Sinn in die einzelnen Stoffwechselvorgänge eingreifen. Mit Stoffwechsel- und Entschlackungsmitteln sind alle Drogen gemeint, die den Magen, die Niere, die Galle, den Darm oder die Verdauung anregen.

Es werden hauptsächlich harntreibende Mittel angeboten, wie Brennnesselblätter, Birkenblätter, Zinnkraut und Schachtelhalm (siehe auch Blasen- und Nierenmittel, ▶ Kap. 9.6).

9.23 Tierarzneimittel

Gemäß § 60 AMG dürfen Tierarzneimittel zur Anwendung bei Zierfischen, Singvögeln, Brieftauben, Nagetieren ohne Sachkenntnisse im Einzelhandel verkauft werden.

Bei größeren Tieren wie Hunden und Katzen ist eine Sachkenntnis für den Verkauf von Tierarzneimitteln notwendig.

Zum Abwehren und Töten von Läusen, Zecken und Flöhen verwendet man Halsbänder, auf die ein Insektizid aufgetragen ist, sowie Sprays oder Puder zur Anwendung auf dem Fell.

Folgende Insektizide werden verwendet:

- **organische Phosphorsäureester**: es handelt sich um ein Kontaktinsektizid. Bei Kontakt der Insekten mit dem Wirkstoff tritt Atemlähmung auf. Mit Wasser können sie abgewaschen werden, es entstehen ungiftige, wirkungslose Phosphate. Zum Beispiel: Dimpylat und Tetrachlorvinvos.
- **Carbamate**: Zum Beispiel Propoxur
- **Pyrethrum und Tetrametrin**: Es handelt sich um Fraß- und Kontaktgifte.

Die Wirkstoffe sind auch für den Menschen, besonders für Kinder gefährlich. Nach Auftragen von Puder oder Spray auf das Fell sollten die Hände gründlich gereinigt werden.

Flöhe sind kleine Parasiten, die sich vom Blut ihres Wirtes ernähren. Die Weibchen legen im gesamten Leben bis zu 400 Eier. Sie werden im Tierfell abgelegt, können von dort aber auch auf den Boden fallen. Nach 4 bis 12 Tagen schlüpfen kleine Larven aus den Eiern, die anschließend verpuppen. In dem Kokon entwickelt sich dann ein neuer Floh. Flöhe können auch den Menschen befallen. Der Stich verursacht Juckreiz.

Zecken ernähren sich ebenfalls von Blut. Sie beißen sich in der Haut fest und saugen sich voll, bis sie abfallen. Sie können über tausend Eier legen. Aus den Eiern schlüpfen Larven, daraus entwickeln sich Nymphen. Beide saugen Blut. Aus der Nymphe entsteht dann die Zecke. Zecken klettern nicht (wie im Volksmund gern behauptet) auf hohe Bäume, sondern man findet sie in niedrigem Gebüsch.

9.24   Tonika, Roboranzien und Stärkungsmittel

Tonika sind leistungssteigernde Mittel. **Roboranzien** sollen die Genesung nach einer Krankheit fördern. Hierzu gehören auch die Geriatrika, Mittel, die die Leistungsfähigkeit im Alter unterstützen sollen.

Es ist schwer, hier eine vollständige Übersicht über die Vielzahl von Inhaltsstoffe zu erstellen. Meist handelt es sich um Kombinationspräparate mit ähnlichen Inhaltsstoffen. In wechselnder Zusammensetzung sind dies Aminosäuren, Ginsengwurzel, Eisen, Weißdorn, Salze, Geleeroyal, Knoblauch, Lecithin, Glucose, Vitamine und andere, die zum Teil in anderen Kapiteln besprochen werden.

Eine Wirkung ist aus naturwissenschaftlicher Sicht nicht gegeben. Bei einer ausreichenden Ernährung werden all diese Stoffe dem Körper schon zugeführt.

❗ Viele dieser Arzneimittel enthalten Alkohol. Bei Schwangerschaft, Epilepsie, Lebererkrankungen sind diese Mittel kontraindiziert.

Ginsengwurzel soll eine immunstimulierende Wirkung besitzen. Wird angewendet bei Erschöpfungszuständen.

Knoblauch wird angewendet bei erhöhten Blutfettwerten und Arteriosklerose.

Lecithin gehört zu den Phospholipiden und ist Bestandteil von Zellmembranen tierischer und menschlicher Zellen. Es wird bei Nervenkrankheiten eingesetzt und zur Senkung erhöhter Blutfettwerte.

Beispiele freiverkäuflicher Tonika, Roboranzien und Stärkungsmittel

1. Sanostol Lutschtabletten
2. Sanhelios Ginseng Kapseln
3. Doppelherz Vitaltonikum
4. Multi Sanostol Lutschtabletten

9.25   Venenmittel

Die Venen gehören zum Niederdrucksystem des Blutkreislaufes. Sie transportieren das venöse, sauerstoffarme Blut zurück zur Lunge, wo es wieder mit Sauerstoff angereichert wird, und dann zum Herzen.

Der Blutdruck in den Venen ist niedriger als in den Arterien. In den Venen befinden sich die Venenklappen, die das Zurückfließen des Blutes verhindern. Unterstützt wird der Blutfluss auch noch von der so genannten Venenpumpe. Durch Kontraktion der Muskeln nahe der Venen werden die Blutgefäße zusammengedrückt und so der Blutfluss Richtung Herz unterstützt. Durch Bewegungsmangel, langes Sitzen oder Stehen kommt es zur Störung des Klappensystems und zur Erweiterung der Beinvenen. Es entstehen Krampfadern oder die Patienten klagen über schwere, dicke, geschwollene Beine. Durch den ständigen Druck auf die Gefäßwände tritt Wasser ins umliegende Gewebe. Es kommt zu Entzündungen oder zu Geschwüren.

Therapie: Wichtig bei Venenschwäche ist viel Bewegung, wie Radfahren oder Schwimmen. Auch Stützstrümpfe unterstützen den venösen Rückfluss. Bei leichten Beschwerden können folgende Arzneimittel zur Anwendung kommen:

- **Rutoside** kommen in Buchweizen und Weinraute vor, soll die Venenwände abdichten
- **Mäusedorn** enthält Saponine, die eine venentonisierende und abschwellende Wirkung haben, enthalten z. B. in Spargel
- **Rosskastanie**: Extrakt aus dem Samen der Rosskastanie, diese wirkt entzündungshemmend, tonisierend und schmerzstillend.

❗ Bei echten Venenentzündungen muss der Arzt zu Rate gezogen werden. Der Einzelhändler darf für diese Indikation keine Fertigarzneimittel abgeben.

Beispiele freiverkäuflicher Venenmittel

1. Altapharma Venen Gel N
2. Altapharma Venen Kapseln
3. Dr. Brosshammer Venen Balsam
4. Abtei Venen AKtiv Balsam

9.26 Verstauchungen und Prellungen

Eine Verstauchung ist eine Überdehnung der Bänder oder Gelenke. Eine Prellung ist eine stumpfe Verletzung von Körperteilen, bei der häufig ein Bluterguss entsteht. Leichte Verstauchungen und Prellungen werden durch kühlende Gele oder Umschläge behandelt.

Arnikatinktur soll bei Muskel- und Sehnenzerrungen helfen, bei Faserrissen und Quetschungen. Blutergüsse werden mit Hilfe von Arnikagelen schneller gelindert, da die Resorption verbessert wird. Diese Wirkung ist auf den Wirkstoff Helenalin zurückzuführen. Wissenschaftliche Studien liegen nicht vor.

Beispiele freiverkäuflicher Präparate gegen Verstauchungen und Prellungen

1. Tiger Balm rot N
2. Klosterfrau Entzündungs-Schmerz-Salbe
3. Weleda Arnika Essenz
4. Sportslife Eisspray

9.27 Vitaminpräparate

Vitamine sind wichtige Elemente des menschlichen Stoffwechsels, die vom Organismus nicht oder nur bedingt selber gebildet werden und deswegen mit der Nahrung zugeführt werden müssen. Deswegen muss der Mensch auf eine ausgewogene Ernährung achten. In den westlichen Ländern gibt es heute eigentlich keinen Vitaminmangel mehr, es sei denn, der Mensch ernährt sich einseitig oder nicht ausreichend oder die Resorption bestimmter Vitamine ist aufgrund einer Krankheit vermindert. Auch Schwangere und Stillende haben einen erhöhten Vitaminbedarf.

Trotz ausgewogener Ernährung werden Multivitaminpräparate gerne konsumiert, da die Werbung eine Stärkung des Allgemeinbefindens suggeriert.

Vitamine werden in **fettlösliche** und **wasserlösliche Vitamine** eingeteilt. Die fettlöslichen Vitamine werden im Körper gespeichert. Dadurch kann es auch zu Überdosierungen und Gesundheitsschäden kommen. Die Aufnahme der fettlöslichen Vitamine aus der Nahrung in den Körper (Resorption) hängt wiederum mit der Gallensäurenproduktion zusammen. Wird genug Galle produziert, werden auch genügend fettlösliche Vitamine resorbiert und der Überschuss im Körperfett gespeichert.

Besondere Beachtung verdienen hier die **Vitamine A** und **D**, da es bei Überdosierung zu Gesundheitsschäden kommen kann. Deshalb müssen in der Gebrauchsanweisung maximale Einzel- und Tagesdosen angegeben werden.

Die wasserlöslichen Vitamine werden im Körper nicht gespeichert, sondern mit dem Urin leicht wieder ausgeschieden. Somit kann es hier zu keiner Überdosierung kommen.

Weitere Informationen zu den Vitaminen finden sich auch in ◘ Tab. 2.16 und ◘ Tab. 2.17.

Beispiele freiverkäuflicher Vitaminpräparate

1. Altapharma Vitamin B Komplex Depot
2. Sanostol Multivitamin Sirup
3. Biolabor Alle Vitamine
4. Dextropur plus Traubenzucker + 10 Vitamine

9.28 Mittel zur Wundbehandlung

Im Einzelhandel mit freiverkäuflichen Heilmitteln werden zur Wundbehandlung hauptsächlich Salben eingesetzt, die die Heilung von oberflächlichen Schürf- und Schnittwunden beschleunigen sollen. Man unterscheidet folgende Darreichungsformen:

- **Cremes** enthalten neben der Fettphase auch immer eine wässrige Phase
- **Pasten** enthalten einen sehr hohen Feststoffanteil von 10 bis 50%
- **Salben** sind halbfeste Zubereitungen, die aus einer meist fettigen Grundlage bestehen, in welche ein oder mehrere Wirkstoffe eingearbeitet sind

Folgende Wirkstoffe findet man häufig in freiverkäuflichen Wundsalben:

- **Zinkoxid:** besitzt eine schwach kühlende, trocknende, desinfizierende und adstringie-

rende Wirkung, ist ein weißes feinkörniges Pulver, saugt Sekrete gut auf
- **Lebertran:** wird aus dem fetten Öl des Dorsches und des Heilbutts gewonnen, enthält Vitamin A und D, fördert den Aufbau von Epithelzellen der Haut und Schleimhäuten

❗ Reiner Lebertran ist ein apothekenpflichtiges Arzneimittel!! Der Lebertran darf im Einzelhandel nicht abgefüllt werden!

Beispiele freiverkäuflicher Mittel zur Wundbehandlung

1. Bübchen Baby Wundschutz Creme
2. Penaten Soothing naturals Wundschutzcreme
3. babysmile Sensitive Panthenol Hautschutzcreme
4. Hansaplast med Wunddesinfektionsspray

Arzneimittelgesetz

10 Allgemein

Das Hauptziel des Arzneimittelgesetzes (AMG) ist die Verbesserung der Arzneimittelsicherheit. Hier ist besonders die Sicherung der Qualität, der Wirksamkeit und der Unbedenklichkeit der Arzneimittel von Bedeutung. Das AMG gliedert sich in 18 Abschnitte mit 141 Paragraphen (siehe Anhang AMG).

Es regelt insbesondere folgende Punkte:

1. Zulassungspflicht für Fertigarzneimittel
2. Erlaubnispflicht für Arzneimittelhersteller
3. Präsenz eines Herstellungsleiters und Leiter der Qualitätskontrolle in pharmazeutischen Unternehmen
4. Packungsbeilagen und Fachinformationen zur Verbesserung der Ärzte- und Patienteninformation
5. Erfassung von Arzneimittelrisiken durch das BfAM (Bundesinstitut für Arzneimittel und Medizinprodukte)
6. Sondervorschriften für Tierarzneimittel und Nahrungsergänzungsmittel
7. Klinische Prüfung von Arzneimitteln
8. Entschädigung für Arzneimittelschäden durch den pharmazeutischen Unternehmer
9. Sachkundenachweis für den Einzelhandel mit freiverkäuflichen Arzneimitteln außerhalb der Apotheke

11 Der Arzneimittelbegriff

■ Welche Substanzen und Materialien können ein Arzneimittel sein?

Arzneimittel sind Stoffe, bearbeitete Stoffe oder Zubereitungen aus Stoffen, und zwar:

a. **chemische Elemente oder Verbindungen und deren Gemische und Lösungen**
  - z. B.: Schwefel, Jod, Bittersalz, Glaubersalz, Kalk, Heilerde, Heilschlamm, Emser Salz, Heilwässer, Solen

b. **Pflanzen, Pflanzenteile, Pflanzenbestandteile, Algen, Pilze, Flechten**
  - z. B.: Blätter von Birke, Mate, Malve, Melisse, Pfefferminz, Salbei,
  - Wurzeln von Baldrian, Eibisch, Enzian, Liebstöckel, Süßholz
  - Früchte von Anis, Fenchel, Kümmel, Hagebutten, Heidelbeeren, Wacholderbeeren
  - Blüten von Arnika, Holunder, Kamille, Linden, Schlehdorn
  - Zapfen von Hopfen
  - Kraut von Brennnessel, Gänsefinger, Löwenzahn, Majoran, Wermut
  - Wurzelstock von Ingwer, Rhabarber, Zichorie
  - Rinde von Hamamelis, Kondurango, Weide

- Holz von Wacholder
- Samen von Lein
- sowie ätherische Öle, Bitterstoffe, Alkaloide

c. **Tierkörper, tot und lebend, Körperteile und -bestandteile, Exkremente von Mensch oder Tier**
  - z. B.: Blutegel, Kröten, Ameisen, Schnecken, Organe, Blut, Schafsdarm, Lebertran, Schmalz, Molke, Verdauungsfermente

d. **Mikroorganismen, Viren, sowie deren Bestandteile und Stoffwechselprodukte**
  - z. B.: Bakterien, Antibiotika

Bei der **Bearbeitung eines Stoffes** bleibt der Stoffcharakter erhalten. Unter Bearbeiten versteht man das Trocknen, Zerkleinern, Schneiden, Pulverisieren, Pressen eines Stoffes, ohne Zusatz anderer Stoffe.

Bei der **Zubereitung von Stoffen** verändert sich maßgeblich der Stoffcharakter. Dem Stoff werden andere Stoffe zugesetzt, wie z.B bei der Herstellung von Tabletten, Lösungen, Gemischen.

❗ Erst durch die Zweckbestimmung werden die Stoffe und Zubereitungen zum Arzneimittel!

- **Welchen Zweck muss die Substanz oder das Material erfüllen, um ein Arzneimittel zu sein?**

Arzneimittel sollen durch Anwendung am oder im menschlichen oder tierischen Körper

a. Krankheiten, Körperschäden, Leiden, Beschwerden heilen, lindern, verhüten, erkennen
b. Beschaffenheit, Zustand, Funktionen erkennen lassen und beeinflussen
c. Körperflüssigkeiten und Hormone ersetzten
d. körperfremde Stoffe, Parasiten, Krankheitserreger abwehren, beseitigen, unschädlich machen

Neben den Stoffen und Zubereitungen gibt es auch noch so genannte fiktive Arzneimittel. Hier handelt es sich um Gegenstände, die ein Arzneimittel enthalten oder auf denen ein Arzneimittel aufgebracht ist, z. B:
- Alkoholtupfer
- Nikotinpflaster
- Salbenkompressen
- Rheumapflaster
- Hunde/Katzenhalsbänder

- Desinfektionsmittel
- chirurgisches Nahtmaterial
- Labordiagnostika

11.1 Abgrenzung zwischen Arzneimittel, Lebensmittel, Kosmetika, Nahrungsergänzungsmittel und Futtermittel

Lebensmittel. Laut § 2 Abs. 2 des Lebensmittel- und Futtermittelgesetzes sind Lebensmittel alle Stoffe oder Erzeugnisse, die dazu bestimmt sind, in verarbeitetem, teilweise verarbeitetem oder unverarbeitetem Zustand vom Menschen durch Trinken, Essen, Kauen oder durch sonstige Zufuhr in den Magen aufgenommen zu werden.

Kosmetika. Laut § 2 Abs. 5 des Lebensmittel- und Futtermittelgesetzes sind Kosmetika dazu bestimmt, äußerlich am Menschen oder in der Mundhöhle zu reinigen, zu pflegen, das Aussehen und den Körpergeruch zu beeinflussen oder Gerüche zu vermitteln.
Krankheitsvorbeugende Aussagen sind zulässig!

❗ Es handelt sich allerdings um Arzneimittel, wenn sie hauptsächlich zur Linderung und Beseitigung von Krankheiten eingesetzt werden.

Beispiele für Kosmetika:
- fluoridhaltige Zahnpasta
- Mundwässer
- Duschgels
- Körperlotionen
- Hautpflegecremes
- Lippenstifte
- Enthaarungsmittel
- Nagelhärter
- Tabletten zur Gebissreinigung
- Babypuder
- Haarfärbemittel
- Schaumbad

Beispiele für Arzneimittel:
- »Schönheitsdragees«
- Präparate zur Beeinflussung der Körperform

Nahrungsergänzungsmittel/Diätetika. Hier gibt es die größten Abgrenzungsschwierigkeiten. Diätetische Lebensmittel dienen überwiegend der Ernährung, können aber auch bei bestimmten Krankheiten angewendet werden. Meist legt der Hersteller subjektiv fest, ob es sich um ein Arzneimittel oder ein Nahrungsergänzungsmittel handelt. In Zweifelsfällen kann der Einzelhändler sich von der zuständigen Aufsichtsbehörde eine Bescheinigung ausstellen lassen.

Beispiele für Diätetika:

- Eiweißtrunk
- Fruchtzucker
- jodiertes Speisesalz
- Mineraldrink für Sportler
- Astronautennahrung
- Süßstoffe wie z. B. Sorbit = Sionon
- Hipp-Fertiggerichte
- Power-Eiweißriegel
- Vitaminbonbons

Futtermittel. Laut § 3 des Lebensmittel- und Futtermittelgesetzes sind Futtermittel Stoffe, die bearbeitet oder unbearbeitet an Tiere verfüttert werden. Es gibt Einzel-, Misch- und Diätfuttermittel sowie Futtermittelzusatzstoffe.

❗ Es handelt sich bei Futtermitteln allerdings dann um Arzneimittel, wenn sie hauptsächlich zur Linderung und Beseitigung von Krankheiten eingesetzt werden.

11.2 Medizinprodukte

Das Medizinproduktegesetz vom 1. Januar 1995 regelt den Verkehr mit Medizinprodukten. Es sorgt für die Sicherheit, Eignung und Leistung der Medizinprodukte und soll Patienten und Anwender sowie deren Gesundheit schützen. Es gilt für das Herstellen, Inverkehrbringen, Inbetriebnehmen, das Ausstellen, Errichten, Betreiben und Anwenden von Medizinprodukten und deren Zubehör.

Medizinprodukte sind Apparate, Instrumente, Gegenstände mit folgenden Funktionen:

a. **zur Erkennung, Behandlung, Linderung, Verhütung, Überwachung von Krankheiten, Verletzungen oder Behinderungen**
   - z. B Fieberthermometer, Katheter, Endoskope, Laborgeräte, Verbandmittel,

Kältekompressen, orthopädische Kompressen

b. **zur Untersuchung, Ersetzung, Veränderung des anatomischen Aufbaus oder physiologischen Vorgangs**
   - z. B. Prothesen, Implantate

c. **zur Empfängnisregelung**
   - z. B. Kondome, Spiralen, Pessare, Diaphragmen

Medizinprodukte sind auch Produkte, die einen Stoff oder eine Zubereitung aus Stoffen enthalten oder auf die ein Stoff aufgetragen ist: z.B Salbenkompressen, antibiotikahaltige Knochenersatzteile, Heparin-beschichtete Katheter.

Zubehör für Medizinprodukte sind Gegenstände, Stoffe, Zubereitungen aus Stoffen und Software, die zusammen mit einem Medizinprodukt verwendet werden oder den Zweck des Medizinproduktes unterstützen.

Medizinprodukte unterliegen im Einzelhandel grundsätzlich nicht der Apothekenpflicht. Sie werden aber auch in Apotheken abgegeben.

❗ Für den Handel mit Medizinprodukten ist im Einzelhandel keine besondere Sachkenntnis vorgeschrieben!

◻ **Tab. 11.1** Beispiele für Medizinprodukte und Zubehör

Medizinprodukt	Zubehör
Kontaktlinse	Kontaktlinsenlösung
Zahnersatz	Reinigungsmittel
Katheter	Führungsdraht
Ultraschallgerät	Gel
Röntgengerät	Kontrastmittel

12 Anforderungen an Arzneimittel

Im 2. Abschnitt des AMG werden verschiedene Anforderungen an Arzneimittel gestellt und auch eine Reihe von Verboten erlassen (siehe Anhang).

12.1 Verbot bedenklicher Arzneimittel

Es ist verboten, bedenkliche Arzneimittel in den Verkehr zu bringen. Ein Arzneimittel ist bedenklich, wenn der Verdacht besteht, dass der bestimmungsgemäße Gebrauch mit Risiken verbunden ist. Dabei darf bei der Nutzen-Risiko-Abwägung das mögliche Risiko ein bestimmtes Maß nicht überschreiten.

Zur Erfassung von Risiken gibt es einen Stufenplan. Zuständige Organe sind:

- BfArM (Bundesministerium für Arzneimittel und Medizinprodukte)
- Paul-Ehrlich-Institut für Sera, Impfstoffe und Blutprodukte
- Bundesamt für Verbraucherschutz und Lebensmittelsicherheit

Das Bundesministerium für Gesundheit kann bestimmte Herstellungsverfahren vorschreiben, um die Gesundheit der Verbraucher zu schützen.

12.2 Verbot von Arzneimitteln zu Dopingzwecken im Sport

Es ist verboten, Arzneimittel zu Dopingzwecken in den Verkehr zu bringen.

12.3 Verbot von radioaktiven und mit ionisierenden Strahlen behandelten Arzneimitteln

Es ist verboten, radioaktive Arzneimittel oder mit ionisierenden Strahlen behandelte Arzneimittel in den Verkehr zu bringen. Das Bundesministerium für Gesundheit kann allerdings Ausnahmen zulassen. Zum Verkauf im Einzelhandel sind diese Arzneimittel nicht zugelassen!

12.4 Verbote zum Schutz vor Täuschung

Es ist verboten, Arzneimittel herzustellen oder zu vertreiben, wenn

a) die Qualität nicht den anerkannten pharmazeutischen Regeln entspricht.
   Die anerkannten pharmazeutischen Regeln sind im Arzneibuch zusammengefasst. (siehe auch »Grundregeln der WHO für die Herstellung von Arzneimitteln und die Sicherung der Qualität«, EG-Richtlinien der Guten Herstellungspraxis für Arzneimittel)
b) die Identität und Herkunft gefälscht sind
c) die Arzneimittel mit irreführenden Bezeichnungen gekennzeichnet sind
   Wirkungen versprochen werden, die das Arzneimittel nicht hat
   das Arzneimittel wird als garantiert unschädlich angewiesen
   Täuschung über die Qualität
d) das Verfalldatum abgelaufen ist

Auch bei sachgemäßer Lagerung kann es zu Qualitätsverlusten kommen. Deshalb muss das Haltbarkeitsdatum beachtet werden.

12.5 Verantwortlichkeit für das Inverkehrbringen von Arzneimitteln

Auf den Arzneimitteln muss immer der pharmazeutische Unternehmer angegeben sein.

Pharmazeutischer Unternehmer ist der Inhaber der Zulassung oder Registrierung des Arzneimittels oder derjenige, der das Mittel unter seinem Namen vertreibt. Es ist aber nicht zwingend der Hersteller.

Der Einzelhändler gilt als Pharmazeutischer Unternehmer, wenn er Arzneimittel abfüllt, umfüllt, abpackt und kennzeichnet und unter seinem Namen in Verkehr bringt.

Zweck dieser Bestimmung ist es, im Falle eines Verstoßes den Verantwortlichen belangen zu können.

12.6 Kennzeichnung

12.6.1 Kennzeichnung von Fertigarzneimitteln

Auf den Behältnissen (Flaschen, Blister, Tuben, Kruken, Ampullen) und auf dem Umkarton müssen folgende Angaben gut lesbar, in deutscher Schrift, dauerhaft gemacht sein:

1. Name und Anschrift des pharmazeutischen Unternehmers
2. Bezeichnung des Arzneimittels (bei Teedrogen der deutsche Name), Stärke, Darreichungsform (z. B. Salben, Tabletten, Zäpfchen), Anwendung für Säuglinge, Kinder oder Erwachsene
3. Zulassungsnummer (wird von der Zulassungsbehörde erteilt)
   - bei homöopathischen Arzneimitteln eine Registrierungsnummer (Reg.-Nr.)
4. Chargenbezeichnung (CH.-B.) (eine Charge bezeichnet eine in einem einheitlichem Herstellungsgang erzeugte Menge eines Arzneimittels)
   - wenn ein Einzelhändler z. B. Tee im Voraus abfüllt, bekommt jede in einem Arbeitsgang abgefüllte Packung eine einheitliche Nummer
5. Inhalt nach Gewicht (g), Volumen (ml), Stückzahl
6. Art der Anwendung
   - z. B zum Einnehmen, Lutschen, Gurgeln, Spülen
7. Wirkstoffe und Hilfsstoffe nach Art und Menge
8. Verfalldatum
9. Verschreibungspflichtig oder apothekenpflichtig
   - fehlt diese Angabe, ist das Arzneimittel freiverkäuflich
10. «unverkäufliches Muster»
11. Hinweis, dass das Arzneimittel unzugänglich für Kinder aufbewahrt werden muss
    - ausgenommen Heilwässer
12. Verwendungszweck bei apothekenpflichtigen und freiverkäuflichen Arzneimitteln
13. Lagerungshinweise
14. bei traditionellen pflanzlichen Arzneimitteln der Hinweis, dass das Arzneimittel ausschließlich aufgrund langjähriger Anwendung für das Anwendungsgebiet registriert ist
15. Bei Blistern, 10 ml-Behältnissen, sind Vereinfachungen der Kennzeichnung laut § 10 Abs. 8 des AMG vorgesehen

12.6.2 Kennzeichnung von Tierarzneimitteln

Bei Tierarzneimitteln muss immer der Hinweis gemacht werden »Für Tiere«.

Sind die Arzneimittel für Tier bestimmt, die der Lebensmittelgewinnung dienen (Schweine, Rinder, Hühner, Schafe, Bienen) muss die Wartezeit angegeben werden. Unter Wartezeit versteht man die Zeit zwischen Anwendung des Arzneimittels und der Schlachtung. So wird verhindert, dass sich Rückstände des Medikaments in den Lebensmitteln befinden.

12.7 Packungsbeilage

Fertigarzneimittel müssen nach § 11 des AMG eine Packungsbeilage mit der Überschrift «Gebrauchsinformation« enthalten. Die Packungsbeilage muss folgende 18 Angaben enthalten:

1. Bezeichnung des Arzneimittels
2. Indikationsgruppe
   - wie wirkt das Arzneimittel? (fiebersenkend, schmerzstillend, usw.)
3. Anwendungsgebiete
   - z. B. Kopfschmerzen, Fieber, Übelkeit
4. Gegenanzeigen
   - wann darf das Medikament nicht angewendet werden? (Allergische Reaktionen, Leber-und/oder Nierenfunktionsstörungen, Schwangerschaft, Magen-Darmgeschwüren, usw.)
5. besondere Vorsichtsmaßnahme
   - bei bestimmten Krankheiten darf das Medikament nur unter Aufsicht und regel-

mäßiger Kontrolle des Arztes angewendet werden

6. Wechselwirkungen
   - Verstärkung oder Abschwächung der Wirkung bei gleichzeitiger Einnahme von anderen Arzneimitteln
7. besondere Warnhinweise
8. Dosierung
9. Art der Anwendung
   - Gurgeln, Schlucken, usw.
10. Häufigkeit der Anwendung
    - Tageshöchstdosis, zeitlicher Abstand der Einzeldosiseinnahme, vor oder nach den Mahlzeiten
11. Dauer der Behandlung
12. Verhalten bei Überdosierung, unterlassener Einnahme, Absetzten des Medikamentes
13. Nebenwirkungen
14. Hinweis auf das Verfalldatum, Aufbewahrung, Lagerung nach dem Öffnen von Behältnissen
15. qualitative Zusammensetzung von Wirk- und Hilfsstoffen, quantitative Zusammensetzung von Wirkstoffen
16. Darreichungsform und Inhalt nach Gewicht, Stückzahl oder Volumen
17. Anschrift des pharmazeutischen Unternehmers
18. Anschrift des Herstellers

12.8   Fachinformation

Für apothekenpflichtige und verschreibungspflichtige Medikamente muss der pharmazeutische Unternehmer den Ärzten und Apothekern eine Fachinformation zur Verfügung stellen. Für den Einzelhandel ist diese aber nicht relevant.

13 Herstellung von Arzneimitteln

13.1   Herstellungserlaubnis

Um Arzneimittel herzustellen, braucht man eine Erlaubnis von den zuständigen Arzneimittelüberwachungsbehörden. Jede einzelne der folgenden Tätigkeiten ist für sich schon eine Herstellung: Gewinnen, Anfertigen, Zubereiten, Verarbeiten, Umfüllen, Abfüllen, Abpacken, Kennzeichnen, Freigabe

❗ Ausnahmen für Einzelhändler

Vorausgesetzt, der Einzelhändler besitzt die erforderliche Sachkenntnis, darf er freiverkäufliche Arzneimittel in unveränderter Form zur Abgabe unmittelbar an den Verbraucher umfüllen, abpacken und kennzeichnen, ohne eine Herstellungserlaubnis zu besitzen.

In »**unveränderter Form**« bedeutet, der Einzelhändler darf das Arzneimittel nicht bearbeiten, pulverisieren, zerkleinern, verdünnen u.ä.

»**Abgabe unmittelbar an den Verbraucher**« heißt, der Einzelhändler darf das Arzneimittel nur direkt seinem Kunden abgeben und keinen Zwischenhändler einschalten

»**Umfüllen, Abpacken, Kennzeichen**« bedeutet, der Einzelhändler darf vom Großhändler große Mengen beziehen und sie dann in kleinere Behältnisse umfüllen, ohne eine Herstellungserlaubnis zu besitzen, und sie dann unter seinem Namen in Verkehr bringen.

❗ Der Einzelhändler stellt selbst dann ein Fertigarzneimittel her, wenn er z. B. Teedrogen aus größeren Gebinden im Voraus in kleinere Packungen abfüllt.

Das Abfüllen im Voraus, für das laut AMG eine Herstellungserlaubnis und eine Zulassung erforderlich sind, wird durch § 36 AMG erleichtert.

Bestimmte Arzneimittel sind durch Rechtsverordnung von der Zulassungspflicht befreit. Sie haben eine so genannte »Standardzulassung«. Der Einzelhändler darf diese Arzneimittel selber abfüllen, wenn er sich genau an die Standardmonographie hält, in der die Bezeichnung, die Kennzeichnung, die Behältnisse des Arzneimittels usw. vorgeschrieben sind.

13.2 Sachkenntnis und Voraussetzungen für die Herstellung und Prüfung von Arzneimitteln

Um die Erlaubnis zur Herstellung von Arzneimitteln zu bekommen, bedarf es folgender Voraussetzungen und personeller Qualifikationen:
- geeignete Räume und Einrichtungen
- Herstellungsleiter
- Leiter der Qualitätskontrolle
  diese Personen müssen ein Hochschulstudium der Pharmazie, Biologie, Medizin oder Chemie aufweisen
- schriftliche Dokumentation

Auch der Einzelhändler muss geeignete Räume vorweisen und die Herstellung schriftlich dokumentieren, damit eventuelle Beanstandungen nachvollziehbar sind.

Die Prüfung der Arzneimittel durch den Einzelhändler wird mit Hilfe seiner erworbenen Sachkenntnis durchgeführt, oder er beauftragt einen Sachverständigen.

14 Zulassung und Registrierung von Arzneimitteln

Das BfArM und das Paul-Ehrlich-Institut sind für die Zulassung von Arzneimitteln zuständig. Der pharmazeutische Unternehmer muss die Zulassung beantragen.

Ausgenommen von der Zulassungspflicht sind Rezepturarzneimittel, die auf häufige Verschreibung eines Arztes hergestellt werden, sowie Arzneimittel für bestimmte Kleintiere (Vögel, Nager, Zierfische)

14.1 Wer beantragt die Zulassung?

Wenn der Einzelhändler freiverkäufliche Arzneimittel in abgabefertigen Packungen von einem Hersteller bezieht und sie unter seinem eigenen Namen abgibt, so muss der Hersteller die Zulassung beantragen.

Wenn der Einzelhändler jedoch freiverkäufliche Arzneimittel in großen Gebinden vom Hersteller bezieht und sie dann selber in kleine Packungen abfasst, muss er selbst die Zulassung beantragen. Hier gibt es allerdings Möglichkeiten der Freistellung von der Zulassung (▶ Kap. 14.4).

14.2 Zulassungsunterlagen

Um die Qualität, Unbedenklichkeit, Wirksamkeit des Arzneimittels nachzuweisen, müssen analytische Prüfungen, pharmakologisch-toxikologische Prüfungen und eine klinische Prüfung vorgelegt werden.

14.3 Entscheidung über die Zulassung

Die Bundesbehörden entscheiden, ob dem Fertigarzneimittel die Zulassung erteilt wird. Dann bekommt das Mittel eine Zulassungsnummer. Ablehnungsgründe sind fehlende Wirksamkeit, schädliche Wirkungen, ungenügende Qualität.

Die Zulassung erlischt spätestens nach 5 Jahren, es sei denn, es wurde Verlängerung beantragt.

14.4 Freistellung von der Zulassung

Das Bundesministerium für Gesundheit kann bestimmte Arzneimittel, Arzneimittel in bestimmten Abgabeformen oder Arzneimittelgruppen von der Einzelzulassungspflicht freistellen, wenn die Unbedenklichkeit für Mensch und Tier sicher ist.

Bei diesen auserwählten Arzneimitteln werden produktbezogene Regeln über die Qualität des Arzneimittels, der Verpackung und der Kennzeichnung in sogenannten **Standardzulassungen** erlassen. Diese Standardzulassungen sollen verhindern, dass tausend Einzelhändler für das gleiche Arzneimittel eine Zulassung beantragen. Der Einzelhändler kann dann also ohne Einzelzulassung von einem Großgebinde in kleinere Packungen umfüllen, abpacken, kennzeichnen und in Verkehr bringen.

14.5 Registrierung von Arzneimitteln

Homöopathische Fertigarzneimittel werden registriert statt zugelassen. Dabei wird auf Angaben der Wirkung und der Anwendungsgebiete verzichtet. Auch müssen keine pharmakologischen, toxikologischen und klinischen Prüfungen gemacht werden. So dürfen folglich auch in der Packungsbeilage keine Anwendungsgebiete angegeben werden.

15 Schutz des Menschen bei der klinischen Prüfung

Bevor ein Arzneimittel in Verkehr gebracht wird, ist die Prüfung am Menschen unerlässlich.

Die klinische Prüfung gliedert sich in mehrere Phasen:
- **Phase 1:** erste Prüfung auf Verträglichkeit des Wirkstoffes an einer geringen Zahl freiwilliger, in der Regel gesunder Probanden
- **Phase 2:** Prüfung auf Wirksamkeit und Ungefährlichkeit an einer kleinen Zahl von stationären Probanden, die an der Krankheit leiden, für die das Präparat vorgesehen ist
- **Phase 3:** Nachweis der Wirksamkeit und Unbedenklichkeit, Prüfung an größerer Zahl von Probanden

Nach der Zulassung wird die »breite Prüfung« fortgesetzt. Alle Nebenwirkung, Wechselwirkungen müssen von den Ärzten dokumentiert werden.

Alle Probanden müssen vorher von dem Arzt über mögliche Risiken und Tragweite aufgeklärt werden und ihre schriftliche Zustimmung geben. Bei Minderjährigen oder nicht geschäftsfähigen Personen muss der gesetzliche Vertreter seine Einwilligung geben.

Eine klinische Prüfung darf nur von einem Arzt mit mindestens 2-jähriger Erfahrung auf diesem Gebiet geleitet werden.

16 Abgabe von Arzneimitteln

Apothekenpflichtige und verschreibungspflichtige Arzneimittel dürfen im Einzelhandel nur von Apotheken abgegeben werden. Die freiverkäuflichen Arzneimittel unterliegen nicht der Apothekenpflicht.

Die Verpackungen freiverkäuflicher Arzneimittel müssen folgende Hinweise tragen:

- zur Stärkung oder Kräftigung
- zur Besserung des Befindens
- als mild wirkendes Arzneimittel
- zur Vorbeugung
- zur Unterstützung der Organfunktion
- zur Verhütung von Verstopfung

> **!** Freiverkäufliche Arzneimittel dürfen nicht dazu dienen, Krankheiten, Leiden, Körperschäden oder krankhafte Beschwerden zu beseitigen oder zu lindern.
> Sie sind ausschließlich zur Vorbeugung oder Verhütung von Krankheiten bestimmt. Sie sollen die Gesundheit erhalten, das Wohlbefinden steigern oder den Organismus stärken.

16.1 Ausnahmen von der Apothekenpflicht

Neben diesen »Vorbeugungsmitteln« und »Nicht-Heilmitteln« gibt es noch besondere Ausnahmen von freiverkäuflichen Arzneimitteln. Sie dürfen allerdings keine verschreibungspflichtigen Stoffe oder Zubereitungen enthalten. (§ 44 AMG)

1. **Heilwässer:**
   a. natürliche Heilwässer und deren Salze, auch als Tabletten oder Pastillen
   b. künstliche Heilwässer und deren Salze, auch als Tabletten oder Pastillen, jedoch nur, wenn sie in ihrer Zusammensetzung den natürlichen Heilwässern entsprechen

Definition Heilwässer: Natürliche Heilwässer werden aus Heilquellen gewonnen, die natürlich zutage treten oder künstlich erschlossen sind. Sie besitzen therapeutische Wirkungen aufgrund ihrer chemischen Zusammensetzung, ihrer physikalischen Eigenschaften und der balneologischen und medizinischen Erfahrungswerte. Es müssen mindestens 1 g pro kg gelöste feste Mineralstoffe enthalten sein. Sie können mit »eisenhaltig«, »jodhaltig«, »schwefelhaltig« gekennzeichnet sein, wenn sie von den jeweiligen Stoffen einen bestimmten Grenzwert überschreiten. Die staatliche Anerkennung von Heilquellen erfolgt nach dem Landeswasserrecht.

Zu den Salzen in natürlicher und künstlicher Form gehören z. B. Emser Salz und Karlsbader Salz.

Die Zulassung von Heilwässern als Arzneimittel richtet sich allerdings nur nach der Wirksamkeit und den dafür erforderlichen Zulassungsunterlagen.

2. **Heilerde, Peloide, etc.**
   a. Bademoore
   b. Heilerde
   c. Peloide
   d. Seifen (gehören zu den Kosmetika)
   e. Zubereitungen zur Herstellung von Bädern (gehören zu den Kosmetika)

Definition Heilerde: Heilerden sind Zubereitungen aus Ton, Lehm oder anderen Mischungen zur äußerlichen und innerlichen Anwendung.

Definition Peloide: Peloide sind wasserhaltige oder trockene Torfe oder Schlämme, aber auch Heilerden aus Ton, Lehm, Mergel, Löss und vulkanischem Tuff.

3. **mit deutschem Namen bezeichnete**
   a. Pflanzen und Pflanzenteile, auch zerkleinert
   b. Mischungen aus ganzen oder geschnittenen Pflanzen oder -teilen als Fertigarzneimittel
      – Unter a und b sind sind hauptsächlich Teemischungen gemeint.
   c. Destillate aus Pflanzen und -teilen
      – Auch hier gilt wieder: Destillate aus Mischungen von Pflanzenteilen sind nicht freiverkäuflich, es sei denn, es handelt sich um Vorbeugungsmittel
   d. Presssäfte aus frischen Pflanzen und -teilen, sofern sie ohne Lösungsmittel außer Wasser hergestellt sind

– z. B. Karottensaft, Rhabarbersaft, Sauer-
  krautsaft
– Mischungen solcher Säfte sind apothekenpflichtig.

❗ Das Mischen der Pflanzen ist ein Herstellungsvorgang und unterliegt somit der Erlaubnispflicht und der Zulassungspflicht. Der Einzelhändler darf somit keine Teedrogen miteinander mischen. Folglich wird der Einzelhändler die
Teemischungen von dem pharmazeutischen
Unternehmer in abgabefertigen Packungen
beziehen.

▬ Teemischungen als »Vorbeugungsmittel«
  sind auch freiverkäuflich wenn sie kein Fertigarzneimittel sind!
▬ Teemischungen als »Heilmittel« dürfen nur
  als Fertigarzneimittel freiverkäuflich in Verkehr gebracht werden und unterliegen der
  Zulassungspflicht!
▬ Teemischungen als »Heilmittel«, die aber
  kein Fertigarzneimittel sind, sind apothekenpflichtig!

4. **Pflaster**
5. **Mund- und Rachendesinfektionsmittel
   sowie Desinfektionsmittel zum äußerlichen
   Gebrauch.**
Desinfektionsmittel sollen Krankheitserreger ver-
mindern oder unschädlich machen. Mund- und
Rachendesinfektionsmittel sollen Heiserkeit und
Halsschmerzen beseitigen. Mundwässer dagegen

dienen zur Rachenpflege und gehören somit nicht
zu den Arzneimitteln.

6. **Arzneimittel zur Anwendung bei Heimtieren**
Sie dürfen nicht verschreibungspflichtig und nur
für Zierfische, Singvögel, Brieftauben, Terrarientiere, Frettchen oder Kleinnager bestimmt sein.

16.1.1 Verordnung über apothenkenpflichtige und freiverkäufliche Arzneilmittel – Positivliste

Das Bundesministerium für Gesundheit hat die
»**Verordnung über apothekenpflichtige und freiverkäufliche Arzneimittel**« erlassen, um weitere
Arzneimittel von der Apothekenpflicht zu be-
freien. Es handelt sich hierbei gewissermaßen um
eine »Positivliste«.

▪ **§ 1 der Verordnung**
In § 1 der Verordnung wird genau festgelegt, in
welcher Zusammensetzung, Darreichungsform
und Anwendung die Arzneimittel von der Apothekenpflicht ausgenommen sind.

❗ In Anlage 1a werden alle Stoffe und Zubereitungen aus Stoffen sowie Arzneimittel bezeichnet,
die für den Verkehr außerhalb der Apotheke freigegeben sind

◻ **Tab. 16.1** Anlage 1a (zu § 1 Abs. 1 Nr. 1) Fundstelle des Originaltextes: BGBl. I 1988, 2153 – 2156

Bezeichnung	weitere Ausführungen
Ethanol	
Ethanol-Ether-Gemisch	im Verhältnis 3 : 1 (Hoffmannstropfen)
Ethanol-Wasser-Gemische	
Aloeextrakt	a. zum äußeren Gebrauch als Zusatz in Fertigarzneimitteln b. zum inneren Gebrauch in einer Tagesdosis bis zu 20 mg als Bittermittel in wässrig alkoholischen Pflanzenauszügen als Fertigarzneimittel
Aluminiumacetat-tartrat-Lösung	
Aluminiumacetattartrat ▼	als Tabletten auch mit Zusatz arzneilich nicht wirksamer Stoffe oder Zubereitungen als Fertigarzneimittel

◘ Tab. 16.1 Anlage 1a (zu § 1 Abs. 1 Nr. 1) Fundstelle des Originaltextes: BGBl. I 1988, 2153 – 2156. *Fortsetzung*

Bezeichnung	weitere Ausführungen
Aluminiumhydroxid	auch in Mischungen mit arzneilich nicht wirksamen Stoffen oder Zubereitungen als Fertigarzneimittel
Aluminiumkaliumsulfat (Alaun)	als blutstillende Stifte oder Steine auch mit Zusatz arzneilich nicht wirksamer Stoffe oder Zubereitungen
Aluminium-Magnesium-Silicat-Komplexe	als Tabletten auch mit Zusatz arzneilich nicht wirksamer Stoffe oder Zubereitungen als Fertigarzneimittel
Aluminiumsilicate	als Tabletten auch mit Zusatz arzneilich nicht wirksamer Stoffe oder Zubereitungen als Fertigarzneimittel
Ameisensäure-Ethanol-Wasser-Gemisch	(Ameisenspiritus) mit einem Gehalt an Gesamtameisensäure bis zu 1,25% mit mindestens 70%igem Ethanol und Ameisensäure bis 65% ad us. vet. – zur Behandlung der Varroatose der Bienen
Ammoniaklösung bis 10%ig	
Ammoniak-Lavendel-Riechessenz	
Ammoniumchlorid	
Anisöl, ätherisches (»Ätherisches Anisöl«)	auch als Kapsel, auch mit Zusatz arzneilich nicht wirksamer Stoffe oder Zubereitungen, als Fertig-arzneimittel, jeweils bis zu einer maximalen Einzeldosis von 0,1 g pro Kapsel bzw. einer maximalen Tagesdosis von 0,3 g
Aniswasser	
Arnika	und ihre Zubereitungen zum äußeren Gebrauch, auch mit Zusatz arzneilich nicht wirksamer Stoffe oder Zubereitungen
Ascorbinsäure (Vitamin C)	auch als Tabletten, auch mit Zusatz arzneilich nicht wirksamer Stoffe oder Zubereitungen, als Fertigarzneimittel
Baldrianextrakt	auch in Mischungen mit Hopfenextrakt und mit arzneilich nicht wirksamen Stoffen oder Zubereitungen, als Fertigarzneimittel
Baldriantinktur	auch ätherische, mit Ethanol-Ether-Gemischen im Verhältnis 1 : 5
Baldrianwein	als Fertigarzneimittel
Benediktiner Essenz	als Fertigarzneimittel
Benzoetinktur	mit Ethanol 90% im Verhältnis 1 : 5
Birkenteer	zum äußeren Gebrauch bei Tieren
Borsäure und ihre Salze	zur Pufferung und/oder Isotonisierung in Benetzungslösungen oder Desinfektionslösungen für Kontaktlinsen
Brausemagnesia	
Calciumcarbonat	als Tabletten auch mit Zusatz arzneilich nicht wirksamer Stoffe oder Zubereitungen als Fertigarzneimittel
Calciumcitrat,-lactat, und phosphat	auch gemischt, als Tabletten und Mischungen auch mit Zusatz von Ascorbinsäure und arzneilich nicht wirksamen Stoffen oder Zubereitungen als Fertigarzneimittel

▼

◨ **Tab. 16.1** Anlage 1a (zu § 1 Abs. 1 Nr. 1) Fundstelle des Originaltextes: BGBl. I 1988, 2153 – 2156. *Fortsetzung*

Bezeichnung	weitere Ausführungen
Calciumhydroxid ad us. vet.	
Calciumoxid ad us. vet.	
Kampferliniment, flüchtiges	
Kampferöl	zum äußeren Gebrauch
Kampfersalbe	auch mit Zusatz von ätherischen Ölen, Menthol und Menglytat (Äthylglykolsäurementhylester)
Kampferspiritus	
Chinawein	auch mit Eisen, als Fertigarzneimittel
Citronenöl, ätherisches	
Colloidale Silberchloridlösung	eiweißfrei, bis 0,5% auch mit Zusatz arzneilich nicht wirksamer Stoffe oder Zubereitungen, als Nasendesinfektionsmittel, als Fertigarzneimittel
Eibischsirup	als Fertigarzneimittel
Enziantinktur	aus Enzianwurzel mit Ethanol 70% im Verhältnis 1 : 5
2(Ethylmercurithio)benzoesäure, Natriumsalz (Thiomersal)	bis zu 30 mg mit Zusatz arzneilich nicht wirksamer Stoffe oder Zubereitungen als Tabletten zur Bekämpfung der Nosemaseuche der Bienen als Fertigarzneimittel
Eukalyptusöl, ätherisches	auch als Kapsel, auch mit Zusatz arzneilich nicht wirksamer Stoffe oder Zubereitungen, als Fertigarzneimittel, jeweils bis zu einer maximalen Einzeldosis von 0,2 g pro Kapsel bzw. einer maximalen Tagesdosis von 0,6 g
Eukalyptuswasser	im Verhältnis 1 : 1.000
Fangokompressen und Schlickpackungen	
Feigensirup	auch mit Manna, als Fertigarzneimittel
Fenchelhonig	unter Verwendung vom mindestens 50% Honig, auch mit konzentrierten Lösungen von süßschmeckenden Mono-, Disacchariden und Glukosesirup, als Fertigarzneimittel, auch mit Zusatz des arzneilich nicht wirksamen Bestandteils Phospholipide aus Sojabohnen (Lecithin)
Fenchelöl, ätherisches	
Fichtennadelöle, ätherische	
Fichtennadelspiritus	mit mindestens 70%igem Ethanol
Franzbranntwein	auch mit Kochsalz, Menthol, Kampfer, Fichtennadel- und Kiefernnadelöl bis zu 0,5%, Geruchsstoffen oder Farbstoffen, mit mindestens 45%igem Ethanol
Frauenmantelkraut	und Zubereitungen
Fumagillin-1,1'-bicyclohexyl-4-ylamin-Salz	(Bicyclohexylammoniumfumagillin) mit Zusatz arzneilich nicht wirksamer Stoffe oder Zubereitungen zur Bekämpf-ung der Nosemaseuche der Bienen als Fertigarzneimittel
Galgantwurzelstock	und Zubereitungen

▼

◻ Tab. 16.1 Anlage 1a (zu § 1 Abs. 1 Nr. 1) Fundstelle des Originaltextes: BGBl. I 1988, 2153 – 2156. *Fortsetzung*

Bezeichnung	weitere Ausführungen
Germerwurzelstock	(Nieswurzel) in Zubereitungen mit einem Gehalt bis zu 3% als Schneeberger Schnupftabak
Glycerol 85% (Glycerin)	auch mit Zusatz von Wasser Haftmittel für Zahnersatz
Hartparaffin	auch mit Zusatz von Heilerde, Bademooren oder anderen Peloiden im Sinne des § 44 Abs. 2 Nr. 2 des Arzneimittelgesetzes oder von arzneilich nicht wirksamen Stoffen oder Zubereitungen, zum äußeren Gebrauch
Hefe	als Tabletten auch mit Zusatz arzneilich nicht wirksamer Stoffe oder Zubereitungen als Fertigarzneimittel
Heidelbeersirup	als Fertigarzneimittel
Heilerde	zur inneren Anwendung, auch in Kapseln
Heublumenkompressen	
Holundersirup	als Fertigarzneimittel
Holzteer	zum äußeren Gebrauch bei Tieren
Johanniskraut oder Johanniskraut-blüten	Auszüge mit Öl als Fertigarzneimittel
Kaliumcarbonat	
Kaliumcitrat	
Kaliumdihydrogenphosphat	
Kalium-(RR)-hydrogen-tartrat (Weinstein)	Kaliumnatrium-(RR)-tartrat
Kaliumsulfat	
Kalmusöl, ätherisches	
Kamillenauszüge, flüssige	auch mit Zusatz arzneilich nicht wirksamer Stoffe oder Zubereitungen, als Fertigarzneimittel
Kamillenextrakt	auch mit Salbengrundlage, als Fertigarzneimittel
Kamillenöl	
Kamillenwasser	
Karmelitergeist	als Fertigarzneimittel
Kiefernnadelöle, ätherische	
Knoblauch	und seine Zubereitungen, auch mit Zusatz arzneilich nicht wirksamer Stoffe oder Zubereitungen
Kohle, medizinische	als Tabletten oder Granulat auch mit Zusatz arzneilich nicht wirksamer Stoffe oder Zubereitungen als Fertigarzneimittel
Kondurangowein	als Fertigarzneimittel
Korianderöl, ätherisches ▼	

▣ Tab. 16.1 Anlage 1a (zu § 1 Abs. 1 Nr. 1) Fundstelle des Originaltextes: BGBl. I 1988, 2153 – 2156. *Fortsetzung*

Bezeichnung	weitere Ausführungen
Krauseminzöl, ätherisches	
Kühlsalbe	als Fertigarzneimittel
Kümmelöl, ätherisches	auch in Mischungen mit anderen ätherischen Ölen – ausgenommen Terpentin-öl -, mit Glyzerol, Leinöl, flüssigem Paraffin, feinverteiltem Schwefel oder Ethanol, für Tiere, als Fertigarzneimittel
Lactose (Milchzucker)	
Lanolin	
Lärchenterpentin	zum äußeren Gebrauch bei Tieren
Lavendelöl, ätherisches	
Lavendelspiritus	
Lavendelwasser	
Lebertran	in Kapseln als Fertigarzneimittel
Lebertranemulsion	auch aromatisiert, als Fertigarzneimittel
Lecithin	auch mit Zusatz arzneilich nicht wirksamer Stoffe oder Zubereitungen als Fertigarzneimittel
Leinkuchen	
Leinöl	geschwefeltes, zum äußeren Gebrauch
Liniment, flüchtiges	
Lorbeeröl	
Magnesiumcarbonat	basisches, leichtes und schweres, als Tabletten auch mit Zusatz arzneilich nicht wirksamer Stoffe oder Zubereitungen als Fertigarzneimittel
Magnesiumhydrogenphosphat	
Magnesiumoxid	leichtes (Magnesia, gebrannte)
Magnesiumperoxid	bis 15%ig, als Tabletten auch mit Zusatz arzneilich nicht wirksamer Stoffe oder Zubereitungen als Fertigarzneimittel
Magnesiumsulfat 7 H_2O	Bittersalz
Magnesiumtrisilicat	als Tabletten auch mit Zusatz arzneilich nicht wirksamer Stoffe oder Zubereitungen als Fertigarzneimittel
Mandelöl	
Mannasirup	als Fertigarzneimittel
Melissengeist	als Fertigarzneimittel
Melissenspiritus	
Melissenwasser ▼	

◾ **Tab. 16.1** Anlage 1a (zu § 1 Abs. 1 Nr. 1) Fundstelle des Originaltextes: BGBl. I 1988, 2153 – 2156. *Fortsetzung*

Bezeichnung	weitere Ausführungen
Mentholstifte	
Methenamin-Silbernitrat (Hexame-thylentetramin-silbernitrat)	als Streupulver 2%ig mit Zusatz arzneilich nicht wirksamer Stoffe oder Zuberei-tungen in Wochenbettpackungen als Fertigarzneimittel
Milchsäure	bis 15% ad us. vet. – zur Behandlung der Varroatose der Bienen
Minzöl, ätherisches	
Mischungen aus Dichlor-difluorme-than und Trichlor-fluormethan	in Desinfektionssprays zur Anwendung an der menschlichen Haut als Treib- und Lösungsmittel und in Mitteln zur äußeren Kälteanwendung bei Muskel-schmerzen und Stauchungen, auch mit Zusatz von Latschenkiefernöl, Kampfer, Menthol und Arnika-auszügen oder Propan und Butan, als Fertigarzneimittel
Mischungen von Ethanol-Ether, Kampferspiritus	Seifenspiritus und wässriger Ammoniaklösung oder von einzelnen dieser Flüs-sigkeiten für Tiere
Molkekonzentrat	mit Zusatz arzneilich nicht wirksamer Stoffe oder Zubereitungen
Myrrhentinktur	
Natriumchlorid ad us. vet.	
Natriumhydrogencarbonat	als Tabletten, Granulat oder in Kapseln auch mit Zusatz arzneilich nicht wirk-samer Stoffe oder Zubereitungen als Fertigarzneimittel
Natriummonohydrogenphosphat	
Natriumsulfat-Dekahydrat (Glau-bersalz)	
Nelkenöl, ätherisches	
Nelkentinktur	mit Ethanol 70% im Verhältnis 1 : 5
Opodeldok, flüssiger	
Pappelsalbe	
Pepsinwein	als Fertigarzneimittel
Pfefferminzöl, ätherisches	in einer mittleren Tagesdosis bis zu 12 Tropfen, oder als Kapsel, auch mit Zusatz arzneilich nicht wirksamer Stoffe oder Zubereitungen, als Fertigarzneimittel, jeweils bis zu einer Einzeldosis von 0,2 ml pro Kapsel bzw. einer maximalen Tagesdosis von 0,6 ml
Pfefferminzsirup	als Fertigarzneimittel
Pfefferminzspiritus	aus Pfefferminzöl mit Ethanol 90% im Verhältnis 1 : 10
Pfefferminzwasser	
Pomeranzenblütenöl, ätherisches	
Pomeranzenschalenöl, ätherisches	
Pomeranzensirup	als Fertigarzneimittel
Pyrethrum-Extrakt ▼	zur Anwendung bei Tieren mit Zusatz arzneilich nicht wirksamer Stoffe oder Zubereitungen als Fertigarzneimittel

◘ **Tab. 16.1** Anlage 1a (zu § 1 Abs. 1 Nr. 1) Fundstelle des Originaltextes: BGBl. I 1988, 2153 – 2156. *Fortsetzung*

Bezeichnung	weitere Ausführungen
Ratanhiatinktur	
Riechsalz	
Rizinusöl	auch raffiniertes, auch in Kapseln
Rosenhonig	
Rosmarinblätter	und ihre Zubereitungen, auch mit Zusatz arzneilich nicht wirksamer Stoffe oder Zubereitungen als Fertigarzneimittel
Rosmarinöl, ätherisches	
Rosmarinspiritus	
Rutosid-Trihydrat	in Fertigarzneimitteln bis zu einer maximalen Tagesdosis von 100 mg
Salbeiöl, ätherisches	
Salbeiwasser	
Salicyltalg	
Sauerstoff	für medizinische Zwecke – auch zur Anwendung bei den in Anlage 3 genannten Krankheiten und Leiden
Schwefel	feinverteilter (Schwefelblüte), zum äußeren Gebrauch
Seifenspiritus	
Silbernitratlösung	wäßrige 1%ig, in Ampullen in Wochenbettpackungen
Siliciumdioxid (Kieselsäure)	als Streupulver auch mit Zusatz arzneilich nicht wirksamer Stoffe oder Zubereitungen als Fertigarzneimittel
Spitzwegerichauszug	als Fertigarzneimittel
Spitzwegerichsirup	als Fertigarzneimittel
Talkum	
Tamponadestreifen	imprägniert mit weißem Vaselin
Tannin-Eiweiß-Tabletten	als Fertigarzneimittel
Thymianöl, ätherisches	
Ton, weißer	
Troxerutin	bis zu einer maximalen Tagesdosis von 300 mg
Vaselin, weißes oder gelbes	
Vaselinöl	weißes oder gelbes, zum äußeren Gebrauch, als Fertigarzneimittel
Wacholderextrakt	
Wacholdermus	als Fertigarzneimittel

▼

◗ Tab. 16.1 Anlage 1a (zu § 1 Abs. 1 Nr. 1) Fundstelle des Originaltextes: BGBl. I 1988, 2153 – 2156. *Fortsetzung*

Bezeichnung	weitere Ausführungen
Wacholdersirup	als Fertigarzneimittel
Wacholderspiritus	
Watte	– imprägniert mit Capsicumextrakt – imprägniert mit Eisen(III)-chlorid
Weinsäure	
Weißdornblüten und Zubereitungen, Weißdornblätter und Zubereitungen	
Weißdornfrüchte und deren Zubereitungen	
Weizenkeimöl	in Kapseln als Fertigarzneimittel als Perlen auch mit Zusatz arzneilich nicht wirksamer Stoffe oder Zubereitungen als Fertigarzneimittel
Zimtöl, ätherisches	
Zimtsirup	als Fertigarzneimittel
Zinkoxid	mit Zusatz arzneilich nicht wirksamer Stoffe oder Zubereitungen als Puder, auch mit Zusatz von Lebertran, als Fertigarzneimittel
Zinksalbe	auch mit Zusatz von Lebertran, als Fertigarzneimittel
Zitronellöl, ätherisches	

❗ Wenn in oben stehender Tabelle der Zusatz »als Fertigarzneimittel« vermerkt ist, darf der Einzelhändler diesen Stoff oder diese Zubereitung nicht abfüllen

❗ In Anlage 1b sind alle Pflanzen aufgeführt, aus denen keine Destillate hergestellt werden dürfen.

◗ Tab. 16.2 Anlage 1b (zu § 1 Abs. 1 Nr. 2, § 7 Abs. 1 Nr. 2 und § 8 Abs. 1 Nr. 2) Fundstelle des Originaltextes: BGBl. I 1988, 2156 – 2157

Pflanzenbezeichnung	lateinisch
Adonisröschen	Adonis vernalis
Aloe-Arten	
Alraune	Mandragora officinarum
Aristolochia-Arten	
Bärlappkraut	
Beinwell	ausgenommen Zubereitungen zum äußeren Gebrauch, die in der Tagesdosis nicht mehr als 100 myg Pyrrolizidin-Alkaloide mit 1,2-ungesättigtem Necingerüst einschließlich ihrer N-Oxide enthalten
▼	

▶ Tab. 16.2 Anlage 1b (zu § 1 Abs. 1 Nr. 2, § 7 Abs. 1 Nr. 2 und § 8 Abs. 1 Nr. 2) Fundstelle des Originaltextes: BGBl. I 1988, 2156 – 2157. *Fortsetzung*

Pflanzenbezeichnung	lateinisch
Besenginster	Cytisus scoparius
Blasentang	Fucus vesiculosus
Cascararinde (Sagradarinde)	Rhamnus purshiana
Digitalis-Arten	
Eisenhut	Aconitum napellus
Ephedra und deren Ephedra-Arten	Ephedra distachya
Farnkraut-Arten	
Faulbaumrinde	Rhamnus frangula
Fleckenschierling	Conium maculatum
Fußblatt-Arten	Podophyllum peltatum
Podophyllum hexandrum	
Gartenrautenblätter	
Gelsemium (Gelber Jasmin)	Gelsemium sempervirens
Giftlattich	Lactuca virosa
Giftsumach	Toxicodendron quercifolium
Goldregen	Laburnum anagyroides
Herbstzeitlose	Colchicum autumnale
Huflattich	ausgenommen Zubereitungen aus Huflattichblättern zum inneren Gebrauch, die in der Tagesdosis als Frischpflanzenpresssaft oder Extrakt nicht mehr als 1 myg und als Teeaufguß nicht mehr als 10 myg Pyrrolizidin-Alkaloide mit 1,2-ungesättigtem Necingerüst einschließlich ihrer N-Oxide enthalten
Hydrastis (Canadische Gelbwurz)	Hydrastis canadensis
Hyoscyamus-Arten	
Ignatiusbohne	Strychnos ignatii
Immergrün-Arten (Vinca)	
Ipecacuanha (Brechwurzel)	Cephaelis ipecacuanha, Cephaelis acuminata
Jakobskraut	Senecio jacobaea
Jalape	Ipomoea purga
Johanniskraut und seine Zubereitungen	ausgenommen in einer Tagesdosis bis zu 1 g Drogenäquivalent und bis zu 1 mg Hyperforin sowie als Tee, Frischpflanzensaft oder ölige Zubereitungen zur äußerlichen Anwendung
Kaskarillabaum (Granatill)	Croton cascarilla, Croton eluteria
Koloquinte ▼	Citrullus colocynthis

◨ **Tab. 16.2** Anlage 1b (zu § 1 Abs. 1 Nr. 2, § 7 Abs. 1 Nr. 2 und § 8 Abs. 1 Nr. 2) Fundstelle des Originaltextes: BGBl. I 1988, 2156 – 2157. *Fortsetzung*

Pflanzenbezeichnung	lateinisch
Kreuzdornbeeren und seine Zubereitungen	
Krotonölbaum (Granatill)	Croton tiglium
Küchenschelle	Pulsatilla pratensis, Pulsatilla vulgaris
Lebensbaum	Thuja occidentalis
Lobelien-Arten	
Maiglöckchen	Convallaria majalis
Meerzwiebel, weiße und rote	Urginea maritima
Mutterkorn	Secale cornutum
Nachtschatten, bittersüßer	Solanum dulcamara
Nieswurz, grüne	Helleborus viridis
Nieswurz, schwarze	Helleborus niger
Oleander	Nerium oleander
Pestwurz	ausgenommen Zubereitungen aus Pestwurzwurzelstock zum inneren Gebrauch, die in der Tagesdosis nicht mehr als 1 myg Pyrrolizidin-Alkaloide mit 1,2-ungesättigtem Necingerüst einschließlich ihrer N-Oxide enthalten
Physostigma-Arten	
Pilocarpus-Arten	
Rainfarn	Chrysanthemum vulgare
Rauwolfia	Rauwolfia serpentina, Rauwolfia tetraphylla, Rauwolfia vomitoria
Rhabarber	Rheum palmatum, Rheum officinale
Sadebaum	Juniperus sabina
Scammonia	Convolvulus scammonia
Schlafmohn	Papaver somniferum
Schöllkraut	Chelidonium majus
Senna	Cassia angustifolia, Cassia senna
Stechapfel-Arten (Datura)	
Stephansrittersporn	Delphinium staphisagria
Stropanthus-Arten	
Strychnos-Arten	
Tollkirsche	Atropa bella-donna
Tollkraut-Arten (Scopolia)	
Wasserschierling	Cicuta virosa
Yohimbebaum	Pausinystalia yohimba

❗ In Anlage 1c findet man alle Pflanzen und Pflanzenteile, aus denen Tabletten, Dragees oder Kapseln als Fertigarzneimittel unter Zusatz nicht arzneilich wirksamer Hilfsstoffe hergestellt werden. Dabei dürfen höchstens 4 Pflanzen gleichzeitig verwendet werden und der Tablettendurchmesser muss mindestens 3 mm betragen.

◨ Tab. 16.3 Anlage 1c (zu § 1 Abs. 1 Nr. 3) Fundstelle des Originaltextes: BGBl. I 1988, 2158 – 2159

Pflanzenbezeichnung	lateinisch
Alantwurzelstock	Helenii rhizoma
Anis	Anisi fructus
Arnikablüten und -wurzel	Arnicae flos et radix
Bärentraubenblätter	Uvae ursi folium
Baldrianwurzel	Valerianae radix
Bibernellwurzel	Pimpinellae radix
Birkenblätter	Betulae folium
Bitterkleeblätter	Trifolii fibrini folium
Bohnenhülsen	Phaseoli pericarpium
Brennnesselkraut	Urticae herba
Bruchkraut	Herniariae herba
Condurangorinde	Condurango cortex
Eibischwurzel	Althaeae radix
Enzianwurzel	Gentianae radix
Färberginsterkraut	Genistae tinctoriae herba
Fenchel	Foeniculi fructus
Gänsefingerkraut	Anserinae herba
Goldrutenkraut	Solidaginis herba
Hagebutten	Cynosbati fructus cum semine
Hamamelisblätter	Hamamelidis folium
Hauhechelwurzel	Ononidis radix
Hirtentäschelkraut	Bursae pastoris herba
Holunderblüten	Sambuci flos
Hopfendrüsen und -zapfen	Lupuli glandula et strobulus
Huflattichblätter	Farfarae folium in Zubereitungen zum inneren Gebrauch, die in der Tagesdosis nicht mehr als 1 myg Pyrrolizidin-Alkaloide mit 1,2-ungesättigtem Necingerüst einschließlich ihrer N-Oxide enthalten
Ingwerwurzelstock	Zingiberis rhizoma
Isländisches Moos	Lichen islandicus
Johanniskraut	Hyperici herba
▼	

■Tab. 16.3 Anlage 1c (zu § 1 Abs. 1 Nr. 3) Fundstelle des Originaltextes: BGBl. I 1988, 2158 – 2159. *Fortsetzung*

Pflanzenbezeichnung	lateinisch
Kalmuswurzelstock	Calami rhizoma
Kamillenblüten	Matricariae flos
Knoblauchzwiebel	Allii sativi bulbus
Korianderfrüchte	Coriandri fructus
Kreuzdornbeeren	Rhamni cathartici fructus
Kümmel	Carvi fructus
Liebstöckelwurzel	Levistici radix
Löwenzahn-Ganzpflanze	Taraxaci radix cum herba
Lungenkraut	Pulmonariae herba
Majorankraut	Majoranae herba
Mariendistelkraut	Cardui mariae herba
Meisterwurzwurzelstock	Imperatoriae rhizoma
Melissenblätter	Melissae folium
Mistelkraut	Visci herba
Orthosiphonblätter	Orthosiphonis folium
Passionsblumenkraut	Passiflorae herba
Petersilienfrüchte	Petroselini fructus
Petersilienkraut	Petroselini herba
Petersilienwurzel	Petroselini radix
Pfefferminzblätter	Menthae piperitae folium
Pomeranzenblätter	Aurantii folium
Pomeranzenblüten	Aurantii flos
Pomeranzenschalen	Aurantii pericarpium
Queckenwurzelstock	Graminis rhizoma
Rettich	Raphani radix
Rosmarinblätter	Rosmarinus officinalis
Salbeiblätter	Salviae folium
Schachtelhalmkraut	Equiseti herba
Schafgarbenkraut	Millefolii herba
Schlehdornblüten	Pruni spinosae flos
Seifenwurzel, rote	Saponariae radix rubra
Sonnenhutwurzel	Echinaceae angustifoliae radix
Sonnentaukraut	Droserae herba
Spitzwegerichkraut	Plantaginis lanceolatae herba
Steinkleekraut	Meliloti herba

▼

◻ **Tab. 16.3** Anlage 1c (zu § 1 Abs. 1 Nr. 3) Fundstelle des Originaltextes: BGBl. I 1988, 2158 – 2159. *Fortsetzung*

Pflanzenbezeichnung	lateinisch
Süßholzwurzel	Liquiritiae radix
Tausendgüldenkraut	Centaurii herba
Thymian	Thymi herba
Vogelknöterichkraut	Polygoni avicularis herba
Wacholderbeeren	Juniperi fructus
Wacholderholz	Juniperi lignum
Walnussblätter	Juglandis folium
Wegwartenwurzel (Zichorienwurzel)	Cichorii radix
Weidenrinde	Salicis cortex
Weißdornblätter	Crataegi folium
Weißdornblüten	Crataegi flores
Weißdornfrüchte	Crataegi fructus
Wermutkraut	Absinthii herba
Ysopkraut	Hyssopi herba
Zitterwurzelstock	Zedoariae rhizoma

❗ In Anlage 1d und 1e sind Pflanzenteile oder Pflanzen aufgeführt, aus denen lösliche Teeaufgußpulver als Fertigarzneimittel (Zulassungspflicht) hergestellt werden können.
Dabei dürfen höchstens 7 dieser Pflanzen gemischt werden.

Sie dürfen nur zur Anwendung als » Husten- und Brusttee«, als »Hustentee«, als »Brusttee«, als »Magentee«, als »Darmtee«, als »Magen-und Darmtee«, als »Beruhigungstee« oder als »Harntreibender Tee« in Verkehr gebracht werden.
Nicht arzneilich wirksame Zusätze sind zulässig.

◻ **Tab. 16.4** Anlage 1d (zu § 1 Abs. 2 Nr. 1 und 2) Fundstelle des Originaltextes: BGBl. I 1988, 2160

Pflanzenbezeichnung	lateinisch
Birkenblätter	Betulae folium
Baldrianwurzel	Valerianae radix
Eibischwurzel	Althaeae radix
Fenchel	Foeniculi fructus
Hagebutten	Cynosbati fructus cum semine
Holunderblüten	Sambuci flos
Hopfenzapfen	Lupuli strobulus
Huflattichblätter	Farfarae folium in Zubereitungen zum inneren Gebrauch, die in der Tagesdosis nicht mehr als 10 myg Pyrrolizidin-Alkaloide mit 1,2-ungesättigtem Necingerüst einschließlich ihrer N-Oxide enthalten
Isländisches Moos	Lichen islandicus
Kamillenblüten	Matricariae flos

▼

◻ **Tab. 16.4** Anlage 1d (zu § 1 Abs. 2 Nr. 1 und 2) Fundstelle des Originaltextes: BGBl. I 1988, 2160. *Fortsetzung*

Pflanzenbezeichnung	lateinisch
Lindenblüten	Tiliae flos
Mateblätter	Mate folium
Melissenblätter	Melissae folium
Orthosiphonblätter	Orthosiphonis folium
Pfefferminzblätter	Menthae piperitae folium
Salbeiblätter	Salviae folium
Schachtelhalmkraut	Equiseti herba
Schafgarbenkraut	Millefolii herba
Spitzwegerichkraut	Plantaginis lanceolatae herba
Tausendgüldenkraut	Centaurii herba
Weißdornblätter	Crataegi folium
Weißdornblüten	Crataegi flores
Weißdornfrüchte	Crataegi fructus

- **§ 2 der Verordnung**

In § 2 der Verordnung werden noch drei weitere Anwendungsgebiete beschrieben, für die die Apothekenpflicht nicht zutrifft: Husten und Heiserkeit, Abführmittel und Hühneraugen und Hornhaut.

❗ In Anlage 2a sind die Stoffe und Zubereitungen aufgeführt, aus denen ausschließlich freiverkäufliche Darreichungsformen zum Lutschen gegen Husten und Heiserkeit hergestellt werden.

◻ **Tab. 16.5** Anlage 2a (zu § 2 Abs. 1 Nr. 1) Fundstelle des Originaltextes: BGBl. I 1988, 2161

Substanz	weitere Infos
ätherische Öle	soweit sie in der Anlage 1a genannt sind
Ammoniumchlorid	
Anethol, Ascorbinsäure	bis zu einer Einzeldosis von 20 mg und deren Calcium-, Kalium- und Natriumsalze
Benzylalkohol	
Kampfer	
Cetylpyridiniumchlorid	
Cineol (Eucalyptol)	
Citronensäure	
alpha-Dodecyl-omega-hydroxy-poly(oxyethylen)	(Oxypolyäthoxydodecan) bis zu einer Einzeldosis von 5 mg

◻ **Tab. 16.6** Extrakte von Pflanzen und Pflanzenteilen, auch deren Mischungen, soweit sie nicht aus den in der Anlage 1b bezeichneten Pflanzen oder deren Teilen gewonnen sind

Substanz	weitere Infos
Fenchelhonig	
Menglytat	(Äthylglykolsäurementhylester)
Menthol	
Rosenhonig	
Salze	natürlicher Mineral-, Heil- und Meerwässer und die ihnen entsprechenden künstlichen Salze
Süßholzsaft	
Thymol	
Tolubalsam	
Weinsäure	

❗ In Anlage 2b findet man eine Liste von Stoffen, aus denen freiverkäufliche Abführmittel hergestellt werden dürfen.

◨ **Tab. 16.7** Anlage 2b (zu § 2 Abs. 1 Nr. 2) Fundstelle des Originaltextes: BGBl. I 1988, 2161

Substanz	weitere Infos
Agar	
Feigen	und deren Zubereitungen
Fenchel	
Lactose	
Leinsamen	und deren Zubereitungen
Manna	
Paraffin	dick- und dünnflüssiges, bis zu einem Gehalt von 10% in nicht-flüssigen Zubereitungen
Pflaumen	und deren Zubereitungen
Rizinusöl	auch raffiniertes
Tamarindenfrüchte	und deren Zubereitungen
Tragant	

❗ In Anlage 2c sind Stoffe aufgeführt, die zur Herstellung von freiverkäuflichen Arzneimitteln gegen Hornhaut und Hühneraugen verwendet werden dürfen.

◨ **Tab. 16.8** Anlage 2c (zu § 2 Abs. 1 Nr. 3)

Substanz
2-Aminoethanol
Benzalkoniumchlorid
Benzocain
Benzylbenzoat
2,4-Dihydroxybenzoesäure
2,6-Dihydroxybenzoesäure
3,5-Dihydroxybenzoesäure
alpha-Dodecyl-omega-hydroxypoly(oxyethylen)
Essigsäure
Lärchenterpentin
Menthol
Milchsäure bis 10%ig
Salicylsäure bis 40%ig

16.2 Einschränkungen der Freiverkäuflichkeit von Arzneimitteln

Bestimmte **Darreichungsformen** sind grundsätzlich nicht freiverkäuflich:
— rektale, vaginale oder intrauterine Anwendung
— Implantate
— Wundstäbchen
— Aerosole (Teilchengröße < 5 µm)
— Injektions-und Infusionslösungen
— intramammäre Anwendung bei Tieren

Bestimmte **Anwendungsgebiete** werden von der Freiverkäuflichkeit ausgeschlossen (§ 6 Anlage 3 der Verordnung über Apothekenpflicht und Freiverkäuflichkeit):
— Geschwulstkrankheiten
— Geschwüre des Magen- und Darmtraktes
— Alkoholismus
— Epilepsie
— Psychosen, Neurosen
— Stoffwechselkrankheiten, ohne Mineralstoffmangel, Vitaminmangel, Fettsucht
— Blutbildungsstörungen, ohne Eisenmangelanämie
— Hyper-oder Hypotonie
— Ernährungskrankheiten bei Säuglingen
— Hautkrankheiten wie Schuppenflechte und Ekzeme
— Wurmkrankheiten
— Schwangerschaftskomplikationen
— durch infektiöse Krankheitserreger ausgelöste Krankheiten
— organische Krankheiten der Augen, Ohren, des Herzens, der Gefäße, des Nervensystems, der Leber und der Bauchspeicheldrüse, der Geschlechtsorgane und der Harnblase

Ausnahmen:
— Heilwässer, die ausschließlich oder zum Teil zur Beseitigung, Linderung oder Verhütung von Stoffwechselkrankheiten, Krankheiten der Bauchspeicheldrüse und der Leber, Harn- und Geschlechtsorgane bestimmt sind, sind freiverkäuflich.
— Heilerden, Bademoore, Peloide, Zubereitungen für Bäder, soweit sie nicht in Kleinpackungen

im Einzelhandel in den Verkehr gebracht werden (also dürfen nur Kurbetriebe diese Heilmittel abgeben)

▰ Desinfektionsmittel, Mund- und Rachendesinfektionsmittel

❗ Bestimmte Stoffe und Zubereitungen sind laut § 7 Absatz 1 Punkt 1 der Verordnung über apothekenpflichtige und freiverkäufliche Arzneimittel vom Verkehr außerhalb der Apotheke ausgeschlossen. Sie finden sich in ◼ Tab. 16.9.

◼ **Tab. 16.9** Anlage 4 (zu § 7 Abs. 1 Nr. 1 und § 8 Abs. 1 Nr. 1) Fundstelle des Originaltextes: BGBl. I 1988, 2163

Substanz	weitere Infos
alpha-(Aminomethyl)-benzylalkohol (Phenylaminoäthan)	dessen Abkömmlinge und Salze
p-Aminophenol	dessen Abkömmlinge und deren Salze
2-Amino-1-phenylpropanol (Phenylaminopropanol)	dessen Abkömmlinge und deren Salze
Anthrachinon	dessen Abkömmlinge und deren Salze
Antimonverbindungen	
Bisacodyl	
Bleiverbindungen	
Borsäure	– und ihre Salze, – ausgenommen zur Pufferung und/oder Isotonisierung in Benetzungslösungen oder Desinfektionslösungen für Kontaktlinsen
Bromverbindungen,	– ausgenommen Invertseifen, – ferner in Arzneimitteln, die dazu bestimmt sind, die Beschaffenheit, den Zustand oder die Funktionen des Körpers oder seelische Zustände erkennen zu lassen – sowie in ausschließlich zum äußeren Gebrauch bestimmten Desinfektionsmitteln, Mund- und Rachendesinfektionsmitteln
Carbamidsäure-Abkömmlinge	
Carbamidsäure-Ester und -Amide	– mit insektizider, akarizider oder fungizider Wirkung, – ausgenommen in Fertigarzneimitteln zur äußeren Anwendung bei Hunden und Katzen
Chinin	– und dessen Salze, – ausgenommen Chinin -Triquecksilber(II)-dioxidsulfat in Zubereitungen bis zu 2,75% zur Verhütung von Geschlechtskrankheiten, als Fertigarzneimittel
Chinolinabkömmlinge	– ausgenommen in Zubereitungen zum äußeren Gebrauch, zur Mund- und Rachendesinfektion – sowie in Zubereitungen bis zu 3% zur Empfängnisverhütung als Fertigarzneimittel; – die Ausnahme gilt nicht für halogenierte Hydroxychinoline
Chlorierte Kohlenwasserstoffe	
6-Chlorthymol	ausgenommen zum äußeren Gebrauch
Dantron ▼	

◼ Tab. 16.9 Anlage 4 (zu § 7 Abs. 1 Nr. 1 und § 8 Abs. 1 Nr. 1) Fundstelle des Originaltextes: BGBl. I 1988, 2163. *Fortsetzung*

Substanz	weitere Infos
2-Dimethylaminoethylbenzilat (Benzilsäure-2-dimethylaminoä-thylester) Fluoride, lösliche	ausgenommen in Zubereitungen, sofern auf Behältnissen und äußeren Umhüllungen eine Tagesdosis angegeben ist, die einem Fluorgehalt bis zu 2 mg entspricht
Formaldehyd	
Goldverbindungen	
Heilbuttleberöl	– ausgenommen zur Anwendung bei Menschen in Zubereitungen mit einer Tagesdosis von nicht mehr als 6.000 I.E. Vitamin A und 400 I.E. Vitamin D – sowie ausgenommen zur Anwendung bei Tieren in Zubereitungen mit einer Tagesdosis von nicht mehr als 4.000 I.E. Vitamin A und 250 I.E. Vitamin D
Heilwässer	– Heilwässer, die 0,04 mg/l Arsen entsprechend 0,075 mg/l, Hydrogenarsenat oder mehr enthalten – Heilwässer, natürliche, die mehr als 10^{-7} mg Radium 226 oder 370 Millibecquerel Radon 222 je Liter enthalten
Herzwirksame Glykoside	
Jod	ausgenommen in Zubereitungen mit einem Gehalt von nicht mehr als 5% Jod und in Arzneimitteln nach § 44 Abs. 2 Nr. 1a und b des Arzneimittelgesetzes
Jodverbindungen	– ausgenommen in Arzneimitteln, die dazu bestimmt sind, die Beschaffenheit, den Zustand oder die Funktionen des Körpers oder seelische Zustände erkennen zu lassen, – ferner in ausschließlich zum äußeren Gebrauch bestimmten Desinfektionsmitteln und in Arzneimitteln nach § 44 Abs. 2 Nr. 1a und b des Arzneimittelgesetzes, – ferner in Zubereitungen zur Herstellung von Bädern und von Seifen, auch unter Verwendung von Jod, zum äußeren Gebrauch, als Fertigarzneimittel
Natriumpicosulfat	
Oxazin	und seine Hydrierungsprodukte, ihre Salze, ihre Abkömmlinge sowie deren Salze
Paraffin, dick- und dünnflüssiges	– ausgenommen zum äußeren Gebrauch oder – bis zu einem Gehalt von 10% in nichtflüssigen Zubereitungen
Paraformaldehyd	
Pentetrazol	
Phenethylamin	dessen Abkömmlinge und Salze
Phenolphthalein	
Phosphorsäure-, Polyphosphorsäure-, substituierte Phosphorsäure- (z. B. Thiophosphorsäure-) Ester und -Amide	– einschließlich der Ester mit Nitrophenol und Methylhydroxycumarin mit insektizider, akarizider oder fungizider Wirkung, – ausgenommen in Fertigarzneimitteln zur äußeren Anwendung bei Hunden oder Katzen
Procain	und seine Salze zur oralen Anwendung
Pyrazol	und seine Hydrierungsprodukte, ihre Salze, ihre Abkömmlinge sowie deren Salze
Resorcin ▼	

Tab. 16.9 Anlage 4 (zu § 7 Abs. 1 Nr. 1 und § 8 Abs. 1 Nr. 1) Fundstelle des Originaltextes: BGBl. I 1988, 2163. *Fortsetzung*

Substanz	weitere Infos
Salicylsäure	− ihre Abkömmlinge und deren Salze, − ausgenommen Zubereitungen zum äußeren Gebrauch, − ferner Salicylsäureester in ausschließlich oder überwiegend zum äußeren Gebrauch bestimmten Desinfektionsmitteln, Mund- und Rachendesinfektionsmitteln
Senföle	
Vitamin A	− ausgenommen Zubereitungen mit einer Tagesdosis von nicht mehr als 5.000 I.E. und einer Einzeldosis von nicht mehr als 3.000 I.E., auch unter Zusatz von Vitamin D mit einer Tagesdosis von nicht mehr als 400 I.E., als Fertigarzneimittel für Menschen, − sowie ausgenommen Zubereitungen mit einer Tagesdosis von nicht mehr als 4.000 I.E., auch unter Zusatz von Vitamin D mit einer Tagesdosis von nicht mehr als 250 I.E., als Arzneimittel für Tiere
Vitamin D	− ausgenommen Zubereitungen mit einer Tagesdosis von nicht mehr als 400 I.E. als Fertigarzneimittel für Menschen, − sowie ausgenommen Zubereitungen mit einer Tagesdosis von nicht mehr als 250 I.E. als Arzneimittel für Tiere

Zudem sind Arzneimittel mit folgenden Wirkungen nicht freiverkäuflich:

- antibiotisch
- blutgerinnungsverzögernd
- hormonartig
- antihistamin
- parasympatolytisch
- parasympathomimetisch
- sympatholytisch
- sympathomimetisch

❗ Die Anlagen 1b, 3 und 4 sind also so genannte **Negativlisten!**

16.3 Vertriebswege

Pharmazeutische Großhändler und Unternehmer dürfen andere Pharmagroßhändler direkt beliefern. Handelt es sich um Blutprodukte, menschliches Gewebe, Infusionslösungen oder Impfstoffe, so dürfen die Großhändler auch unter Umgehung der Apotheke Ärzte und Krankenhäuser direkt beliefern.

Auch Tierärzte dürfen Tierarzneimittel direkt an den Halter abgeben.

16.4 Verschreibungspflicht

Verschreibungspflichtige Medikamente dürfen nur in Apotheken abgegeben werden, wenn ein Rezept eines Arztes vorliegt. Die Arzneimittelverschreibungsverordnung regelt, welche Arzneimittel verschreibungspflichtig sind.

Die Verschreibungspflicht soll den Patienten z. B vor Nebenwirkungen und Wechselwirkungen schützen. Bei neuen Arzneimitteln sind meist noch nicht alle Nebenwirkungen bekannt. Zudem soll vor Arzneimittelmissbrauch geschützt werden.

16.5 Nachweis der Sachkenntnis im Einzelhandel

Jeder Einzelhändler muss in jeder Filiale eine sachkundige Person nachweisen. Die erforderliche Sachkenntnis besitzen Personen, welche theoretische und praktische Kenntnisse über das ordnungsgemäße Abfüllen, Abpacken, Kennzeichnen, Lagern und Inverkehrbringen von freiverkäuflichen Arzneimitteln nachweisen können.

Das Bundesministerium für Gesundheit hat eine »**Verordnung über den Nachweis der Sach-**

kenntnis im Einzelhandel mit freiverkäuflichen Arzneimitteln« erlassen, in der die Prüfungsanforderungen geregelt sind (s. Anhang). In allen Bundesländern wird die Prüfung vor der IHK abgelegt.

Als Sachkenntnisnachweis gelten folgende Zeugnisse einer abgeschlossenen beruflichen Ausbildung:

1. Zeugnis über ein abgeschlossenes Hochschulstudium der Pharmazie, Chemie, Biologie, Human- und Tiermedizin.
2. Zeugnis über die bestandene pharmazeutische Prüfung (Apothekerassistenten)
3. Zeugnis über die bestandene Prüfung zur PTA (pharmazeutisch-technische-Assistenten)
4. Zeugnis über die Prüfung zum staatlich anerkannten Drogisten
5. Zeugnis über die bestandene Prüfung zum Apothekenhelfer
6. Erlaubnisse als Pharmazieingenieur, Apothekenassistent, Pharmazeutischer Assistent und Apothekenfacharbeiter auf Grundlage der Vorschriften der ehemaligen DDR

Außerdem haben Personen den Sachkundenachweis erbracht, welche vor dem 1.1.1978 die Voraussetzungen gemäß Einzelhandelsgesetz und der Verordnung über den Nachweis der Sachkunde im Einzelhandel erfüllt haben.

Als Nachweis gilt vor dem 1.1.1978

1. nach Ablegung der Kaufmannsgehilfenprüfung eine 3-jährige Tätigkeit in einem Betrieb mit freiverkäuflichen Arzneimitteln
2. eine Prüfung für den Handel in dementsprechendem Warenzweig mit nachfolgender 2-jähriger praktischer Tätigkeit im Handel mit freiverkäuflichen Arzneimitteln
3. nach Ablegen einer Meisterprüfung im Handwerk, einer Baumeisterprüfung, einer Gewerbelehrerprüfung, einer Landwirtschaftslehrerprüfung eine 2-jährige Tätigkeit in einem Betrieb mit entsprechendem Warenzweig.
4. eine mindestens 5-jährige Tätigkeit in einem Betrieb mit freiverkäuflichen Arzneimitteln mit davon 2-jähriger leitender Tätigkeit. Zur leitenden Tätigkeit zählen:
   a. Leiter/ Stellvertreter eines gewerblichen Unternehmens
   b. Leiter/ Stellvertreter eines Unternehmens
   c. Leiter/ Stellvertreter einer Zweigniederlassung oder einer unselbständigen Zweigstelle eines gewerblichen Unternehmens
   d. eine Tätigkeit, die einer oben genannten Arbeit an kaufmännischer und wirtschaftlicher Verantwortung entspricht.
5. die Sachkundeprüfung vor der IHK
6. die Prüfung des Diplom-Volkswirtes, Diplom-Kaufmanns, Diplom-Betriebswirts, Diplom-Handelslehrers, Wirtschaftsprüfers, vereidigten Buchprüfers, Steuerberaters und des Helfers in Steuersachen in Verbindung mit einer 2-jährigen kaufmännischen Tätigkeit in einem Betrieb mit freiverkäuflichen Arzneimitteln.
7. ein Zeugnis über ein abgeschlossenes Hochschulstudium der Chemie, Biologie, Medizin, Tiermedizin, Zahnmedizin in Verbindung mit einer 2-jährigen Tätigkeit in einem entsprechenden Betrieb

Der zuständigen Behörde muss jede Tätigkeit im Einzelhandel vor Aufnahme gemeldet werden.

16.6 Abgabe von Arzneimitteln ohne Sachkenntnis

Bei folgenden Arzneimitteln ist keine Sachkenntnis erforderlich:

- Fertigarzneimittel, die im Reisegewerbe abgegeben werden. (▶ Kap. 16.7)
- zum äußeren Gebrauch bestimmte Desinfektionsmittel
- Sauerstoff
- Arzneimittel zur Verhütung von Schwangerschaften, und Geschlechtskrankheiten (Gele, Schäume, Vaginaltabletten, Ovula zur Empfängnisverhütung). Kondome gehören zu den Medizinprodukten.
- Arzneimittel zur Anwendung bei Zierfischen, Zier- und Singvögeln, Brieftauben, Kleinnagern, Frettchen, Terrarientieren, Kaninchen.

16.7 Abgabe im Reisegewerbe

Zum Reisegewerbe gehört der Verkauf von Waren ohne eine gewerbliche Niederlassung, also das

Verkaufen an der Haustür, auf Märkten, Volksfesten. Im Reisegewerbe dürfen nur sehr wenige Arzneimittel abgegeben werden. Dazu gehören:

- Pflanzen und Pflanzenteile, aber keine Mischungen
- Presssäfte aus frischen Pflanzen/-teilen mit Wasser als Lösungsmittel
- Heilwässer und deren Salze

Diese Fertigarzneimittel müssen auf Deutsch gekennzeichnet sein und ihre Wirkung muss der Allgemeinheit bekannt sein.

❗ Die Tätigkeit eines Pharmavertreters gehört nicht zum Reisegewerbe.

16.8 Selbstbedienung

Um die Arzneimittelsicherheit zu gewährleisten, sind Arzneimittel generell nicht zur Selbstbedienung freigegeben. Sie ist nur dann zulässig, wenn im Einzelhandel eine Person mit Sachkenntnis vor Ort ist und für Fragen des Kunden zur Verfügung steht.

Arzneimittel zur Selbstbedienung (Automatenware) sind Fertigarzneimittel, die ohne Sachkenntnis (▶ Kap. 16.6) abgegeben werden dürfen.

17 Sicherung und Kontrolle der Qualität

Um die Qualität der Arzneimittel zu sichern, muss eine ordnungsgemäße Herstellung, Prüfung, Verpackung und Lagerung gewährleistet sein. Laut § 54 AMG kann das BfArM für Betriebe eine **Betriebsordnung** erlassen. Darin können Anforderungen an die Arzneimittel, Herstellung, Prüfung, Lagerung, Verpackung, Kennzeichnung, Vernichtung von Arzneimitteln gestellt werden, sowie an die Größe und Ausstattung der Produktions- und Vertriebsräume. Auch können besondere Hygieneanforderungen erlassen werden.

In die Betriebsordnungen werden die »Good Manufacturing Practices« (Gute Herstellungs-Praxis) der WHO übertragen. Diese GMP-Regeln sollen die Qualität der Arzneimittel sichern.

18 Arzneibuch

Das Arzneibuch ist eine Sammlung anerkannter pharmazeutischer Regeln, welche von der Deutschen oder Europäischen Arzneibuch Kommission erlassen werden. Beide Kommissionen werden beim BfArM gebildet. Arzneimittel dürfen nur in Verkehr gebracht werden, wenn sie diesen Regeln entsprechen.

Demzufolge ist auch der Einzelhändler, der mit freiverkäuflichen Arzneimitteln handelt, an das Arzneibuch gebunden.

19 Sondervorschriften für Tierarzneimittel

19.1 Fütterungsarzneimittel

Fütterungsarzneimittel werden aus Arzneimittel-Vormischungen und Mischfuttermitteln hergestellt. Sie müssen vor und nach der Vermischung den futtermittelrechtlichen Vorschriften entsprechen, d.h. es wird schon bei der Zulassung der Vormischung festgelegt, in welches Mischfuttermittel es eingearbeitet werden darf.

Die Fütterungsarzneimittel dürfen nur auf Verschreibung eines Tierarztes an den Tierhalter abgegeben werden.

Der Tierarzt darf die Fütterungsarzneimittel selbst nur für die von ihm behandelten Tiere herstellen oder herstellen lassen.

19.2 Abgabe von Arzneimitteln durch Tierärzte

Der Tierarzt darf dem Tierhalter apothekenpflichtige Arzneimittel nur für die von ihm behandelten Tiere verschreiben und abgeben.

Bei Tieren, die der Lebensmittelgewinnung dienen – wie Schweine, Rinder, Hühner, Schafe, Wild, Bienen – muss das Arzneimittel für genau diese Tierart zugelassen sein. Hier muss der Tierarzt die so genannte Wartezeit angeben. Diese bezeichnet den Zeitraum, in dem das Arzneimittel vollständig abgebaut wird. Erst nach Ablauf der Wartezeit darf das Tier geschlachtet werden, damit keine Arzneimittelrückstände in den Lebensmitteln auftreten.

Der Tierarzt hat die Abgabe und Verschreibung von apothekenpflichtigen und verschreibungspflichtigen Arzneimitteln zu dokumentieren. Auch der Tierhalter von Tieren, die zur Lebensmittelherstellung bestimmt sind, muss den Verbleib und die Anwendung dokumentieren.

19.3 Ausnahmen bei Heimtieren

Arzneimittel zur Anwendung bei Singvögeln, Zierfischen, Kleinnagern, Brieftauben usw., die nicht zur Lebensmittelherstellung verwendet werden, sind freiverkäuflich, sofern sie nicht verschreibungspflichtige Stoffe enthalten. Diese Arzneimittel dürfen auch ohne Sachkentnisnachweis im Einzelhandel abgegeben werden.

20 Beobachtung, Sammlung und Auswertung von Arzneimittelrisiken

Das Bundesinstitut für Arzneimittel und Medizinprodukte hat die Aufgabe, die bei der Arzneimittelanwendung auftretenden Risiken – wie Nebenwirkungen, Wechselwirkungen mit anderen Mitteln, Gegenanzeigen und Verfälschungen – zu überwachen. Es ist für die Erfassung, Auswertung und Koordination von Arzneimittelrisiken verantwortlich.

Das BfArM arbeitet dabei mit der WHO, den Arzneimittelbehörden anderer Länder und den Arzneimittelkommissionen der Kammern der Heilberufe in Deutschland zusammen. Arzneimittelkommissionen gibt es bei Ärzten, Apothekern, Zahnärzten und Heilpraktikern.

Der Stufenplan, eine bundeseinheitliche Verwaltungsvorschrift, regelt die Zusammenarbeit dieser Behörden.

Pharmazeutische Unternehmer müssen einen Stufenplanbeauftragten benennen, der für die Überwachung von Arzneimittelrisiken zuständig ist und Meldung an das BfArM macht.

Einzelhändler, die freiverkäufliche Arzneimittel ohne Herstellungserlaubnis herstellen dürfen (► Kap. 13.1), müssen auch keinen Stufenplanbeauftragten benennen.

21 Überwachung des Arzneimittelverkehrs

Damit die Anforderungen an die Arzneimittel von allen Beteiligten eingehalten werden, wird der Arzneimittelverkehr von den zuständigen Behörden überwacht. Die Regelung ist Ländersache.

In den meisten Bundesländern sind die Bezirksregierungen für die Überwachung zuständig, in den Stadtstaaten die Gesundheitssenatoren, in Nordrhein-Westfalen die Gesundheitsämter, in Schleswig-Holstein die Landräte, in Rheinland-Pfalz das Landesamt und in den kreisfreien Städten die Kreisgesundheitsbehörde.

Alle Betriebe, in denen Arzneimittel hergestellt, gelagert, verpackt, geprüft, in Verkehr gebracht werden, unterliegen der Überwachung. Hierzu zählen die pharmazeutischen Unternehmer, Großhändler und Einzelhändler: wie Apotheke, Drogerie, Reformhaus, Zoohandel, Lebensmittelmärkte.

Bei der Überwachung wird auf die Einhaltung des AMG und des Heilmittelwerbegesetzes geachtet.

In der Regel werden alle 2 Jahre Besichtigungen der Betriebe zu den normalen Geschäftszeiten durchgeführt. Bei den Besichtigungen können alle Unterlagen und Betriebsräume eingesehen werden.

Die Beantwortung von Fragen kann der zur Auskunft Verpflichtete verweigern, falls er sich dadurch selbst belasten würde.

Die mit der Überwachung beauftragte Person ist befugt, eine vorläufige Schließung eines Betriebes anzuordnen, falls dadurch eine dringende Gefahr verhütet werden kann.

Der Überwachungsbeamte darf auch Verdachts- oder Routineproben entnehmen, um z .B. die pharmazeutische Qualität zu überprüfen. Die Überprüfung der Probe wird in chemischen Untersuchungsämtern durchgeführt. Dem pharmazeutischen Unternehmer muss eine Gegenprobe dagelassen werden. Bei Einzelhändlern wird in der Regel ein Fertigarzneimittel als Probe entnommen. Der Hersteller dieses Arzneimittels muss eine angemessene Entschädigung leisten.

Werden bei der Besichtigung Beanstandungen festgestellt, kann die zuständige Behörde bestimmte Anordnungen treffen. Es kann z. B. der Vertrieb eines Arzneimittels untersagt werden, wenn die Qualität nicht ordnungsgemäß überprüft wurde. Dies betrifft hauptsächlich Unternehmer, welche unter ihrem Namen Arzneimittel in Verkehr bringen. Hierzu zählen z. B. Drogisten, die eine Herstellungserlaubnis nach dem alten AMG 1961 besitzen.

Auch die Werbemaßnahmen werden überwacht. Die Behörden sind befugt, unlauteres Werbematerial sicher zu stellen.

22 Allgemeine Anzeigepflicht für Einzelhändler

Einzelhändler müssen vor Aufnahme ihrer Tätigkeit der zuständigen Überwachungsbehörde Meldung über ihre zukünftige Tätigkeit machen:

- Sie müssen über die Art der Tätigkeit Auskunft geben, ob sie Arzneimittel herstellen, abpacken, umpacken oder in Vertrieb bringen
- Sie müssen die Arzneimittel mit ihrer Zusammensetzung und ihrer Bezeichnung angeben. Jede nachträgliche Änderung muss angezeigt werden

Von der Anzeigepflicht ausgenommen sind Apotheken und Inhaber mit einer Herstellungserlaubnis von Arzneimitteln.

23 Einfuhr

Bei der Einfuhr von Arzneimitteln unterscheidet man die Einfuhr aus EU-Ländern und Nicht-EU-Staaten.

Für den Import aus EU-Ländern ist kein Nachweis erforderlich, vorausgesetzt, der Importeur ist pharmazeutischer Unternehmer (also z. B. Einzelhändler, die freiverkäufliche Arzneimittel unter ihrem Namen in Verkehr bringen, Großhändler, Tierarzt oder Apotheker).

Für den Import aus Nicht-EU-Ländern bedarf es einer Einfuhrerlaubnis der zuständigen Behörde des Herstellungslandes. Diese Behörde muss bestätigen, dass die Arzneimittel nach anerkannten Grundregeln im Sinne der Arzneimittelsicherheit hergestellt wurden.

Grundsätzlich müssen die Arzneimittel, die der Zulassungspflicht unterliegen, in Deutschland zugelassen sein.

Von den Einfuhrbeschränkungen ausgenommen sind Tierarzneimittel in geringen Mengen, Arzneimittel für den Eigenbedarf und für wissenschaftliche Zwecke.

Nicht in Deutschland zugelassene Arzneimittel dürfen nur von Apotheken auf ärztliche Verschreibung in geringen Mengen eingeführt werden.

Die Zolldienststellen überwachen den Arzneimittelverkehr mit dem Ausland. Bei Verdacht von Verstößen gegen das AMG können sie die Sendung den zuständigen Behörden vorführen.

24 Informations-beauftragter, Pharmaberater

Der pharmazeutische Unternehmer muss einen Informationsbeauftragten benennen, welcher für die wissenschaftlichen Informationen über die Fertigarzneimittel verantwortlich ist. Der Informationsbeauftragte hat dafür zu sorgen, dass das Verbot zum Schutz vor Täuschung (§ 8 Abs. 1 Nr. 2 AMG) beachtet wird und die Kennzeichnung, Packungsbeilage, Fachinformation und die Werbung mit dem Inhalt der Zulassungsunterlagen übereinstimmt. Die erforderliche Sachkenntnis besitzen Personen mit einem abgeschlossenen Hochschulstudium der Pharmazie, Humanmedizin, Tiermedizin, Biologie oder Chemie, die über eine mindestens 2-jährige Berufserfahrung verfügen.

Der Pharmaberater hat die Aufgabe, Angehörige von Heilberufen zu besuchen und fachlich zu informieren. Daneben muss er den pharmazeutischen Unternehmer über Mitteilungen über Nebenwirkungen, Risiken und Gegenanzeigen unterrichten, die er von den Ärzten erhält. Er darf auch Muster von Fertigarzneimitteln den Ärzten zur Probe überlassen, solange dies sorgfältig dokumentiert wird.

Folgende Personen dürfen als Pharmaberater arbeiten: Apotheker, Ärzte, Chemiker, Biologen, Tierärzte, technische Assistenten der Pharmazie, Chemie, Biologie, Medizin.

25 Arzneimittel-preisverordnung

In der Arzneimittelpreisverordnung sind die Preise für verschreibungspflichtige Medikamente bei Abgabe durch die Apotheke an den Endverbraucher geregelt, aber auch der Abgabepreis des pharmazeutischen Großhandels an die Apotheke.

Die Verordnung regelt zudem die Preisspannen zwischen Großhandel, Tierarzt und Tierhalter.

Die Apotheken bekommen für die Abgabe eines verschreibungspflichtigen Arzneimittels 8,10 € plus 3% auf den Großhandelspreis abzüglich 2,30 € Rabatt für die Krankenkasse.

Apothekenpflichtige und freiverkäufliche Arzneimittel sind von der Arzneimittelpreisverordnung ausgenommen. Hier dürfen die Preise frei kalkuliert werden, es sei denn, sie werden auf Rezept abgegeben.

26 Haftung für Arzneimittelschäden

Wird durch Anwendung eines Fertigarzneimittels, welches der Zulassungspflicht unterliegt oder durch Rechtsverordnung von dieser befreit wurde, ein Mensch getötet oder der Körper oder die Gesundheit erheblich verletzt, so haftet der pharmazeutische Unternehmer für den entstandenen Schaden. Hierzu hat jeder pharmazeutische Unternehmer eine Haftpflichtversicherung abzuschließen.

Die Ersatzpflicht besteht nur, wenn das Arzneimittel bei bestimmungsgemäßem Gebrauch Schäden verursacht hat, die über ein vertretbares Maß hinaus gehen oder die einer falschen Kennzeichnung oder einer nicht den wissenschaftlichen Erkenntnissen entsprechenden Fach- oder Gebrauchsinformation zugrunde liegen.

Der Ersatzpflichtige haftet bei Tötung oder Verletzung bis zu einem Kapitalbetrag von 600.000 € oder bis zu einem Rentenbetrag von jährlich 36.000 €; bei einem Schaden an mehreren Menschen bis zu einem Betrag von 120 Mio. € oder einer Rente von 7,2 Mio. €.

Jeder Einzelhändler, der Arzneimittel im Voraus in unveränderter Form umfüllt, abpackt oder kennzeichnet und unter seinem Namen in Verkehr bringt, braucht eine Haftpflichtversicherung. Dabei bezieht sich die Höhe der Versicherungsprämie auf das jeweilige mit dem Arzneimittel verbundene Risiko.

Für Arzneimittel, die nicht vorrätig gehalten, sondern erst für den Kunden direkt abgepackt oder abgefüllt werden, besteht keine Versicherungspflicht.

27 Straf- und Bußgeldvorschriften

Man unterscheidet hier Straftatbestände und Ordnungswidrigkeiten. Straftatbestände werden an die Staatsanwaltschaft gegeben und können mit Freiheitsstrafe bis zu 3 Jahren geahndet werden. Ordnungswidrigkeiten werden normalerweise nicht von der Staatsanwaltschaft verfolgt. Sie werden mit Geldbußen bis 25.000 € geahndet.

Mit Freiheitsstrafe bis zu 3 Jahren oder Geldbuße wird bestraft (§ 95), wer

- bedenkliche Arzneimittel in Verkehr bringt (§ 5)
- radioaktive Arzneimittel in Verkehr bringt (§ 7)
- apothekenpflichtige Arzneimittel außerhalb der Apotheke in Verkehr bringt (§ 43)
- den Vertriebsweg nicht einhält (§ 47)
- verschreibungspflichtige Arzneimittel für Tiere, die der Lebensmittelgewinnung dienen, ohne Verschreibung abgibt (§ 48)
- Fütterungsarzneimittel ohne Verschreibung an einen Tierhalter abgibt (§ 56)
- als Tierhalter Arzneimittel nicht in der Apotheke, beim Tierarzt oder gemäß § 56 beim Hersteller erwirbt

Mit Freiheitsstrafe bis zu 1 Jahr oder Geldbuße wird bestraft (§ 96), wer

- entgegen § 6 verbotene Stoffe verwendet
- unwirksame Arzneimittel in Verkehr bringt (§ 8 Schutz vor Täuschung)
- Arzneimittel ohne Herstellungserlaubnis herstellt (§ 13)
- Arzneimittel ohne Erlaubnis einführt (§ 72)
- Arzneimittel für Tiere ohne Zulassung in Verkehr bringt (§ 21)
- Zulassungs- oder Registrierungsunterlagen nicht vollständig vorlegt (§§ 22/38)
- ein zurückgerufenes Arzneimittel in Verkehr bringt (§ 30)
- eine Arzneimittelcharge ohne Freigabe in Verkehr bringt (§ 32)
- gegen die Voraussetzungen zum Schutz des Menschen bei klinischen Prüfungen verstößt (§ 40)

— Arzneimittel in Verkehr bringt, ohne eine Haftpflichtversicherung abgeschlossen zu haben (§ 94)

Ordnungswidrig handelt (§ 97), wer eine in § 96 bezeichnete Handlung fahrlässig begeht oder wer

— verfallene Arzneimittel in Verkehr bringt (§ 8)
— Arzneimittel ohne Namen des pharmazeutischen Unternehmers in Verkehr bringt (§ 9)
— Arzneimittel ohne vorgeschriebene Kennzeichnung in Verkehr bringt (§ 10)
— Arzneimittel ohne Packugsbeilage in Verkehr bringt (§ 11)
— apothekenpflichtige Arzneimittel außerhalb der Apotheke verkauft (§ 43)
— ohne die erforderliche Sachkenntnis Arzneimittel vertreibt (§ 50)
— bei der Überwachung des Arzneimittelverkehrs seiner Duldungspflicht, Mitwirkungs- und Anzeigenpflicht nicht nachkommt (§§ 66/67)
— entgegen § 52 Arzneimittel auf dem Wege der Selbstbedienung vertreibt

28 Übergangsregelung nach dem Einigungsvertrag

20 Jahre der nach Wiedervereinigung spielen die Übergangsregelungen des Einigungsvertrages für die östlichen Bundesländer nur noch eine geringe Rolle. Festdauernde Relevanz hat, dass die allgemeine Anzeigepflicht nach § 67 AMG nicht für Betriebe der neuen Bundesländer gilt, welche schon vor dem Einigungsvertrag ihre Tätigkeit ausgeübt haben.

Ferner darf Arzneimittel nach dem AMG auch heute noch herstellen, wer zum Zeitpunkt der Wiedervereinigung eine Herstellungserlaubnis nach dem Arzneimittelgesetz der DDR besaß.

Mehr müssen Sie hierzu nicht wissen.

Heilmittelwerbegesetz

29 Allgemein

Das Heilmittelwerbegesetz regelt die Werbung für Arzneimittel, Medizinprodukte und andere Mittel. Es dient der Sicherheit im Arzneimittelverkehr. Arzneimittel sind eine besondere Art von Ware, die nicht uneingeschränkt beworben werden darf, da die Arzneimittelanwendung auch immer mit Risiken und Nebenwirkungen verbunden ist.

Der Verbraucher könnte durch uneingeschränkte Arzneimittelwerbung veranlasst werden, Medikamente ohne ärztlichen Rat anzuwenden. Es gibt aber viele Krankheiten, bei denen scheinbar »harmlose« apothekenpflichtige oder freiverkäufliche Mittel bei Einzelpersonen gefährliche Folgen haben können. Um die Gesundheit der Verbraucher zu schützen, wird die Arzneimittelwerbung durch das Heilmittelwerbegesetz beschränkt.

30 Anwendungsbereiche:

Das Gesetz bezieht sich auf
- Arzneimittel
- Medizinprodukte
- andere Mittel (z. B. kosmetische Mittel), Verfahren, Behandlungen und Gegenstände, soweit

sich die Werbeaussagen auf die Erkennung, Beseitigung oder Linderung von Krankheiten, Leiden, Körperschäden oder krankhaften Beschwerden bei Mensch oder Tier beziehen
- operative plastisch-chirurgische Operationen, soweit sich die Werbeaussage auf Veränderungen des menschlichen Körpers ohne medizinische Notwendigkeit bezieht

31 Irreführende Werbung:

Eine Irreführung liegt vor, wenn
- Arzneimittel, Medizinprodukte oder andere Mittel und Verfahren eine Wirkung versprechen, die sie nicht haben
- fälschlicherweise ein Therapieerfolg suggeriert wird
- fälschlich der Eindruck erweckt wird, dass das Medikament bei bestimmungsgemäßem Gebrauch keine schädlichen Wirkungen hat
- unwahre Angaben über Zusammensetzung und Beschaffenheit von Arzneimitteln, Medizinprodukten, anderen Mitteln oder den Hersteller und seinen Erfolg gemacht werden
- suggeriert wird, dass die Werbung nicht zu Wettbewerbszwecken dient

32 Nicht zugelassene Arzneimittel

Die Werbung für Arzneimittel, die nach dem AMG der Zulassungspflicht unterliegen und nicht nach den arzneimittelrechtlichen Vorschriften zugelassen sind, ist unzulässig.

33 Pflichtangaben

Jede Werbung für Arzneimittel muss folgende Angaben enthalten:

- Name oder Firma und Sitz des pharmazeutischen Unternehmens
- die Bezeichnung des Arzneimittels
- die Zusammensetzung des Arzneimittels gemäß Arzneimittelgesetz
- die Anwendungsgebiete
- die Gegenanzeigen
- die Nebenwirkungen
- Warnhinweise
- der Hinweis »verschreibungspflichtig« bei verschreibungspflichtigen Medikamenten
- die Wartezeit bei Arzneimitteln zur Anwendung bei Tieren, die zur Lebensmittelgewinnung bestimmt sind

34 Laienwerbung

Bei Werbung außerhalb der Fachkreise muss der Text »Zu Risiken und Nebenwirkungen lesen Sie die Packungsbeilage und fragen Sie Ihren Arzt oder Apotheker« gut lesbar angegeben sein. Für freiverkäufliche Arzneimittel findet dieser Satz keine Anwendung.

Für verschreibungspflichtige Arzneimittel darf nur in Fachkreisen geworben werden. Zu diesen gehören Ärzte, Apotheker und andere Personen, die mit Arzneimitteln und Medizinprodukten Handel treiben.

❗ Für Schlafmittel und Psychopharmaka darf außerhalb der Fachkreise nicht geworben werden.

35 Besondere Indikationen

Außerhalb der Fachkreise darf für Arzneimittel folgender Indikationen nicht geworben werden:

- meldepflichtige Krankheiten
- Suchtkrankheiten
- krankhafte Komplikationen der Schwangerschaft, der Entbindung, des Wochenbetts
- Tumore

36 Werbemaßnahmen

Das Heilmittelwerbegesetz verbietet eine ganze Reihe von Werbemaßnahmen für Arzneimittel außerhalb der Fachkreise, die den Verbraucher irritieren oder beeinflussen könnten, wie z. B. Werbung in der Packungsbeilage für andere Arzneimittel. Ferner verbietet das HWG die Werbung mit:

- wissenschaftlichen Gutachten oder Zeugnissen
- dem Hinweis auf ärztliche Empfehlung
- der Wiedergabe von Krankengeschichten
- der bildlichen Darstellung von Personen in Berufsbekleidung oder bei Ausübung ihres Berufes
- bildlichen Darstellungen des menschlichen Körpers vor und nach einer Behandlung
- Aussagen, die Angstgefühle erzeugen können
- Maßnahmen, die sich überwiegend an Kinder unter 14 Jahren richten
- Preisausschreiben und Verlosungen, deren Ergebnis vom Zufall abhängig ist
- Abgabe von Arzneimittelproben (außer Zuwendungen von geringem Wert)

37 Residenzpflicht

Werbung gemäß Heilmittelwerbegesetz ist nur im entsprechenden Geltungsbereich zulässig.

38　Überwachung

Die Überwachung der Einhaltung des Heilmittelwerbegesetzes unterliegt den zuständigen Behörden.

39　Zuwiderhandlung

Wer dem Verbot der irreführenden Werbung zuwiderhandelt, macht sich strafbar und kann mit
Freiheitsstrafe bis zu einem Jahr oder Geldstrafe
bestraft werden.

Alle anderen Zuwiderhandlungen sind Ordnungswidrigkeiten und werden mit einer Geldbuße betraft

Übungsaufgaben und Lösungen

40 Übungsaufgaben zur Prüfungsvorbereitung

40.1 Überprüfung des gelernten Wissens

Die im ersten Abschnitt gestellten Fragen dienen der Wissensüberprüfung. Es sind einzelne auf die Buchinhalte bezogene Fragen, mit denen Sie Ihr Verständnis testen können.

Gesetzliche Grundlagen

Aufgabe 1:
Welche 6 Kenntnisse und Fähigkeiten muss man nachweisen, um über die erforderliche Sachkenntnis zu verfügen?

Die sieben Wissensgebiete

▪▪ Das Sortiment der freiverkäuflichen Arzneimittel

Aufgabe 2:
Was sind Arzneimittel?

Aufgabe 3:
Was sind Stoffe im Sinne des AMG?

Aufgabe 4:
Was sind keine Arzneimittel? Nennen Sie drei Beispiele:

Aufgabe 5:
Welche unten stehenden Personengruppen benötigen diätetische Lebensmittel?
a. Personen deren Verdauungs- oder Resorptionsprozess oder Stoffwechsel funktioniert
b. Personen die sich in besonderen physiologischen Umständen befinden
c. gesunde Säuglinge oder Kleinkinder

▪▪ Pflanzen, Chemikalien und Darreichungsformen in freiverkäuflichen Arzneimitteln

Aufgabe 6:
Was ist der Unterschied zwischen Drogen und Drogenzubereitungen?

Aufgabe 7:
Beschriften Sie die komplette Pflanze (◨ Abb. 40.1)

Aufgabe 8:
Nennen Sie 4 pflanzliche Inhaltsstoffe mit ihrer pharmazeutischen Anwendung.

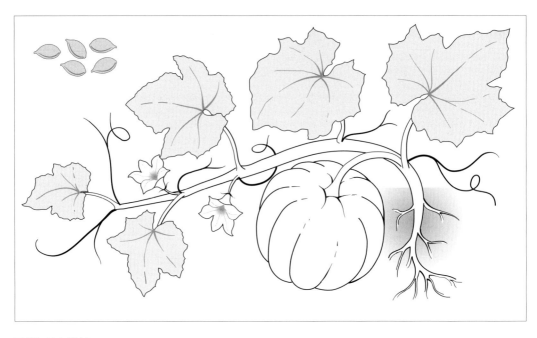

◻ Abb. 40.1 Kürbis

Aufgabe 9:
Beschreibe die Eigenschaften der folgenden Arzneidrogen:

Arzneidroge	Eigenschaften
Baldrianwurzel	
Bärentraubenblätter	
Birkenblätter	
Brennnesselblätter	
Enzianwurzel	
Fenchelfrüchte	
Hagebuttenschalen	
Holunderblüten / Fliedertee	
Hopfenzapfen	
Johanniskraut	
Kamillenblüten	
Lavendelblüten / Lavendelöl	

Arzneidroge	Eigenschaften
Leinsamen	
Liebstöckelwurzel	
Melissenblätter	
Pfefferminzblätter	
Ringelblumenblüten	
Rosmarinblätter	
Salbeiblätter – dalmatinischer Salbei	
Schachtelhalmkraut	
Schafgarbenkraut	
Spitzwegerichkraut	
Süßholzwurzel	
Tausendgüldenkraut	
Thymiankraut	
Wacholderbeeren / Wacholderölkapseln	
Wermutkraut	

Aufgabe 10:

Nennen Sie die Eigenschaften der folgenden flüssigen Arzneizubereitungen: Arnikatinktur, Baldriantinktur, Ethanol/Weingeist, Ether-Ethanol/Hoffmannstropfen, Glycerin, Kampferspiritus, Myrrhentinktur, Rizinusöl.

Aufgabe 11:

Welche Droge verwende ich beispielsweise bei einer Blasenentzündung?

Aufgabe 12:

Welche Droge verwende ich beispielsweise bei Fieber?

Aufgabe 13:

Welche Droge verwende ich beispielsweise bei Halsschmerzen?

Aufgabe 14:

Welche Droge verwende ich beispielsweise bei Venenleiden?

Aufgabe 15:

Welche Droge verwende ich beispielsweise bei schwachem Immunsystem?

Aufgabe 16:

Welche Droge verwende ich beispielsweise bei schwachem Kreislauf?

Aufgabe 17:

Welche Droge verwende ich beispielsweise bei Verdauungsproblemen?

Aufgabe 18:

Welche Droge verwende ich beispielsweise bei Durchfall?

Aufgabe 19:

Welche Droge verwende ich beispielsweise bei Verstopfung?

Aufgabe 20:

Welche Droge verwende ich beispielsweise bei nervösen Zuständen?

■ ■ **Ätherische Öle**

Aufgabe 21:

Wie werden ätherische Öle gewonnen?

Aufgabe 22:

Welches ätherische Öl hat diese Verwendung?

1. Verdauungsfördernd für Magen-Darm-Erkrankungen sowie antibakteriell und milchbildend.
2. in Erkältungsbädern und zur Inhalation.
3. entzündungshemmend und beruhigend.
4. zur Kühlung und gegen Kopfschmerzen sowie bei Erkrankungen des Hals-Nasen-Rachenraums.
5. zur Beruhigung und Harmonisierung, ferner gegen Motten.
6. stark durchblutungsfördernd, daher häufig Bestandteil in medizinischen Bädern und Salben.
7. wirkt gegen Bakterien (Pickel) und Pilze, ist aber nicht als Arzneimittel zugelassen. Achtung Allergie!
8. Bestandteil von Hustenmitteln, zur Inhalation, als Tee oder bei Entzündungen in der Mundhöhle.

Aufgabe 23:

Sonstige Bestandteile und Zubereitungen aus Pflanzen. Bitte erläutern Sie die Gewinnung und Verwendung:

1. Baldrianextrakt
2. Baldriantinktur
3. Franzbranntwein
4. Leinöl
5. Rizinusöl
6. Spitzwegerichzubereitungen
7. Weizenkleie

Aufgabe 24:

Ergänzen Sie in der folgenden Tabelle »Chemische Stoffe und deren Verwendung« die fehlenden Angaben.

Chemische Stoffe und deren Verwendung	
Stoff	Verwendung
Bittersalz	
Glaubersalz ▼	

Stoff	Verwendung
	Süßungsmittel für Diabetiker und Nahrungsergänzung bei Leberkranken; leicht wasserlösliches (70-80%), weißes Pulver
Heilerde	
	Innerlich zur unterstützenden Bildung von Haaren, Haut und Bindegewebe, äußerlich bei unreiner Haut
Kohle	
	Als mildes Laxans für Kinder (10-20 g) und zur Verbesserung der Darmflora (aber nicht auf Dauer)

■■ **Mineralstoffe und Spurenelemente**

Aufgabe 25:

Welche Mineralstoffe empfehlen Sie Sportlern und warum? Nennen Sie drei.

Aufgabe 26:

Welche Spurenelemente finden Sie z. B. in Speisesalz?

Aufgabe 27:

Welche Spurenelemente finden Sie z. B. in Bier?

Aufgabe 28:

Welche Spurenelemente finden Sie z. B. in Milch?

Aufgabe 29:

Welche Spurenelemente finden Sie z. B. in Nüssen?

■■ **Vitamine, fett- und wasserlöslich**

Aufgabe 30:

Warum sollte Salat immer mit etwas Öl gegessen werden?

Aufgabe 31:

Warum können fettlösliche Vitamine überdosiert werden und wasserlösliche nicht?

■■ **Darreichungsformen**

Aufgabe 32:

Nennen Sie mindestens fünf Darreichungsformen, die grundsätzlich freiverkäuflich sind.

■■ **Erkennung verdorbener, verwechselter und verfälschter Arzneimittel**

Aufgabe 33:

Woran erkennen Sie, dass folgende Zubereitungen verdorben sind?

1. Dragees
2. Kapseln
3. Liquida
4. Pflanzensäfte
5. Salben, Gele und Cremes

Aufgabe 34:

Bitte ergänzen Sie den folgenden Lückentext:

Verfälschte Arzneimittel sind _____ zu beobachten. Bewusst oder _____ können Drogen verfälscht werden. In den einzelnen _____ der Arzneibücher sind mögliche Verfälschungen genannt und wie sie _____ werden können. In der Regel bestätigt der _____, dass es sich um eine _____ Arzneibuchdroge handelt.

Aufgabe 35:

Was kann bei Arzneimitteln verwechselt werden? 3 Möglichkeiten werden gesucht.

Aufgabe 36:

Wer trägt die Verantwortung, wenn eine Verwechselung auftritt und welche Möglichkeiten der Vermeidung gibt es?

■■ **Ordnungsgemäße Lagerung, Lagertemperatur und Verfalldatum**

Lagerung und Temperatur

Aufgabe 37:

Wo lagern Sie, wenn angegeben ist

1. nicht über 8° Celsius?
2. nicht über 20° Celsius?
3. nicht über 25° Celsius?

Aufgabe 38:

Welche relative Luftfeuchtigkeit benötigt man bei der Lagerung von ätherischen Öldrogen?

a. 30 – 40 %
b. 40 – 50 %
c. 50 – 60%

Aufgabe 39:

Welche Angaben sind richtig: Der Einzelhändler muss streng darauf achten, dass Arzneimittel

a. nicht deutlich getrennt von anderen Waren gelagert werden wie Lebensmittel, Diätetika, Kinder- und Erwachsenen-Nährmittel, Futtermittel, Pflanzenschutzmittel, Schädlingsbekämpfungsmittel, Reinigungsmittel, Kosmetika, ...

b. kühl und/ oder trocken aufbewahrt werden müssen

c. ohne Lagerhinweise diese Arzneimittel zwischen 15° und 25°Celsius zu lagern sind (also nicht im Schaufenster, neben der Heizung, der Klimaanlage,...)

Aufgabe 40:

Ergänzen Sie bitte die Angaben zu den Haltbarkeiten im Text:

Flüssige Vitaminpräparate sind ca. __ Jahr haltbar. Leinöl ca. __ Jahr. Bei kühler und trockener Lagerung sind fettreiche Samen und Früchte bis zu __ Jahren haltbar.

■■ **Ordnungsgemäßes Abfüllen, Umfüllen, Abpacken und Kennzeichnen**

Aufgabe 41:

Der Einzelhändler, der die Sachkenntnis nach § 50 AMG besitzt, braucht keine Herstellungserlaubnis für das Umfüllen, Abpacken und Kennzeichen von AM. Was aber ist ihm untersagt?

Aufgabe 42:

Was sind die speziellen Anforderungen und was versteht man unter folgenden Punkten?

1. Arbeitsplatzhygiene
2. Crosscontamination
3. Chargenbezeichnung
4. Essen & Trinken
5. Haltbarkeit
6. Persönliche Hygiene
7. Tara

■■ **Unsachgemäßer Umgang und Gefahren**

Aufgabe 43:

Nennen Sie zwei Beispiele für den möglichen unsachgemäßen Umgang mit freiverkäuflichen Arzneimitteln oder Drogen.

Aufgabe 44:

Was kann passieren, wenn man ein vom Arzt verordnetes Arzneimittel durch ein freiverkäufliches Arzneimittel ersetzt oder ergänzt?

■■ **Arzneimittel- und Heilmittelwerbegesetz**

Aufgabe 45:

Ergänzen Sie den folgenden Text zum Arzneimittelgesetz (AMG):

Es ist der Zweck dieses Gesetzes, im Interesse einer ordnungsgemäßen _____ von _____ und _____ für die _____ im Verkehr mit Arzneimitteln, insbesondere für die _____, _____ und _____ der Arzneimittel zu sorgen.

Aufgabe 46:

Ergänzen Sie den folgenden Text zum Heilmittelwerbegesetz:

Es regelt die _____ für _____, _____ und andere Mittel. Es dient der _____ im _____!

Die Bewerbung von Arzneimitteln wird, um die _____ der _____ zu schützen, beschränkt.

Arzneimittelkunde

Aufgabe 47:

Welche Möglichkeiten kennen Sie ein Arzneimittel anzuwenden? Nennen Sie Beispiele.

Aufgabe 48:

Beschreiben Sie in eigenen Worten die orale Applikation, Resorption und Elimination.

■■ **Abführmittel**

Aufgabe 49:

Was versteht man unter Verstopfung und was können die Ursachen dafür sein?

Aufgabe 50:

Nennen Sie drei Lebensmittelgruppen, die viele Ballaststoffe enthalten

Aufgabe 51:

Welche Stoffe zählen zu den Quellmitteln?

a. Flohsamen

b. Leinsamen

c. Hagebuttenschalen

d. Weizenkleie

▪▪ Appetitfördernde und verdauungsanregende Mittel

Aufgabe 52:

Durch was wird der Appetit angeregt? Nennen Sie Beispiele.

▪▪ Bäder

Aufgabe 53:

Welche zwei Arten von Bädern kennen Sie?

Aufgabe 54:

Bäder: Nennen Sie drei typische Inhaltsstoffe und deren Anwendung.

▪▪ Mittel zur Vorbeugung von Arteriosklerose

Aufgabe 55:

Was versteht man unter Arteriosklerose?

Aufgabe 56:

Ergänzen Sie den folgenden Satz: Zu den Risiko-faktoren zählen u.a. _____

▪▪ Beruhigungsmittel

Aufgabe 57:

Welche der folgenden Drogen sind pflanzliche Se-dativa?

a. Baldrian

b. Melisse

c. Kamille

d. Hopfen

Aufgabe 58:

Was muss während der Einnahme von Johannis-kraut beachtet werden?

▪▪ Blasen- und Nierenmittel

Aufgabe 59:

Wozu benötigen wir eine Niere?

Aufgabe 60:

Wie kommt es zu einer Blasenentzündung?

▪▪ Diätetika

Aufgabe 61:

Was bedeutet Crash-Diät? Formula-Diät? Und JoJo-Effekt?

Aufgabe 62:

Ist der Einsatz von Diätetika sinnvoll?

▪▪ Durchblutungsfördernde Mittel

Aufgabe 63:

Ergänzen Sie: Durchblutungsfördernde Mittel wer-den angewandt bei _____.

Aufgabe 64:

Wie wirken Einreibungen, die z.B. Kampfer oder Menthol enthalten?

▪▪ Arzneimittel gegen Eisenmangelanämie

Aufgabe 65:

Wie hoch liegt der tägliche Eisenbedarf?

a. Mann 1 mg

b. Frau 2 mg

c. Mann 3 mg

d. Frau 4 mg

Aufgabe 66:

Was versteht man unter einer Eisenmangelanä-mie?

▪▪ Empfängnisverhütungsmittel

Aufgabe 67:

Dürfen hormonhaltige Arzneimittel außerhalb der Apotheke abgegeben werden?

Aufgabe 68:

Schützen Mittel wie Diaphragmagel, Ovula und Cremes 100%ig vor einer Schwangerschaft uns Geschlechtskrankheiten?

▪▪ Heilwässer

Aufgabe 69:

Wovon hängt die Heilwirkung von Heilwässern ab?

Aufgabe 70:

Nennen Sie zwei Anforderungen, die ein Heilwas-ser erfüllen muss.

■■ **Herz- und Kreislaufmittel**

Aufgabe 71:

Wie wirken Weißdornblätter, -blüten, oder -früchte?

Aufgabe 72:

Wieso wird Hopfen auch als Herz- und Kreislaufmittel angewandt?

■■ **Erkältungsmittel**

Aufgabe 73:

Was sind die hauptsächlichen Symptome einer Erkältung?

a. Halsschmerzen

b. Husten

c. Fieber

d. Schnupfen

Aufgabe 74:

Nennen Sie zwei Hustenstiller und zwei Hustenlöser

Aufgabe 75:

Nennen Sie einen Inhaltsstoff eines freiverkäuflichen Schnupfenmittels

■■ **Mittel gegen Hühneraugen und Hornhaut**

Aufgabe 76:

Wie nennt man Substanzen, die verdickte Haut erweichen und sogar ablösen können?

Aufgabe 77:

Welche zwei Substanzen werden vorrangig in Mitteln gegen Hühneraugen und Hornhaut verwendet?

■■ **Leber- und Gallemittel**

Aufgabe 78:

Was ist die Funktion der Leber?

Aufgabe 79:

Was ist die Funktion der Galle?

Aufgabe 80:

Nennen Sie drei der wichtigsten Pflanzen, die die Leber- und Gallenfunktion unterstützen

■■ **Mineralstoffe und Spurenelemente**

Aufgabe 81:

In welche beiden Gruppen werden Mineralstoffe eingeteilt? Nennen Sie jeweils zwei Beispiele.

Aufgabe 82:

Warum benötigen wir Mineralstoffe und Spurenelemente?

■■ **Mund und Rachendesinfektionsmittel**

Aufgabe 83:

Wie wirken

1. Cetylpyridiniumchlorid?

2. Propolis?

3. Pfefferminzöl?

■■ **Arzneimittel gegen Magenübersäuerung**

Aufgabe 84:

Wie lautet der Fachausdruck für Arzneimittel gegen Magenübersäuerung?

Aufgabe 85:

Werden auch pflanzliche Arzneimittel verwendet? Wenn ja, welche?

■■ **Rheumamittel**

Aufgabe 86:

Was wird bei entzündlichen Formen des Rheumas beobachtet?

Aufgabe 87:

Nennen Sie eine Droge und ein Vitamin, die hauptsächlich bei Rheuma eingenommen werden.

■■ **Potenzmittel**

Aufgabe 88:

Wie werden Potenzmittel angewandt?

Aufgabe 89:

Was ist Lidocain und wie wirkt es?

■■ **Stoffwechsel- und Entschlackungsmittel**

Aufgabe 90:

Was bezeichnet der Stoffwechsel?

Aufgabe 91:

Nennen Sie drei mögliche Stoffwechselformen

■■ Tierarzneimittel

Aufgabe 92:

Wozu verwendet man Halsbänder, auf die ein Insektizid aufgetragen ist?

Aufgabe 93:

Was ist nach der Behandlung mit Puder oder Spray unbedingt zu tun, da die Wirkstoffe für Menschen, insbesondere für Kinder gefährlich sind?

■■ Tonika, Roboranzien und Stärkungsmittel

Aufgabe 94:

Was sind Tonika?

Aufgabe 95:

Was sind Roboranzien?

Aufgabe 96:

Nennen Sie eine Droge, die immunstimulierend wirkt und bei Erschöpfungszuständen angewandt wird.

■■ Venenmittel

Aufgabe 97:

Was ist die Funktion der Venen?

Aufgabe 98:

Ergänzen Sie den folgenden Text:
Durch _____, langes Sitzen oder _____ kommt es zur Störung des Klappensystems und zur Erweiterung der Beinvenen.
Bei echten _____ muss ein Arzt zu rate gezogen werden.

■■ Vitaminpräparate

Aufgabe 99:

Was hat die Galle mit Vitaminen zu tun?

Aufgabe 100:

Für welche Funktion sind folgende Vitamine zuständig?
1. Vitamin A
2. Vitamin E
3. Vitamin B6
4. Vitamin C

■■ Mittel zur Wundbehandlung

Aufgabe 101:

Wie wirkt Zinkoxid?

Aufgabe 102:

Wie wirkt Lebertran?

Aufgabe 103:

Was ist bei reinem Lebertran zu beachten?

■■ Verstauchungen und Prellungen

Aufgabe 104:

Was ist eine Verstauchung?

Aufgabe 105:

Wie werden leichte Verstauchungen behandelt?

■■ Durchfall-Erkrankungen

Aufgabe 106:

Was sind häufige Ursachen für Durchfall?

Aufgabe 107:

Wie wird Durchfall behandelt?

Arzneimittelgesetz

■■ Arzneimittelbegriff

Aufgabe 108:

Welche Substanzen und Materialien können ein Arzneimittel sein? Nennen Sie Beispiele.

Aufgabe 109:

Nennen Sie drei fiktive Arzneimittel

Aufgabe 110:

Was sind Lebensmittel laut § 2 Abs. 2?

Aufgabe 111:

Was sind Kosmetika laut § 2 Abs. 5? Kosmetika sind dazu bestimmt
a. innerlich zu reinigen und zu pflegen
b. äußerlich zu reinigen und zu pflegen
c. am Menschen und Tier
d. am Menschen und in der Mundhöhle

Aufgabe 112:

Wo liegen die Unterschiede zwischen Nahrungsergänzungsmitteln und Diätetika?

Aufgabe 113:

Wann handelt es sich um ein Arzneimittel?

a. wenn es hauptsächlich zur Linderung von Krankheiten angewandt wird.

b. wenn es hauptsächlich zur Beseitigung von Krankheiten angewandt wird.

c. wenn es hauptsächlich zur Linderung und zur Beseitigung von Krankheiten angewandt wird.

▪▪ **Medizinprodukte**

Aufgabe 114:

Nennen Sie Beispiele für folgende Medizinprodukte

1. Zur Erkennung, Behandlung, Linderung, Verhütung, Überwachung von Krankheiten, Verletzungen oder Behinderungen

2. Zur Untersuchung, Ersetzung, Veränderung des anatomischen Aufbaus oder physiologischen Vorgangs

▪▪ **Anforderungen an Arzneimittel**

Aufgabe 115:

Ergänzen Sie den folgenden Satz:

Ein Arzneimittel ist bedenklich, wenn der Verdacht besteht, dass der _____.

Aufgabe 116:

Ergänzen Sie: Es ist verboten, Arzneimittel herzustellen oder zu vertreiben, wenn _____ (4 Punkte).

▪▪ **Packungsbeilage**

Aufgabe 117:

Packungsbeilage – ergänzen Sie die folgende Auflistung:

1. Bezeichnung des Arzneimittels
2. _____
3. Anwendungsgebiete
4. _____
5. besondere Vorsichtsmaßnahmen
6. _____
7. besondere Warnhinweise
8. _____
9. Art der Anwendung
10. _____
11. Dauer der Behandlung
12. _____
13. Nebenwirkungen

14. _____
15. quantitative Zusammensetzung von Wirkstoffen, qualitative Zusammensetzung von Wirk- und Hilfsstoffen
16. _____
17. Anschrift des pharmazeutischen Unternehmens
18. _____

Aufgabe 118:

Schneiden Sie die Form an den Rändern aus und beschriften und kennzeichnen Sie die unten stehende Packung vollständig nach den Angaben in ▶ Kap. 12.6.1. Kleben Sie sie anschließend an den dafür vorgesehenen Laschen zusammen. (Zum Ausschneiden finden Sie die Form im DIN A4-Format unter www.springer.com/978-3-642-10281-3 im Internet)

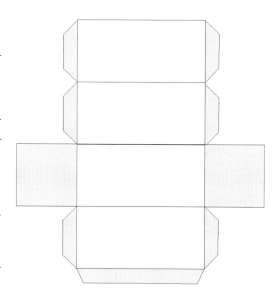

☐ Abb. 40.2 Faltschachtel.

▪▪ **Herstellung von Arzneimitteln**

Aufgabe 119:

Um die Erlaubnis zur Herstellung von Arzneimitteln zu bekommen, bedarf es welcher 4 Voraussetzungen und personellen Qualifikationen?

■■ Zulassung und Registrierung von Arzneimitteln

Aufgabe 120:

Wer beantragt die Zulassung von Arzneimitteln?

a. der Kunde

b. der Einzelhändler

c. die Bundesbehörde

Aufgabe 121:

Wer entscheidet über die Zulassung?

a. der Kunde

b. der Einzelhändler

c. die Bundesbehörde

■■ Schutz des Menschen bei der klinischen Prüfung

Aufgabe 122:

Klinische Prüfung – was wird in der jeweiligen Phase geprüft?

1. Phase I

2. Phase II

3. Phase III

■■ Abgabe von Arzneimitteln

Aufgabe 123:

Freiverkäufliche Arzneimittel dürfen

a. Krankheiten, Leiden und krankhafte Beschwerden lindern

b. Krankheiten verhüten und vorbeugen

c. den Organismus stärken

■■ Ausnahme von der Apothekenpflicht

Aufgabe 124:

Wie werden Heilwässer definiert und was ist ihre Besonderheit?

Aufgabe 125:

Wofür werden folgende Präparate angewandt?

1. Desinfektionsmittel

2. Mund- und Rachendesinfektionsmittel

3. Mundwässer

■■ Einschränkung von der Freiverkäuflichkeit

Aufgabe 126:

Was bedeuten folgende Begriffe?

1. antibiotisch

2. antihistamin

3. hormonartig

■■ Vertriebswege

Aufgabe 127:

Ergänzen Sie den folgenden Text:

Pharmazeutische Großhändler und Unternehmer dürfen andere Pharmagroßhändler ___ beliefern. Handelt es sich um Blutprodukte, menschliches Gewebe, Infusionslösungen, Impfstoffe, dürfen die Großhändler auch unter Umgehung der Apotheke _____ und _____ direkt beliefern.

Auch _____ dürfen Tierarzneimittel direkt an den Halter abgeben.

■■ Abgabe im Reisegewerbe

Aufgabe 128:

Als Pharmavertreter ist man sehr viel unterwegs. Gehört die Tätigkeit als Pharmaberater auch zum Reisegewerbe?

■■ Selbstbedienung

Aufgabe 129:

Ist es richtig, dass Arzneimittel generell zur Selbstbedienung freigegeben sind?

Aufgabe 130:

Es muss mindestens eine Person mit Sachkenntnis vor Ort sein, um den Kunden für Aufgaben zur Verfügung zu stehen. Ja oder Nein?

■■ Sicherung und Kontrolle der Qualität

Aufgabe 131:

An was stellt die Betriebsordnung Anforderungen? Nennen Sie drei Punkte.

■■ Arzneibuch

Aufgabe 132:

Was stellt das Arzneibuch dar?

■■ Sondervorschriften für Tierarzneimittel

Aufgabe 133:

Aus was werden Fütterungsarzneimittel hergestellt?

Aufgabe 134:

An wen und unter welchen Bedingungen dürfen Fütterungsarzneimittel abgegeben werden?

Aufgabe 135:

Was ist das Besondere bei Tieren, die der Lebensmittelherstellung dienen?

▪▪ **Beobachtung, Sammlung und Auswertung von Arzneimittelrisiken**

Aufgabe 136:

Ergänzen Sie den folgenden Text zur »Beobachtung, Sammlung und Auswertung von Arzneimittelrisiken«:

Das _____ für Arzneimittel und _____ hat die Aufgabe, die bei der Arzneimittelanwendung auftretenden Risiken wie Nebenwirkungen, Wechselwirkungen mit anderen Mitteln, Gegenanzeigen und Verfälschungen zu überwachen. Es ist für die _____, _____ und _____ von Arzneimittelrisiken verantwortlich.

▪▪ **Überwachung des Arzneimittelverkehrs**

Aufgabe 137:

Welche Gesetzte werden bei der Überwachung eingehalten?

Aufgabe 138:

Bei Einzelhändlern darf ein Fertigarzneimittel als Probe entnommen werden. Wer muss hier eine angemessene Entschädigung leisten?

▪▪ **Allgemeine Anzeigepflicht für Einzelhändler**

Aufgabe 139:

Einzelhändler müssen über ihre Art der Tätigkeit Auskunft erteilen, ob sie

a. einkaufen
b. abpacken
c. umpacken
d. in Vertrieb bringen

▪▪ **Einfuhr**

Aufgabe 140:

Arzneimittel, die der Zulassungspflicht unterliegen müssen in Deutschland zugelassen sein.

a. Nur bei Einfuhr aus EU-Ländern
b. Nur bei Einfuhr aus Nicht-Eu-Staaten
c. bei beiden oben genannten

▪▪ **Informationsbeauftragter, Pharmaberater**

Aufgabe 141:

Nennen Sie fünf Personengruppen, die als Pharmaberater arbeiten dürfen.

▪▪ **Arzneimittelpreisverordnung**

Aufgabe 142:

Zwischen wem regelt die Arzneimittelpreisverordnung die Preisspannen?

Aufgabe 143:

Welche Arzneimittel sind von der Arzneimittelpreisverordnung ausgenommen?

▪▪ **Haftung für Arzneimittelschäden**

Aufgabe 144:

Wann tritt die pharmazeutische Haftpflichtversicherung in Kraft?

Aufgabe 145:

Wann besteht eine Ersatzpflicht?

▪▪ **Straf- und Bußgeldvorschriften**

Aufgabe 146:

Wie werden Straftatbestände und Ordnungswidrigkeiten geahndet?

▪▪ **Übergangsregelung nach dem Einigungsvertrag**

Aufgabe 147:

Was regelt der Einigungsvertrag und wann trat er in Kraft?

Heilmittelwerbegesetz

Aufgabe 148:

Warum dürfen Arzneimittel nicht uneingeschränkt beworben werden?

▪▪ **Irreführende Werbung**

Aufgabe 149:

Nennen Sie drei Punkte, wann eine irreführende Werbung vorliegt.

▪▪ **Pflichtangaben**

Aufgabe 150:

Welche Pflichtangaben sind für Arzneimittelwerbung anzugeben?

■ ■ **Laienwerbung**

Aufgabe 151:

Welche Arzneimittel dürfen nur in Fachkreisen beworben werden?

a. freiverkäufliche Arzneimittel

b. verschreibungspflichtige Arzneimittel

c. Schlafmittel und Psychopharmaka

■ ■ **Besondere Indikationen**

Aufgabe 152:

Was sind im HWG besondere Indikationen? Nennen Sie zwei.

■ ■ **Werbemaßnahmen**

Aufgabe 153:

Welche Angaben sind richtig: Das HWG verbietet eine ganze Reihe von Werbemaßnahmen für Arzneimittel außerhalb der Fachkreise, die den Verbraucher irritieren oder beeinflussen könnten, wie z.B.

a. Werbung in der Packungsbeilage für andere Arzneimittel

b. wissenschaftliche Gutachten oder Zeugnisse

c. fehlender Hinweis auf ärztliche Empfehlung

d. Wiedergabe von Krankengeschichte

e. fehlende bildliche Darstellung des menschlichen Körpers vor und nach einer Behandlung

f. Abgabe von Arzneimittelproben (außer Zugaben von hohem Wert)

■ ■ **Residenzpflicht**

Aufgabe 154:

Ergänzen Sie:

Residenzpflicht: Werbung gemäß HWG ist nur im _____ _____ zulässig.

■ ■ **Zuwiderhandlung**

Aufgabe 155:

Ergänzen Sie:

Wer dem Verbot der irreführenden Werbung zuwiderhandelt macht sich _____! Er kann mit _____ oder _____ bestraft werden.

40.2   Übungsaufgaben zum DIHK-Aufgabenkatalog

Die folgenden Aufgaben sind eine Auswertung des DIHK-Aufgabenkatalogs. Themengebiete, die gefragt werden, wurden hier aufgegriffen. In der Prüfung werden es Multiple-Choice-Fragen sein.

■ ■ **Gesetzliche Bestimmungen Arzneimittel – Kosmetika**

Aufgabe 156:

Nennen Sie Substanzen und Artikel, die zu den apothekenpflichtigen Arzneimitteln zählen.

Aufgabe 157:

Nennen Sie Substanzen und Artikel, die zu den Fertigarzneimitteln zählen.

Aufgaben 158:

Nennen Sie Substanzen und Artikel die zu den freiverkäuflichen Arzneimitteln zählen.

Aufgaben 159:

Nennen Sie Substanzen und Artikel, die zu den kosmetischen Mitteln zählen.

Aufgabe 160:

Nennen Sie Substanzen und Artikel, die zu den diätetischen Lebensmitteln zählen.

Aufgabe 161:

Nennen Sie Substanzen und Artikel, die zu den Medizinprodukten zählen.

Aufgabe 162:

Nennen Sie Substanzen und Artikel die im Reisegewerbe angeboten werden dürfen.

Aufgabe 163:

Welcher Stoff oder welche Zubereitung darf von Ihnen abgefüllt werden?

Aufgabe 164:

Welcher Stoff oder welche Zubereitung darf von Ihnen nicht abgefüllt werden?

Aufgabe 165:
Welcher Stoff oder welche Zubereitung darf nur mit einem Sachkundenachweis im Einzelhandel an den Endverbraucher abgegeben werden?

Aufgabe 166:
Welcher Stoff oder welche Zubereitung darf ohne einen Sachkundenachweis im Einzelhandel an den Endverbraucher abgegeben werden?

Aufgabe 167:
Nennen Sie Arzneimittel die zur unmittelbaren Abgabe an den Verbraucher abgefüllt werden dürfen?

Aufgabe 168:
Nennen Sie Arzneimittel die zur unmittelbaren Abgabe an den Verbraucher nicht abgefüllt werden dürfen?

Aufgabe 169:
Für welche Leiden und/ oder Krankheiten dürfen Sie keine Fertigarzneimittel abgeben?

Aufgabe 170:
Für welche Leiden und/ oder Krankheiten dürfen Sie Fertigarzneimittel abgeben?

Aufgabe 171:
Welche Angaben müssen auf die äußere Verpackung von Fertigarzneimitteln?

Aufgabe 172:
Welche Angaben müssen nicht auf die äußere Verpackung von Fertigarzneimitteln?

Aufgabe 173:
Welche Angaben müssen auf die Gebrauchsinformation von Beipackzetteln?

Aufgabe 174:
Welche Angaben müssen nicht auf die Gebrauchsinformation von Beipackzetteln?

Aufgabe 175:
Welcher Stoff oder welche Zubereitung darf von Ihnen abgegeben werden?

Aufgabe 176:
Welcher Stoff oder welche Zubereitung darf von Ihnen nicht abgegeben werden?

Aufgabe 177:
Was ist beim Verkauf von Hundehalsbändern mit Flohschutz zu beachten?

Aufgabe 178:
Welche Kenntnisse müssen Sie in der Sachkundeprüfung nach AMG §50 nachweisen?

Aufgabe 179:
Welche Kenntnisse müssen Sie in der Prüfung nach AMG § 50 nicht nachweisen?

Aufgabe 180:
Gegen welche Krankheiten dürfen Sie nach AMG § 50 Arzneimittel verkaufen?

Aufgabe 181:
Welche Darreichungsform ist stets apothekenpflichtig?

Aufgabe 182:
Was ist der Inhalt der Anlage 1a?

Aufgabe 183:
Was ist der Inhalt der Anlage 1b?

Aufgabe 184:
Was ist der Inhalt der Anlage 1c?

Aufgabe 185:
Was ist der Inhalt der Anlage 2a?

Aufgabe 186:
Was ist der Inhalt der Anlage 2b?

Aufgabe 187:
Was ist der Inhalt der Anlage 2c?

■■ **Freiverkäufliche und apothekenpflichtige Arzneimittel**

Aufgabe 188:
Welche Stoffe oder Zubereitungen sind für den Verkehr außerhalb von Apotheken zugelassen?

Aufgabe 189:
Welche Stoffe oder Zubereitungen sind für den Verkehr außerhalb von Apotheken nicht zugelassen?

Aufgabe 190:
Nennen Sie apothekenpflichtige Drogen?

Aufgabe 191:
Nennen Sie freiverkäufliche Drogen.

Aufgabe 192:
Welche Drogen dürfen nicht in freiverkäuflichen Tees enthalten sein?

Aufgabe 193:
Einige Stoffe sowie Zubereitungen aus Stoffen und Arzneimittel dürfen als Heilmittel von Ihnen verkauft werden. Welche gehören dazu?

Aufgabe 194:
Einige Stoffe sowie Zubereitungen aus Stoffen und Arzneimittel dürfen als Heilmittel von Ihnen verkauft werden. Welche gehören nicht dazu?

Aufgabe 195:
Für welche Leiden und Krankheiten am Menschen dürfen Sie freiverkäufliche Arzneimittel verkaufen?

Aufgabe 196:
Für welche Leiden und Krankheiten am Menschen dürfen Sie freiverkäufliche Arzneimittel nicht verkaufen?

Aufgabe 197:
Welche löslichen Aufgusspulver sind als Heilmittel freiverkäuflich? Nennen Sie Tees mit den dazugehörigen Anwendungsgebieten.

Aufgabe 198:
Welche löslichen Aufgusspulver sind als Heilmittel nicht freiverkäuflich? Nennen Sie Tees mit den dazugehörigen Anwendungsgebieten.

Aufgabe 199:
Welche arzneilich wirksamen Flüssigkeiten sind nicht freiverkäuflich?

■■ **Begriffsbestimmung, Darreichungsform, Beschaffenheit, Zubereitungsformen und Inhaltsstoffe**

Aufgabe 200:
Nennen Sie Beispiele für chemische Elemente

Aufgabe 201:
Nennen Sie Beispiele für chemische Verbindungen

Aufgabe 202:
Nennen Sie ein Beispiel für künstlich hergestellte Gemische aus chemischen Verbindungen

Aufgabe 203:
Nennen Sie ein Beispiel für natürlich vorkommende Lösungen

Aufgabe 204:
Welche Arzneiformen sind für den Verkehr außerhalb von Apotheken grundsätzlich nicht zugelassen?

Aufgabe 205:
Nennen Sie Beispiele, die eine »Zubereitung aus Stoffen« darstellen

Aufgabe 206:
Nennen Sie Beispiele, die keine »Zubereitung aus Stoffen« darstellen

Aufgabe 207:
Nennen Sie Drogen, die überwiegend ätherisches Öl enthalten.

Aufgabe 208:
Nennen Sie Drogen, die überwiegend fette Öle enthalten.

Aufgabe 209:
Nennen Sie Drogen, die überwiegend Bitterstoffe enthalten.

Aufgabe 210:
Nennen Sie Drogen, die überwiegend Schleim enthalten.

Aufgabe 211:
Nennen Sie Drogen, die überwiegend auswurffördernde Stoffe enthalten.

Aufgabe 212:
Nennen Sie Drogen, die überwiegend Gerbstoffe enthalten.

Aufgabe 213:
Welcher Stoff ist ein Stoff im Sinne des Arzneimittelgesetzes?

Aufgabe 214:
Welcher Stoff ist kein Stoff im Sinne des Arzneimittelgesetzes?

Aufgabe 215:
Nennen Sie fünf wasserlösliche Vitamine

▪▪ Lagerung und Abgabe
Aufgabe 216:
Welche Lagertemperaturen kennen Sie und was ist damit gemeint? Nennen Sie Beispiele.

Aufgabe 217:
Nennen Sie Anzeichen, die auf eine verdorbene Ware hinweisen.

Aufgabe 218:
Wie können Sie Verfalldaten vollständig überprüfen?

Aufgabe 219:
Wie lange und in welchen Behältnissen dürfen Samen im Allgemeinen gelagert werden?

Aufgabe 220:
Nennen Sie leicht entzündliche Stoffe und Zubereitungen.

▪▪ Pharmakologie
Aufgabe 221:
Welche Aussagen treffen für Wacholderbeeren zu?

Aufgabe 222:
Welche Aussagen treffen auf Desinfektionsmittel zu?

Aufgabe 223:
Welche freiverkäuflichen Heilmittel sind bei Husten zu empfehlen? Wobei werden sie angewandt?

Aufgabe 224:
Welche Substanzen haben eine abführende Wirkung?

Aufgabe 225:
Welche Drogen werden wegen ihrer harntreibenden Wirkung in einem Blasen- und Nierentee verwendet?

Aufgabe 226:
Welche verkehrsfähigen und freiverkäuflichen Drogen können wegen ihrer beruhigenden Wirkung in einen Beruhigungstee gegeben werden?

Aufgabe 227:
Arzneimittel gegen Hühneraugen und Hornhaut dürfen Sie verkaufen. Welches sind gebräuchliche Inhaltsstoffe?

▪▪ Werbung
Aufgabe 228:
Welche Angabe muss bei der Werbung für ein Arzneimittel unbedingt gemacht werden?

Aufgabe 229:
Nennen Sie Beispiele für unzulässige Arzneimittelwerbung.

Aufgabe 230:
Nennen Sie Beispiele für Werbemethoden, die für Arzneimittel unzulässig sind.

Aufgabe 231:
Für welche Arzneimittel darf außerhalb von Fachkreisen keine Werbung gemacht werden?

Aufgabe 232:
Fertigarzneimittel müssen auf ihren Behältnissen bestimmte Angaben tragen. Nennen Sie drei.

41 Antworten

Antwort zu 1:
Die erforderliche Sachkenntnis besitzt, wer Kenntnisse und Fertigkeiten über das
1. ordnungsgemäße Abfüllen
2. ordnungsgemäße Abpacken
3. ordnungsgemäße Kennzeichnen
4. ordnungsgemäße Lagern
5. ordnungsgemäße Inverkehrbringen
6. von Arzneimitteln, die zum Verkehr außerhalb der Apotheke freigegeben sind, sowie Kenntnisse über die für diese Arzneimittel geltenden Vorschriften nachweist.

Antwort zu 2:
Arzneimittel sind Stoffe und Zubereitungen aus Stoffen, die dazu bestimmt sind, durch Anwendung am oder im menschlichen oder tierischen Körper
1. Krankheiten, Leiden, Körperschäden oder krankhafte Beschwerden zu heilen, zu lindern, zu verhüten oder zu erkennen
2. die Beschaffenheit, den Zustand oder die Funktionen des Körpers oder seelische Zustände erkennen zu lassen,
3. vom menschlichen oder tierischen Körper erzeugte Wirkstoffe oder Körperflüssigkeiten zu ersetzen,
4. Krankheitserreger, Parasiten oder körperfremde Stoffe abzuwehren, zu beseitigen oder unschädlich zu machen oder
5. die Beschaffenheit, den Zustand oder die Funktionen des Körpers oder seelische Zustände zu beeinflussen.

Antwort zu 3:
Stoffe im Sinne des AMG sind
1. chemische Elemente und chemische Verbindungen, sowie deren natürlich vorkommende Gemische und Lösungen,
2. Pflanzen, Pflanzenteile, Pflanzenbestandteile, Algen, Pilze und Flechten in bearbeitetem oder unbearbeitetem Zustand,
3. Tierkörper, auch lebender Tiere sowie Körperteile, -bestandteile und Stoffwechselprodukte von Mensch oder Tier in bearbeitetem oder unbearbeitetem Zustand,

4. Mikroorganismen einschließlich Viren sowie deren Bestandteile oder Stoffwechselprodukte.

Antwort zu 4:
1. Lebensmittel
2. kosmetische Mittel
3. Tabakerzeugnisse
4. Stoffe oder Zubereitungen aus Stoffen (zur äußerlichen Anwendung am Tier)
5. Futtermittel
6. Medizinprodukte und Zubehör für Medizinprodukte
7. Organe

Antwort zu 5:
b und c sind richtig.

Antwort zu 6:
Drogen sind Pflanzen, die keine besondere Verarbeitung erfahren haben, Dogenzubereitungen hingegen haben eine Behandlung erfahren, wie z.B. pulverisieren oder auspressen.

Antwort zu 7:
◘ Abb. 41.1.

Antwort zu Frage 8:
Ätherische Öle. Sie sind heterogene Stoffgemische (= verschiedenartige Inhaltsstoffe = breites Wirkspektrum) aus leicht flüchtigen, flüssigen, lipophilen Pflanzeninhaltsstoffen. Sie haben einen charakteristischen Geruch sowie einen aromatischen, scharfen oder bitteren Geschmack. Sie kommen in Blüten, Früchten, Blättern, Wurzeln, Rhizomen und Hölzer vor, weniger häufig in Rinden und Stängeln. Die meisten Drogen haben einen Ölgehalt von 1-2%, es können aber auch (wie bei der Gewürznelke) Werte von über 20% erreicht werden. Gelagert werden sie am besten unter 20° C bzw. bei Raumtemperatur.
Sie sind nicht mit Wasser mischbar, allerdings gut löslich mit Alkoholen.
Sie dürfen nur mit heißem Wasser überbrüht werden, nicht mit kochendem.
Anwendung: Innerlich angewandt können sie z.B. krampflösend, verdauungsfördernd, appetitanregend, entwässernd, blähungstreibend, desinfizierend oder auswurffördernd wirken. Nahezu alle

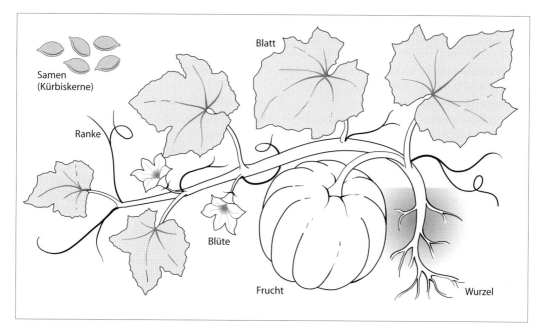

Abb. 41.1 Pflanzen und Pflanzenteile.

ätherischen Öle wirken antibakteriell. Äußerlich werden sie meist zur Reizung der Haut angewandt.

Anthranoide (bzw. Anthrachinone/ Anthraglykoside). Sie sind pflanzliche und stark dickdarmwirksame Abführmittel. Ihre Anwendungszeit ist auf 1-2 Wochen beschränkt, da es sonst zu erheblichen Störungen im Elektrolythaushalt sowie zu Reizungen der Darmschleimhaut bis hin zum Verlust der motorischen Funktion des Darmes kommen kann. Antrhonoide sind in Pflanzen, vor allem in Sennesblättern, Faulbaumrinde, Aloe und Rhabarber enthalten. Auf Grund ihrer starken abführenden Wirkung dürfen diese Drogen seit November 1999 nur noch in Apotheken verkauft werden! Nicht anzuwenden, bzw. nur nach ärztlicher Rücksprache, bei Schwangeren und Kindern.
Anwendung: Kaltauszug der Droge, besser heißes Wasser oder alkoholische Lösung, da die Löslichkeit der Inhaltsstoffe hier effektiver ist. Flüssigkeit zum Einnehmen.

Bitterstoffe. Sie sind Stoffe, die ausschließlich wegen ihres bitteren Geschmacks als Bitterstoffe bezeichnet werden und in Pflanzenteilen vorkom-

men. Meist sind Bitterstoffe Terpene, häufig auch durch Lactonringe gekennzeichnet (verantwortlich für den bitteren Geschmack). Bitterstoffe werden durch den Bitterwert eingeteilt. Dieser wird laut Arzneibuch individuell und mit Hilfe eines Korrekturfaktors ermittelt. Der Bitterwert gibt den Kehrwert einer Konzentration eines Arzneimittels an, in der es gerade noch bitter schmeckt. Chinin-HCl mit einem Bitterwert von 200.000 dient hier als Referenzwert.
Beispiele von Bitterwerten:

Absinthin   ca. 3.000.000
Tausendgüldenkraut   2.000 - 10 000
Anwendung: Bitterstoffe regen die Sekretion der Verdauungssäfte an (Nervus vagus = Lungen-Magen-Nerv) und dienen somit zur Förderung von Appetit und Verdauung. Einnahme ca. 20 bis 30 Minuten vor der Mahlzeit, mittel Kaltauszug der Droge.

Flavonoide. Sie sind sekundäre Pflanzenstoffe, die in den oberirdischen Teilen von Pflanzen vorkommen. Sehr flavonoidreich sind z.B. Buchweizen (6%), Birkenblätter, Weißdornblätter und -blüten sowie Holunderblüten (vielfach gelb, orange und rot). Sie wirken antioxidativ (Radikalfänger sowie auch Gefäßschutz und kapillar-abdichtende Wirkung) und werden deshalb auch häufig als Vitamin P bezeichnet, obwohl sie im engeren Sinne kein Vitamin sind (kein Stickstoff im Molekül).

Anwendung: Sie sind wasserlöslich und werden vor allem in Tropfen- und Tablettenform bei Venenerkrankungen angewandt.

Gerbstoffe. Gerbstoffe sind Inhaltsstoffe mit einem adstringierenden (zusammenziehenden) Effekt. Ihre Hauptanwendung findet man im Bereich der Heilkunde und Kosmetik. Sie haben die Eigenschaft, Eiweißstoffe auf den obersten Gewebeschichten der Schleimhäute und Bindegewebe unter Bildung einer zusammenhängenden Membran auszufällen.

Anwendung: Durch ihre reizlindernde, antibakterielle, leicht oberflächenbetäubende und entzündungshemmende Wirkung finden Gerbstoffe innerlich (z.B. Salbeilösung bei Zahnfleischentzündungen, als wässriger Auszug von z.B. Schwarztee bei Durchfall) als auch äußerlich (z.B. Fußbad mit Eichenrinde) Verwendung.

Saponine. Sie haben die Eigenschaft, die Oberflächenspannung von Wasser herabzusetzen, ähnlich wie Seife, und bilden beim Schütteln einen seifenartigen Schaum. Bestimmte Saponine haben neben einer lokalen Reizwirkung, die die Bronchialdrüsen zur Sekretion anregen, auch die Eigenschaft antibiotisch zu wirken. Aufgrund ihres Dispergiervermögens kann die Aufnahme von einigen Arzneimitteln verbessert werden. Hier werden vor allem Saponindrogen wie die Primelwurzel wegen ihrer auswurffördernden Wirkung verwendet.

Anwendung: Als Dispergier- und Netzmittel für kosmetische Produkte, sowie in der Waschmittelindustrie. In der Pharmazie finden sie Verwendung als Emulgatoren.

Schleimstoffe. Schleimstoffe finden sich in Arzneidrogen wie Eibischwurzel, Leinsamen oder Algen. Charakteristisch für die Schleimstoffe ist ein vorliegendes Heteropolysaccharid (großes Zuckermolekül), das in Kombination mit kaltem Wasser einen zähflüssigen Schleim entwickelt. Schleimstoffe wirken reizlindernd und einige auch entzündungshemmend.

Anwendung: Innerlich bei entzündlichen Erkrankungen des Rachen und Magen-Darm-Traktes sowie bei Verstopfung als leichtes Abführmittel, äußerlich bei Furunkeln und Geschwüren.

Alkaloide und herzwirksame Glykoside (Alkaloide: Strychnin, Chinin, Kaffee). Sie sind pharmakologisch hoch wirksam und ebenfalls bitter schmeckende Pflanzenstoffe. Der Begriff Alkaloid war ursprünglich eine allgemeine Bezeichnung für aus Pflanzen isolierte basische Stoffe (Stickstoffatome). Das erste isolierte Alkaloid war Morphin und wurde 1806 extrahiert. Heute sind ca. 200 herzwirksame Glykoside bekannt, die in verschiedenen Pflanzenarten aber auch bei einigen Wirbeltieren vorkommen (z.B. Frösche und Schlangen).

Anwendung: Alkaloide werden häufig als psychotrope Substanzen eingesetzt. Herzwirksame Glykoside hingegen als muskelkontraktionssteigernde Mittel.

Antwort zu 9:

Eigenschaften der Arzneidrogen und Flüssigkeiten	
Arzneidroge	**Eigenschaften**
Baldrianwurzel	Der Aufguss wirkt beruhigend und krampflösend bei Magenbeschwerden.
Bärentraubenblätter	Als Kaltansatz oder Aufguss haben sie eine desinfizierende Wirkung auf die ableitenden Harnwege. Die desinfizierende Wirkung tritt allerdings nur bei alkalischem Harn auf, daher ist eine eventuelle Gabe von Natriumbikarbonat nötig.
Birkenblätter	Der Aufguss wirkt harntreibend und wird zur Durchspülungstherapie der ableitenden Harnwege verwendet.
Brennnesselblätter	Der Aufguss wirkt harntreibend und wird ebenfalls zur unterstützenden Behandlung bei rheumatischen Beschwerden eingesetzt.
Enzianwurzel	Der Kaltansatz oder Aufguss regt die Magensekretion an und ist somit appetitanregend. Die Bitterstoffe sind hitzeempfindlich, daher ist ein längeres Erhitzen zu vermeiden.
▼	

Eigenschaften der Arzneidrogen und Flüssigkeiten. *Fortsetzung*	
Arzneidroge	**Eigenschaften**
Fenchel-früchte	Der Aufguss als blähungstreibendes und krampflösendes Mittel wirkt beruhigend und schleimlösend. Fenchelfrüchte finden ebenfalls Anwendung in Milchbildungstees. Zur Herstellung eines Tees sollten die Früchte kurz vor Verwendung angestoßen werden.
Hagebutten-schalen	Der Aufguss ergibt ein wohlschmeckendes und Vitamin-C-haltiges Gesundheitsgetränk. Zu beachten ist, dass bei längerer Kochzeit das Vitamin C chemisch verändert wird, da die Ascorbinsäure hitzeempfindlich ist.
Holunder-blüten / Fliedertee	Der Aufguss wirkt schweißtreibend und wird bei fieberhaften Erkältungskrankheiten angewandt. Der Tee sollte möglichst heiß getrunken werden
Hopfenzapfen	Der Aufguss wirkt beruhigend und kann bei Schlafstörungen eingenommen werden.
Johanniskraut	Der Aufguss wirkt beruhigend und antidepressiv (Depression = Niedergeschlagenheit) sowie bei Schlafstörungen. Zubereitungen aus Johanniskraut können bei innerlicher Einnahme eine photosensibilisierende (Photosensibilität = Lichtempfindlichkeit) Nebenwirkung aufweisen.
Kamillen-blüten	Der Aufguss wird bei Magen- und Darmbeschwerden, Reizung der Mund und Rachenschleimhaut sowie der oberen Atemwege, zur Dampfinhalation und Bädern verwendet. Der Teeaufguss darf nicht im Bereich des Auges angewendet werden, da Pollen Reizungen hervorrufen können.
Lavendel-blüten / Lavendelöl	Der Aufguss wirkt in Badezusätzen leicht hautreizend. Innerlich wirken Lavendelblüten beruhigend und gegen Appetitlosigkeit sowie Blähungen. Lavendelöl: Als Badezusatz wird meist ätherisches Öl verwendet.
Leinsamen ▼	Findet als leichtes Abführmittel ganz oder geschrotet, eingenommen morgens und abends mit reichlich Flüssigkeit Verwendung. Zum Trinken wird ein wässeriger Kaltauszug hergestellt, der nach 1/2 Stunde erwärmt getrunken werden kann. Bei Heiserkeit, Husten, Magen- und Darmkatarrhen.

Eigenschaften der Arzneidrogen und Flüssigkeiten. *Fortsetzung*	
Arzneidroge	**Eigenschaften**
Liebstöckel-wurzel	Wirkt als Aufguss harntreibend, appetitanregend und verdauungsfördernd. Achtung! Häufiger Befall durch Insekten.
Melissen-blätter	Der Aufguss wirkt krampflösend, blähungstreibend, beruhigend und appetitanregend.
Pfefferminz-blätter	Der Aufguss wirkt krampflösend, magenstärkend, bei Blähungen und zur Förderung der Gallentätigkeit.
Ringelblumen-blüten	Der Aufguss wird bei Entzündungen im Mund- und Rachenraum sowie äußerlich bei schlecht heilenden Wunden, Frostbeulen und Wundliegen angewandt.
Rosmarin-blätter	Der Aufguss wirkt äußerlich durchblutungsfördernd, hautreizend und wird häufig für anregende Morgenbäder verwendet. Innerlich wirken die Blätter krampflösend, fördern die Entleerung der Galle und unterstützen bei Muskel- und Gelenkrheumatismus.
Salbeiblätter – dalmatinischer Salbei	Der Aufguss wirkt entzündungshemmend, wird zum Gurgeln bei Halsschmerzen und Zahnfleischentzündungen verwendet. Auch als Magen- und Darmtee und gegen Nachtschweiß findet er Verwendung.
Schachtel-halmkraut	Die Abkochung wirkt harntreibend. Achtung! Die Abkochung nicht in Metallgefäßen lagern.
Schafgarben-kraut	Der Aufguss enthält Bitterstoffe, die sekretionsanregend und appetitanregend wirken. Alkoholische Auszüge wirken bei Entzündungen der Mund-, Magen- und Darmschleimhäute.
Spitzwege-richkraut	Der Aufguss wirkt schleimlösend, hustenlindernd und wird bei Entzündungen des Mund- und Rachenraumes verwendet.
Süßholz-wurzel	Der Aufguss oder die Abkochung wirken schleimverflüssigend, auswurffördernd bei Husten, sowie zur Unterstützung bei krampfartigen Beschwerden der Magenschleimhäute durch entzündungshemmende und keimhemmende Wirkung. Der eingedickte wässerige Extrakt wird auch als Lakritze bezeichnet.

Eigenschaften der Arzneidrogen und Flüssigkeiten. *Fortsetzung*	
Arzneidroge	**Eigenschaften**
Tausend-güldenkraut	Der Aufguss wirkt verdauungsfördernd und regt die Magensaftsekretion und Gallenproduktion an.
Thymiankraut	Der Aufguss wirkt schleimlösend und auswurffördernd.
Wacholder-beeren / Wacholder-ölkapseln	Die Abkochung von den zerstoßenen Beeren wirkt verdauungsfördernd, gegen Aufstoßen, Sodbrennen und Völlegefühl. Ferner wirken sie harn-treibend, große Vorsicht jedoch bei Nierenerkrankungen! Wacholderölkapseln: Achtung! Sollen nicht länger als 4 - 6 Wochen einge-nommen werden und nicht in der Schwangerschaft!
Wermutkraut	Der Kaltansatz oder Aufguss wirkt verdauungsfördernd und appetitanre-gend durch Bitterstoffe. Abkochung: Die Droge wird mit kaltem Wasser angesetzt und ca. 30 min auf kleiner Flamme in einem bedeckten Gefäß gekocht und danach abgeseiht. Aufguss: Die Droge mit kochendem Wasser übergießen und in einem bedeckten Gefäß 5 bis 10 min ziehen lassen und dann abseihen. Kaltansatz: Die Droge wird mit kaltem Wasser übergossen und mindestens 1 bis 8 Stunden unter gelegentlichem Umrühren stehen gelassen und danach abgeseiht und evtl. leicht er-wärmt getrunken.

Antwort zu 10:

Eigenschaften flüssiger Arzneizubereitungen	
Arznei	**Eigenschaft**
Arnikatinktur	Wirkt gefäßerweiternd, durchblu-tungsfördernd und wird bei Prel-lungen, Quetschungen in Form von Umschlägen (mit der 5fachen Menge Wasser verdünnen) angewandt. Nur zur äußerlicher Anwendung freiver-käuflich.
▼	

Eigenschaften flüssiger Arzneizubereitungen. *Fortsetzung*	
Arznei	**Eigenschaft**
Baldrian-tinktur	Wirkt beruhigend, krampflösend und einschlaffördernd. Als **Beruhigungsmittel** werden 2- bis 3mal täglich 1/2 Teelöffeln Wasser oder auf Zucker eingenommen Zum **Einschlafen** 1 Teelöffel. Warnhinweis: enthält 66,3 Vol.% Alkohol, Autofahrer und Bediener von Maschinen: Das Re-aktionsvermögen kann beeinträchtigt werden.
Ethanol, Weingeist	Ein Lösungsmittel, zur Desinfektion der Haut. Brennbare Flüssigkeit, da ein Alkoholgehalt von 70 %ig. Bei einem Gehalt von über 70% muss ein Flam-mensymbol verwendet werden.
Ether-Ethanol – Hoffmanns-tropfen	Haben eine belebende Wirkung. Mehr-mals täglich sollen 15-30 Tropfen in Wasser oder auf Zucker eingenommen werden. Hoffmannstropfen stellen ein brennbares Gemisch dar und müssen mit einem Flammensymbol gekenn-zeichnet sein
Glyzerin	Findet Verwendung als Klistier, in Pepsinwein, in Salben und Cremes als Feuchthaltemittel zur Hautpflege.
Kampfer-spiritus	Wirkt hautreizend und durchblu-tungsfördernd. Die Einreibung wird bei rheumatischen Beschwerden (nur äußerlich) angewendet.
Myrrhen-tinktur	Wirkt desinfizierend bei Entzün-dungen im Mund- und Rachenraum. Zum Betupfen der Mundschleim-haut wird sie unverdünnt verwen-det, bei Mundspülungen werden 10-20 Tropfen auf ein Glas Wasser verdünnt. Myrrhentinktur stellt ein brennbares Gemisch dar und muss mit einem Flammensymbol gekenn-zeichnet sein.
Rizinusöl	Wird zur Einnahme als Abführmittel verwendet (Erwachsene 1-2 Esslöffel, Kinder 1-2 Teelöffel) Hinweis: zur Ein-nahme nur kaltgepresstes Rizinusöl verwenden. Der Wirkungseintritt ist etwa nach 2 Stunden. Äußerlich: zur Pflege der Kopfhaut

Antwort zu 11:
Bärentraubenblätter, Birkenblätter, Bohnenschalen, Brennnesselkraut, Goldrutenkraut, Petersilienkraut, Petersilienwurzel, Wacholderbeeren

Antwort zu 12:
Holunderblüten- und Lindentee

Antwort zu 13:
Eukalyptus, Isländisch Moos, Salbei

Antwort zu 14:
Arnikablüten, Buchweizenkraut, Mäusedorn, Steinklee, Rosskastaniensamen

Antwort zu 15:
Ginseng, Holundersaft und -tee, Lindenblüten, Purpursonnenhutkraut

Antwort zu 16:
Rosmarinblätter und -öl

Antwort zu 17:
Enzianwurzel Galgantwurzelstock, Kalmuswurzel, Salbei, Schafgarbenkraut, Tausendgüldenkraut, Wermutkraut

Antwort zu 18:
Heidelbeeren, Flohsamen, Frauenmantelkraut, Grün- und Schwarztee

Antwort zu 19:
Aloe, Faulbaumrinde, Rhabarberwurzel, Sennesblätter und -früchte. Cave: alle apothekenpflichtig!

Antwort zu 20:
Baldrian, Hopfen, Lavendel, Melisse, Passionsblume

Antwort zu 21:
1. durch Wasserdampfdestillation
2. durch Auspressung
3. durch Extraktion mit Lösungsmitteln oder Fetten

Antwort zu 22:
1. Anisöl
2. Eukalyptusöl
3. Kamillenöl

4. Japanisches Minzöl
5. Lavendelöl
6. Rosmarinöl
7. Teebaumöl
8. Thymianöl

Antwort zu 23:
1. mittels Extraktion der Baldrianwurzel gewonnen in Kombination auch mit Hopfen; Verwendung: zur Beruhigung und bei Einschlafstörungen angewandt
2. mittels Perkolation hergestellter alkoholischer Auszug der Wurzeln; Verwendung: bei Unruhezuständen und nervös bedingten Einschlafstörungen
3. alkoholische Lösung (56 Teile. Ethanol 34 Teile Wasser) und 10 Teile Urkörper zusätzlich möglich: Menthol, Geruchsstoffe, Farbstoffe (braun, grün, klar) sowie zur Vergällung Campfer oder Thymol
4. durch Warmpressung erhaltenes fettes Öl, reich an mehrfach ungesättigten Fettsäuren; Verwendung: positiver Einfluss auf Gefäße, Arteriosklerose und Hyperlipidämie, wichtigste Quelle von pflanzlichen Omega-3-Fettsäuren
5. mittels Kaltpressung der Samen erhaltenes fettes Öl; Verwendung: innerlich als Abführmittel, äußerlich in Haarwässern (selten) CAVE: nur dem EurPh entsprechendes kaltgepresstes Öl verwenden: Vergiftungsgefahr!
6. wässrige Auszüge aus Spitzwegerichkraut; Verwendung: innerlich als Hustenlöser, CAVE: nur als FAM (Fertigarzneimittel) verkäuflich
7. abgetrennte Teile der Frucht- und Samenschalen der Weizenkörner; Verwendung als mildes Abführmittel

Antwort zu 24:

Chemische Stoffe und deren Verwendung	
Stoff	Verwendung
▼	Magnesiumsulfat, osmotisch wirkendes Laxans, auch bei Magnesiummangelzuständen, CAVE: Elektrolythaushalt kann durch die Einnahme gestört werden; farb- und geruchlos, gut in Wasser lösliches Pulver

Chemische Stoffe und deren Verwendung. *Fortsetzung*	
Stoff	Verwendung
	Ähnlich dem Bittersalz als salinisches Abführmittel, 10-30 g in 1 Glas Wasser gelöst vor dem Frühstück trinken; farblose, leicht wasserlösliche Kristalle
Fructose	
	Innerlich bei Magenübersäuerung und Fäulnis- und Gärungserscheinungen im Darm, äußerlich mit Wasser angerührt zum Auftragen auf die Haut, wirkt adsorbierend durch großes Bindevermögen des Gemisches aus natürlich vorkommenden Mineralien
Kieselsäure (Siliciumdioxid)	
	durch große Oberfläche sehr hohes Adsorptionsvermögen, innerlich bei Vergiftungen, Flatulenz und Diarrhöen; schwarzes leichtes und feines Pulver, häufig in Tablettenform
Milchzucker	

Antwort zu 25:

1. Calcium: zur Aktivierung von Nerven und Muskeln, zur Vorbeugung tonischer Muskelkrämpfe und Spasmen der glatten Muskulatur.
2. Kalium: zur Regulation des osmotischen Druckes im Zellinnern und zur Erregungsleitung der Nerven- und Muskelzelle, sowie zur Vorbeugung von Muskelschwäche.
3. Magnesium: zur Vorbeugung von Muskelkrämpfen und Herzrhythmusstörungen sowie Lähmungserscheinungen.

Antwort zu 26:
Fluor und Jod

Antwort zu 27:
Silicium

Antwort zu 28:
Zink

Antwort zu 29:
Kupfer und Zink

Antwort zu 30:
Damit die fettlöslichen Vitamine besser vom Körper aufgenommen werden können.

Antwort zu 31:
Fettlösliche Vitamine werden u.a. im Fettgewebe gespeichert und können somit überdosiert werden. Wasserlösliche Vitamine werden über die Nieren wieder ausgeschieden und haben keine längere Verweildauer im Körper.

Antwort zu 32:
1. Bäder
2. Cremes, Gele und Salben
3. Dragees und Tabletten
4. Tinkturen und Tropfen
5. Presssäfte

Antwort zu 33:
1. Bei längerer Lagerung oder Herstellungsmängeln kann die Decke der Dragees gerissen sein sowie punktuelle oder fleckenhafte Verfärbungen aufweisen. Bei zu langer oder auch zu feuchter Lagerung/Herstellung kann sich die Dragee-Decke ablösen oder in zwei Hälften fallen. Auch ein »Durchbluten« (= farbiger Dragee-Kern verfärbt die Hülle) ist möglich.
2. Bei Weichgelatine- und Oblaten-Kapseln können durch eine zu feuchte Lagerung eine Verformung und ein Auflösen, sowie ein Zusammenkleben der Kapseln auftreten. Durch Herstellungsmängel können die Schweißnähte undicht werden; Aushärtungen und Überlagerungen sind möglich.
3. Bei Flüssigkeiten, vor allem bei alkoholfreien, sind durch undichte Verschlüsse oder Kontamination mit Keimen bei der Herstellung Gärungserscheinungen möglich. Zu viel Bodensatz kann zu Trübung der Flüssigkeit führen. Ebenfalls können Phasentrennungen oder gegenteilig Klumpenbildung sowie Auskristallisation oder Ausfällung von Inhaltsstoffen auftreten.
4. Undichte Flaschen führen häufig zu Schimmelbildung und Gärungserscheinungen.

Übermäßige Trübung und Ausflockung kann durch falsche Lagerung (Sonnenlicht) oder Überlagerung verursacht werden.

5. Zu warme Lagerung können zu Phasentrennung und ranzig werden der Systeme führen. Oxidation und mikrobielle Zersetzung bedingt durch Herstellungsfehler sind möglich. Ebenfalls Austritt der Inhalte von Tuben, Kruken, etc. durch Verpackungsfehler.

Antwort zu 34
häufig, unbewusst, Drogenmonographien, erkannt, Drogenlieferant, offizielle

Antwort zu 35:
1. Drogen. Sie können vor allem mit ähnlich aussehenden Drogen verwechselt werden.
2. Fertigarzneimittel. Hier können bei der Konfektionierung vor allem Etiketten, Gebrauchsinformationen oder die Faltschachtel vertauscht werden.
3. Flüssige Arzneimittel. Hier können die Etiketten leicht vertauscht sein.

Antwort zu 36:
Wenn der Einzelhändler aus Großgebinden in eine an den Endverbraucher bestimmte Packung abfüllt und hierbei Fehler auftreten, ist der Einzelhändler in vollem Umfang verantwortlich. Vor jeder Abfüllung muss eine Identitätsprüfung durchgeführt werden, die in der Regel organoleptisch (Geruch, Aussehen, Geschmack) erfolgt. Wenn hier keine guten Kenntnisse vorhanden sind, sollte der Einzelhändler sich um einen sehr zuverlässigen Drogenlieferanten kümmern. Juristisch ist der Einzelhändler von der Identitätsprüfung aber nicht entbunden!

Antwort zu 37:
1. Im Kühlschrank
2. Bei Kellertemperatur
3. Bei Raumtemperatur

Antwort zu 38:
b ist richtig.

Antwort zu 39:
b und c sind richtig

Antwort zu 40:
1, ½, 2

Antwort zu 41:
Das Zerkleinern oder Mischen von Drogen.

Antwort zu 42
1. sauber (täglich zu reinigen), genügend großer Arbeitsplatz, geeichte und nivellierte Waage
2. mehrere Arzneimittel dürfen nicht gleichzeitig abgefüllt werden; neben Blütenstaub und Pollen können auch Verunreinigungen durch Schädlinge übertragen werden
3. ist die jeweils aus derselben Ausgangsmenge in einem einheitlichen Herstellungsvorgang oder bei einem kontinuierlichen Herstellungsverfahren in einem bestimmten Zeitraum erzeugte Menge eines Arzneimittels.
4. ist generell beim Arbeiten mit Arzneimitteln untersagt, ebenso wie rauchen
5. Verfalldatum bei geschlossenem Gefäß und nach Anbruch der Packung
6. Kopfschutz, saubere Arbeitskleidung, gründliche Reinigung der Hände, kein Schmuck (Ringe, Armkettchen,..)
7. besonders ist zu beachten, dass das Abgabegefäß nicht mit gewogen wird und bei Fertigarzneimitteln neben dem Gewicht auch die Stückzahl und das Volumen korrekt ist

Antwort zu 43:
1. Laxantia-Abusus. Abführmittel werden fälschlicherweise häufig in zu hohen Dosen und zu langfristig eingenommen, um eine Darmentleerung zu erwirken und somit z. B. weniger zu wiegen. Dieser Missbrauch kann – von Gewöhnung abgesehen – zu schwerwiegenden Gesundheitsschäden führen. Die hierfür verwendeten Arzneimittel (meist pflanzlich) enthalten Anthrachinone wie beispielsweise Aloe, Faulbaumrinde, Rhabarberwurzel und Sennesblätter und sind aus diesem Grund apothekenpflichtig.
2. Alkoholabusus. Alkoholhaltige Arzneimittel wie Melissengeist (knapp 80% Alkoholgehalt), aber auch Medizinalweine, Tonika und Tropfen mit einem Alkoholgehalt von ca. 16-18% werden missbräuchlich angewandt.

Antwort zu 44:
1. Interaktionen
2. Nebenwirkungen
3. Abschwächung oder
4. Verstärkung von Arzneimitteln

Antwort zu 45
Arzneimittelversorgung, Mensch, Tier, Sicherheit, Qualität, Wirksamkeit, Unbedenklichkeit

Antwort zu 46
Werbung, Arzneimittel, Medizinprodukte, Sicherheit, Arzneimittelverkehr, Gesundheit, Verbraucher

Antwort zu 47:
1. oral, Tabletten
2. parenteral, Injektion
3. rektal, Zäpfchen
4. topisch, Cremes, Salben
5. vaginal, Vaginalovula

Antwort zu 48:
Durch das Schlucken einer Tablette gelangt sie in den Magen. Hier oder im Zwölffingerdarm löst sie sich im Magensaft oder der Darmflüssigkeit auf. Der Wirkstoff wird freigegeben. Der Arzneistoff gelangt über komplizierte Transportsysteme durch die Magen- oder Darmwand ins Blut. Das Blut verteilt den Wirkstoff im Körper.

Auf dem Weg zum Zielorgan passiert jeder Wirkstoff allerdings erst die Leber, wo einige Wirkstoffe schon umgewandelt oder abgebaut werden. Daher kommt auch nie die gesamte Wirkstoffmenge am Zielorgan an. Die Resorptionsquote hängt auch noch von vielen anderen Faktoren ab.

Antwort zu 49:
Unter Verstopfung versteht man die verzögerte Darmentleerung, ausgelöst durch harten, trockenen Stuhl. Die Ursachen sind häufig eine unzureichenden Füllung des Darms aufgrund von ballaststoffarmer Nahrung, Störungen des Nervensystems (Stress) oder chronische Entzündungen der Darmwand.

Antwort zu 50:
Getreide, Obst, Gemüse

Antwort zu 51:
Richtig sind: a, b, d

Antwort zu 52:
Der Appetit wird durch Steigerung der Magen- und Verdauungssaftproduktion angeregt. Bittermittel, Enzympräparate, Ätherische Öle und Vitamine können hierfür Verwendung finden.

Antwort zu 53:
das medizinische und das reinigende Bad.

Antwort zu 54:
1. Eukalyptusöl, bei Erkältungskrankheiten
2. Arnikaextrakt, bei Gelenk- und Muskelbeschwerden
3. Melisse, zur Beruhigung

Antwort zu 55:
Arteriosklerose ist eine Gefäßerkrankung, ausgelöst durch Ablagerung von Kalk, Blutfetten, Thromben oder Bindegewebe in den Arterienwänden.

Antwort zu 56:
Zu den Risikofaktoren zählen u.a.: Bewegungsmangel, Übergewicht, Rauchen

Antwort zu 57:
Richtig sind: a, b, d

Antwort zu 58:
Während der Einnahme von Johanniskraut sind Sonnenbäder zu vermeiden, da es zu Überempfindlichkeitsreaktionen der Haut kommen kann.

Antwort zu 59:
Die Niere ist ein wichtiges Ausscheidungsorgan des menschlichen Körpers. Durch die Niere werden Stoffwechselprodukte und Giftstoffe durch Bildung des Harns ausgeschieden. Weitere Funktionen der Niere sind die Regulierung des Wasserhaushaltes und damit die Blutdruckeinstellung, die Regulation des Elektrolyt- und Säure-Base-Haushaltes, die Zuckersynthese und die Bildung von Hormonen.

Antwort zu 60:
Eine Blasenentzündung ist meist eine bakterielle Infektion. Bakterien wandern durch die Harnröhre

in die Harnblase. Es kommt zu einem Brennen beim Wasserlassen, krampfartigen Schmerzen und ständigem Harndrang. Wenn die Keime bis in die Nieren wandern, kann aus einer Blasenentzündung eine Nierenentzündung entstehen. Hier wird der Arzt ein Antibiotikum verschreiben. Beim Mann kann es aufgrund einer Prostatavergrößerung leicht zu einer Harnstauung und somit zu einer Blasenentzündung kommen.

Antwort zu 61:
Eine **Crash-Diät** bedeutet eine unzureichende Versorgung des Körpers mit lebensnotwendigen Nährstoffen. Der Körper läuft auf »Sparflamme«. Eine **Formula-Diät** besteht aus nährstoffangereicherten, kalorienarmen Instant-Pulvern, welche in Wasser oder fettarmer Milch gelöst getrunken werden können. Durch eine Unterversorgung des Körpers mit ausreichend Nährstoffen arbeitet der Körper langsamer. Wird nach einer Diät wieder wie zuvor weiter gegessen, läuft der Körper nach wie vor auf Sparflamme und nimmt somit schneller, meist sogar mehr an Gewicht, zu – der sog. **JoJo-Effekt**.

Antwort zu 62:
Ein Einsatz von oben genannten Diäten sinnvoll sein, wenn sie kurzfristig angewandt und bei der Umstellung der Ernährung unterstützend praktiziert werden, um das Hunger- und Sättigungsgefühl neu zu erlernen. Um sein Gewicht auf Dauer zu reduzieren, sind eine Ernährungsumstellung und ausreichend Bewegung (im wahrsten Sinne des Wortes) maßgebend.

Antwort zu 63:
Muskelkater, Hexenschuss, Rheuma oder Arthrose.

Antwort zu 64:
Diese beiden Wirkstoffe reizen die Kälterezeptoren der Haut, sodass im ersten Moment nach dem Einreiben ein Kältegefühl entsteht, welches dann in ein Wärmegefühl übergeht.

Antwort zu 65:
Richtig sind: a, b

Antwort zu 66:
Einen zu niedrigen Eisengehalt durch Mangel an Hämoglobin- oder Erythrozyten.

Antwort zu 67:
nein

Antwort zu 68:
nein

Antwort zu 69:
Die Heilwirkung von Heilwässern hängt von der Zusammensetzung der Salze ab.

Antwort zu 70:
1. Sie entstammen einer Quelle und werden direkt an der Quelle abgefüllt.
2. Sie enthalten mindestens 1 g/kg gelöste Salze.

Antwort zu 71:
Sie bewirken eine leichte Steigerung der Herzleistung durch Erhöhung der Schlagkraft und Erniedrigung des peripheren Widerstandes. Die Schlagfrequenz wird nur unwesentlich beeinflusst. Ferner wird die Durchblutung des Herzmuskels und der Herzkranzgefäße gesteigert und die Toleranz gegenüber Sauerstoffmangel erhöht. Diese Extrakte haben antioxidative, entzündungshemmende und antiarrhythmische Eigenschaften.

Antwort zu 72:
Traditionell werden Zubereitungen aus Hopfenzapfen bei Unruhezuständen und nervösen Einschlafstörungen verwendet. Das Wirkprinzip ist noch nicht bekannt und klinische Untersuchungen sind kaum vorhanden. Inwieweit die Inhaltsstoffe therapeutisch eine Rolle spielen, ist jedoch nicht bekannt. Möglicherweise spielen diese Substanzen für den traditionellen Gebrauch von Hopfenkissen und Hopfenbäder als Einschlafhilfe eine Rolle. Hopfen wird meist als Fertigarzneimittel mit Baldrian, Passionsblume und Melisse kombiniert. Diese allgemein beruhigende Wirkung übt auch einen stabilisierenden Effekt auf das Herzkreislaufsystem aus.

Antwort zu 73:
Richtig sind: b, c

Antwort zu 74:
Hustenstiller: Eibischwurzel, Isländisch Moos
Hustenlöser: Primelwurzel, Thymianöl

Antwort zu 75:
Meerwasser

Antwort zu 76:
Keratolytika

Antwort zu 77:
Milchsäure, Salicylsäure

Antwort zu 78:
Die Funktion der Leber besteht darin, alle dem Organismus zugeführten Stoffe, wie Nahrung oder Arzneimittel, zu verstoffwechseln.

Antwort zu 79:
Die Galle dient der Verdauung von Fetten.

Antwort zu 80:
Artischocke, Löwenzahn, Mariendistel

Antwort zu 81:
Spurenelemente: Chrom, Mangan
Mengenelemente: Natrium, Magnesium

Antwort zu 82:
Mineralstoffe sind für bestimmte Stoffwechselvorgänge im Körper wichtig. Einige sind Bestandteile von Hormonen, wie z. B Jod.

Antwort zu 83:
1. bakterizid
2. antimikrobiell
3. desinfizierend

Antwort zu 84:
Antazida

Antwort zu 85:
Ja, Leinsamen oder Heilerde

Antwort zu 86:
Bei den entzündlichen Formen beobachtet man meist Schwellungen der kleinen und mittleren Gelenke mit schmerzhafter Bewegungseinschrän-

kung. Im fortgeschrittenen Stadium kommt es zur Morgensteifigkeit und zu Gelenkdeformationen.

Antwort zu 87:
Teufelskralle, Vitamin E

Antwort zu 88:
1. oral eingenommen
2. lokal auf den Penis aufgetragen

Antwort zu 89:
Lidocain wirkt örtlich betäubend. Es wird auf den Penis aufgetragen und senkt so die Empfindsamkeit.

Antwort zu 90:
Der Stoffwechsel bezeichnet alle Vorgänge im Organismus, bei denen Energie- und Aufbaustoffe von außen aufgenommen werden, im Körper chemisch verändert und in Form von Schlacken oder Sekreten wieder ausgeschieden werden.

Antwort zu 91:
Fettstoffwechsel, Kohlenhydratstoffwechsel, Proteinstoffwechsel

Antwort zu 92:
Zum Abwehren und Töten von Läusen, Zecken und Flöhen.

Antwort zu 93:
die Hände waschen.

Antwort zu 94:
Leistungssteigernde Mittel

Antwort zu 95:
Mittel zur Förderung der Genesung

Antwort zu 96:
Ginsengwurzel

Antwort zu 97:
Die Venen gehören zum Niederdrucksystem des Blutkreislaufes. Sie transportieren das venöse, sauerstoffarme Blut zurück zur Lunge, wo es wieder mit Sauerstoff angereichert wird und dann zum Herzen.

Antwort zu 98:
Bewegungsmangel, Stehen, Venenentzündungen

Antwort zu 99:
Die Aufnahme der fettlöslichen Vitamine aus der Nahrung in den Körper (Resorption) hängt mit der Gallensäureproduktion zusammen. Wird genug Galle produziert, werden auch genügend fettlösliche Vitamine resorbiert und der Überschuss im Körperfett gespeichert.

Antwort zu 100:
1. Sehvorgang, Haut- und Schleimhautfunktion, Wachstum
2. Fettstoffwechsel, Antioxidans an Zellmembranen
3. Biochemische Stoffwechselvorgänge
4. Biochemische Stoffwechselvorgänge, Steigerung der Abwehrkräfte

Antwort zu 101:
Zinkoxid besitzt eine schwach kühlende, trocknende, desinfizierende und adstringierende Wirkung.

Antwort zu 102:
Lebertran fördert den Aufbau von Epithelzellen der Haut und Schleimhäuten.

Antwort zu 103:
Reiner Lebertran ist ein apothekenpflichtiges Arzneimittel! Er darf im Einzelhandel nicht abgefüllt werden!

Antwort zu 104:
Eine Verstauchung ist eine Überdehnung der Bänder oder Gelenke.

Antwort zu 105:
Leichte Verstauchungen und Prellungen werden durch kühlende Gele oder Umschläge behandelt.

Antwort zu 106:
1. Magen-Darm-Infekte
2. Antibiotikatherapie
3. Angst, Stress

Antwort zu 107:
Behandelt wird der Durchfall z.B. mit Gerbstoffen, die die Darmschleimhaut abdichten, oder mit Adsorbientien, wie Aktivkohle, welche die schädlichen Stoffe binden.

Antwort zu 108:
1. Chemische Elemente oder Verbindungen/ Schwefel, Glaubersalz
2. Pflanzen, Pflanzenteile, Algen, Pilze, Flechten/ Birkenblätter, Baldrianwurzel
3. tote oder lebende Tierkörper oder -bestandteile/Blutegel, Lebertran
4. Mikroorgansimen, Viren sowie deren Bestandteile und Stoffwechselprodukte/Bakterien, Antibiotika

Antwort zu 109:
1. Alkoholtupfer
2. Nikotinpflaster
3. Labordiagnostika

Antwort zu 110:
Laut § 2 Abs. 2 des Lebensmittel- und Futtermittelgesetzes sind Lebensmittel alle Stoffe oder Erzeugnisse, die dazu bestimmt sind, in verarbeitetem, teilweise verarbeitetem oder unverarbeitetem Zustand vom Menschen durch Trinken, Essen, Kauen oder durch sonstige Zufuhr in den Magen aufgenommen zu werden.

Antwort zu 111:
Richtig sind b, d

Antwort zu 112:
Diätetische Lebensmittel dienen überwiegend der Ernährung, können aber auch bei bestimmten Krankheiten angewendet werden. Nahrungsergänzungsmittel sollen Mängel ausgleichen.

Antwort zu 113:
Richtig ist c.

Antwort zu 114:
1. Fieberthermometer, Katheter, Endoskope Laborgeräte, Verbandmittel, Kältekompressen, orthopädische Kompressen
2. Prothesen, Implantate

Antwort zu 115:

… bestimmungsgemäße Gebrauch mit Risiken verbunden ist.

Antwort zu 116:

1. die Qualität nicht den anerkannten pharmazeutischen Regeln entspricht.
2. die Identität und Herkunft gefälscht sind.
3. Arzneimittel irreführende Bezeichnungen hat.
4. das Verfalldatum abgelaufen ist.

Antwort zu 117:

1. Bezeichnung des Arzneimittels
2. **Indikationsgruppe**
3. Anwendungsgebiete
4. **Gegenanzeigen**
5. besondere Vorsichtsmaßnahmen
6. **Wechselwirkungen**
7. besondere Warnhinweise
8. **Dosierung**
9. Art der Anwendung
10. **Häufigkeit der Anwendung**
11. Dauer der Behandlung
12. **Verhalten bei Überdosierung**
13. Nebenwirkungen
14. **Hinweis auf das Verfalldatum, Aufbewahrung und Lagerung**
15. quantitative Zusammensetzung von Wirkstoffen,
    qualitative Zusammensetzung von Wirk- und Hilfsstoffen
16. **Darreichungsform und Inhalt**
17. Anschrift des pharmazeutischen Unternehmens
18. **Anschrift des Herstellers**

Antwort zu 118:

Faltschachtel zum Ausschneiden und zur Selbstüberprüfung (■ Abb. 41.2)

Antwort zu 119:

1. geeignete Räume und Einrichtungen
2. Herstellungsleiter
3. Leiter der Qualitätskontrolle (Hochschulstudium Pharmazie, Biologie,...)
4. schriftliche Dokumentation

Antwort zu 120:

Richtig ist b.

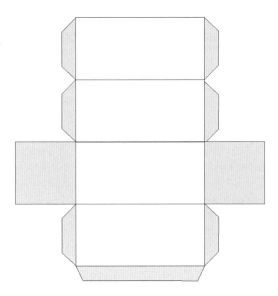

■ Abb. 41.2 Faltschachtel.

Antwort zu 121:

Richtig ist c.

Antwort zu 122:

1. Verträglichkeit des Wirkstoffes
2. Nachweis der Wirksamkeit und Ungefährlichkeit
3. Nachweis der Wirksamkeit und Unbedenklichkeit

Antwort zu 123:

Richtig sind b, c

Antwort zu 124:

Natürliche Heilwässer werden aus Heilquellen gewonnen, die natürlich zutage treten oder künstlich erschlossen sind. Sie besitzen therapeutisch Wirkungen aufgrund ihrer chemischen Zusammensetzung, ihrer physikalischen Eigenschaften und der balneologischen und medizinischen Erfahrungswerte. Es muss mindestens 1 g pro kg gelöste feste Mineralstoffe enthalten sein. Sie können mit »eisenhaltig«, »jodhaltig«, »schwefelhaltig« gekennzeichnet sein, wenn sie von den jeweiligen Stoffen einen bestimmten Grenzwert überschreiten.

Antwort zu 125:
1. zum Desinfizieren der Haut und Gegenstände durch Verminderung der Krankheitserreger (Keimzahl).
2. zum Desinfizieren der Mund- und Rachenschleimhaut sowie zur Beseitigung von Halsschmerzen und Heiserkeit
3. zum Spülen, Reinigen, Erfrischen und zur allgemeinen Rachenpflege.

Antwort zu 126:
1. gegen Bakterien und Parasiten
2. gegen Allergien
3. Wirkung wie Hormone

Antwort zu 127:
direkt, Ärzte, Krankenhäuser, Tierärzte

Antwort zu 128:
nein

Antwort zu 129:
nein

Antwort zu 130:
ja

Antwort zu 131:
Arzneimittel, Herstellung, Prüfung

Antwort zu 132:
Eine Sammlung anerkannter pharmazeutischer Regeln.

Antwort zu 133:
Fütterungsarzneimittel werden aus Arzneimittel-Vormischungen und Mischfuttermitteln hergestellt.

Antwort zu 134:
Die Fütterungsarzneimittel dürfen nur auf Verschreibung eines Tierarztes an den Tierhalter des von ihm behandelten Tieres abgegeben werden.

Antwort zu 135:
Bei Tieren, die der Lebensmittelgewinnung dienen, wie Schweine, Rinder, Hühner, Schafe, Wild, Bienen, muss das Arzneimittel für genau diese Tierart zugelassen sein. Hier muss der Tierarzt die so genannte Wartezeit angeben, d.h. den Zeitraum, in der das Arzneimittel vollständig abgebaut wird, bevor das Tier geschlachtet werden darf, damit keine Arzneimittelrückstände in den Lebensmitteln auftreten.

Antwort zu 136:
Bundesinstitut, Medizinprodukte, Erfassung, Auswertung, Koordination

Antwort zu 137:
Arzneimittelgesetz und Heilmittelwerbegesetz

Antwort zu 138:
Der Hersteller dieses Arzneimittels.

Antwort zu 139:
Richtig sind a, b und c

Antwort zu 140:
Richtig ist c

Antwort zu 141:
Apotheker, Ärzte, PTAs, Chemiker, Biologen

Antwort zu 142:
Großhandel, Tierarzt und Tierhalter sowie Apotheke und Endverbraucher.

Antwort zu 143:
Apothekenpflichtige und freiverkäufliche Arzneimittel

Antwort zu 144:
Wird durch Anwendung eines Fertigarzneimittels, welches der Zulassungspflicht unterliegt oder durch Rechtsverordnung von dieser befreit wurde, ein Mensch getötet oder der Körper oder die Gesundheit erheblich verletzt, so haftet der pharmazeutische Unternehmer für den entstandenen Schaden.

Antwort zu 145:
Die Ersatzpflicht besteht nur, wenn das Arzneimittel bei bestimmungsgemäßem Gebrauch Schäden verursacht hat, die über ein vertretbares Maß hinaus gehen oder die einer falschen Kennzeichnung

oder einer nicht den wissenschaftlichen Erkenntnissen entsprechenden Fach- oder Gebrauchsinformation zugrunde liegen.

Antwort zu 146:
- Straftatbestände – Staatsanwaltschaft – Freiheitsstrafe bis zu drei Jahren
- Ordnungswidrigkeiten – Geldbuße mit bis zu 25.000 Euro

Antwort zu 147:
Der Einigungsvertrag vom 31.08.1990 regelt den Beitritt der DDR zur Bundesrepublik Deutschland zum 3. Oktober 1990. Durch das Einigungsvertragsgesetz gilt auch seit Oktober 1990 das Arzneimittelgesetz in den fünf neuen Bundesländern.

Antwort zu 148:
Um die Gesundheit der Verbraucher zu schützen und die Sicherheit im Arzneimittelverkehr zu gewährleisten.

Antwort zu 149:
1. wenn fälschlicherweise ein Therapieerfolg suggeriert wird.
2. Unwahre Angaben über Zusammensetzung und Beschaffenheit gemacht werden.
3. Versprechungen über Wirkungen, die die Mittel nicht haben, gemacht werden.

Antwort zu 150:
1. Name oder Firma und Sitz des pharmazeutischen Unternehmens
2. die Bezeichnung des Arzneimittels,
3. die Zusammensetzung des Arzneimittels gemäß Arzneimittelgesetz
4. die Anwendungsgebiete
5. die Gegenanzeigen
6. die Nebenwirkungen
7. Warnhinweise

Antwort zu 151:
Richtig sind b und c

Antwort zu 152:
1. meldepflichtige Krankheiten, Komplikationen in und nach der Schwangerschaft
2. Suchtkrankheiten und Tumore

Antwort zu 153.
Richtig sind a, b und d

Antwort zu 154:
entsprechenden Geltungsbereich

Antwort zu 155:
strafbar, Freiheitsstrafe bis zu einem Jahr, Geldstrafe

Antwort zu 156:
Lebertran, Warzentinktur

Antwort zu 157:
Hühneraugenpflaster, Hühneraugentinktur, Kamilleninstanttee, Salbeitee, Knoblauchkapseln, Rheumapflaster, Urinzuckerteststreifen, abgefüllter Leinsamen

Antwort zu 158:
Emser Salz, Essigsaure Tonerde, Fachinger Wasser, Teerschwefelsäure, Vitamin C, Pepsinwein, Fenchelhonig, Salzdragees, Melissengeist, Arnikasalbe, Pappelsalbe, Latschenkieferöl

Antwort zu 159:
Zahnpasta, Enthaarungscreme, Nagelhärter, Tabletten zur Gebissreinigung, Fichtennadelschaumbad

Antwort zu 160:
Eiweißtrunk, Fruchtzucker, jodiertes Speisesalz, Süßstoff, Astronautennahrung, Mineraldrink, Hipp-Fertigkost, Vitaminbonbons

Antwort zu 161:
Urinteststreifen, Schwangerschaftstest

Antwort zu 162:
Heilwässer und deren Salze, Presssäfte

Antwort zu 163:
Arnikatinktur, Rizinusöl (auch in Kapseln), Bittersalz, Talkum, Kampfersalbe, Glycerol, essigsaure Tonerde, Baldriantinktur, Eukalyptusöl, Myrrhentinktur, Ethanol-Wasser-Gemische, Wasserstoffperoxidlösung, Fichtennadelspriritus mit mind. 70%igem Ethanol, Pfefferminzöl

Antwort zu 164:
Lebertran, Eibischsirup, Hefetablette, Melissengeist, Spitzwegerichsirup, Kamillenextrakt, Fenchelhonig, Glycerol-Abführzäpfchen,

Antwort zu 165:
Hühneraugenpflaster, Baldriantropfen, Melissengeist, Emser-Salz-Tabletten, Franzbranntwein, essigsaure Tonerde, Abführtee, Vaseline, Fenchelhonig, Kräuterteemischungen, Rosenhonig

Antwort zu 166:
künstliche Heilwässer, Sauerstoff, Verbände, Presssaft, Zahncreme, Augenwatte, Fieberthermometer, Kondome, Mineralwasser, Mullkompressen

Antwort zu 167:
Ethanol, Kampferliniment, Glycerin, Fichtennadelspiritus, essigsaure Tonerde, Salmiakgeist, Glaubersalz, Leinöl, Milchzucker, Rizinusöl und -kapseln, Myrrhentinktur, Bittersalz, Lanolin, Schwefel, Rosenhonig

Antwort zu 168:
Zinksalbe, Baldrianwein, Fenchelhonig, Lebertranemulsion, Vitamin C-Kapseln/Pulver, Feigensirup, Lebertran

Antwort zu 169:
Bindehautentzündung, Warzen, Venenentzündung, Fettstoffwechselstörungen, Bluthochdruck, Keuchhusten, Ekzeme, Nierensteine, Schuppenflechte

Antwort zu 170:
Fettsucht, Durchfall, Erkältung, Schuppen, Arteriosklerose, Eisenmangel, Frostbeulen, Einschlafstörungen

Antwort zu 171:
Name pharmazeutischer Unternehmer, Bezeichnung des Arzneimittels, Stärke, Darreichungsform, Zulassungsnummer, Chargenbezeichnung, Inhalt nach Gewicht, Volumen, Stückzahl, Art der Anwendung, Wirkstoffe und Hilfsstoffe nach Art und Menge, Verfalldatum, Arzneimittel-Vormischung, Lagerungshinweise, Wartezeit bei Tieren, Warnhinweise (%Alkohol)

Antwort zu 172:
Gegenanzeigen, Nebenwirkungen, Hilfsstoffe, Wechselwirkungen, Anwendungsgebiet, klinische Prüfung

Antwort zu 173:
Bezeichnung des Arzneimittels, Indikationsgruppe, Anwendungsgebiete, Gegenanzeigen, besondere Vorsichtsmaßnahmen, Wechselwirkungen, Warnhinweise, Dosierung, Art der Anwendung, Häufigkeit der Anwendung (Einzel-, Tagesgabe), Dauer der Behandlung, Nebenwirkungen, Lagerhinweise, Verhalten bei Überdosierung

Antwort zu 174:
Verfalldatum, Ergebnisse der klinischen Prüfung, Herstellungsvorschriften, Zulassungsnummer, Ergebnisse von Haltbarkeitsversuchen, Prüfvorschriften,

Antwort zu 175:
Tee als Fertigarzneimittel, Bäderzubereitungen (zur Kreislaufanregung, als Einschlafhilfe, zur Kräftigung, bei Erkältungen)

Antwort zu 176:
Teemischungen, Bäder zur Behandlung infektiöser Hautkrankheiten,

Antwort zu 177:
Sie sollen nicht in Kinderhände gelangen und nach dem Umgang müssen die Hände gewaschen werden.

Antwort zu 178:
Kenntnisse über die in freiverkäuflichen Arzneimitteln vorkommenden Drogen und Chemikalien, über Drogeninhaltsstoffe, ordnungsgemäße Lagerung, Verfälschungen von Arzneimitteln, das AMG, HWG, Kennzeichnung von freiverkäuflichen Arzneimitteln, das Umfüllen von freiverkäuflichen Arzneimitteln

Antwort zu 179:
Kenntnisse über die Anwendungsgebiete aller Arzneimittel, die Herstellungsmethoden freiverkäuflicher Arzneimittel, den Nachweis von Drogeninhaltsstoffen, die Verordnung der verschreibungs-

pflichtigen Medikamente, die Prüfmethoden von Arzneimitteln

Antwort zu 180:
Magenübersäuerung, Vitaminmangel, Erkältungen, Unruhezustände, Eisenmangelanämie, Verstopfung, Blasenentzündung, Kreislaufprobleme

Antwort zu 181:
Arzneistäbchen, Injektionen, Infusionen, Zäpfchen

Antwort zu 182:
alle freiverkäuflichen Stoffe, Zubereitungen aus Stoffen und Arzneimittel stehen in dieser Anlage (Positivliste)

Antwort zu 183:
alle Pflanzen, aus denen keine Destillate hergestellt werden dürfen, stehen in dieser Anlage (Negativliste)

Antwort zu 184:
Alle Pflanzen und Pflanzenteile, aus denen Tabletten, Dragees oder Kapseln als Fertigarzneimittel hergestellt werden, stehen in dieser Anlage. Hilfsstoffe dürfen enthalten sein, es dürfen allerdings nur 4 Pflanzen gleichzeitig verwendet werden und der Tablettendurchmesser muss mindestens 3 mm betragen(Positivliste)

Antwort zu 185:
Stoffe und Zubereitungen aus Stoffen, aus denen Darreichungsformen zum Lutschen gegen Husten und Heiserkeit hergestellt werden, stehen in dieser Anlage (Positivliste)

Antwort zu 186:
Stoffe, aus denen freiverkäufliche Abführmittel hergestellt werden, stehen in dieser Liste (Positivliste)

Antwort zu 187:
Stoffe, die zur Herstellung von freiverkäuflichen Arzneimitteln gegen Hühneraugen und Hornhaut verwendet werden dürfen, stehen in dieser Liste (Positivliste)

Antwort zu 188:
Kampferspiritus, Leinöl, Salicylsäure, Glaubersalz, Calciumcitrat, Natriumhydrogencarbonat, Calciumlactat, Weinsäure, Seifenspiritus

Antwort zu 189:
Zinkpaste, Senföl, Resorcin

Antwort zu 190:
Aloe, Rainfarnkraut, Sennesblätter, Rhabarberwurzel, Faulbaumrinde, Meerzwiebel, Schöllkraut, Stechapfelblätter, Maiglöckchenblüten, Goldrutenkraut, Strophantussamen, Goldregenkraut, Fingerhutblätter, Koloquintenfrüchte, Blasentang

Antwort zu 191:
Vogelknöterichkraut, Wermutkraut, Brennnesselkraut, Weidenrinde, Pomeranzenschale, Kreuzdornbeere, Kondurangorinde, Mariendistelkraut, Birkenblätter, Bitterkleeblätter, Arnikawurzel, Bibernellwurzel, Kalmuswurzel, Liebstöckelwurzel, Bohnenhülsen, Wacholderholz, Hamamelisblätter, Weißdornblätter, Pfefferminzblätter, Orthosiphoblätter, Holunderblüten, Schlehdornblüten, Anisfrüchte, Hagebuttenfrüchte, Leinsamen, Fenchelfrüchte, Spitzwegerichkraut, Enzianwurzel,

Antwort zu 192:
Gartenrautenblätter, Brechwurzel, Ephedra, Rainfarnkraut, Jakobskraut, Schöllkraut, Johanniskraut

Antwort zu 193:
Kamillensalbe, Kühlsalbe, Pappelsalbe, Zinksalbe, Fenchelhonig, Glaubersalz, Katzenhalsband mit Insektizid, Wurmkur für Hunde, Jodhaltiges Heilwasser, Peloide, Bullrichsalz-Tabletten, Heilerde äußerlich, Milchzucker, Arnikatinktur, Emser-Salz-Pastillen, Magnesiumcarbonat, Tabletten gegen Magenübersäuerung, Kampferspiritus, Aluminiumacetattartratlösung

Antwort zu 194:
Zinkpaste, Borsalbe, Kortisonsalbe, Antibiotikasalbe, Abführzäpfchen, Jodtinktur 10%, Warzenmittel, Blasentangpräparate, Karlsbader-Salz-Dragees, Teebaumöl, Kochsalzlösung in Ampullen, Faulbaumrinde, Salmiakgeist 15%, Phenolphthal-

ein, Heilwasser mit Arsen, Belladonnatinktur, Rhabarbertinktur

Antwort zu 195:
Unruhezustände, Eisenmangelanämie, Magenübersäuerung, Vitaminmangel, Durchblutungsstörungen, Darmträgheit, Einschlafstörungen, Fettsucht durch Überernährung, Frostbeulen, Hühneraugen, Hornhaut, Arteriosklerose, Erkältungen, Kräftigung nach Krankheit

Antwort zu 196:
Bluthochdruck, Ernährungskrankheiten von Säuglingen, Wurmkrankheiten, Venenentzündungen, Fettstoffwechselstörung, Gerstenkorn, niedriger Blutdruck, Nervenerkrankung

Antwort zu 197:
Harntreibender Tee, Magen-Darm-Tee, Beruhigungstee, Husten-Brusttee

Antwort zu 198:
Blutreinigungstee, Nerventee, Leber- Galle-Tee, Bronchialtee, Nieren-Blasen-Tee, Schlaftee, Rheumatee, Lebertee

Antwort zu 199:
Jodtinktur 10%, selbst abgefüllter Lebertran, Ammoniaklösung 25%

Antwort zu 200:
Natrium, Magnesium, Kalium, Calcium

Antwort zu 201:
Bittersalz, Glaubersalz, Kochsalz, Aluminiumhydroxid, Natriumhydrogencarbonat, Wasser, Milchzucker

Antwort zu 202:
Riechsalz

Antwort zu 203:
Heilwasser

Antwort zu 204:
Wundstäbchen, Injektionslösungen, Infusionslösungen, Zäpfchen, Implantate

Antwort zu 205:
Hustentee, Knoblauchkapseln, Pepsinwein, Baldriantropfen, künstliches Karlsbadersalz, Vitamin-Brausetabletten, Fenchelhonig

Antwort zu 206:
Fachinger Wasser, Insulin, Baldrianwurzel, Schafgarbenkraut in Aufgussbeuteln, Schwefelpulver, echtes Karlsbadersalz, Kamillenblüten, Kochsalz, Pfefferkörner, Salicylsäure

Antwort zu 207:
Pomeranzenblätter, Thymiankraut, Salbeiblätter, Anisfrüchte, Pfefferminzblätter

Antwort zu 208:
Rizinussamen, Leinsamen, Sesam

Antwort zu 209:
Tausendgüldenkraut, Wermutkraut, Enzianwurzel, Löwenzahn, Schafgarbenkraut

Antwort zu 210:
Eibischwurzel, Malvenblüten, Primelwurzel, Spitzwegerichkraut

Antwort zu 211:
Thymian, Anisfrüchte, Fenchelfrüchte

Antwort zu 212:
Heidelbeeren, Eichenrinde

Antwort zu 213:
Heilerde, Lebertran, Pfefferminzblätter, Fachinger Wasser, Vitamin-C-Pulver, Eisen, Kochsalz, Stärke, Bienengift, Penicillin, Honig, Pepsin, Vaseline, Leinöl, Glaubersalz, Gold, Kamillenblüten, doppeltkohlensaures Natron

Antwort zu 214:
Baldriantropfen, Instanttee, Verbandmull, Franzbranntwein, Hoffmannstropfen, Vitamin-C-Brausetabletten, Brust-und Hustentee, Lebertranemulsion, Zinksalbe, Kampferspiritus, Jodtinktur, Glaubersalz-Bittersalz-Gemisch, Haarwasser mit Birkenteer, Lanolin

Antwort zu 215:
Vitamin B1, B2, B6, B12, C, H, Niacinamid

■■ **Lagerung und Abgabe**
Antwort zu 216:
- 2-8° C : Kühlschrank
- nicht über 20°C : Keller
- nicht über 25°C : Raumtemperatur

Antwort zu 217:
gedeckelte Dragees, Ungeziefer und Schimmelbildung bei Drogen, verklumpte Pulver, entmischte Emulsionen, zerbrochene Tabletten, zusammengeklebte Kapseln, trübe Pflanzensäfte, Phasentrennung bei Salben

Antwort zu 218:
anhand von Listen, EDV-Kontrolle, ständige Durchsicht, farbiger Kennzeichnung

Antwort zu 219:
2 Jahre bei kühler, trockener Lagerung, Weißblechdose, braunes Weithalsglas, gefütterter Papierbeutel

Antwort zu 220:
Hoffmannstropfen, ätherische Baldriantropfen, 96%iger Alkohol, Ether, Kampferspiritus, Myrrhentinktur, 70%iger Alkohol

Antwort zu 221:
Harntreibende Wirkung, bei langer Einnahme nierenreizend, Anwendung als Gewürz, Einnahme von großen Mengen rufen krampfartige Beschwerden und Blutungen der Gebärmutter hervor, dienen als Ausgangsstoff für Wacholderschnaps, wirken appetitanregend und verdauungsfördernd, äußerlich wirken sie hautreizend

Antwort zu 222:
zum Beseitigen von Krankheitserregern und Parasiten, breites Wirkspektrum, zur Erzielung eines keimfreien Zustandes, gegen Sporen und Mikroorganismen, Viren und Pilze wirksam, Verdünnung und Einwirkzeit muss beachtet werden, es gibt auch jodhaltige Desinfektionsmittel, Jod nimmt man zur Desinfektion kleiner Wunden, Komplexverbindungen mit Jod zur Haut-, Schleimhaut- und Gerätedesinfektion

Antwort zu 223:
- Primelwurzel, Thymian, Malvenblätter, Anis, Eibischwurzel, Isländisch Moos, Fenchelhonig, Süßholzwurzel
- Anwendung: Expektorantien zum Schleimlösen

Antwort zu 224:
Milchzucker, Magnesiumsulfat (Bittersalz), Natriumsulfat (Glaubersalz), Tamarindenfrüchten, Feigen, Manna, Leinsamen, Flohsamen, Weizenkleie

Antwort zu 225:
Schachtelhalmkraut, Brennnesselblätter, Hauhechelwurzel, Birkenblätter, Orthosiphonblätter, Bruchkraut

Antwort zu 226:
Melissenblätter, Baldrianwurzel, Hopfen, Johanniskraut, Lavendelblüten

Antwort zu 227:
Milchsäure, Salicylsäure

Antwort zu 228:
Bezeichnung des Arzneimittels

Antwort zu 229:
Arzneimittelwerbung gegen Magengeschwüre, Herzmuskelschwäche, Geschwulsterkrankungen, Ein-und Durchschlafstörungen, Psychosen, Fruchtbarkeitsstörungen

Antwort zu 230:
Unverkäufliche Muster anbieten, Gutscheine für Arzneimittelmuster abgeben, Hinweis» klinisch getestet«, Kaffeefahrten mit Arzneimittelverkauf, Werbung mit Dankschreiben, Preisausschreiben

Antwort zu 231:
Arzneimittel gegen Magengeschwüre, Bluthochdruck, Schlaftabletten

Antwort zu 232:
Darreichungsform, Wirkstoffe, Name und Anschrift des pharmazeutischen Unternehmers, deutsche Bezeichnung des Arzneimittels, Art der Anwendung, unverkäufliches Muster

Farbtafeln prüfungsrelevanter Drogen

42 Drogenabbildungen

In Berlin werden vorrangig folgende Drogen geprüft. Die für die Abbildungen verwendete Petrischale hat einen Durchmesser von 9 cm.

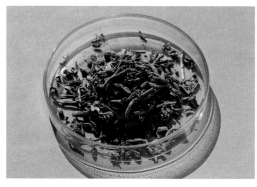 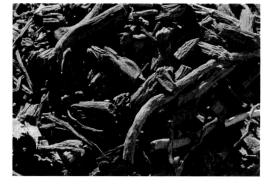

◻ Abb. 42.1 Baldrianwurzel.

VI

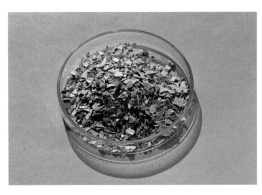
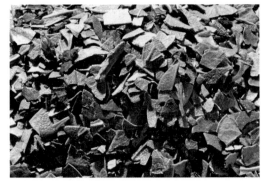

▣ Abb. 42.2 Bärentraubenblätter.

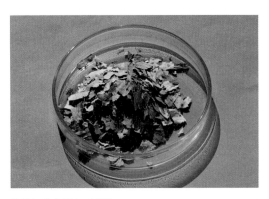
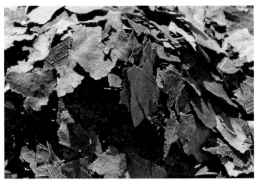

▣ Abb. 42.3 Birkenblätter.

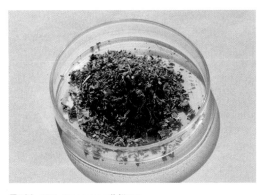

▣ Abb. 42.4 Brennnesselblätter.

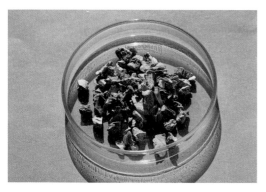

◘ **Abb. 42.5 Enzianwurzel.**

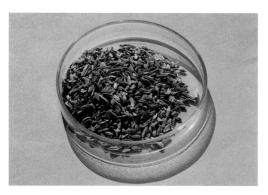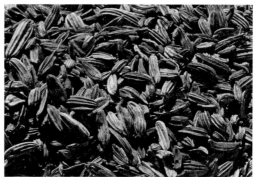

◘ **Abb. 42.6 Fenchelfrüchte.**

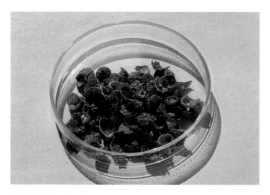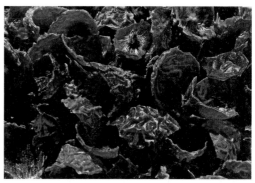

◘ **Abb. 42.7 Hagebuttenschalen.**

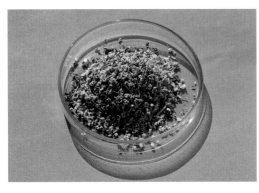 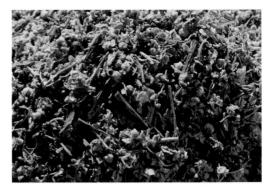

■ Abb. 42.8 Holunderblüten.

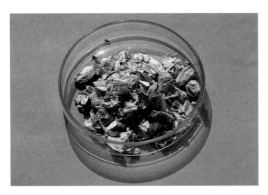

■ Abb. 42.9 Hopfenzapfen.

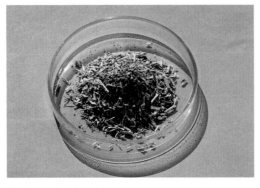

■ Abb. 42.10 Johanniskraut.

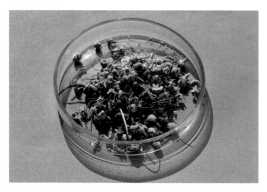
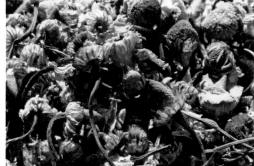

◨Abb. 42.11 Kamillenblüten.

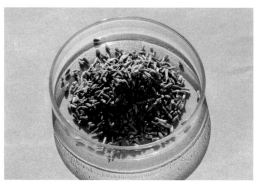
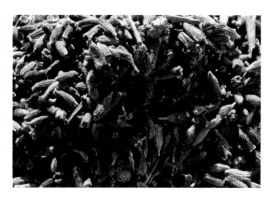

◨Abb. 42.12 Lavendelblüten.

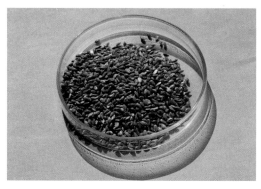
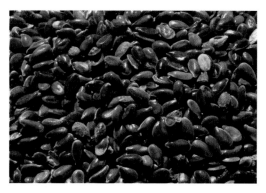

◨Abb. 42.13 Leinsamen.

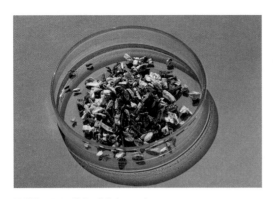

◨ **Abb. 42.14 Liebstöckelwurzel.**

VI

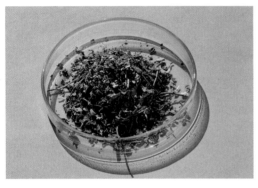

◨ **Abb. 42.15 Melissenblätter.**

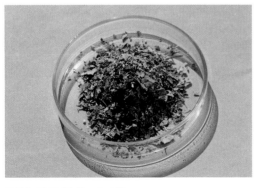
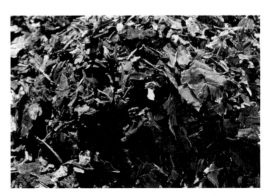

◨ **Abb. 42.16 Pfefferminzblätter.**

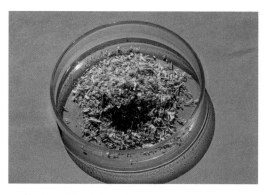 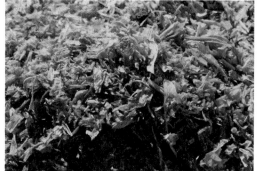

◨ Abb. 42.17 Ringelblumenblüten.

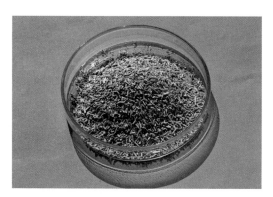 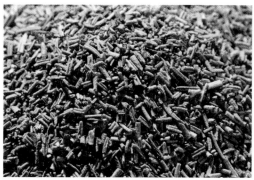

◨ Abb. 42.18 Rosmarinblätter.

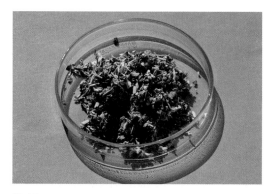 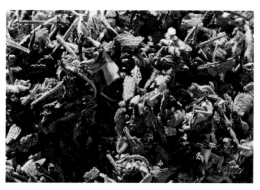

◨ Abb. 42.19 Salbeiblätter.

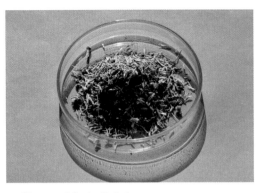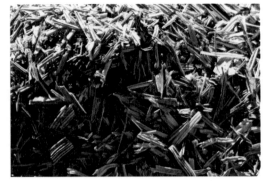

◪ **Abb. 42.20 Schachtelhalmkraut.**

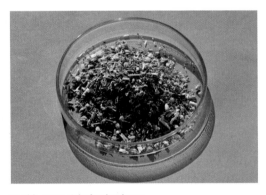

◪ **Abb. 42.21 Schafgarbenkraut.**

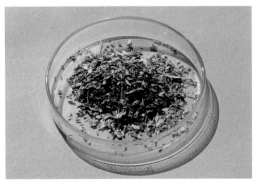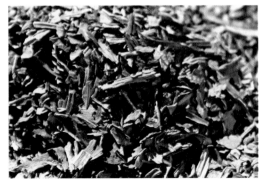

◪ **Abb. 42.22 Spitzwegerichkraut.**

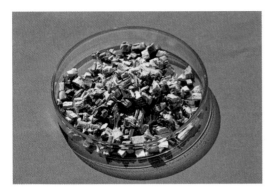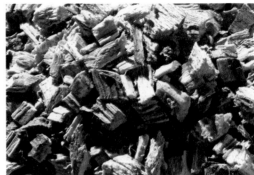

◘ Abb. 42.23 Süßholzwurzel.

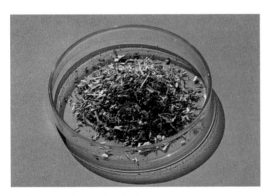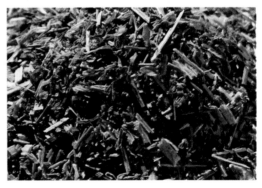

◘ Abb. 42.24 Tausendgüldenkraut.

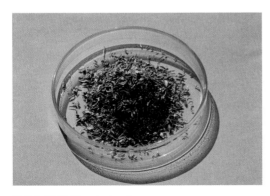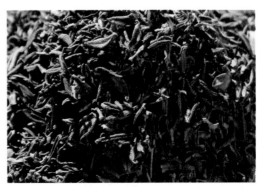

◘ Abb. 42.25 Thymiankraut.

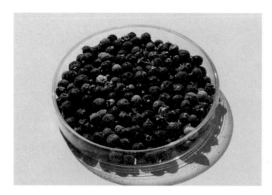
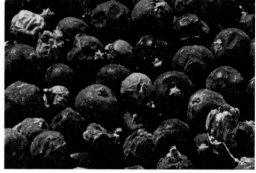

 Abb. 42.26 Wacholderbeeren.

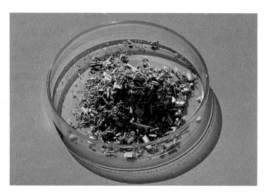
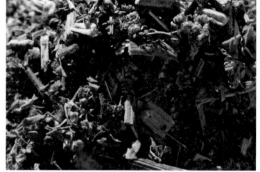

 Abb. 42.27 Wermutkraut.

Anhang 1
Arzneimittelgesetz – AMG 1976

1 Erster Abschnitt Zweck des Gesetzes und Begriffs-bestimmungen

- **§ 1 Zweck des Gesetzes**

Es ist der Zweck dieses Gesetzes, im Interesse einer ordnungsgemäßen Arzneimittelversorgung von Mensch und Tier für die Sicherheit im Verkehr mit Arzneimitteln, insbesondere für die Qualität, Wirksamkeit und Unbedenklichkeit der Arzneimittel nach Maßgabe der folgenden Vorschriften zu sorgen.

- **§ 2 Arzneimittelbegriff**

(1) Arzneimittel sind Stoffe und Zubereitungen aus Stoffen, die dazu bestimmt sind, durch Anwendung am oder im menschlichen oder tierischen Körper

1. Krankheiten, Leiden, Körperschäden oder krankhafte Beschwerden zu heilen, zu lindern, zu verhüten oder zu erkennen,
2. die Beschaffenheit, den Zustand oder die Funktionen des Körpers oder seelische Zustände erkennen zu lassen,
3. vom menschlichen oder tierischen Körper erzeugte Wirkstoffe oder Körperflüssigkeiten zu ersetzen,
4. Krankheitserreger, Parasiten oder körperfremde Stoffe abzuwehren, zu beseitigen oder unschädlich zu machen oder
5. die Beschaffenheit, den Zustand oder die Funktionen des Körpers oder seelische Zustände zu beeinflussen.

(2)
1. Gegenstände, die ein Arzneimittel nach Absatz 1 enthalten oder auf die ein Arzneimittel nach Absatz 1 aufgebracht ist und die dazu bestimmt sind, dauernd oder vorübergehend mit dem menschlichen oder tierischen Körper in Berührung gebracht zu werden,
1a. tierärztliche Instrumente, soweit sie zur einmaligen Anwendung bestimmt sind und aus der Kennzeichnung hervorgeht, dass sie einem Verfahren zur Verminderung der Keimzahl unterzogen worden sind,
2. Gegenstände, die, ohne Gegenstände nach Nummer 1 oder 1a zu sein, dazu bestimmt sind, zu den in Absatz 1 Nr. 2 oder 5 bezeichneten Zwecken in den tierischen Körper dauernd oder vorübergehend eingebracht zu werden, ausgenommen tierärztliche Instrumente,
3. Verbandstoffe und chirurgische Nahtmaterialien, soweit sie zur Anwendung am oder im tierischen Körper bestimmt und nicht Gegenstände der Nummer 1, 1a oder 2 sind,
4. Stoffe und Zubereitungen aus Stoffen, die, auch im Zusammenwirken mit anderen Stoffen oder Zubereitungen aus Stoffen, dazu bestimmt sind, ohne am oder im tierischen Körper angewendet zu werden, die Beschaffenheit, den Zustand oder die Funktion des tierischen Körpers erkennen zu lassen oder der Erkennung von Krankheitserregern bei Tieren zu dienen.

(3) Arzneimittel sind nicht
1. Lebensmittel im Sinne des § 2 Abs. 2 des Lebensmittel- und Futtermittelgesetzbuchs,
2. kosmetische Mittel im Sinne des § 2 Abs. 5 des Lebensmittel- und Futtermittelgesetzbuchs,
3. Tabakerzeugnisse im Sinne des § 3 des Vorläufigen Tabakgesetzes,

4. Stoffe oder Zubereitungen aus Stoffen, die ausschließlich dazu bestimmt sind, äußerlich am Tier zur Reinigung oder Pflege oder zur Beeinflussung des Aussehens oder des Körpergeruchs angewendet zu werden, soweit ihnen keine Stoffe oder Zubereitungen aus Stoffen zugesetzt sind, die vom Verkehr außerhalb der Apotheke ausgeschlossen sind,
5. (weggefallen)
6. Futtermittel im Sinne des § 3 Nr. 11 bis 15 des Lebensmittel- und Futtermittelgesetzbuchs,
7. Medizinprodukte und Zubehör für Medizinprodukte im Sinne des § 3 des Medizinproduktegesetzes, es sei denn, es handelt sich um Arzneimittel im Sinne des § 2 Abs. 1 Nr. 2,
8. Organe im Sinne des § 1a Nr. 1 des Transplantationsgesetzes, wenn sie zur Übertragung auf menschliche Empfänger bestimmt sind.

(4) Solange ein Mittel nach diesem Gesetz als Arzneimittel zugelassen oder registriert oder durch Rechtsverordnung von der Zulassung oder Registrierung freigestellt ist, gilt es als Arzneimittel. Hat die zuständige Bundesoberbehörde die Zulassung oder Registrierung eines Mittels mit der Begründung abgelehnt, dass es sich um kein Arzneimittel handelt, so gilt es nicht als Arzneimittel.

■ **§ 3 Stoffbegriff**

Stoffe im Sinne dieses Gesetzes sind
1. chemische Elemente und chemische Verbindungen sowie deren natürlich vorkommende Gemische und Lösungen,
2. Pflanzen, Pflanzenteile, Pflanzenbestandteile, Algen, Pilze und Flechten in bearbeitetem oder unbearbeitetem Zustand,
3. Tierkörper, auch lebender Tiere, sowie Körperteile, -bestandteile und Stoffwechselprodukte von Mensch oder Tier in bearbeitetem oder unbearbeitetem Zustand,
4. Mikroorganismen einschließlich Viren sowie deren Bestandteile oder Stoffwechselprodukte.

■ **§ 4 Sonstige Begriffsbestimmungen**

(1) Fertigarzneimittel sind Arzneimittel, die im Voraus hergestellt und in einer zur Abgabe an den Verbraucher bestimmten Packung in den Verkehr gebracht werden oder andere zur Abgabe an Verbraucher bestimmte Arzneimittel, bei deren Zubereitung in sonstiger Weise ein industrielles Verfahren zur Anwendung kommt oder die, ausgenommen in Apotheken, gewerblich hergestellt werden. Fertigarzneimittel sind nicht Zwischenprodukte, die für eine weitere Verarbeitung durch einen Hersteller bestimmt sind.

(2) Blutzubereitungen sind Arzneimittel, die aus Blut gewonnene Blut-, Plasma- oder Serumkonserven, Blutbestandteile oder Zubereitungen aus Blutbestandteilen sind oder als Wirkstoffe enthalten.

(3) Sera sind Arzneimittel im Sinne des § 2 Abs. 1, die aus Blut, Organen, Organteilen oder Organsekreten gesunder, kranker, krank gewesener oder immunisatorisch vorbehan-

delter Lebewesen gewonnen werden, Antikörper enthalten und die dazu bestimmt sind, wegen dieser Antikörper angewendet zu werden. Sera gelten nicht als Blutzubereitungen im Sinne des Absatzes 2.

(4) Impfstoffe sind Arzneimittel im Sinne des § 2 Abs. 1, die Antigene enthalten und die dazu bestimmt sind, bei Mensch oder Tier zur Erzeugung von spezifischen Abwehr- und Schutzstoffen angewendet zu werden.

(5) Allergene sind Arzneimittel im Sinne des § 2 Abs. 1, die Antigene oder Haptene enthalten und dazu bestimmt sind, bei Mensch oder Tier zur Erkennung von spezifischen Abwehr- oder Schutzstoffen angewendet zu werden (Testallergene) oder Stoffe enthalten, die zur antigenspezifischen Verminderung einer spezifischen immunologischen Überempfindlichkeit angewendet werden (Therapieallergene).

(6) Testsera sind Arzneimittel im Sinne des § 2 Abs. 2 Nr. 4, die aus Blut, Organen, Organteilen oder Organsekreten gesunder, kranker, krank gewesener oder immunisatorisch vorbehandelter Lebewesen gewonnen werden, spezifische Antikörper enthalten und die dazu bestimmt sind, wegen dieser Antikörper verwendet zu werden, sowie die dazu gehörenden Kontrollsera.

(7) Testantigene sind Arzneimittel im Sinne des § 2 Abs. 2 Nr. 4, die Antigene oder Haptene enthalten und die dazu bestimmt sind, als solche verwendet zu werden.

(8) Radioaktive Arzneimittel sind Arzneimittel, die radioaktive Stoffe sind oder enthalten und ionisierende Strahlen spontan aussenden und die dazu bestimmt sind, wegen dieser Eigenschaften angewendet zu werden; als radioaktive Arzneimittel gelten auch für die Radiomarkierung anderer Stoffe vor der Verabreichung hergestellte Radionuklide (Vorstufen) sowie die zur Herstellung von radioaktiven Arzneimitteln bestimmten Systeme mit einem fixierten Mutterradionuklid, das ein Tochterradionuklid bildet, (Generatoren).

(9) Gentransfer-Arzneimittel sind zur Anwendung am Menschen bestimmte Arzneimittel im Sinne des § 2 Abs. 1, die zur genetischen Modifizierung von Körperzellen durch Transfer von Genen oder Genabschnitten bestimmte nackte Nukleinsäuren, virale oder nichtvirale Vektoren, genetisch modifizierte menschliche Zellen oder rekombinante Mikroorganismen, letztere ohne mit dem Ziel der Prävention oder Therapie der von diesen hervorgerufenen Infektionskrankheiten eingesetzt zu werden, sind oder enthalten.

(10) Fütterungsarzneimittel sind Arzneimittel in verfütterungsfertiger Form, die aus Arzneimittel-Vormischungen und Mischfuttermitteln hergestellt werden und die dazu bestimmt sind, zur Anwendung bei Tieren in den Verkehr gebracht zu werden.

(11) Arzneimittel-Vormischungen sind Arzneimittel, die ausschließlich dazu bestimmt sind, zur Herstellung von Fütterungsarzneimitteln verwendet zu werden. Sie gelten als Fertigarzneimittel.

(12) Die Wartezeit ist die Zeit, die bei bestimmungsgemäßer Anwendung des Arzneimittels nach der letzten Anwendung des Arzneimittels bei einem Tier bis zur Gewinnung von Lebensmitteln, die von diesem Tier stammen, zum Schutz der öffentlichen Gesundheit einzuhalten ist und die sicherstellt,

dass Rückstände in diesen Lebensmitteln die gemäß der Verordnung (EWG) Nr. 2377/90 des Rates vom 26. Juni 1990 zur Schaffung eines Gemeinschaftsverfahrens für die Festsetzung von Höchstmengen für Tierarzneimittelrückstände in Nahrungsmitteln tierischen Ursprungs (ABl. EG Nr. L 224 S. 1) festgelegten zulässigen Höchstmengen für pharmakologisch wirksame Stoffe nicht überschreiten.

(13) Nebenwirkungen sind die beim bestimmungsgemäßen Gebrauch eines Arzneimittels auftretenden schädlichen unbeabsichtigten Reaktionen. Schwerwiegende Nebenwirkungen sind Nebenwirkungen, die tödlich oder lebensbedrohend sind, eine stationäre Behandlung oder Verlängerung einer stationären Behandlung erforderlich machen, zu bleibender oder schwerwiegender Behinderung, Invalidität, kongenitalen Anomalien oder Geburtsfehlern führen; für Arzneimittel, die zur Anwendung bei Tieren bestimmt sind, sind schwerwiegend auch Nebenwirkungen, die ständig auftretende oder lang anhaltende Symptome hervorrufen. Unerwartete Nebenwirkungen sind Nebenwirkungen, deren Art, Ausmaß oder Ausgang von der Packungsbeilage des Arzneimittels abweichen. Die Sätze 1 bis 3 gelten auch für die als Folge von Wechselwirkungen auftretenden Nebenwirkungen.

(14) Herstellen ist das Gewinnen, das Anfertigen, das Zubereiten, das Be- oder Verarbeiten, das Umfüllen einschließlich Abfüllen, das Abpacken, das Kennzeichnen und die Freigabe.

(15) Qualität ist die Beschaffenheit eines Arzneimittels, die nach Identität, Gehalt, Reinheit, sonstigen chemischen, physikalischen, biologischen Eigenschaften oder durch das Herstellungsverfahren bestimmt wird.

(16) Eine Charge ist die jeweils aus derselben Ausgangsmenge in einem einheitlichen Herstellungsvorgang oder bei einem kontinuierlichen Herstellungsverfahren in einem bestimmten Zeitraum erzeugte Menge eines Arzneimittels.

(17) Inverkehrbringen ist das Vorrätighalten zum Verkauf oder zu sonstiger Abgabe, das Feilhalten, das Feilbieten und die Abgabe an andere.

(18) Der pharmazeutische Unternehmer ist bei zulassungs- oder registrierungspflichtigen Arzneimitteln der Inhaber der Zulassung oder Registrierung. Pharmazeutischer Unternehmer ist auch, wer Arzneimittel unter seinem Namen in den Verkehr bringt, außer in den Fällen des § 9 Abs. 1 Satz 2.

(19) Wirkstoffe sind Stoffe, die dazu bestimmt sind, bei der Herstellung von Arzneimitteln als arzneilich wirksame Bestandteile verwendet zu werden oder bei ihrer Verwendung in der Arzneimittelherstellung zu arzneilich wirksamen Bestandteilen der Arzneimittel zu werden.

(20) Somatische Zelltherapeutika sind zur Anwendung am Menschen bestimmte Arzneimittel im Sinne des § 2 Abs. 1, die durch andere Verfahren der Biotechnologie als genetische Modifikation in ihren biologischen Eigenschaften veränderte oder nicht veränderte menschliche Körperzellen sind oder enthalten, ausgenommen zelluläre Blutzubereitungen zur Transfusion oder zur hämatopoetischen Rekonstitution.

(21) Xenogene Zelltherapeutika sind zur Anwendung am Menschen bestimmte Arzneimittel im Sinne des § 2 Abs. 1, die genetisch modifizierte oder durch andere Verfahren in ihren biologischen Eigenschaften veränderte lebende tierische Körperzellen sind oder enthalten.

(22) Großhandel mit Arzneimitteln ist jede berufs- oder gewerbsmäßige zum Zwecke des Handeltreibens ausgeübte Tätigkeit, die in der Beschaffung, der Lagerung, der Abgabe oder Ausfuhr von Arzneimitteln besteht, mit Ausnahme der Abgabe von Arzneimitteln an andere Verbraucher als Ärzte, Zahnärzte, Tierärzte oder Krankenhäuser.

(23) Klinische Prüfung bei Menschen ist jede am Menschen durchgeführte Untersuchung, die dazu bestimmt ist, klinische oder pharmakologische Wirkungen von Arzneimitteln zu erforschen oder nachzuweisen oder Nebenwirkungen festzustellen oder die Resorption, die Verteilung, den Stoffwechsel oder die Ausscheidung zu untersuchen, mit dem Ziel, sich von der Unbedenklichkeit oder Wirksamkeit der Arzneimittel zu überzeugen. Satz 1 gilt nicht für eine Untersuchung, die eine nichtinterventionelle Prüfung ist. Nichtinterventionelle Prüfung ist eine Untersuchung, in deren Rahmen Erkenntnisse aus der Behandlung von Personen mit Arzneimitteln gemäß den in der Zulassung festgelegten Angaben für seine Anwendung anhand epidemiologischer Methoden analysiert werden; dabei folgt die Behandlung einschließlich der Diagnose und Überwachung nicht einem vorab festgelegten Prüfplan, sondern ausschließlich der ärztlichen Praxis.

(24) Sponsor ist eine natürliche oder juristische Person, die die Verantwortung für die Veranlassung, Organisation und Finanzierung einer klinischen Prüfung bei Menschen übernimmt.

(25) Prüfer ist in der Regel ein für die Durchführung der klinischen Prüfung bei Menschen in einer Prüfstelle verantwortlicher Arzt oder in begründeten Ausnahmefällen eine andere Person, deren Beruf auf Grund seiner wissenschaftlichen Anforderungen und der seine Ausübung voraussetzenden Erfahrungen in der Patientenbetreuung für die Durchführung von Forschungen am Menschen qualifiziert. Wird eine Prüfung in einer Prüfstelle von mehreren Prüfern vorgenommen, so ist der verantwortliche Leiter der Gruppe der Hauptprüfer. Wird eine Prüfung in mehreren Prüfstellen durchgeführt, wird vom Sponsor ein Prüfer als Leiter der klinischen Prüfung benannt.

(26) Homöopathisches Arzneimittel ist ein Arzneimittel, das nach einem im Europäischen Arzneibuch oder, in Ermangelung dessen, nach einem in den offiziell gebräuchlichen Pharmakopöen der Mitgliedstaaten der Europäischen Union beschriebenen homöopathischen Zubereitungsverfahren hergestellt worden ist. Ein homöopathisches Arzneimittel kann auch mehrere Wirkstoffe enthalten.

(27) Ein mit der Anwendung des Arzneimittels verbundenes Risiko ist

a)   jedes Risiko im Zusammenhang mit der Qualität, Sicherheit oder Wirksamkeit des Arzneimittels für die Gesundheit der Patienten oder die öffentliche Gesundheit, bei zur Anwendung bei Tieren bestimmten Arzneimitteln für die Gesundheit von Mensch oder Tier,

b)   jedes Risiko unerwünschter Auswirkungen auf die Umwelt.

(28) Das Nutzen-Risiko-Verhältnis umfasst eine Bewertung der positiven therapeutischen Wirkungen des Arzneimittels im Verhältnis zu dem Risiko nach Absatz 27 Buchstabe a, bei zur Anwendung bei Tieren bestimmten Arzneimitteln auch nach Absatz 27 Buchstabe b.

(29) Pflanzliche Arzneimittel sind Arzneimittel, die als Wirkstoff ausschließlich einen oder mehrere pflanzliche Stoffe oder eine oder mehrere pflanzliche Zubereitungen oder eine oder mehrere solcher pflanzlichen Stoffe in Kombination mit einer oder mehreren solcher pflanzlichen Zubereitungen enthalten.

(30) Gewebezubereitungen sind Arzneimittel, die Gewebe im Sinne von § 1a Nr. 4 des Transplantationsgesetzes sind oder aus solchen Geweben hergestellt worden sind. Menschliche Samen- und Eizellen, einschließlich imprägnierter Eizellen (Keimzellen), und Embryonen sind weder Arzneimittel noch Gewebezubereitungen.

- **§ 4a Ausnahmen vom Anwendungsbereich**

Dieses Gesetz findet keine Anwendung auf

1. Arzneimittel, die unter Verwendung von Krankheitserregern oder auf biotechnischem Wege hergestellt werden und zur Verhütung, Erkennung oder Heilung von Tierseuchen bestimmt sind,
2. die Gewinnung und das Inverkehrbringen von Keimzellen zur künstlichen Befruchtung bei Tieren,
3. Arzneimittel, die ein Arzt, Tierarzt oder eine andere Person, die zur Ausübung der Heilkunde befugt ist, bei Mensch oder Tier anwendet, soweit die Arzneimittel ausschließlich zu diesem Zweck unter der unmittelbaren fachlichen Verantwortung des anwendenden Arztes, Tierarztes oder der anwendenden Person, die zur Ausübung der Heilkunde befugt ist, hergestellt worden sind,
4. Gewebe, die innerhalb eines Behandlungsvorgangs einer Person entnommen werden, um auf diese rückübertragen zu werden.

Satz 1 Nr. 1 gilt nicht für § 55. Satz 1 Nr. 3 gilt nicht für Arzneimittel, die zu Dopingzwecken im Sport hergestellt worden sind.

2 Zweiter Abschnitt Anforderungen an die Arzneimittel

- **§ 5 Verbot bedenklicher Arzneimittel**

(1) Es ist verboten, bedenkliche Arzneimittel in den Verkehr zu bringen.

(2) Bedenklich sind Arzneimittel, bei denen nach dem jeweiligen Stand der wissenschaftlichen Erkenntnisse der begründete Verdacht besteht, dass sie bei bestimmungsgemäßem Gebrauch schädliche Wirkungen haben, die über ein nach den Erkenntnissen der medizinischen Wissenschaft vertretbares Maß hinausgehen.

- **§ 6 Ermächtigung zum Schutz der Gesundheit**

(1) Das Bundesministerium für Gesundheit (Bundesministerium) wird ermächtigt, durch Rechtsverordnung mit Zustimmung des Bundesrates die Verwendung bestimmter Stoffe, Zubereitungen aus Stoffen oder Gegenstände bei der Herstellung von Arzneimitteln vorzuschreiben, zu beschränken oder zu verbieten und das Inverkehrbringen und die Anwendung von Arzneimitteln, die nicht nach diesen Vorschriften hergestellt sind, zu untersagen, soweit es zur Risikovorsorge oder zur Abwehr einer unmittelbaren oder mittelbaren Gefährdung der Gesundheit von Mensch oder Tier durch Arzneimittel geboten ist. Die Rechtsverordnung nach Satz 1 wird vom Bundesministerium für Ernährung, Landwirtschaft und Verbraucherschutz im Einvernehmen mit dem Bundesministerium erlassen, soweit es sich um Arzneimittel handelt, die zur Anwendung bei Tieren bestimmt sind.

(2) Die Rechtsverordnung nach Absatz 1 ergeht im Einvernehmen mit dem Bundesministerium für Umwelt, Naturschutz und Reaktorsicherheit, soweit es sich um radioaktive Arzneimittel und um Arzneimittel handelt, bei deren Herstellung ionisierende Strahlen verwendet werden.

- **§ 6a Verbot von Arzneimitteln zu Dopingzwecken im Sport**

(1) Es ist verboten, Arzneimittel zu Dopingzwecken im Sport in den Verkehr zu bringen, zu verschreiben oder bei anderen anzuwenden.

(2) Absatz 1 findet nur Anwendung auf Arzneimittel, die Stoffe der im Anhang des Übereinkommens gegen Doping (Gesetz vom 2. März 1994 zu dem Übereinkommen vom 16. November 1989 gegen Doping, BGBl. 1994 II S. 334) aufgeführten Gruppen von verbotenen Wirkstoffen oder Stoffe enthalten, die zur Verwendung bei den dort aufgeführten verbotenen Methoden bestimmt sind, sofern das Doping bei Menschen erfolgt oder erfolgen soll. In der Packungsbeilage und in der Fachinformation dieser Arzneimittel ist folgender Warnhinweis anzugeben: »Die Anwendung des Arzneimittels [Bezeichnung des Arzneimittels einsetzen] kann bei Dopingkontrollen zu positiven Ergebnissen führen.« Kann aus dem

Fehlgebrauch des Arzneimittels zu Dopingzwecken eine Gesundheitsgefährdung folgen, ist dies zusätzlich anzugeben. Satz 2 findet keine Anwendung auf Arzneimittel, die nach einer homöopathischen Verfahrenstechnik hergestellt worden sind.

(2a) Es ist verboten, Arzneimittel, die im Anhang zu diesem Gesetz genannte Stoffe sind oder enthalten, in nicht geringer Menge zu Dopingzwecken im Sport zu besitzen, sofern das Doping bei Menschen erfolgen soll. Das Bundesministerium bestimmt im Einvernehmen mit dem Bundesministerium des Innern nach Anhörung von Sachverständigen durch Rechtsverordnung mit Zustimmung des Bundesrates die nicht geringe Menge der in Satz 1 genannten Stoffe. Das Bundesministerium wird ermächtigt, im Einvernehmen mit dem Bundesministerium des Innern nach Anhörung von Sachverständigen durch Rechtsverordnung mit Zustimmung des Bundesrates

1. weitere Stoffe in den Anhang dieses Gesetzes aufzunehmen, die zu Dopingzwecken im Sport geeignet sind, hierfür in erheblichem Umfang angewendet werden und deren Anwendung bei nicht therapeutischer Bestimmung gefährlich ist, und

2. die nicht geringe Menge dieser Stoffe zu bestimmen.

Durch Rechtsverordnung nach Satz 3 können Arzneimittel aus dem Anhang dieses Gesetzes gestrichen werden, wenn die Voraussetzungen des Satzes 3 Nr. 1 nicht mehr vorliegen.

(3) Das Bundesministerium wird ermächtigt, im Einvernehmen mit dem Bundesministerium des Innern durch Rechtsverordnung mit Zustimmung des Bundesrates weitere Stoffe oder Zubereitungen aus Stoffen zu bestimmen, auf die Absatz 1 Anwendung findet, soweit dies geboten ist, um eine unmittelbare oder mittelbare Gefährdung der Gesundheit des Menschen durch Doping im Sport zu verhüten.

▪ § 7 Radioaktive und mit ionisierenden Strahlen behandelte Arzneimittel

(1) Es ist verboten, radioaktive Arzneimittel oder Arzneimittel, bei deren Herstellung ionisierende Strahlen verwendet worden sind, in den Verkehr zu bringen, es sei denn, dass dies durch Rechtsverordnung nach Absatz 2 zugelassen ist.

(2) Das Bundesministerium wird ermächtigt, im Einvernehmen mit dem Bundesministerium für Umwelt, Naturschutz und Reaktorsicherheit durch Rechtsverordnung mit Zustimmung des Bundesrates das Inverkehrbringen radioaktiver Arzneimittel oder bei der Herstellung von Arzneimitteln die Verwendung ionisierender Strahlen zuzulassen, soweit dies nach dem jeweiligen Stand der wissenschaftlichen Erkenntnisse zu medizinischen Zwecken geboten und für die Gesundheit von Mensch oder Tier unbedenklich ist. In der Rechtsverordnung können für die Arzneimittel der Vertriebsweg bestimmt sowie Angaben über die Radioaktivität auf dem Behältnis, der äußeren Umhüllung und der Packungsbeilage vorgeschrieben werden. Die Rechtsverordnung wird vom Bundesministerium für Ernährung, Landwirtschaft und Verbraucherschutz im Einvernehmen mit dem Bundesministerium und dem Bundesministerium für Umwelt, Naturschutz und Reaktorsicherheit erlassen, soweit es sich um Arzneimittel handelt, die zur Anwendung bei Tieren bestimmt sind.

▪ § 8 Verbote zum Schutz vor Täuschung

(1) Es ist verboten, Arzneimittel herzustellen oder in den Verkehr zu bringen, die

1. durch Abweichung von den anerkannten pharmazeutischen Regeln in ihrer Qualität nicht unerheblich gemindert sind,

1a. hinsichtlich ihrer Identität oder Herkunft falsch gekennzeichnet sind (gefälschte Arzneimittel) oder

2. in anderer Weise mit irreführender Bezeichnung, Angabe oder Aufmachung versehen sind. Eine Irreführung liegt insbesondere dann vor, wenn

   a. Arzneimitteln eine therapeutische Wirksamkeit oder Wirkungen beigelegt werden, die sie nicht haben,

   b. fälschlich der Eindruck erweckt wird, dass ein Erfolg mit Sicherheit erwartet werden kann oder dass nach bestimmungsgemäßem oder längerem Gebrauch keine schädlichen Wirkungen eintreten,

   c. zur Täuschung über die Qualität geeignete Bezeichnungen, Angaben oder Aufmachungen verwendet werden, die für die Bewertung des Arzneimittels mitbestimmend sind.

(2) Es ist verboten, Arzneimittel in den Verkehr zu bringen, deren Verfalldatum abgelaufen ist.

▪ § 9 Der Verantwortliche für das Inverkehrbringen

(1) Arzneimittel, die im Geltungsbereich dieses Gesetzes in den Verkehr gebracht werden, müssen den Namen oder die Firma und die Anschrift des pharmazeutischen Unternehmers tragen. Dies gilt nicht für Arzneimittel, die zur klinischen Prüfung bei Menschen bestimmt sind.

(2) Arzneimittel dürfen im Geltungsbereich dieses Gesetzes nur durch einen pharmazeutischen Unternehmer in den Verkehr gebracht werden, der seinen Sitz im Geltungsbereich dieses Gesetzes, in einem anderen Mitgliedstaat der Europäischen Union oder in einem anderen Vertragsstaat des Abkommens über den Europäischen Wirtschaftsraum hat. Bestellt der pharmazeutische Unternehmer einen örtlichen Vertreter, entbindet ihn dies nicht von seiner rechtlichen Verantwortung.

▪ § 10 Kennzeichnung

(1) Fertigarzneimittel, die Arzneimittel im Sinne des § 2 Abs. 1 oder Abs. 2 Nr. 1 und nicht zur klinischen Prüfung bei Menschen bestimmt sind, dürfen im Geltungsbereich dieses Gesetzes nur in den Verkehr gebracht werden, wenn auf den Behältnissen und, soweit verwendet, auf den äußeren Umhüllungen in gut lesbarer Schrift, allgemeinverständlich in deutscher Sprache und auf dauerhafte Weise und in Übereinstimmung mit den Angaben nach § 11a angegeben sind

1. der Name oder die Firma und die Anschrift des pharmazeutischen Unternehmers und, soweit vorhanden, der Name des von ihm benannten örtlichen Vertreters,

2. die Bezeichnung des Arzneimittels, gefolgt von der Angabe der Stärke und der Darreichungsform, und soweit

zutreffend, dem Hinweis, dass es zur Anwendung für Säuglinge, Kinder oder Erwachsene bestimmt ist, es sei denn, dass diese Angaben bereits in der Bezeichnung enthalten sind,

3. die Zulassungsnummer mit der Abkürzung »Zul.-Nr.«,
4. die Chargenbezeichnung, soweit das Arzneimittel in Chargen in den Verkehr gebracht wird, mit der Abkürzung »Ch.-B.«, soweit es nicht in Chargen in den Verkehr gebracht werden kann, das Herstellungsdatum,
5. die Darreichungsform,
6. der Inhalt nach Gewicht, Rauminhalt oder Stückzahl,
7. die Art der Anwendung,
8. die Wirkstoffe nach Art und Menge und weitere Bestandteile nach der Art, soweit dies durch Auflage der zuständigen Bundesoberbehörde nach § 28 Abs. 2 Nr. 1 angeordnet oder durch Rechtsverordnung nach § 12 Abs. 1 Nr. 4, auch in Verbindung mit Abs. 2, oder nach § 36 Abs. 1 vorgeschrieben ist; bei Arzneimitteln zur parenteralen oder zur topischen Anwendung, einschließlich der Anwendung am Auge, alle Bestandteile nach der Art,
8a. bei gentechnologisch gewonnenen Arzneimitteln der Wirkstoff und die Bezeichnung des bei der Herstellung verwendeten gentechnisch veränderten Mikroorganismus oder die Zellinie,
9. das Verfalldatum mit dem Hinweis »verwendbar bis«,
10. bei Arzneimitteln, die nur auf ärztliche, zahnärztliche oder tierärztliche Verschreibung abgegeben werden dürfen, der Hinweis »Verschreibungspflichtig«, bei sonstigen Arzneimitteln, die nur in Apotheken an Verbraucher abgegeben werden dürfen, der Hinweis »Apothekenpflichtig«,
11. bei Mustern der Hinweis »Unverkäufliches Muster«,
12. der Hinweis, dass Arzneimittel unzugänglich für Kinder aufbewahrt werden sollen, es sei denn, es handelt sich um Heilwässer,
13. soweit erforderlich besondere Vorsichtsmaßnahmen für die Beseitigung von nicht verwendeten Arzneimitteln oder sonstige besondere Vorsichtsmaßnahmen, um Gefahren für die Umwelt zu vermeiden,
14. Verwendungszweck bei nicht verschreibungspflichtigen Arzneimitteln.

Sofern die Angaben nach Satz 1 zusätzlich in einer anderen Sprache wiedergegeben werden, müssen in dieser Sprache die gleichen Angaben gemacht werden. Ferner ist Raum für die Angabe der verschriebenen Dosierung vorzusehen; dies gilt nicht für die in Absatz 8 Satz 3 genannten Behältnisse und Ampullen und für Arzneimittel, die dazu bestimmt sind, ausschließlich durch Angehörige der Heilberufe angewendet zu werden. Weitere Angaben sind zulässig, soweit sie mit der Anwendung des Arzneimittels im Zusammenhang stehen, für die gesundheitliche Aufklärung der Patienten wichtig sind und den Angaben nach § 11a nicht widersprechen.

(1a) Bei Arzneimitteln, die nicht mehr als drei Wirkstoffe enthalten, muss die internationale Kurzbezeichnung der Weltgesundheitsorganisation angegeben werden oder, soweit eine solche nicht vorhanden ist, die gebräuchliche Kurzbezeichnung; dies gilt nicht, wenn in der Angabe nach Absatz 1 Satz 1 Nr. 2 die Bezeichnung des Wirkstoffes nach Absatz 1 Satz 1 Nr. 8 enthalten ist.

(1b) Bei Arzneimitteln, die zur Anwendung bei Menschen bestimmt sind, ist die Bezeichnung des Arzneimittels auf den äußeren Umhüllungen auch in Blindenschrift anzugeben. Die in Absatz 1 Satz 1 Nr. 2 genannten sonstigen Angaben zur Darreichungsform und zu der Personengruppe, für die das Arzneimittel bestimmt ist, müssen nicht in Blindenschrift aufgeführt werden; dies gilt auch dann, wenn diese Angaben in der Bezeichnung enthalten sind. Satz 1 gilt nicht für Arzneimittel,

1. die dazu bestimmt sind, ausschließlich durch Angehörige der Heilberufe angewendet zu werden oder
2. die in Behältnissen von nicht mehr als 20 Milliliter Rauminhalt oder einer Inhaltsmenge von nicht mehr als 20 Gramm in Verkehr gebracht werden.

(2) Es sind ferner Warnhinweise, für die Verbraucher bestimmte Aufbewahrungshinweise und für die Fachkreise bestimmte Lagerhinweise anzugeben, soweit dies nach dem jeweiligen Stand der wissenschaftlichen Erkenntnisse erforderlich oder durch Auflagen der zuständigen Bundesoberbehörde nach § 28 Abs. 2 Nr. 1 angeordnet oder durch Rechtsverordnung vorgeschrieben ist.

(3) Bei Sera ist auch die Art des Lebewesens, aus dem sie gewonnen sind, bei Virusimpfstoffen das Wirtssystem, das zur Virusvermehrung gedient hat, anzugeben.

(4) Bei Arzneimitteln, die in das Register für homöopathische Arzneimittel eingetragen sind, sind an Stelle der Angaben nach Absatz 1 Satz 1 Nr. 1 bis 14 und außer dem deutlich erkennbaren Hinweis »Homöopathisches Arzneimittel« die folgenden Angaben zu machen:

1. Ursubstanzen nach Art und Menge und der Verdünnungsgrad; dabei sind die Symbole aus den offiziell gebräuchlichen Pharmakopöen zu verwenden; die wissenschaftliche Bezeichnung der Ursubstanz kann durch einen Phantasienamen ergänzt werden,
2. Name und Anschrift des pharmazeutischen Unternehmers und, soweit vorhanden, seines örtlichen Vertreters,
3. Art der Anwendung,
4. Verfalldatum; Absatz 1 Satz 1 Nr. 9 und Absatz 7 finden Anwendung,
5. Darreichungsform,
6. der Inhalt nach Gewicht, Rauminhalt oder Stückzahl,
7. Hinweis, dass Arzneimittel unzugänglich für Kinder aufbewahrt werden sollen, weitere besondere Vorsichtsmaßnahmen für die Aufbewahrung und Warnhinweise, einschließlich weiterer Angaben, soweit diese für eine sichere Anwendung erforderlich oder nach Absatz 2 vorgeschrieben sind,
8. Chargenbezeichnung,
9. Registrierungsnummer mit der Abkürzung »Reg.-Nr.« und der Angabe »Registriertes homöopathisches Arzneimittel, daher ohne Angabe einer therapeutischen Indikation«,
10. der Hinweis an den Anwender, bei während der Anwendung des Arzneimittels fortdauernden Krankheitssymptomen medizinischen Rat einzuholen,

11. bei Arzneimitteln, die nur in Apotheken an Verbraucher abgegeben werden dürfen, der Hinweis »Apothekenpflichtig«,

12. bei Mustern der Hinweis »Unverkäufliches Muster«.

Satz 1 gilt entsprechend für Arzneimittel, die nach § 38 Abs. 1 Satz 3 von der Registrierung freigestellt sind; Absatz 1b findet keine Anwendung. Arzneimittel, die nach einer homöopathischen Verfahrenstechnik hergestellt und nach § 25 zugelassen sind, sind mit einem Hinweis auf die homöopathische Beschaffenheit zu kennzeichnen. Bei Arzneimitteln, die zur Anwendung bei Tieren bestimmt sind, ist ferner die Zieltierart anzugeben.

(4a) Bei traditionellen pflanzlichen Arzneimitteln nach § 39a müssen zusätzlich zu den Angaben in Absatz 1 folgende Hinweise aufgenommen werden:

1. Das Arzneimittel ist ein traditionelles Arzneimittel, das ausschließlich auf Grund langjähriger Anwendung für das Anwendungsgebiet registriert ist, und

2. der Anwender sollte bei fortdauernden Krankheitssymptomen oder beim Auftreten anderer als der in der Packungsbeilage erwähnten Nebenwirkungen einen Arzt oder eine andere in einem Heilberuf tätige qualifizierte Person konsultieren.

An die Stelle der Angabe nach Absatz 1 Satz 1 Nr. 3 tritt die Registrierungsnummer mit der Abkürzung »Reg.-Nr.«.

(5) Bei Arzneimitteln, die zur Anwendung bei Tieren bestimmt sind, ist ferner anzugeben:

1. der Hinweis »Für Tiere« und die Tierart, bei der das Arzneimittel angewendet werden soll,

2. die Wartezeit, soweit es sich um Arzneimittel handelt, die der Anwendung bei Tieren bestimmt sind, die der Gewinnung von Lebensmitteln dienen; ist die Einhaltung einer Wartezeit nicht erforderlich, so ist dies anzugeben,

3. (weggefallen)

3a. (weggefallen)

4. bei Arzneimittel-Vormischungen der Hinweis »Arzneimittel-Vormischung«.

In der Angabe nach Absatz 1 Satz 1 Nr. 2 ist an Stelle der Personengruppe die Tierart anzugeben. Absatz 1 Satz 1 Nr. 8 zweiter Halbsatz findet keine Anwendung. Absatz 1a gilt nur für solche Arzneimittel, die nicht mehr als einen Wirkstoff enthalten.

(6) Für die Bezeichnung der Bestandteile gilt folgendes:

1. Zur Bezeichnung der Art sind die internationalen Kurzbezeichnungen der Weltgesundheitsorganisation oder, soweit solche nicht vorhanden sind, gebräuchliche wissenschaftliche Bezeichnungen zu verwenden. Das Bundesministerium wird ermächtigt, durch Rechtsverordnung ohne Zustimmung des Bundesrates die einzelnen Bezeichnungen zu bestimmen. Das Bundesministerium kann diese Ermächtigung durch Rechtsverordnung ohne Zustimmung des Bundesrates auf das Bundesinstitut für Arzneimittel und Medizinprodukte übertragen. Die Rechtsverordnungen nach Satz 2 und 3 werden vom Bundesministerium für Ernährung, Landwirtschaft und Verbraucherschutz im Einvernehmen mit dem Bundesministerium erlassen, soweit es

sich um Arzneimittel handelt, die zur Anwendung bei Tieren bestimmt sind.

2. Zur Bezeichnung der Menge sind Maßeinheiten zu verwenden; sind biologische Einheiten oder andere Angaben zur Wertigkeit wissenschaftlich gebräuchlich, so sind diese zu verwenden.

(7) Das Verfalldatum ist mit Monat und Jahr anzugeben.

(8) Durchdrückpackungen sind mit dem Namen oder der Firma des pharmazeutischen Unternehmers, der Bezeichnung des Arzneimittels, der Chargenbezeichnung und dem Verfalldatum zu versehen. Auf die Angabe von Namen und Firma eines Parallelimporteurs kann verzichtet werden. Bei Behältnissen von nicht mehr als zehn Milliliter Rauminhalt und bei Ampullen, die nur eine einzige Gebrauchseinheit enthalten, brauchen die Angaben nach den Absätzen 1, 1a, 2 bis 5 nur auf den äußeren Umhüllungen gemacht zu werden; jedoch müssen sich auf den Behältnissen und Ampullen mindestens die Angaben nach Absatz 1 Nr. 2, 4, 6, 7, 9 sowie nach Absatz 3 und Absatz 5 Nr. 1 befinden; es können geeignete Abkürzungen verwendet werden. Bei Frischplasmazubereitungen und Zubereitungen aus Blutzellen müssen mindestens die Angaben nach Absatz 1 Nr. 1, 2, ohne die Angabe der Stärke, Darreichungsform und der Personengruppe, Nr. 3, 4, 6, 7 und 9 gemacht sowie die Bezeichnung und das Volumen der Antikoagulans- und, soweit vorhanden, der Additivlösung, die Lagertemperatur, die Blutgruppe und bei Zubereitungen aus roten Blutkörperchen zusätzlich die Rhesusformel, bei Thrombozytenkonzentraten zusätzlich der Rhesusfaktor angegeben werden. Bei Gewebezubereitungen müssen mindestens die Angaben nach Absatz 1 Satz 1 Nr. 1 und 2 ohne die Angabe der Stärke, Darreichungsform und der Personengruppe, Nr. 3, 4, 6 und 9 sowie die Angabe »Biologische Gefahr« im Falle festgestellter Infektiosität gemacht werden. Bei autologen Gewebezubereitungen muss zusätzlich die Angabe »Nur zur autologen Anwendung« gemacht und bei autologen und gerichteten Gewebezubereitungen zusätzlich ein Hinweis auf den Empfänger gegeben werden.

(9) Bei den Angaben nach den Absätzen 1 bis 5 dürfen im Verkehr mit Arzneimitteln übliche Abkürzungen verwendet werden. Die Firma nach Absatz 1 Nr. 1 darf abgekürzt werden, sofern das Unternehmen aus der Abkürzung allgemein erkennbar ist.

(10) Für Arzneimittel, die zur Anwendung bei Tieren und zur klinischen Prüfung oder zur Rückstandsprüfung bestimmt sind, finden Absatz 1 Nr. 1, 2 und 4 bis 7 sowie die Absätze 8 und 9, soweit sie sich hierauf beziehen, Anwendung. Diese Arzneimittel sind soweit zutreffend mit dem Hinweis »Zur klinischen Prüfung bestimmt« oder »Zur Rückstandsprüfung bestimmt« zu versehen. Durchdrückpackungen sind mit der Bezeichnung, der Chargenbezeichnung und dem Hinweis nach Satz 2 zu versehen.

(11) Aus Fertigarzneimitteln entnommene Teilmengen, die zur Anwendung bei Menschen bestimmt sind, dürfen nur mit einer Kennzeichnung abgegeben werden, die mindestens den Anforderungen nach Absatz 8 Satz 1 entspricht. Absatz 1b findet keine Anwendung.

§ 11 Packungsbeilage

(1) Fertigarzneimittel, die Arzneimittel im Sinne des § 2 Abs. 1 oder Abs. 2 Nr. 1 sind und die nicht zur klinischen Prüfung oder Rückstandsprüfung bestimmt oder nach § 21 Abs. 2 Nr. 1a oder Nr. 1b von der Zulassungspflicht freigestellt sind, dürfen im Geltungsbereich dieses Gesetzes nur mit einer Packungsbeilage in den Verkehr gebracht werden, die die Überschrift »Gebrauchsinformation« trägt sowie folgende Angaben in der nachstehenden Reihenfolge allgemein verständlich in deutscher Sprache, in gut lesbarer Schrift und in Übereinstimmung mit den Angaben nach § 11a enthalten muss:

1. zur Identifizierung des Arzneimittels:
   a. die Bezeichnung des Arzneimittels, § 10 Abs. 1 Satz 1 Nr. 2 und Abs. 1a finden entsprechende Anwendung,
   b. die Stoff- oder Indikationsgruppe oder die Wirkungsweise;
2. die Anwendungsgebiete;
3. eine Aufzählung von Informationen, die vor der Einnahme des Arzneimittels bekannt sein müssen:
   a. Gegenanzeigen,
   b. entsprechende Vorsichtsmaßnahmen für die Anwendung,
   c. Wechselwirkungen mit anderen Arzneimitteln oder anderen Mitteln, soweit sie die Wirkung des Arzneimittels beeinflussen können,
   d. Warnhinweise, insbesondere soweit dies durch Auflage der zuständigen Bundesoberbehörde nach § 28 Abs. 2 Nr. 2 angeordnet oder durch Rechtsverordnung nach § 12 Abs. 1 Nr. 3 vorgeschrieben ist;
4. die für eine ordnungsgemäße Anwendung erforderlichen Anleitungen über
   a. Dosierung,
   b. Art der Anwendung,
   c. Häufigkeit der Verabreichung, erforderlichenfalls mit Angabe des genauen Zeitpunkts, zu dem das Arzneimittel verabreicht werden kann oder muss, sowie, soweit erforderlich und je nach Art des Arzneimittels,
   d. Dauer der Behandlung, falls diese festgelegt werden soll,
   e. Hinweise für den Fall der Überdosierung, der unterlassenen Einnahme oder Hinweise auf die Gefahr von unerwünschten Folgen des Absetzens,
   f. die ausdrückliche Empfehlung, bei Fragen zur Klärung der Anwendung den Arzt oder Apotheker zu befragen;
5. die Nebenwirkungen; zu ergreifende Gegenmaßnahmen sind, soweit dies nach dem jeweiligen Stand der wissenschaftlichen Erkenntnisse erforderlich ist, anzugeben; den Hinweis, dass der Patient aufgefordert werden soll, dem Arzt oder Apotheker jede Nebenwirkung mitzuteilen, die in der Packungsbeilage nicht aufgeführt ist;
6. einen Hinweis auf das auf der Verpackung angegebene Verfalldatum sowie
   a. Warnung davor, das Arzneimittel nach Ablauf dieses Datums anzuwenden,
   b. soweit erforderlich besondere Vorsichtsmaßnahmen für die Aufbewahrung und die Angabe der Haltbarkeit nach Öffnung des Behältnisses oder nach Herstellung der gebrauchsfertigen Zubereitung durch den Anwender,
   c. soweit erforderlich Warnung vor bestimmten sichtbaren Anzeichen dafür, dass das Arzneimittel nicht mehr zu verwenden ist,
   d. vollständige qualitative Zusammensetzung nach Wirkstoffen und sonstigen Bestandteilen sowie quantitative Zusammensetzung nach Wirkstoffen unter Verwendung gebräuchlicher Bezeichnungen für jede Darreichungsform des Arzneimittels, § 10 Abs. 6 findet Anwendung,
   e. Darreichungsform und Inhalt nach Gewicht, Rauminhalt oder Stückzahl für jede Darreichungsform des Arzneimittels,
   f. Name und Anschrift des pharmazeutischen Unternehmers und, soweit vorhanden, seines örtlichen Vertreters,
   g. Name und Anschrift des Herstellers oder des Einführers, der das Fertigarzneimittel für das Inverkehrbringen freigegeben hat;
7. bei einem Arzneimittel, das unter anderen Bezeichnungen in anderen Mitgliedstaaten der Europäischen Union nach den Artikeln 28 bis 39 der Richtlinie 2001/83/EG des Europäischen Parlaments und des Rates zur Schaffung eines Gemeinschaftskodexes für Humanarzneimittel vom 6. November 2001 (ABl. EG Nr. L 311 S. 67), geändert durch die Richtlinien 2004/27/EG (ABl. EU Nr. L 136 S. 34) und 2004/24/EG vom 31. März 2004 (ABl. EU Nr. L 136 S. 85), für das Inverkehrbringen genehmigt ist, ein Verzeichnis der in den einzelnen Mitgliedstaaten genehmigten Bezeichnungen;
8. das Datum der letzten Überarbeitung der Packungsbeilage.

Erläuternde Angaben zu den in Satz 1 genannten Begriffen sind zulässig. Sofern die Angaben nach Satz 1 in der Packungsbeilage zusätzlich in einer anderen Sprache wiedergegeben werden, müssen in dieser Sprache die gleichen Angaben gemacht werden. Satz 1 gilt nicht für Arzneimittel, die nach § 21 Abs. 2 Nr. 1 einer Zulassung nicht bedürfen. Weitere Angaben sind zulässig, soweit sie mit der Anwendung des Arzneimittels im Zusammenhang stehen, für die gesundheitliche Aufklärung der Patienten wichtig sind und den Angaben nach § 11a nicht widersprechen. Bei den Angaben nach Satz 1 Nr. 3 Buchstabe a bis c ist, soweit dies nach dem jeweiligen Stand der wissenschaftlichen Erkenntnisse erforderlich ist, auf die besondere Situation bestimmter Personengruppen, wie Kinder, Schwangere oder stillende Frauen, ältere Menschen oder Personen mit spezifischen Erkrankungen einzugehen; ferner sind, soweit erforderlich, mögliche Auswirkungen der Anwendung auf die Fahrtüchtigkeit oder die Fähigkeit zur Bedienung bestimmter Maschinen anzugeben.

(1a) Ein Muster der Packungsbeilage und geänderter Fassungen ist der zuständigen Bundesoberbehörde unverzüglich zu übersenden, soweit nicht das Arzneimittel von der Zulassung oder Registrierung freigestellt ist.

(2) Es sind ferner in der Packungsbeilage Hinweise auf Bestandteile, deren Kenntnis für eine wirksame und unbedenkliche Anwendung des Arzneimittels erforderlich ist, und für die Verbraucher bestimmte Aufbewahrungshinweise anzugeben, soweit dies nach dem jeweiligen Stand der wissenschaftlichen Erkenntnisse erforderlich oder durch Auflage der zuständigen Bundesoberbehörde nach § 28 Abs. 2 Nr. 2 angeordnet oder durch Rechtsverordnung vorgeschrieben ist.

(2a) Bei radioaktiven Arzneimitteln gilt Absatz 1 entsprechend mit der Maßgabe, dass die Vorsichtsmaßnahmen aufzuführen sind, die der Verwender und der Patient während der Zubereitung und Verabreichung des Arzneimittels zu ergreifen haben, sowie besondere Vorsichtsmaßnahmen für die Entsorgung des Transportbehälters und nicht verwendeter Arzneimittel.

(3) Bei Arzneimitteln, die in das Register für homöopathische Arzneimittel eingetragen sind, gilt Absatz 1 entsprechend mit der Maßgabe, dass die in § 10 Abs. 4 vorgeschriebenen Angaben, außer der Angabe der Chargenbezeichnung und des Verfalldatums, zu machen sind sowie der Name und die Anschrift des Herstellers anzugeben sind, der das Fertigarzneimittel für das Inverkehrbringen freigegeben hat, soweit es sich dabei nicht um den pharmazeutischen Unternehmer handelt. Satz 1 gilt entsprechend für Arzneimittel, die nach § 38 Abs. 1 Satz 3 von der Registrierung freigestellt sind.

(3a) Bei Sera gilt Absatz 1 entsprechend mit der Maßgabe, dass auch die Art des Lebewesens, aus dem sie gewonnen sind, bei Virusimpfstoffen das Wirtssystem, das zur Virusvermehrung gedient hat, und bei Arzneimitteln aus humanem Blutplasma zur Fraktionierung das Herkunftsland des Blutplasmas anzugeben ist.

(3b) Bei traditionellen pflanzlichen Arzneimitteln nach § 39a gilt Absatz 1 entsprechend mit der Maßgabe, dass bei den Angaben nach Absatz 1 Satz 1 Nr. 2 anzugeben ist, dass das Arzneimittel ein traditionelles Arzneimittel ist, das ausschließlich auf Grund langjähriger Anwendung für das Anwendungsgebiet registriert ist. Zusätzlich ist in die Packungsbeilage der Hinweis nach § 10 Abs. 4a Satz 1 Nr. 2 aufzunehmen.

(3c) Der Inhaber der Zulassung hat dafür zu sorgen, dass die Packungsbeilage auf Ersuchen von Patientenorganisationen bei Arzneimitteln, die zur Anwendung bei Menschen bestimmt sind, in Formaten verfügbar ist, die für blinde und sehbehinderte Personen geeignet sind.

(3d) Bei Heilwässern können unbeschadet der Verpflichtungen nach Absatz 2 die Angaben nach Absatz 1 Satz 1 Nr. 3 Buchstabe b, Nr. 4 Buchstabe e und f, Nr. 5, soweit der dort angegebene Hinweis vorgeschrieben ist, und Nr. 6 Buchstabe c entfallen. Ferner kann bei Heilwässern von der in Absatz 1 vorgeschriebenen Reihenfolge abgewichen werden.

(4) Bei Arzneimitteln, die zur Anwendung bei Tieren bestimmt sind, gilt Absatz 1 entsprechend mit der Maßgabe, dass anstelle der Angaben nach Absatz 1 Satz 1 die folgenden Angaben nach Maßgabe von Absatz 1 Satz 2 und 3 in der nachstehenden Reihenfolge allgemein verständlich in deutscher Sprache, in gut lesbarer Schrift und in Überein-

stimmung mit den Angaben nach § 11a gemacht werden müssen:

1. Name und Anschrift des pharmazeutischen Unternehmers, soweit vorhanden seines örtlichen Vertreters, und des Herstellers, der das Fertigarzneimittel für das Inverkehrbringen freigegeben hat;

2. Bezeichnung des Arzneimittels, gefolgt von der Angabe der Stärke und Darreichungsform; die gebräuchliche Bezeichnung des Wirkstoffes wird aufgeführt, wenn das Arzneimittel nur einen einzigen Wirkstoff enthält und sein Name ein Phantasiename ist; bei einem Arzneimittel, das unter anderen Bezeichnungen in anderen Mitgliedstaaten der Europäischen Union nach den Artikeln 31 bis 43 der Richtlinie 2001/82/EG des Europäischen Parlaments und des Rates zur Schaffung eines Gemeinschaftskodexes für Tierarzneimittel vom 6. November 2001 (ABl. EG Nr. L 311 S. 1), geändert durch die Richtlinie 2004/28/EG (ABl. EU Nr. L 136 S. 58), für das Inverkehrbringen genehmigt ist, ein Verzeichnis der in den einzelnen Mitgliedstaaten genehmigten Bezeichnungen;

3. Anwendungsgebiete;

4. Gegenanzeigen und Nebenwirkungen, soweit diese Angaben für die Anwendung notwendig sind; können hierzu keine Angaben gemacht werden, so ist der Hinweis »keine bekannt« zu verwenden; der Hinweis, dass der Anwender oder Tierhalter aufgefordert werden soll, dem Tierarzt oder Apotheker jede Nebenwirkung mitzuteilen, die in der Packungsbeilage nicht aufgeführt ist;

5. Tierarten, für die das Arzneimittel bestimmt ist, Dosierungsanleitung für jede Tierart, Art und Weise der Anwendung, soweit erforderlich Hinweise für die bestimmungsgemäße Anwendung;

6. Wartezeit, soweit es sich um Arzneimittel handelt, die zur Anwendung bei Tieren bestimmt sind, die der Gewinnung von Lebensmitteln dienen; ist die Einhaltung einer Wartezeit nicht erforderlich, so ist dies anzugeben;

7. besondere Vorsichtsmaßnahmen für die Aufbewahrung;

8. besondere Warnhinweise, insbesondere soweit dies durch Auflage der zuständigen Bundesoberbehörde angeordnet oder durch Rechtsverordnung vorgeschrieben ist;

9. soweit dies nach dem jeweiligen Stand der wissenschaftlichen Erkenntnisse erforderlich ist, besondere Vorsichtsmaßnahmen für die Beseitigung von nicht verwendeten Arzneimitteln oder sonstige besondere Vorsichtsmaßnahmen, um Gefahren für die Umwelt zu vermeiden.

Das Datum der letzten Überarbeitung der Packungsbeilage ist anzugeben. Bei Arzneimittel-Vormischungen sind Hinweise für die sachgerechte Herstellung der Fütterungsarzneimittel, die hierfür geeigneten Mischfuttermitteltypen und Herstellungsverfahren, die Wechselwirkungen mit nach Futtermittelrecht zugelassenen Zusatzstoffen sowie Angaben über die Dauer der Haltbarkeit der Fütterungsarzneimittel aufzunehmen. Weitere Angaben sind zulässig, soweit sie mit der Anwendung des Arzneimittels im Zusammenhang stehen, für den Anwender oder Tierhalter wichtig sind und den Angaben nach § 11a nicht widersprechen.

A1

(5) Können die nach Absatz 1 Satz 1 Nr. 3 Buchstabe a und c sowie Nr. 5 vorgeschriebenen Angaben nicht gemacht werden, so ist der Hinweis »keine bekannt« zu verwenden. Werden auf der Packungsbeilage weitere Angaben gemacht, so müssen sie von den Angaben nach den Absätzen 1 bis 4 deutlich abgesetzt und abgegrenzt sein.

(6) Die Packungsbeilage kann entfallen, wenn die nach den Absätzen 1 bis 4 vorgeschriebenen Angaben auf dem Behältnis oder auf der äußeren Umhüllung stehen. Absatz 5 findet entsprechende Anwendung.

(7) Aus Fertigarzneimitteln entnommene Teilmengen, die zur Anwendung bei Menschen bestimmt sind, dürfen nur zusammen mit einer Ausfertigung der für das Fertigarzneimittel vorgeschriebenen Packungsbeilage abgegeben werden. Absatz 6 Satz 1 gilt entsprechend. Abweichend von Satz 1 müssen bei der im Rahmen einer Dauermedikation erfolgenden regelmäßigen Abgabe von aus Fertigarzneimitteln entnommenen Teilmengen in neuen, patientenindividuell zusammengestellten Blistern Ausfertigungen der für die jeweiligen Fertigarzneimittel vorgeschriebenen Packungsbeilagen erst dann erneut beigefügt werden, wenn sich diese gegenüber den zuletzt beigefügten geändert haben.

▪ § 11a Fachinformation

(1) Der pharmazeutische Unternehmer ist verpflichtet, Ärzten, Zahnärzten, Tierärzten, Apothekern und, soweit es sich nicht um verschreibungspflichtige Arzneimittel handelt, anderen Personen, die die Heilkunde oder Zahnheilkunde berufsmäßig ausüben, für Fertigarzneimittel, die der Zulassungspflicht unterliegen oder von der Zulassung freigestellt sind, Arzneimittel im Sinne des § 2 Abs. 1 oder Abs. 2 Nr. 1 und für den Verkehr außerhalb der Apotheken nicht freigegeben sind, auf Anforderung eine Gebrauchsinformation für Fachkreise (Fachinformation) zur Verfügung zu stellen. Diese muss die Überschrift »Fachinformation« tragen und folgende Angaben in gut lesbarer Schrift in Übereinstimmung mit der im Rahmen der Zulassung genehmigten Zusammenfassung der Merkmale des Arzneimittels und in der nachstehenden Reihenfolge enthalten:

1. die Bezeichnung des Arzneimittels, gefolgt von der Stärke und der Darreichungsform; § 10 Abs. 1a findet entsprechende Anwendung;
2. qualitative und quantitative Zusammensetzung nach Wirkstoffen und den sonstigen Bestandteilen, deren Kenntnis für eine zweckgemäße Verabreichung des Mittels erforderlich ist, unter Angabe der gebräuchlichen oder chemischen Bezeichnung; § 10 Abs. 6 findet Anwendung;
3. Darreichungsform;
4. klinische Angaben:
   a. Anwendungsgebiete,
   b. Dosierung und Art der Anwendung bei Erwachsenen und, soweit das Arzneimittel zur Anwendung bei Kindern bestimmt ist, bei Kindern,
   c. Gegenanzeigen,
   d. besondere Warn- und Vorsichtshinweise für die Anwendung und bei immunologischen Arzneimit-

teln alle besonderen Vorsichtsmaßnahmen, die von Personen, die mit immunologischen Arzneimitteln in Berührung kommen und von Personen, die diese Arzneimittel Patienten verabreichen, zu treffen sind, sowie von dem Patienten zu treffenden Vorsichtsmaßnahmen, soweit dies durch Auflagen der zuständigen Bundesoberbehörde nach § 28 Abs. 2 Nr. 1 Buchstabe a angeordnet oder durch Rechtsverordnung vorgeschrieben ist,

   e. Wechselwirkungen mit anderen Arzneimitteln oder anderen Mitteln, soweit sie die Wirkung des Arzneimittels beeinflussen können,
   f. Verwendung bei Schwangerschaft und Stillzeit,
   g. Auswirkungen auf die Fähigkeit zur Bedienung von Maschinen und zum Führen von Kraftfahrzeugen,
   h. Nebenwirkungen,
   i. Überdosierung: Symptome, Notfallmaßnahmen, Gegenmittel;
5. pharmakologische Eigenschaften:
   a. pharmakodynamische Eigenschaften,
   b. pharmakokinetische Eigenschaften,
   c. vorklinische Sicherheitsdaten;
6. pharmazeutische Angaben:
   a. Liste der sonstigen Bestandteile,
   b. Hauptinkompatibilitäten,
   c. Dauer der Haltbarkeit und, soweit erforderlich, die Haltbarkeit bei Herstellung einer gebrauchsfertigen Zubereitung des Arzneimittels oder bei erstmaliger Öffnung des Behältnisses,
   d. besondere Vorsichtsmaßnahmen für die Aufbewahrung,
   e. Art und Inhalt des Behältnisses,
   f. besondere Vorsichtsmaßnahmen für die Beseitigung von angebrochenen Arzneimitteln oder der davon stammenden Abfallmaterialien, um Gefahren für die Umwelt zu vermeiden;
7. Inhaber der Zulassung;
8. Zulassungsnummer;
9. Datum der Erteilung der Zulassung oder der Verlängerung der Zulassung;
10. Datum der Überarbeitung der Fachinformation.

Weitere Angaben sind zulässig, wenn sie mit der Anwendung des Arzneimittels im Zusammenhang stehen und den Angaben nach Satz 2 nicht widersprechen; sie müssen von den Angaben nach Satz 2 deutlich abgesetzt und abgegrenzt sein. Satz 1 gilt nicht für Arzneimittel, die nach § 21 Abs. 2 einer Zulassung nicht bedürfen oder nach einer homöopathischen Verfahrenstechnik hergestellt sind.

(1a) Bei Sera ist auch die Art des Lebewesens, aus dem sie gewonnen sind, bei Virusimpfstoffen das Wirtssystem, das zur Virusvermehrung gedient hat, und bei Arzneimitteln aus humanem Blutplasma zur Fraktionierung das Herkunftsland des Blutplasmas anzugeben.

(1b) Bei radioaktiven Arzneimitteln sind ferner die Einzelheiten der internen Strahlungsdosimetrie, zusätzliche detaillierte Anweisungen für die extemporane Zubereitung und die Qualitätskontrolle für diese Zubereitung sowie, soweit erforderlich, die Höchstlagerzeit anzugeben, während der eine Zwischenzubereitung wie ein Eluat oder das gebrauchsfertige Arzneimittel seinen Spezifikationen entspricht.

(1c) Bei Arzneimitteln, die zur Anwendung bei Tieren bestimmt sind, muss die Fachinformation unter der Nummer 4 »klinische Angaben« folgende Angaben enthalten:

a. Angabe jeder Zieltierart, bei der das Arzneimittel angewendet werden soll,
b. Angaben zur Anwendung mit besonderem Hinweis auf die Zieltierarten,
c. Gegenanzeigen,
d. besondere Warnhinweise bezüglich jeder Zieltierart,
e. besondere Warnhinweise für den Gebrauch, einschließlich der von der verabreichenden Person zu treffenden besonderen Sicherheitsvorkehrungen,
f. Nebenwirkungen (Häufigkeit und Schwere),
g. Verwendung bei Trächtigkeit, Eier- oder Milcherzeugung,
h. Wechselwirkungen mit anderen Arzneimitteln und andere Wechselwirkungen,
i. Dosierung und Art der Anwendung,
j. Überdosierung: Notfallmaßnahmen, Symptome, Gegenmittel, soweit erforderlich,
k. Wartezeit für sämtliche Lebensmittel, einschließlich jener, für die keine Wartezeit besteht.

Die Angaben nach Absatz 1 Satz 2 Nr. 5 Buchstabe c entfallen.

(1d) Bei Arzneimitteln, die nur auf ärztliche, zahnärztliche oder tierärztliche Verschreibung abgegeben werden dürfen, ist auch der Hinweis »Verschreibungspflichtig«, bei Betäubungsmitteln der Hinweis »Betäubungsmittel«, bei sonstigen Arzneimitteln, die nur in Apotheken an Verbraucher abgegeben werden dürfen, der Hinweis »Apothekenpflichtig«, bei Arzneimitteln, die einen Stoff oder eine Zubereitung nach § 48 Abs. 2 Nr. 1 enthalten, der Hinweis, dass diese Arzneimittel einen Stoff enthalten, dessen Wirkung in der medizinischen Wissenschaft noch nicht allgemein bekannt ist, anzugeben.

(1e) Für Zulassungen von Arzneimitteln nach § 24b können Angaben nach Absatz 1 entfallen, die sich auf Anwendungsgebiete, Dosierungen oder andere Gegenstände eines Patents beziehen, die zum Zeitpunkt des Inverkehrbringens noch unter das Patentrecht fallen.

(2) Der pharmazeutische Unternehmer ist verpflichtet, die Änderungen der Fachinformation, die für die Therapie relevant sind, den Fachkreisen in geeigneter Form zugänglich zu machen. Die zuständige Bundesoberbehörde kann, soweit erforderlich, durch Auflage bestimmen, in welcher Form die Änderungen allen oder bestimmten Fachkreisen zugänglich zu machen sind.

(3) Ein Muster der Fachinformation und geänderter Fassungen ist der zuständigen Bundesoberbehörde unverzüglich zu übersenden, soweit nicht das Arzneimittel von der Zulassung freigestellt ist.

(4) Die Verpflichtung nach Absatz 1 Satz 1 kann bei Arzneimitteln, die ausschließlich von Angehörigen der Heilberufe verabreicht werden, auch durch Aufnahme der Angaben nach Absatz 1 Satz 2 in der Packungsbeilage erfüllt werden.

Die Packungsbeilage muss mit der Überschrift »Gebrauchsinformation und Fachinformation« versehen werden.

- **§ 12 Ermächtigung für die Kennzeichnung, die Packungsbeilage und die Packungsgrößen**

(1) Das Bundesministerium wird ermächtigt, im Einvernehmen mit dem Bundesministerium für Wirtschaft und Technologie durch Rechtsverordnung mit Zustimmung des Bundesrates

1. die Vorschriften der §§ 10 bis 11a auf andere Arzneimittel und den Umfang der Fachinformation auf weitere Angaben auszudehnen,
2. vorzuschreiben, dass die in den §§ 10 und 11 genannten Angaben dem Verbraucher auf andere Weise übermittelt werden,
3. für bestimmte Arzneimittel oder Arzneimittelgruppen vorzuschreiben, dass Warnhinweise, Warnzeichen oder Erkennungszeichen auf
   a. den Behältnissen, den äußeren Umhüllungen, der Packungsbeilage oder
   b. der Fachinformation
   anzubringen sind,
4. vorzuschreiben, dass bestimmte Bestandteile nach der Art auf den Behältnissen und den äußeren Umhüllungen anzugeben sind oder auf sie in der Packungsbeilage hinzuweisen ist,

soweit es geboten ist, um einen ordnungsgemäßen Umgang mit Arzneimitteln und deren sachgerechte Anwendung im Geltungsbereich dieses Gesetzes sicherzustellen und um eine unmittelbare oder mittelbare Gefährdung der Gesundheit von Mensch oder Tier zu verhüten, die infolge mangelnder Unterrichtung eintreten könnte.

(1a) Das Bundesministerium wird ferner ermächtigt, durch Rechtsverordnung mit Zustimmung des Bundesrates für Stoffe oder Zubereitungen aus Stoffen bei der Angabe auf Behältnissen und äußeren Umhüllungen oder in der Packungsbeilage oder in der Fachinformation zusammenfassende Bezeichnungen zuzulassen, soweit es sich nicht um wirksame Bestandteile handelt und eine unmittelbare oder mittelbare Gefährdung der Gesundheit von Mensch oder Tier infolge mangelnder Unterrichtung nicht zu befürchten ist.

(1b) Das Bundesministerium wird ferner ermächtigt, im Einvernehmen mit dem Bundesministerium für Wirtschaft und Technologie durch Rechtsverordnung mit Zustimmung des Bundesrates

1. die Kennzeichnung von Ausgangsstoffen, die für die Herstellung von Arzneimitteln bestimmt sind, und
2. die Kennzeichnung von Arzneimitteln, die zur klinischen Prüfung bestimmt sind,

zu regeln, soweit es geboten ist, um eine unmittelbare oder mittelbare Gefährdung der Gesundheit von Mensch oder Tier zu verhüten, die infolge mangelnder Kennzeichnung eintreten könnte.

(2) Soweit es sich um Arzneimittel handelt, die zur Anwendung bei Tieren bestimmt sind, tritt in den Fällen des Absatzes 1, 1a, 1b oder 3 an die Stelle des Bundesministeriums das Bundesministerium für Ernährung, Landwirtschaft

und Verbraucherschutz, das die Rechtsverordnung jeweils im Einvernehmen mit dem Bundesministerium erlässt. Die Rechtsverordnung nach Absatz 1, 1a oder 1b ergeht im Einvernehmen mit dem Bundesministerium für Umwelt, Naturschutz und Reaktorsicherheit, soweit es sich um radioaktive Arzneimittel und um Arzneimittel handelt, bei deren Herstellung ionisierende Strahlen verwendet werden, oder in den Fällen des Absatzes 1 Nr. 3 Warnhinweise, Warnzeichen oder Erkennungszeichen im Hinblick auf Angaben nach § 10 Abs. 1 Satz 1 Nr. 13, § 11 Abs. 4 Satz 1 Nr. 9 oder § 11a Abs. 1 Satz 2 Nr. 6 Buchstabe f vorgeschrieben werden.

(3) Das Bundesministerium wird ferner ermächtigt, durch Rechtsverordnung ohne Zustimmung des Bundesrates zu bestimmen, dass Arzneimittel nur in bestimmten Packungsgrößen in den Verkehr gebracht werden dürfen und von den pharmazeutischen Unternehmern auf den Behältnissen oder, soweit verwendet, auf den äußeren Umhüllungen entsprechend zu kennzeichnen sind. Die Bestimmung dieser Packungsgrößen erfolgt für bestimmte Wirkstoffe und berücksichtigt die Anwendungsgebiete, die Anwendungsdauer und die Darreichungsform. Bei der Bestimmung der Packungsgrößen ist grundsätzlich von einer Dreiteilung auszugehen:

1. Packungen für kurze Anwendungsdauer oder Verträglichkeitstests,
2. Packungen für mittlere Anwendungsdauer,
3. Packungen für längere Anwendungsdauer.

3 Dritter Abschnitt Herstellung von Arzneimitteln

▪ § 13 Herstellungserlaubnis

(1) Wer Arzneimittel im Sinne des § 2 Abs. 1 oder Abs. 2 Nr. 1, Testsera oder Testantigene oder Wirkstoffe, die menschlicher, tierischer oder mikrobieller Herkunft sind oder auf gentechnischem Wege hergestellt werden, sowie andere zur Arzneimittelherstellung bestimmte Stoffe menschlicher Herkunft gewerbs- oder berufsmäßig zum Zwecke der Abgabe an andere herstellen will, bedarf einer Erlaubnis der zuständigen Behörde. Das Gleiche gilt für juristische Personen, nicht rechtsfähige Vereine und Gesellschaften des bürgerlichen Rechts, die Arzneimittel zum Zwecke der Abgabe an ihre Mitglieder herstellen. Eine Abgabe an andere im Sinne des Satzes 1 liegt vor, wenn die Person, die das Arzneimittel herstellt, eine andere ist als die, die es anwendet. Satz 1 findet keine Anwendung auf Gewebe im Sinne von § 1a Nr. 4 des Transplantationsgesetzes sowie auf Gewebezubereitungen, für die eine Erlaubnis nach § 20c erteilt wird.

(2) Einer Erlaubnis nach Absatz 1 bedarf nicht

1. der Inhaber einer Apotheke für die Herstellung von Arzneimitteln im Rahmen des üblichen Apothekenbetriebs,
2. der Träger eines Krankenhauses, soweit er nach dem Gesetz über das Apothekenwesen Arzneimittel abgeben darf,
3. der Tierarzt im Rahmen des Betriebes einer tierärztlichen Hausapotheke für
   a. das Umfüllen, Abpacken oder Kennzeichnen von Arzneimitteln in unveränderter Form,
   b. die Herstellung von Arzneimitteln, die ausschließlich für den Verkehr außerhalb der Apotheken freigegebene Stoffe oder Zubereitungen aus solchen Stoffen enthalten,
   c. die Herstellung von homöopathischen Arzneimitteln, die, soweit sie zur Anwendung bei Tieren bestimmt sind, die der Gewinnung von Lebensmitteln dienen, ausschließlich Wirkstoffe enthalten, die in Anhang II der Verordnung (EWG) Nr. 2377/90 aufgeführt sind,
   d. das Zubereiten von Arzneimitteln aus einem Fertigarzneimittel und arzneilich nicht wirksamen Bestandteilen,
   e. das Mischen von Fertigarzneimitteln für die Immobilisation von Zoo-, Wild- und Gehegetieren, soweit diese Tätigkeiten für die von ihm behandelten Tiere erfolgen,
4. der Großhändler für das Umfüllen, Abpacken oder Kennzeichnen von Arzneimitteln in unveränderter Form, soweit es sich nicht um zur Abgabe an den Verbraucher bestimmte Packungen handelt,
5. der Einzelhändler, der die Sachkenntnis nach § 50 besitzt, für das Umfüllen, Abpacken oder Kennzeichnen

von Arzneimitteln zur Abgabe in unveränderter Form unmittelbar an den Verbraucher,

6. der Hersteller von Wirkstoffen, die für die Herstellung von Arzneimitteln bestimmt sind, die nach einer im Homöopathischen Teil des Arzneibuches beschriebenen Verfahrenstechnik hergestellt werden.

Die Ausnahmen nach Satz 1 gelten nicht für die Herstellung von Blutzubereitungen, Sera, Impfstoffen, Allergenen, Testsera, Testantigenen und radioaktiven Arzneimitteln.

(2a) Einer Erlaubnis nach Absatz 1 bedarf ferner nicht der Inhaber einer Krankenhausapotheke oder einer Krankenhaus versorgenden Apotheke für die Herstellung von Arzneimitteln zur klinischen Prüfung bei Menschen, soweit es sich um das Umfüllen, Umpacken oder Umkennzeichnen von Arzneimitteln handelt, die in einem Mitgliedstaat der Europäischen Union zugelassen sind, und die Arzneimittel zur Anwendung in den von diesen Apotheken versorgten Einrichtungen bestimmt sind.

(3) Eine nach Absatz 1 für das Umfüllen von verflüssigten medizinischen Gasen in das Lieferbehältnis eines Tankfahrzeuges erteilte Erlaubnis umfasst auch das Umfüllen der verflüssigten medizinischen Gase in unveränderter Form aus dem Lieferbehältnis eines Tankfahrzeuges in Behältnisse, die bei einem Krankenhaus oder anderen Verbrauchern aufgestellt sind.

(4) Die Entscheidung über die Erteilung der Erlaubnis trifft die zuständige Behörde des Landes, in dem die Betriebsstätte liegt oder liegen soll. Bei Blutzubereitungen, Gewebezubereitungen, Sera, Impfstoffen, Allergenen, Gentransfer-Arzneimitteln, somatischen Zelltherapeutika, xenogenen Zelltherapeutika, gentechnisch hergestellten Arzneimitteln sowie Wirkstoffen und anderen zur Arzneimittelherstellung bestimmten Stoffen, die menschlicher, tierischer oder mikrobieller Herkunft sind oder die auf gentechnischem Wege hergestellt werden, ergeht die Entscheidung über die Erlaubnis im Benehmen mit der zuständigen Bundesoberbehörde.

▪ § 14 Entscheidung über die Herstellungserlaubnis

(1) Die Erlaubnis darf nur versagt werden, wenn

1. nicht mindestens eine Person mit der nach § 15 erforderlichen Sachkenntnis (sachkundige Person nach § 14) vorhanden ist, die für die in § 19 genannten Tätigkeiten verantwortlich ist, diese sachkundige Person kann mit einer der in Nummer 2 genannten Personen identisch sein,

2. ein Leiter der Herstellung und ein Leiter der Qualitätskontrolle mit ausreichender fachlicher Qualifikation und praktischer Erfahrung nicht vorhanden ist,

3. die sachkundige Person nach Nummer 1 und die in Nummer 2 genannten Leiter die zur Ausübung ihrer Tätigkeit erforderliche Zuverlässigkeit nicht besitzen,

4. die sachkundige Person nach Nummer 1 die ihr obliegenden Verpflichtungen nicht ständig erfüllen kann,

5. (weggefallen)

5a. in Betrieben, die Fütterungsarzneimittel aus Arzneimittel-Vormischungen herstellen, die Person, der die Beaufsichtigung des technischen Ablaufs der Herstellung

übertragen ist, nicht ausreichende Kenntnisse und Erfahrungen auf dem Gebiete der Mischtechnik besitzt,

5b. der Arzt, in dessen Verantwortung eine Vorbehandlung der spendenden Person zur Separation von Blutstammzellen oder anderen Blutbestandteilen durchgeführt wird, nicht die erforderliche Sachkenntnis besitzt,

5c. entgegen § 4 Satz 1 Nr. 2 des Transfusionsgesetzes keine leitende ärztliche Person bestellt worden ist oder diese Person nicht die erforderliche Sachkunde nach dem Stand der medizinischen Wissenschaft besitzt oder entgegen § 4 Satz 1 Nr. 3 des Transfusionsgesetzes bei der Durchführung der Spendeentnahme von einem Menschen keine ärztliche Person vorhanden ist,

6. geeignete Räume und Einrichtungen für die beabsichtigte Herstellung, Prüfung und Lagerung der Arzneimittel nicht vorhanden sind oder

6a. der Hersteller nicht in der Lage ist zu gewährleisten, dass die Herstellung oder Prüfung der Arzneimittel nach dem Stand von Wissenschaft und Technik und bei der Gewinnung von Blut und Blutbestandteilen zusätzlich nach den Vorschriften des Zweiten Abschnitts des Transfusionsgesetzes vorgenommen wird.

(2) In Betrieben, die ausschließlich die Erlaubnis für das Herstellen von Fütterungsarzneimitteln aus Arzneimittel-Vormischungen beantragen, kann der Leiter der Herstellung gleichzeitig Leiter der Qualitätskontrolle sein.

(2a) Die leitende ärztliche Person nach § 4 Satz 1 Nr. 2 des Transfusionsgesetzes kann zugleich die sachkundige Person nach Absatz 1 Nr. 1 sein.

(2b) In Betrieben oder Einrichtungen, die Gewebezubereitungen zur Verwendung ausschließlich innerhalb dieser Betriebe und Einrichtungen herstellen, kann der Leiter der Herstellung gleichzeitig Leiter der Qualitätskontrolle sein.

(3) (weggefallen)

(4) Abweichend von Absatz 1 Nr. 6 kann teilweise außerhalb der Betriebsstätte des Arzneimittelherstellers

1. die Herstellung von Arzneimitteln zur klinischen Prüfung am Menschen in einer beauftragten Apotheke,

2. die Änderung des Verfalldatums von Arzneimitteln zur klinischen Prüfung am Menschen in einer Prüfstelle durch eine beauftragte Person des Herstellers, sofern diese Arzneimittel ausschließlich zur Anwendung in dieser Prüfstelle bestimmt sind,

3. die Prüfung der Arzneimittel in beauftragten Betrieben,

4. die Gewinnung oder Prüfung, einschließlich der Laboruntersuchungen der Spenderproben, von zur Arzneimittelherstellung bestimmten Stoffen menschlicher Herkunft, mit Ausnahme von Gewebe, in anderen Betrieben oder Einrichtungen,

die keiner eigenen Erlaubnis bedürfen, durchgeführt werden, wenn bei diesen hierfür geeignete Räume und Einrichtungen vorhanden sind und gewährleistet ist, dass die Herstellung und Prüfung nach dem Stand von Wissenschaft und Technik erfolgt und der Leiter der Herstellung und der Leiter der Qualitätskontrolle ihre Verantwortung wahrnehmen können.

(5) Bei Beanstandungen der vorgelegten Unterlagen ist dem Antragsteller Gelegenheit zu geben, Mängeln innerhalb einer

A1

angemessenen Frist abzuhelfen. Wird den Mängeln nicht abgeholfen, so ist die Erteilung der Erlaubnis zu versagen.

§ 15 Sachkenntnis

(1) Der Nachweis der erforderlichen Sachkenntnis als sachkundige Person nach § 14 wird erbracht durch
1. die Approbation als Apotheker oder
2. das Zeugnis über eine nach abgeschlossenem Hochschulstudium der Pharmazie, der Chemie, der Biologie, der Human- oder der Veterinärmedizin abgelegte Prüfung sowie eine mindestens zweijährige praktische Tätigkeit in der Arzneimittelprüfung.

(2) In den Fällen des Absatzes 1 Nr. 2 muss der zuständigen Behörde nachgewiesen werden, dass das Hochschulstudium theoretischen und praktischen Unterricht in mindestens folgenden Grundfächern umfasst hat und hierin ausreichende Kenntnisse vorhanden sind:
- Experimentelle Physik
- Allgemeine und anorganische Chemie
- Organische Chemie
- Analytische Chemie
- Pharmazeutische Chemie
- Biochemie
- Physiologie
- Mikrobiologie
- Pharmakologie
- Pharmazeutische Technologie
- Toxikologie
- Pharmazeutische Biologie.

Der theoretische und praktische Unterricht und die ausreichenden Kenntnisse können an einer Hochschule auch nach abgeschlossenem Hochschulstudium im Sinne des Absatzes 1 Nr. 2 erworben und durch Prüfung nachgewiesen werden.

(3) Für die Herstellung und Prüfung von Blutzubereitungen, Sera, Impfstoffen, Allergenen, Testsera und Testantigenen findet Absatz 2 keine Anwendung. An Stelle der praktischen Tätigkeit nach Absatz 1 muss eine mindestens dreijährige Tätigkeit auf dem Gebiet der medizinischen Serologie oder medizinischen Mikrobiologie nachgewiesen werden. Abweichend von Satz 2 müssen an Stelle der praktischen Tätigkeit nach Absatz 1
1. für Blutzubereitungen aus Blutplasma zur Fraktionierung eine mindestens dreijährige Tätigkeit in der Herstellung oder Prüfung in plasmaverarbeitenden Betrieben mit Herstellungserlaubnis und zusätzlich eine mindestens sechsmonatige Erfahrung in der Transfusionsmedizin oder der medizinischen Mikrobiologie, Virologie, Hygiene oder Analytik,
2. für Blutzubereitungen aus Blutzellen, Zubereitungen aus Frischplasma sowie für Wirkstoffe und Blutbestandteile zur Herstellung von Blutzubereitungen eine mindestens zweijährige transfusionsmedizinische Erfahrung, die sich auf alle Bereiche der Herstellung und Prüfung erstreckt,
3. für autologe Blutzubereitungen eine mindestens sechsmonatige transfusionsmedizinische Erfahrung oder eine einjährige Tätigkeit in der Herstellung autologer Blutzubereitungen,
4. für Blutstammzellzubereitungen zusätzlich zu ausreichenden Kenntnissen mindestens zwei Jahre Erfahrungen in dieser Tätigkeit, insbesondere in der zugrunde liegenden Technik,

nachgewiesen werden. Zur Vorbehandlung von Personen zur Separation von Blutstammzellen oder anderen Blutbestandteilen muss die verantwortliche ärztliche Person ausreichende Kenntnisse und eine mindestens zweijährige Erfahrung in dieser Tätigkeit nachweisen. Für das Abpacken und Kennzeichnen verbleibt es bei den Voraussetzungen des Absatzes 1.

(3a) Für die Herstellung und Prüfung von Gentransfer-Arzneimitteln, Arzneimitteln zur In-vivo-Diagnostik mittels Markergenen, Gewebezubereitungen, radioaktiven Arzneimitteln und Wirkstoffen findet Absatz 2 keine Anwendung. Anstelle der praktischen Tätigkeit nach Absatz 1 muss für Arzneimittel zur In-vivo-Diagnostik mittels Markergenen und Gentransfer-Arzneimittel eine mindestens zweijährige Tätigkeit auf einem medizinisch relevanten Gebiet der Gentechnik, insbesondere der Mikrobiologie, der Zellbiologie, der Virologie oder der Molekularbiologie, für Gewebezubereitungen eine mindestens zweijährige Tätigkeit auf dem Gebiet der Herstellung und Prüfung solcher Arzneimittel in Betrieben oder Einrichtungen, die einer Herstellungserlaubnis nach diesem Gesetz bedürfen oder eine Genehmigung nach dem Gemeinschaftsrecht besitzen, für radioaktive Arzneimittel eine mindestens dreijährige Tätigkeit auf dem Gebiet der Nuklearmedizin oder der radiopharmazeutischen Chemie und für andere als die unter Absatz 3 Satz 3 Nr. 2 aufgeführten Wirkstoffe eine mindestens zweijährige Tätigkeit in der Herstellung oder Prüfung von Wirkstoffen nachgewiesen werden.

(4) Die praktische Tätigkeit nach Absatz 1 muss in einem Betrieb abgeleistet werden, für den eine Erlaubnis zur Herstellung von Arzneimitteln durch einen Mitgliedstaat der Europäischen Union, einen anderen Vertragsstaat des Abkommens über den Europäischen Wirtschaftsraum oder durch einen Staat erteilt worden ist, mit dem eine gegenseitige Anerkennung von Zertifikaten nach § 72a Satz 1 Nr. 1 vereinbart ist.

(5) Die praktische Tätigkeit ist nicht erforderlich für das Herstellen von Fütterungsarzneimitteln aus Arzneimittel-Vormischungen; Absatz 2 findet keine Anwendung.

§ 16 Begrenzung der Herstellungserlaubnis

Die Erlaubnis wird dem Hersteller für eine bestimmte Betriebsstätte und für bestimmte Arzneimittel und Darreichungsformen erteilt, in den Fällen des § 14 Abs. 4 auch für eine bestimmte Betriebsstätte des beauftragten oder des anderen Betriebes.

§ 17 Fristen für die Erteilung

(1) Die zuständige Behörde hat eine Entscheidung über den Antrag auf Erteilung der Erlaubnis innerhalb einer Frist von drei Monaten zu treffen. Die zuständigen Behörden geben die Daten über die Erlaubnis in eine Datenbank nach § 67a ein. Satz 2 gilt nicht, sofern es sich ausschließlich um die Herstellung von Fütterungsarzneimitteln handelt.

(2) Beantragt ein Erlaubnisinhaber die Änderung der Erlaubnis in Bezug auf die herzustellenden Arzneimittel oder in Bezug auf die Räume und Einrichtungen im Sinne des § 14 Abs. 1 Nr. 6, so hat die Behörde die Entscheidung innerhalb einer Frist von einem Monat zu treffen. In Ausnahmefällen verlängert sich die Frist um weitere zwei Monate. Der Antragsteller ist hiervon vor Fristablauf unter Mitteilung der Gründe in Kenntnis zu setzen.

(3) Gibt die Behörde dem Antragsteller nach § 14 Abs. 5 Gelegenheit, Mängeln abzuhelfen, so werden die Fristen bis zur Behebung der Mängel oder bis zum Ablauf der nach § 14 Abs. 5 gesetzten Frist gehemmt. Die Hemmung beginnt mit dem Tage, an dem dem Antragsteller die Aufforderung zur Behebung der Mängel zugestellt wird.

▪ § 18 Rücknahme, Widerruf, Ruhen

(1) Die Erlaubnis ist zurückzunehmen, wenn nachträglich bekannt wird, dass einer der Versagungsgründe nach § 14 Abs. 1 bei der Erteilung vorgelegen hat. Ist einer der Versagungsgründe nachträglich eingetreten, so ist sie zu widerrufen; an Stelle des Widerrufs kann auch das Ruhen der Erlaubnis angeordnet werden. § 13 Abs. 4 findet entsprechende Anwendung.

(2) Die zuständige Behörde kann vorläufig anordnen, dass die Herstellung eines Arzneimittels eingestellt wird, wenn der Hersteller die für die Herstellung und Prüfung zu führenden Nachweise nicht vorlegt. Die vorläufige Anordnung kann auf eine Charge beschränkt werden.

▪ § 19 Verantwortungsbereiche

Die sachkundige Person nach § 14 ist dafür verantwortlich, dass jede Charge des Arzneimittels entsprechend den Vorschriften über den Verkehr mit Arzneimitteln hergestellt und geprüft wurde. Sie hat die Einhaltung dieser Vorschriften für jede Arzneimittelcharge in einem fortlaufenden Register oder einem vergleichbaren Dokument vor deren Inverkehrbringen zu bescheinigen.

▪ § 20 Anzeigepflichten

Der Inhaber der Erlaubnis hat jede Änderung einer der in § 14 Abs. 1 genannten Angaben unter Vorlage der Nachweise der zuständigen Behörde vorher anzuzeigen. Bei einem unvorhergesehenen Wechsel der sachkundigen Person nach § 14 hat die Anzeige unverzüglich zu erfolgen.

▪ § 20a Geltung für Wirkstoffe und andere Stoffe

§ 13 Abs. 2 und 4 und die §§ 14 bis 20 gelten entsprechend für Wirkstoffe und für andere zur Arzneimittelherstellung bestimmte Stoffe menschlicher Herkunft, soweit ihre Herstellung nach § 13 Abs. 1 einer Erlaubnis bedarf.

▪ § 20b Erlaubnis für die Gewinnung von Gewebe und die Laboruntersuchungen

(1) Eine Einrichtung, die zur Verwendung bei Menschen bestimmte Gewebe im Sinne von § 1a Nr. 4 des Transplantationsgesetzes gewinnen (Entnahmeeinrichtung) oder die für die Gewinnung erforderlichen Laboruntersuchungen durchführen will, bedarf einer Erlaubnis der zuständigen Behörde. Gewinnung im Sinne von Satz 1 ist die direkte oder extrakorporale Entnahme von Gewebe einschließlich aller Maßnahmen, die dazu bestimmt sind, das Gewebe in einem be- oder verarbeitungsfähigen Zustand zu erhalten, eindeutig zu identifizieren und zu transportieren. Die Erlaubnis darf nur versagt werden, wenn

1. eine angemessen ausgebildete Person mit der erforderlichen Berufserfahrung nicht vorhanden ist, die, soweit es sich um eine Entnahmeeinrichtung handelt, zugleich die ärztliche Person im Sinne von § 8d Abs. 1 Satz 1 des Transplantationsgesetzes sein kann,

2. weiteres mitwirkendes Personal nicht ausreichend qualifiziert ist,

3. angemessene Räume für die jeweilige Gewebegewinnung oder für die Laboruntersuchungen nicht vorhanden sind oder

4. nicht gewährleistet wird, dass die Gewebegewinnung oder die Laboruntersuchungen nach dem Stand der medizinischen Wissenschaft und Technik und nach den Vorschriften der Abschnitte 2, 3 und 3a des Transplantationsgesetzes vorgenommen werden.

Von einer Besichtigung im Sinne von § 64 Abs. 3 Satz 2 kann die zuständige Behörde vor Erteilung der Erlaubnis nach dieser Vorschrift absehen. Die Erlaubnis wird der Entnahmeeinrichtung von der zuständigen Behörde für eine bestimmte Betriebsstätte und für bestimmtes Gewebe und dem Labor für eine bestimmte Betriebsstätte und für bestimmte Tätigkeiten erteilt. Dabei kann die zuständige Behörde die zuständige Bundesoberbehörde beteiligen.

(2) Einer eigenen Erlaubnis nach Absatz 1 bedarf nicht, wer diese Tätigkeiten unter vertraglicher Bindung mit einem Hersteller oder einem Be- oder Verarbeiter ausübt, der eine Erlaubnis nach § 13 oder § 20c für die Be- oder Verarbeitung von Gewebe oder Gewebezubereitungen besitzt. In diesem Fall hat der Hersteller oder der Be- oder Verarbeiter die Entnahmeeinrichtung oder das Labor der für diese jeweils örtlich zuständigen Behörde anzuzeigen und der Anzeige die Angaben und Unterlagen nach Absatz 1 Satz 3 beizufügen. Nach Ablauf von einem Monat nach der Anzeige nach Satz 2 hat der Hersteller oder der Be- oder Verarbeiter die Entnahmeeinrichtung oder das Labor der für ihn zuständigen Behörde anzuzeigen, es sei denn, dass die für die Entnahmeeinrichtung oder das Labor zuständige Behörde widersprochen hat. In Ausnahmefällen verlängert sich die Frist nach Satz 3 um weitere zwei Monate. Der Hersteller oder der Be- oder Verarbeiter ist hiervon vor Fristablauf unter Mitteilung der Gründe in Kenntnis zu setzen. Hat die zuständige Behörde widersprochen, sind die Fristen in Satz 3 und 4 gehemmt, bis der Grund für den Widerspruch behoben ist. Absatz 1 Satz 3 bis 6 gilt entsprechend mit der Maßgabe, dass die Erlaubnis nach Absatz 1 Satz 5 dem Hersteller oder dem Be- oder Verarbeiter erteilt wird.

(3) Die Erlaubnis ist zurückzunehmen, wenn nachträglich bekannt wird, dass einer der Versagungsgründe nach Absatz 1 Satz 3 bei der Erteilung vorgelegen hat. Ist einer dieser Versagungsgründe nachträglich eingetreten, so ist die

Erlaubnis zu widerrufen; an Stelle des Widerrufs kann auch das Ruhen der Erlaubnis angeordnet werden. Die zuständige Behörde kann die Gewinnung von Gewebe oder die Laboruntersuchungen vorläufig untersagen, wenn die Entnahmeeinrichtung, das Labor oder der Hersteller oder der Be- oder Verarbeiter die für die Gewebegewinnung oder die Laboruntersuchungen zu führenden Nachweise nicht vorlegt.

- **§ 20c Erlaubnis für die Be- oder Verarbeitung, Konservierung, Lagerung oder das Inverkehrbringen von Gewebe oder Gewebezubereitungen**

(1) Eine Einrichtung, die Gewebe oder Gewebezubereitungen, die nicht mit industriellen Verfahren be- oder verarbeitet werden und deren wesentliche Be- oder Verarbeitungsverfahren in der Europäischen Union hinreichend bekannt sind, be- oder verarbeiten, konservieren, lagern oder in den Verkehr bringen will, bedarf abweichend von § 13 Abs. 1 einer Erlaubnis der zuständigen Behörde nach den folgenden Vorschriften. Dies gilt auch im Hinblick auf Gewebe oder Gewebezubereitungen, deren Be- oder Verarbeitungsverfahren neu, aber mit einem bekannten Verfahren vergleichbar sind. Die Entscheidung über die Erteilung der Erlaubnis trifft die zuständige Behörde des Landes, in dem die Betriebsstätte liegt oder liegen soll, im Benehmen mit der zuständigen Bundesoberbehörde.

(2) Die Erlaubnis darf nur versagt werden, wenn

1. eine Person mit der erforderlichen Sachkenntnis und Erfahrung nach Absatz 3 (verantwortliche Person nach § 20c) nicht vorhanden ist, die dafür verantwortlich ist, dass die Gewebezubereitungen und Gewebe im Einklang mit den geltenden Rechtsvorschriften be- oder verarbeitet, konserviert, gelagert oder in den Verkehr gebracht werden,

2. weiteres mitwirkendes Personal nicht ausreichend qualifiziert ist,

3. geeignete Räume und Einrichtungen für die beabsichtigten Tätigkeiten nicht vorhanden sind,

4. nicht gewährleistet ist, dass die Be- oder Verarbeitung einschließlich der Kennzeichnung, Konservierung und Lagerung sowie die Prüfung nach dem Stand von Wissenschaft und Technik vorgenommen werden, oder

5. ein Qualitätsmanagementsystem nach den Grundsätzen der Guten fachlichen Praxis nicht eingerichtet worden ist oder nicht auf dem neuesten Stand gehalten wird.

(3) Der Nachweis der erforderlichen Sachkenntnis der verantwortlichen Person nach § 20c wird erbracht durch das Zeugnis über eine nach abgeschlossenem Hochschulstudium der Humanmedizin, Biologie, Biochemie oder einem als gleichwertig anerkannten Studium abgelegte Prüfung sowie eine mindestens zweijährige praktische Tätigkeit auf dem Gebiet der Be- oder Verarbeitung von Geweben oder Gewebezubereitungen.

(4) Bei Beanstandungen der vorgelegten Unterlagen ist dem Antragsteller Gelegenheit zu geben, Mängeln innerhalb einer angemessenen Frist abzuhelfen. Wird den Mängeln nicht abgeholfen, so ist die Erteilung der Erlaubnis zu versagen.

Die Erlaubnis wird für eine bestimmte Betriebsstätte und für bestimmte Gewebe oder Gewebezubereitungen erteilt.

(5) Die zuständige Behörde hat eine Entscheidung über den Antrag auf Erteilung der Erlaubnis innerhalb einer Frist von drei Monaten zu treffen. Beantragt ein Erlaubnisinhaber die Änderung der Erlaubnis, so hat die Behörde die Entscheidung innerhalb einer Frist von einem Monat zu treffen. In Ausnahmefällen verlängert sich die Frist um weitere zwei Monate. Der Antragsteller ist hiervon vor Fristablauf unter Mitteilung der Gründe in Kenntnis zu setzen. Gibt die Behörde dem Antragsteller nach Absatz 4 Satz 1 Gelegenheit, Mängeln abzuhelfen, so werden die Fristen bis zur Behebung der Mängel oder bis zum Ablauf der nach Absatz 4 Satz 1 gesetzten Frist gehemmt. Die Hemmung beginnt mit dem Tag, an dem dem Antragsteller die Aufforderung zur Behebung der Mängel zugestellt wird.

(6) Der Inhaber der Erlaubnis hat jede Änderung einer der in Absatz 2 genannten Angaben unter Vorlage der Nachweise der zuständigen Behörde vorher anzuzeigen und darf die Änderung erst vornehmen, wenn die zuständige Behörde eine schriftliche Erlaubnis erteilt hat. Bei einem unvorhergesehenen Wechsel der verantwortlichen Person nach § 20c hat die Anzeige unverzüglich zu erfolgen.

(7) Die Erlaubnis ist zurückzunehmen, wenn nachträglich bekannt wird, dass einer der Versagungsgründe nach Absatz 2 bei der Erteilung vorgelegen hat. Ist einer dieser Versagungsgründe nachträglich eingetreten, so ist die Erlaubnis zu widerrufen; an Stelle des Widerrufs kann auch das Ruhen der Erlaubnis angeordnet werden. Absatz 1 Satz 3 gilt entsprechend. Die zuständige Behörde kann vorläufig anordnen, dass die Be- oder Verarbeitung von Gewebe oder Gewebezubereitungen eingestellt wird, wenn der Be- oder Verarbeiter die für die Be- oder Verarbeitung zu führenden Nachweise nicht vorlegt. Wird die Be- oder Verarbeitung von Geweben oder Gewebezubereitungen eingestellt, hat der Be- oder Verarbeiter dafür zu sorgen, dass noch gelagerte Gewebezubereitungen und Gewebe weiter qualitätsgesichert gelagert und auf andere Hersteller, Be- oder Verarbeiter oder Vertreiber mit einer Erlaubnis nach Absatz 1 oder § 13 Abs. 1 übertragen werden. Das gilt auch für die Daten und Angaben über die Be- oder Verarbeitung, die für die Rückverfolgung dieser Gewebezubereitungen und Gewebe benötigt werden.

4   Vierter Abschnitt Zulassung der Arzneimittel

- **§ 21 Zulassungspflicht**

(1) Fertigarzneimittel, die Arzneimittel im Sinne des § 2 Abs. 1 oder Abs. 2 Nr. 1 sind, dürfen im Geltungsbereich dieses Gesetzes nur in den Verkehr gebracht werden, wenn sie durch die zuständige Bundesoberbehörde zugelassen sind oder wenn für sie die Kommission der Europäischen Gemeinschaften oder der Rat der Europäischen Union eine Genehmigung für das Inverkehrbringen gemäß Artikel 3 Abs. 1 oder 2 der Verordnung (EG) Nr. 726/2004 des Europäischen Parlaments und des Rates vom 31. März 2004 zur Festlegung von Gemeinschaftsverfahren für die Genehmigung und Überwachung von Human- und Tierarzneimitteln und zur Errichtung einer Europäischen Arzneimittel-Agentur (ABl. EU Nr. L 136 S. 1) erteilt hat. Das gilt auch für Arzneimittel, die keine Fertigarzneimittel und zur Anwendung bei Tieren bestimmt sind, sofern sie nicht an pharmazeutische Unternehmer abgegeben werden sollen, die eine Erlaubnis zur Herstellung von Arzneimitteln besitzen.

(2) Einer Zulassung bedarf es nicht für Arzneimittel, die

1. zur Anwendung bei Menschen bestimmt sind und auf Grund nachweislich häufiger ärztlicher oder zahnärztlicher Verschreibung in den wesentlichen Herstellungsschritten in einer Apotheke in einer Menge bis zu hundert abgabefertigen Packungen an einem Tag im Rahmen des üblichen Apothekenbetriebs hergestellt werden und zur Abgabe im Rahmen der bestehenden Apothekenbetriebserlaubnis bestimmt sind,

1a. Arzneimittel sind, bei deren Herstellung Stoffe menschlicher Herkunft eingesetzt werden und die zur autologen oder gerichteten, für eine bestimmte Person vorgesehenen Anwendung bestimmt sind oder auf Grund einer Rezeptur für einzelne Personen hergestellt werden, es sei denn, es handelt sich um Arzneimittel im Sinne von § 4 Abs. 4, 9 oder 20, mit Ausnahme der Aufbereitung oder der Vermehrung von autologen Körperzellen im Rahmen der Gewebezüchtung zur Geweberegeneration,

1b. andere als die in Nummer 1a genannten Arzneimittel sind, die für einzelne Personen auf Grund einer Rezeptur als Therapieallergene oder aus im Geltungsbereich dieses Gesetzes zugelassenen Arzneimitteln für Apotheken oder in Unternehmen, die nach § 50 zum Einzelhandel mit Arzneimitteln außerhalb von Apotheken befugt sind, hergestellt werden,

1c. zur Anwendung bei Menschen bestimmt sind, antivirale oder antibakterielle Wirksamkeit haben und zur Behandlung einer bedrohlichen übertragbaren Krankheit, deren Ausbreitung eine sofortige und das übliche Maß erheblich überschreitende Bereitstellung von spezifischen Arzneimitteln erforderlich macht, aus Wirkstoffen hergestellt werden, die von den Gesundheitsbehörden des Bundes oder der Länder oder von diesen benannten Stellen für diese Zwecke bevorratet wurden, soweit ihre Herstellung in einer Apotheke zur Abgabe im Rahmen der bestehenden Apothekenbetriebserlaubnis oder zur Abgabe an andere Apotheken erfolgt,

1d. Gewebezubereitungen sind, die der Pflicht zur Genehmigung nach den Vorschriften des § 21a Abs. 1 unterliegen,

2. zur klinischen Prüfung bei Menschen bestimmt sind,

3. Fütterungsarzneimittel sind, die bestimmungsgemäß aus Arzneimittel-Vormischungen hergestellt sind, für die eine Zulassung nach § 25 erteilt ist,

4. für Einzeltiere oder Tiere eines bestimmten Bestandes in Apotheken oder in tierärztlichen Hausapotheken unter den Voraussetzungen des Absatzes 2a hergestellt werden,

5. zur klinischen Prüfung bei Tieren oder zur Rückstandsprüfung bestimmt sind oder

6. unter den in Artikel 83 der Verordnung (EG) Nr. 726/2004 genannten Voraussetzungen für eine Anwendung bei Patienten zur Verfügung gestellt werden, die an einer zu einer schweren Behinderung führenden Erkrankung leiden oder deren Krankheit lebensbedrohend ist, und die mit einem zugelassenen Arzneimittel nicht zufrieden stellend behandelt werden können; Verfahrensregelungen werden in einer Rechtsverordnung nach § 80 bestimmt.

(2a) Arzneimittel, die für den Verkehr außerhalb von Apotheken nicht freigegebene Stoffe und Zubereitungen aus Stoffen enthalten, dürfen nach Absatz 2 Nr. 4 nur hergestellt werden, wenn für die Behandlung ein zugelassenes Arzneimittel für die betreffende Tierart oder das betreffende Anwendungsgebiet nicht zur Verfügung steht, die notwendige arzneiliche Versorgung der Tiere sonst ernstlich gefährdet wäre und eine unmittelbare oder mittelbare Gefährdung der Gesundheit von Mensch und Tier nicht zu befürchten ist. Die Herstellung von Arzneimitteln gemäß Satz 1 ist nur in Apotheken zulässig. Satz 2 gilt nicht für das Zubereiten von Arzneimitteln aus einem Fertigarzneimittel und arzneilich nicht wirksamen Bestandteilen sowie für das Mischen von Fertigarzneimitteln zum Zwecke der Immobilisation von Zoo-, Wild- und Gehegetieren. Als Herstellen im Sinne des Satzes 1 gilt nicht das Umfüllen, Abpacken oder Kennzeichnen von Arzneimitteln in unveränderter Form, soweit

1. keine Fertigarzneimittel in für den Einzelfall geeigneten Packungsgrößen im Handel verfügbar sind oder

2. in sonstigen Fällen das Behältnis oder jede andere Form der Arzneimittelverpackung, die unmittelbar mit dem Arzneimittel in Berührung kommt, nicht beschädigt wird.

Die Sätze 1 bis 4 gelten nicht für registrierte oder von der Registrierung freigestellte homöopathische Arzneimittel, die, soweit sie zur Anwendung bei Tieren bestimmt sind, die der Gewinnung von Lebensmitteln dienen, ausschließlich Wirkstoffe enthalten, die in Anhang II der Verordnung (EWG) Nr. 2377/90 aufgeführt sind.

(3) Die Zulassung ist vom pharmazeutischen Unternehmer zu beantragen. Für ein Fertigarzneimittel, das in Apotheken oder sonstigen Einzelhandelsbetrieben auf Grund einheit-

licher Vorschriften hergestellt und unter einer einheitlichen Bezeichnung an Verbraucher abgegeben wird, ist die Zulassung vom Herausgeber der Herstellungsvorschrift zu beantragen. Wird ein Fertigarzneimittel für mehrere Apotheken oder sonstige Einzelhandelsbetriebe hergestellt und soll es unter deren Namen und unter einer einheitlichen Bezeichnung an Verbraucher abgegeben werden, so hat der Hersteller die Zulassung zu beantragen.

(4) Die zuständige Bundesoberbehörde entscheidet ferner unabhängig von einem Zulassungsantrag nach Absatz 3 auf Antrag einer zuständigen Landesbehörde über die Zulassungspflicht eines Arzneimittels.

■ § 21a Genehmigung von Gewebezubereitungen

(1) Gewebezubereitungen, die nicht mit industriellen Verfahren be- oder verarbeitet werden und deren wesentliche Be- oder Verarbeitungsverfahren in der Europäischen Union hinreichend bekannt und deren Wirkungen und Nebenwirkungen aus dem wissenschaftlichen Erkenntnismaterial ersichtlich sind, dürfen im Geltungsbereich dieses Gesetzes nur in den Verkehr gebracht werden, wenn sie abweichend von der Zulassungspflicht nach § 21 Abs. 1 von der zuständigen Bundesoberbehörde genehmigt worden sind. Dies gilt auch im Hinblick auf Gewebezubereitungen, deren Be- oder Verarbeitungsverfahren neu, aber mit einem bekannten Verfahren vergleichbar sind. Satz 1 gilt entsprechend für Blutstammzellzubereitungen, die zur autologen oder gerichteten, für eine bestimmte Person vorgesehenen Anwendung bestimmt sind. Die Genehmigung umfasst die Verfahren für die Gewinnung, Verarbeitung und Prüfung, die Spenderauswahl und die Dokumentation für jeden Verfahrensschritt sowie die quantitativen und qualitativen Kriterien für Gewebezubereitungen. Insbesondere sind die kritischen Verarbeitungsverfahren daraufhin zu bewerten, dass die Verfahren die Gewebe nicht klinisch unwirksam oder schädlich für die Patienten machen.

(2) Dem Antrag auf Genehmigung sind vom Antragsteller folgende Angaben und Unterlagen beizufügen:

1. der Name oder die Firma und die Anschrift des Verarbeiters,
2. die Bezeichnung der Gewebezubereitung,
3. die Anwendungsgebiete sowie die Art der Anwendung und bei Gewebezubereitungen, die nur begrenzte Zeit angewendet werden sollen, die Dauer der Anwendung,
4. Angaben über die Verarbeitung der Gewebezubereitung sowie über die Gewinnung, Spendertestung, Konservierung und Lagerung der Gewebezubereitung,
5. die Art der Haltbarmachung, die Dauer der Haltbarkeit und die Art der Aufbewahrung,
6. eine Beschreibung der Funktionalität und der Risiken der Gewebezubereitung,
7. Unterlagen über die Ergebnisse von mikrobiologischen, chemischen und physikalischen Prüfungen sowie die zur Ermittlung angewandten Methoden, soweit diese Unterlagen erforderlich sind, sowie
8. alle für die Bewertung des Arzneimittels zweckdienlichen Angaben und Unterlagen.

(3) Für die Angaben nach Absatz 2 Nr. 3 kann wissenschaftliches Erkenntnismaterial eingereicht werden, das auch in nach wissenschaftlichen Methoden aufbereitetem medizinischen Erfahrungsmaterial bestehen kann. Hierfür kommen Studien des Herstellers der Gewebezubereitung, Daten aus Veröffentlichungen oder nachträgliche Bewertungen der klinischen Ergebnisse der hergestellten Gewebezubereitungen in Betracht.

(4) Die zuständige Bundesoberbehörde hat eine Entscheidung über den Antrag auf Genehmigung innerhalb einer Frist von fünf Monaten zu treffen. Wird dem Antragsteller Gelegenheit gegeben, Mängeln abzuhelfen, so werden die Fristen bis zur Behebung der Mängel oder bis zum Ablauf der für die Behebung gesetzten Frist gehemmt. Die Hemmung beginnt mit dem Tag, an dem dem Antragsteller die Aufforderung zur Behebung der Mängel zugestellt wird.

(5) Die zuständige Behörde kann die Genehmigung mit Auflagen verbinden. § 28 findet entsprechende Anwendung.

(6) Die zuständige Behörde darf die Genehmigung nur versagen, wenn

1. die vorgelegten Unterlagen unvollständig sind,
2. die Gewebezubereitung nicht dem Stand der wissenschaftlichen Erkenntnisse entspricht oder
3. die Gewebezubereitung nicht die vorgesehene Funktion erfüllt oder das Nutzen-Risiko-Verhältnis ungünstig ist.

(7) Der Antragsteller oder nach der Genehmigung der Inhaber der Genehmigung hat der zuständigen Bundesoberbehörde unter Beifügung entsprechender Unterlagen unverzüglich Anzeige zu erstatten, wenn sich Änderungen in den Angaben und Unterlagen nach Absatz 2 und 3 ergeben. Im Falle einer Änderung in den Unterlagen nach Absatz 3 darf die Änderung erst vollzogen werden, wenn die zuständige Bundesoberbehörde zugestimmt hat.

(8) Die Genehmigung ist zurückzunehmen, wenn nachträglich bekannt wird, dass einer der Versagungsgründe nach Absatz 6 Nr. 2 und 3 vorgelegen hat. Sie ist zu widerrufen, wenn einer dieser Versagungsgründe nachträglich eingetreten ist. In beiden Fällen kann auch das Ruhen der Genehmigung befristet angeordnet werden. Vor einer Entscheidung nach den Sätzen 1 bis 3 ist der Inhaber der Genehmigung zu hören, es sei denn, dass Gefahr im Verzuge ist. Ist die Genehmigung zurückgenommen oder widerrufen oder ruht die Genehmigung, so darf die Gewebezubereitung nicht in den Verkehr gebracht und nicht in den Geltungsbereich dieses Gesetzes verbracht werden.

(9) Abweichend von Absatz 1 bedürfen Gewebezubereitungen, die in einem Mitgliedstaat der Europäischen Union oder in einem anderen Vertragsstaat des Abkommens über den Europäischen Wirtschaftsraum in den Verkehr gebracht werden dürfen, bei ihrem erstmaligen Verbringen in den Geltungsbereich dieses Gesetzes einer Bescheinigung der zuständigen Bundesoberbehörde. Vor der Erteilung der Bescheinigung hat die zuständige Bundesoberbehörde zu prüfen, ob die Be- oder Verarbeitung der Gewebezubereitungen den Anforderungen an die Entnahme- und Verarbeitungsverfahren, einschließlich der Spenderauswahlverfahren und der Laboruntersuchungen, sowie die quantitativen und

qualitativen Kriterien für die Gewebezubereitungen den Anforderungen dieses Gesetzes und seiner Verordnungen entsprechen. Die zuständige Bundesoberbehörde hat die Bescheinigung zu erteilen, wenn sich die Gleichwertigkeit der Anforderungen nach Satz 2 aus der Genehmigungsbescheinigung oder einer anderen Bescheinigung der zuständigen Behörde des Herkunftslandes ergibt und der Nachweis über die Genehmigung in dem Mitgliedstaat der Europäischen Union oder dem anderen Vertragsstaat des Abkommens über den Europäischen Wirtschaftsraum vorgelegt wird. Eine Änderung in den Anforderungen nach Satz 2 ist der zuständigen Bundesoberbehörde rechtzeitig vor einem weiteren Verbringen in den Geltungsbereich dieses Gesetzes anzuzeigen. Die Bescheinigung ist zurückzunehmen, wenn eine der Voraussetzungen nach Satz 2 nicht vorgelegen hat; sie ist zu widerrufen, wenn eine der Voraussetzungen nach Satz 2 nachträglich weggefallen ist.

■ **§ 22 Zulassungsunterlagen**

(1) Dem Antrag auf Zulassung müssen vom Antragsteller folgende Angaben in deutscher Sprache beigefügt werden:

1. der Name oder die Firma und die Anschrift des Antragstellers und des Herstellers,
2. die Bezeichnung des Arzneimittels,
3. die Bestandteile des Arzneimittels nach Art und Menge; § 10 Abs. 6 findet Anwendung,
4. die Darreichungsform,
5. die Wirkungen,
6. die Anwendungsgebiete,
7. die Gegenanzeigen,
8. die Nebenwirkungen,
9. die Wechselwirkungen mit anderen Mitteln,
10. die Dosierung,
11. Angaben über die Herstellung des Arzneimittels,
12. die Art der Anwendung und bei Arzneimitteln, die nur begrenzte Zeit angewendet werden sollen, die Dauer der Anwendung,
13. die Packungsgrößen,
14. die Art der Haltbarmachung, die Dauer der Haltbarkeit, die Art der Aufbewahrung, die Ergebnisse von Haltbarkeitsversuchen,
15. die Methoden zur Kontrolle der Qualität (Kontrollmethoden).

(2) Es sind ferner vorzulegen:

1. die Ergebnisse physikalischer, chemischer, biologischer oder mikrobiologischer Versuche und die zu ihrer Ermittlung angewandten Methoden (analytische Prüfung),
2. die Ergebnisse der pharmakologischen und toxikologischen Versuche,
3. die Ergebnisse der klinischen Prüfungen oder sonstigen ärztlichen, zahnärztlichen oder tierärztlichen Erprobung,
4. eine Erklärung, dass die klinischen Prüfungen, die außerhalb der Europäischen Union durchgeführt wurden, den ethischen Anforderungen der Richtlinie 2001/20/EG des Europäischen Parlaments und des Rates vom 4. April 2001 zur Angleichung der Rechts- und Verwaltungsvorschriften der Mitgliedstaaten über die Anwendung der

guten klinischen Praxis bei der Durchführung von klinischen Prüfungen mit Humanarzneimitteln (ABl. EG Nr. L 121 S. 34) gleichwertig sind,

5. eine detaillierte Beschreibung des Pharmakovigilanz- und, soweit zutreffend, des Risikomanagement-Systems, das der Antragsteller einführen wird,
6. den Nachweis, dass der Antragsteller über eine qualifizierte Person nach § 63a verfügt, die mit den notwendigen Mitteln zur Wahrnehmung der Verpflichtungen nach § 63b ausgestattet ist,
7. eine Kopie jeder Ausweisung des Arzneimittels als Arzneimittel für seltene Leiden gemäß der Verordnung (EG) Nr. 141/2000 des Europäischen Parlaments und des Rates vom 16. Dezember 1999 über Arzneimittel für seltene Leiden (ABl. EG Nr. L 18 S. 1).

Die Ergebnisse nach Satz 1 Nr. 1 bis 3 sind durch Unterlagen so zu belegen, dass aus diesen Art, Umfang und Zeitpunkt der Prüfungen hervorgehen. Dem Antrag sind alle für die Bewertung des Arzneimittels zweckdienlichen Angaben und Unterlagen, ob günstig oder ungünstig, beizufügen. Dies gilt auch für unvollständige oder abgebrochene toxikologische oder pharmakologische Versuche oder klinische Prüfungen zu dem Arzneimittel.

(3) An Stelle der Ergebnisse nach Absatz 2 Nr. 2 und 3 kann anderes wissenschaftliches Erkenntnismaterial vorgelegt werden, und zwar

1. bei einem Arzneimittel, dessen Wirkstoffe seit mindestens zehn Jahren in der Europäischen Union allgemein medizinisch oder tiermedizinisch verwendet wurden, deren Wirkungen und Nebenwirkungen bekannt und aus dem wissenschaftlichen Erkenntnismaterial ersichtlich sind,
2. bei einem Arzneimittel, das in seiner Zusammensetzung bereits einem Arzneimittel nach Nummer 1 vergleichbar ist,
3. bei einem Arzneimittel, das eine neue Kombination bekannter Bestandteile ist, für diese Bestandteile; es kann jedoch auch für die Kombination als solche anderes wissenschaftliches Erkenntnismaterial vorgelegt werden, wenn die Wirksamkeit und Unbedenklichkeit des Arzneimittels nach Zusammensetzung, Dosierung, Darreichungsform und Anwendungsgebieten auf Grund dieser Unterlagen bestimmbar sind.

Zu berücksichtigen sind ferner die medizinischen Erfahrungen der jeweiligen Therapierichtungen.

(3a) Enthält das Arzneimittel mehr als einen Wirkstoff, so ist zu begründen, dass jeder Wirkstoff einen Beitrag zur positiven Beurteilung des Arzneimittels leistet.

(3b) Bei radioaktiven Arzneimitteln, die Generatoren sind, sind ferner eine allgemeine Beschreibung des Systems mit einer detaillierten Beschreibung der Bestandteile des Systems, die die Zusammensetzung oder Qualität der Tochterradionuklidzubereitung beeinflussen können, und qualitative und quantitative Besonderheiten des Eluats oder Sublimats anzugeben.

(3c) Ferner sind Unterlagen vorzulegen, mit denen eine Bewertung möglicher Umweltrisiken vorgenommen wird, und für den Fall, dass die Aufbewahrung des Arzneimittels oder seine Anwendung oder die Beseitigung seiner Abfälle besondere Vorsichts- oder Sicherheitsmaßnahmen erfordert, um Gefahren für die Umwelt oder die Gesundheit von Menschen, Tieren oder Pflanzen zu vermeiden, dies ebenfalls angegeben wird. Angaben zur Verminderung dieser Gefahren sind beizufügen und zu begründen.

(4) Wird die Zulassung für ein im Geltungsbereich dieses Gesetzes hergestelltes Arzneimittel beantragt, so muss der Nachweis erbracht werden, dass der Hersteller berechtigt ist, das Arzneimittel herzustellen. Dies gilt nicht für einen Antrag nach § 21 Abs. 3 Satz 2.

(5) Wird die Zulassung für ein außerhalb des Geltungsbereiches dieses Gesetzes hergestelltes Arzneimittel beantragt, so ist der Nachweis zu erbringen, dass der Hersteller nach den gesetzlichen Bestimmungen des Herstellungslandes berechtigt ist, Arzneimittel herzustellen, und im Falle des Verbringens aus einem Land, das nicht Mitgliedstaat der Europäischen Union oder anderer Vertragsstaat des Abkommens über den Europäischen Wirtschaftsraum ist, dass der Einführer eine Erlaubnis besitzt, die zum Verbringen des Arzneimittels in den Geltungsbereich dieses Gesetzes berechtigt.

(6) Soweit eine Zulassung in einem anderen Staat oder in mehreren anderen Staaten erteilt worden ist, ist eine Kopie dieser Zulassung beizufügen. Ist eine Zulassung ganz oder teilweise versagt worden, sind die Einzelheiten dieser Entscheidung unter Darlegung ihrer Gründe mitzuteilen. Wird ein Antrag auf Zulassung in einem Mitgliedstaat oder in mehreren Mitgliedstaaten der Europäischen Union geprüft, ist dies anzugeben. Kopien der von den zuständigen Behörden der Mitgliedstaaten genehmigten Zusammenfassungen der Produktmerkmale und der Packungsbeilagen oder, soweit diese Unterlagen noch nicht vorhanden sind, der vom Antragsteller in einem Verfahren nach Satz 3 vorgeschlagenen Fassungen dieser Unterlagen sind ebenfalls beizufügen. Ferner sind, sofern die Anerkennung der Zulassung eines anderen Mitgliedstaates beantragt wird, die in Artikel 28 der Richtlinie 2001/83/EG oder in Artikel 32 der Richtlinie 2001/82/EG vorgeschriebenen Erklärungen abzugeben sowie die sonstigen dort vorgeschriebenen Angaben zu machen. Satz 5 findet keine Anwendung auf Arzneimittel, die nach einer homöopathischen Verfahrenstechnik hergestellt worden sind.

(7) Dem Antrag ist der Wortlaut der für das Behältnis, die äußere Umhüllung und die Packungsbeilage vorgesehenen Angaben sowie der Entwurf einer Fachinformation nach § 11a Abs. 1 Satz 2 beizufügen, bei der es sich zugleich um die Zusammenfassung der Produktmerkmale handelt. Der zuständigen Bundesoberbehörde sind bei Arzneimitteln, die zur Anwendung bei Menschen bestimmt sind, außerdem die Ergebnisse von Bewertungen der Packungsbeilage vorzulegen, die in Zusammenarbeit mit Patienten-Zielgruppen durchgeführt wurden. Die zuständige Bundesoberbehörde kann verlangen, dass ihr ein oder mehrere Muster oder Verkaufsmodelle des Arzneimittels einschließlich der Packungsbeilagen sowie Ausgangsstoffe, Zwischenprodukte und Stoffe, die zur Herstellung oder Prüfung des Arznei-

mittels verwendet werden, in einer für die Untersuchung ausreichenden Menge und in einem für die Untersuchung geeigneten Zustand vorgelegt werden.

■ **§ 23 Besondere Unterlagen bei Arzneimitteln für Tiere**

(1) Bei Arzneimitteln, die zur Anwendung bei Tieren bestimmt sind, die der Gewinnung von Lebensmitteln dienen, ist über § 22 hinaus

1. die Wartezeit anzugeben und mit Unterlagen über die Ergebnisse der Rückstandsprüfung, insbesondere über den Verbleib der pharmakologisch wirksamen Bestandteile und deren Umwandlungsprodukte im Tierkörper und über die Beeinflussung der Lebensmittel tierischer Herkunft, soweit diese für die Beurteilung von Wartezeiten unter Berücksichtigung festgesetzter Höchstmengen erforderlich sind, zu begründen und

2. bei einem Arzneimittel, dessen pharmakologisch wirksamer Bestandteil in Anhang I, II oder III der Verordnung (EWG) Nr. 2377/90 nicht aufgeführt ist, eine Bescheinigung vorzulegen, durch die bestätigt wird, dass bei der Europäischen Arzneimittel-Agentur vor mindestens sechs Monaten ein Antrag nach Anhang V auf Festsetzung von Rückstandshöchstmengen gemäß der genannten Verordnung gestellt wurde, und

3. Ergebnisse der Prüfungen zur Bewertung möglicher Umweltrisiken vorzulegen; § 22 Abs. 2 Satz 2 bis 4 findet entsprechende Anwendung.

Satz 1 Nr. 2 gilt nicht, soweit § 25 Abs. 2 Satz 5 Anwendung findet.

(2) Bei Arzneimittel-Vormischungen ist das als Trägerstoff bestimmte Mischfuttermittel unter Bezeichnung des Futtermitteltyps anzugeben. Es ist außerdem zu begründen und durch Unterlagen zu belegen, dass sich die Arzneimittel-Vormischungen für die bestimmungsgemäße Herstellung der Fütterungsarzneimittel eignen, insbesondere dass sie unter Berücksichtigung der bei der Mischfuttermittelherstellung zur Anwendung kommenden Herstellungsverfahren eine homogene und stabile Verteilung der wirksamen Bestandteile in den Fütterungsarzneimitteln erlauben; ferner ist zu begründen und durch Unterlagen zu belegen, für welche Zeitdauer die Fütterungsarzneimittel haltbar sind. Darüber hinaus ist eine routinemäßig durchführbare Kontrollmethode, die zum qualitativen und quantitativen Nachweis der wirksamen Bestandteile in den Fütterungsarzneimitteln geeignet ist, zu beschreiben und durch Unterlagen über Prüfungsergebnisse zu belegen.

(3) Aus den Unterlagen über die Ergebnisse der Rückstandsprüfung und über das Rückstandsnachweisverfahren nach Absatz 1 sowie aus den Nachweisen über die Eignung der Arzneimittel-Vormischungen für die bestimmungsgemäße Herstellung der Fütterungsarzneimittel und den Prüfungsergebnissen über die Kontrollmethoden nach Absatz 2 müssen Art, Umfang und Zeitpunkt der Prüfungen hervorgehen. An Stelle der Unterlagen, Nachweise und Prüfungsergebnisse nach Satz 1 kann anderes wissenschaftliches Erkenntnismaterial vorgelegt werden.

§ 24 Sachverständigengutachten

(1) Den nach § 22 Abs. 1 Nr. 15, Abs. 2 und 3 und § 23 erforderlichen Unterlagen sind Gutachten von Sachverständigen beizufügen, in denen die Kontrollmethoden, Prüfungsergebnisse und Rückstandsnachweisverfahren zusammengefasst und bewertet werden. Im Einzelnen muss aus den Gutachten insbesondere hervorgehen:

1. aus dem analytischen Gutachten, ob das Arzneimittel die nach den anerkannten pharmazeutischen Regeln angemessene Qualität aufweist, ob die vorgeschlagenen Kontrollmethoden dem jeweiligen Stand der wissenschaftlichen Erkenntnisse entsprechen und zur Beurteilung der Qualität geeignet sind,
2. aus dem pharmakologisch-toxikologischen Gutachten, welche toxischen Wirkungen und welche pharmakologischen Eigenschaften das Arzneimittel hat,
3. aus dem klinischen Gutachten, ob das Arzneimittel bei den angegebenen Anwendungsgebieten angemessen wirksam ist, ob es verträglich ist, ob die vorgesehene Dosierung zweckmäßig ist und welche Gegenanzeigen und Nebenwirkungen bestehen,
4. aus dem Gutachten über die Rückstandsprüfung, ob und wie lange nach der Anwendung des Arzneimittels Rückstände in den von den behandelten Tieren gewonnenen Lebensmitteln auftreten, wie diese Rückstände zu beurteilen sind und ob die vorgesehene Wartezeit ausreicht.

Aus dem Gutachten muss ferner hervorgehen, dass die nach Ablauf der angegebenen Wartezeit vorhandenen Rückstände nach Art und Menge die nach der Verordnung (EWG) Nr. 2377/90 festgesetzten Höchstmengen unterschreiten.

(2) Soweit wissenschaftliches Erkenntnismaterial nach § 22 Abs. 3 und § 23 Abs. 3 Satz 2 vorgelegt wird, muss aus den Gutachten hervorgehen, dass das wissenschaftliche Erkenntnismaterial in sinngemäßer Anwendung der Arzneimittelprüfrichtlinien erarbeitet wurde.

(3) Den Gutachten müssen Angaben über den Namen, die Ausbildung und die Berufstätigkeit der Sachverständigen sowie seine berufliche Beziehung zum Antragsteller beigefügt werden. Die Sachverständigen haben das Gutachten eigenhändig zu unterschreiben und dabei den Ort und das Datum der Erstellung des Gutachtens anzugeben.

§ 24a Verwendung von Unterlagen eines Vorantragstellers

Der Antragsteller kann auf Unterlagen nach § 22 Abs. 2, 3, 3c und § 23 Abs. 1 einschließlich der Sachverständigengutachten nach § 24 Abs. 1 Satz 2 eines früheren Antragstellers (Vorantragsteller) Bezug nehmen, sofern er die schriftliche Zustimmung des Vorantragstellers einschließlich dessen Bestätigung vorlegt, dass die Unterlagen, auf die Bezug genommen wird, die Anforderungen der Arzneimittelprüfrichtlinien nach § 26 erfüllen. Der Vorantragsteller hat sich auf eine Anfrage auf Zustimmung innerhalb einer Frist von drei Monaten zu äußern.

§ 24b Zulassung eines Generikums, Unterlagenschutz

(1) Bei einem Generikum im Sinne des Absatzes 2 kann ohne Zustimmung des Vorantragstellers auf die Unterlagen nach § 22 Abs. 2 Satz 1 Nr. 2 und 3, Abs. 3c und § 23 Abs. 1 einschließlich der Sachverständigengutachten nach § 24 Abs. 1 Satz 2 Nr. 2 bis 4 des Arzneimittels des Vorantragstellers (Referenzarzneimittel) Bezug genommen werden, sofern das Referenzarzneimittel seit mindestens acht Jahren zugelassen ist oder vor mindestens acht Jahren zugelassen wurde; dies gilt auch für eine Zulassung in einem anderen Mitgliedstaat der Europäischen Union. Ein Generikum, das gemäß dieser Bestimmung zugelassen wurde, darf frühestens nach Ablauf von zehn Jahren nach Erteilung der ersten Genehmigung für das Referenzarzneimittel in den Verkehr gebracht werden. Der in Satz 2 genannte Zeitraum wird auf höchstens elf Jahre verlängert, wenn der Inhaber der Zulassung innerhalb von acht Jahren seit der Zulassung die Erweiterung der Zulassung um eines oder mehrere neue Anwendungsgebiete erwirkt, die bei der wissenschaftlichen Bewertung vor ihrer Zulassung durch die zuständige Bundesoberbehörde als von bedeutendem klinischem Nutzen im Vergleich zu bestehenden Therapien beurteilt werden.

(2) Die Zulassung als Generikum nach Absatz 1 erfordert, dass das betreffende Arzneimittel die gleiche Zusammensetzung der Wirkstoffe nach Art und Menge und die gleiche Darreichungsform wie das Referenzarzneimittel aufweist und die Bioäquivalenz durch Bioverfügbarkeitsstudien nachgewiesen wurde. Die verschiedenen Salze, Ester, Ether, Isomere, Mischungen von Isomeren, Komplexe oder Derivate eines Wirkstoffes gelten als ein und derselbe Wirkstoff, es sei denn, ihre Eigenschaften unterscheiden sich erheblich hinsichtlich der Unbedenklichkeit oder der Wirksamkeit. In diesem Fall müssen vom Antragsteller ergänzende Unterlagen vorgelegt werden, die die Unbedenklichkeit oder Wirksamkeit der verschiedenen Salze, Ester, Ether, Isomere, Mischungen von Isomeren, Komplexe oder Derivate des Wirkstoffes belegen. Die verschiedenen oralen Darreichungsformen mit sofortiger Wirkstofffreigabe gelten als ein und dieselbe Darreichungsform. Der Antragsteller ist nicht verpflichtet, Bioverfügbarkeitsstudien vorzulegen, wenn er auf sonstige Weise nachweist, dass das Generikum die nach dem Stand der Wissenschaft für die Bioäquivalenz relevanten Kriterien erfüllt. In den Fällen, in denen das Arzneimittel nicht die Anforderungen eines Generikums erfüllt oder in denen die Bioäquivalenz nicht durch Bioäquivalenzstudien nachgewiesen werden kann oder bei einer Änderung des Wirkstoffes, des Anwendungsgebietes, der Stärke, der Darreichungsform oder des Verabreichungsweges gegenüber dem Referenzarzneimittel sind die Ergebnisse der geeigneten vorklinischen oder klinischen Versuche vorzulegen. Bei Arzneimitteln, die zur Anwendung bei Tieren bestimmt sind, sind die entsprechenden Unbedenklichkeitsuntersuchungen, bei Arzneimitteln, die zur Anwendung bei Tieren bestimmt sind, die der Lebensmittelgewinnung dienen, auch die Ergebnisse der entsprechenden Rückstandsversuche vorzulegen.

(3) Sofern das Referenzarzneimittel nicht von der zuständigen Bundesoberbehörde, sondern der zuständigen Behörde eines anderen Mitgliedstaates zugelassen wurde, hat der Antragsteller im Antragsformular den Mitgliedstaat anzugeben, in dem das Referenzarzneimittel genehmigt wurde oder ist. Die zuständige Bundesoberbehörde ersucht in diesem Fall die zuständige Behörde des anderen Mitgliedstaates, binnen eines Monats eine Bestätigung darüber zu übermitteln, dass das Referenzarzneimittel genehmigt ist oder wurde, sowie die vollständige Zusammensetzung des Referenzarzneimittels und andere Unterlagen, sofern diese für die Zulassung des Generikums erforderlich sind. Im Falle der Genehmigung des Referenzarzneimittels durch die Europäische Arzneimittel-Agentur ersucht die zuständige Bundesoberbehörde diese um die in Satz 2 genannten Angaben und Unterlagen.
(4) Sofern die zuständige Behörde eines anderen Mitgliedstaates, in dem ein Antrag eingereicht wird, die zuständige Bundesoberbehörde um Übermittlung der in Absatz 3 Satz 2 genannten Angaben oder Unterlagen ersucht, hat die zuständige Bundesoberbehörde diesem Ersuchen binnen eines Monats zu entsprechen, sofern mindestens acht Jahre nach Erteilung der ersten Genehmigung für das Referenzarzneimittel vergangen sind.
(5) Erfüllt ein biologisches Arzneimittel, das einem biologischen Referenzarzneimittel ähnlich ist, die für Generika geltenden Anforderungen nach Absatz 2 nicht, weil insbesondere die Ausgangsstoffe oder der Herstellungsprozess des biologischen Arzneimittels sich von dem des biologischen Referenzarzneimittels unterscheiden, so sind die Ergebnisse geeigneter vorklinischer oder klinischer Versuche hinsichtlich dieser Abweichungen vorzulegen. Die Art und Anzahl der vorzulegenden zusätzlichen Unterlagen müssen den nach dem Stand der Wissenschaft relevanten Kriterien entsprechen. Die Ergebnisse anderer Versuche aus den Zulassungsunterlagen des Referenzarzneimittels sind nicht vorzulegen.
(6) Zusätzlich zu den Bestimmungen des Absatzes 1 wird, wenn es sich um einen Antrag für ein neues Anwendungsgebiet eines bekannten Wirkstoffes handelt, der seit mindestens zehn Jahren in der Europäischen Union allgemein medizinisch verwendet wird, eine nicht kumulierbare Ausschließlichkeitsfrist von einem Jahr für die Daten gewährt, die auf Grund bedeutender vorklinischer oder klinischer Studien im Zusammenhang mit dem neuen Anwendungsgebiet gewonnen wurden.
(7) Absatz 1 Satz 3 und Absatz 6 finden keine Anwendung auf Generika, die zur Anwendung bei Tieren bestimmt sind. Der in Absatz 1 Satz 2 genannte Zeitraum verlängert sich
1. bei Arzneimitteln, die zur Anwendung bei Fischen oder Bienen bestimmt sind, auf dreizehn Jahre,
2. bei Arzneimitteln, die zur Anwendung bei einer oder mehreren Tierarten, die der Gewinnung von Lebensmitteln dienen, bestimmt sind und die einen neuen Wirkstoff enthalten, der am 30. April 2004 noch nicht in der Gemeinschaft zugelassen war, bei jeder Erweiterung der Zulassung auf eine weitere Tierart, die der Gewinnung von Lebensmitteln dient, die innerhalb von fünf Jahren seit der Zulassung erteilt worden ist, um ein Jahr. Dieser

Zeitraum darf jedoch bei einer Zulassung für vier oder mehr Tierarten, die der Gewinnung von Lebensmitteln dienen, insgesamt dreizehn Jahre nicht übersteigen. Die Verlängerung des Zehnjahreszeitraums für ein Arzneimittel für eine Tierart, die der Lebensmittelgewinnung dient, auf elf, zwölf oder dreizehn Jahre erfolgt unter der Voraussetzung, dass der Inhaber der Zulassung ursprünglich auch die Festsetzung der Rückstandshöchstmengen für die von der Zulassung betroffenen Tierarten beantragt hat.
(8) Handelt es sich um die Erweiterung einer Zulassung für ein nach § 22 Abs. 3 zugelassenes Arzneimittel auf eine Zieltierart, die der Lebensmittelgewinnung dient, die unter Vorlage neuer Rückstandsversuche nach der Verordnung (EWG) Nr. 2377/90 und neuer klinischer Versuche erwirkt worden ist, wird eine Ausschließlichkeitsfrist von drei Jahren nach der Erteilung der Zulassung für die Daten gewährt, für die die genannten Versuche durchgeführt wurden.

▪ § 24c Nachforderungen

Müssen von mehreren Zulassungsinhabern inhaltlich gleiche Unterlagen nachgefordert werden, so teilt die zuständige Bundesoberbehörde jedem Inhaber der Zulassung mit, welche Unterlagen für die weitere Beurteilung erforderlich sind, sowie Namen und Anschrift der übrigen beteiligten Zulassungsinhaber. Die zuständige Bundesoberbehörde gibt den beteiligten Inhabern der Zulassung Gelegenheit, sich innerhalb einer von ihr zu bestimmenden Frist zu einigen, wer die Unterlagen vorlegt. Kommt eine Einigung nicht zustande, so entscheidet die zuständige Bundesoberbehörde und unterrichtet hiervon unverzüglich alle Beteiligten. Diese sind, sofern sie nicht auf die Zulassung ihres Arzneimittels verzichten, verpflichtet, sich jeweils mit einem der Zahl der beteiligten Inhaber der Zulassung entsprechenden Bruchteil an den Aufwendungen für die Erstellung der Unterlagen zu beteiligen; sie haften als Gesamtschuldner. Die Sätze 1 bis 4 gelten entsprechend für die Nutzer von Standardzulassungen sowie, wenn inhaltlich gleiche Unterlagen von mehreren Antragstellern in laufenden Zulassungsverfahren gefordert werden.

▪ § 24d Allgemeine Verwertungsbefugnis

Die zuständige Bundesoberbehörde kann bei Erfüllung ihrer Aufgaben nach diesem Gesetz ihr vorliegende Unterlagen mit Ausnahme der Unterlagen nach § 22 Abs. 1 Nr. 11, 14 und 15 sowie Abs. 2 Nr. 1 und des Gutachtens nach § 24 Abs. 1 Satz 2 Nr. 1 verwerten, sofern die erstmalige Zulassung des Arzneimittels in einem Mitgliedstaat der Europäischen Union länger als acht Jahre zurückliegt oder ein Verfahren nach § 24c noch nicht abgeschlossen ist.

▪ § 25 Entscheidung über die Zulassung

(1) Die zuständige Bundesoberbehörde erteilt die Zulassung schriftlich unter Zuteilung einer Zulassungsnummer. Die Zulassung gilt nur für das im Zulassungsbescheid aufgeführte Arzneimittel und bei Arzneimitteln, die nach einer homöopathischen Verfahrenstechnik hergestellt sind, auch für die in einem nach § 25 Abs. 7 Satz 1 in der vor dem 17. August 1994 geltenden Fassung bekannt gemachten Ergeb-

nis genannten und im Zulassungsbescheid aufgeführten Verdünnungsgrade.

(2) Die zuständige Bundesoberbehörde darf die Zulassung nur versagen, wenn

1. die vorgelegten Unterlagen unvollständig sind,
2. das Arzneimittel nicht nach dem jeweils gesicherten Stand der wissenschaftlichen Erkenntnisse ausreichend geprüft worden ist oder das andere wissenschaftliche Erkenntnismaterial nach § 22 Abs. 3 nicht dem jeweils gesicherten Stand der wissenschaftlichen Erkenntnisse entspricht,
3. das Arzneimittel nicht die nach den anerkannten pharmazeutischen Regeln angemessene Qualität aufweist,
4. dem Arzneimittel die vom Antragsteller angegebene therapeutische Wirksamkeit fehlt oder diese nach dem jeweils gesicherten Stand der wissenschaftlichen Erkenntnisse vom Antragsteller unzureichend begründet ist,
5. das Nutzen-Risiko-Verhältnis ungünstig ist,
5a. bei einem Arzneimittel, das mehr als einen Wirkstoff enthält, eine ausreichende Begründung fehlt, dass jeder Wirkstoff einen Beitrag zur positiven Beurteilung des Arzneimittels leistet, wobei die Besonderheiten der jeweiligen Arzneimittel in einer risikogestuften Bewertung zu berücksichtigen sind,
6. die angegebene Wartezeit nicht ausreicht,
6a. bei Arzneimittel-Vormischungen die zum qualitativen und quantitativen Nachweis der Wirkstoffe in den Fütterungsarzneimitteln angewendeten Kontrollmethoden nicht routinemäßig durchführbar sind,
6b. das Arzneimittel zur Anwendung bei Tieren bestimmt ist, die der Gewinnung von Lebensmitteln dienen, und einen pharmakologisch wirksamen Bestandteil enthält, der nicht in Anhang I, II oder III der Verordnung (EWG) Nr. 2377/90 enthalten ist,
7. das Inverkehrbringen des Arzneimittels oder seine Anwendung bei Tieren gegen gesetzliche Vorschriften oder gegen eine Verordnung oder eine Richtlinie oder eine Entscheidung des Rates oder der Kommission der Europäischen Gemeinschaften verstoßen würde,
8. das Arzneimittel durch Rechtsverordnung nach § 36 Abs. 1 von der Pflicht zur Zulassung freigestellt oder mit einem solchen Arzneimittel in der Art der Wirkstoffe identisch sowie in deren Menge vergleichbar ist, soweit kein berechtigtes Interesse an einer Zulassung nach Absatz 1 zu Exportzwecken glaubhaft gemacht wird.

Die Zulassung darf nach Satz 1 Nr. 4 nicht deshalb versagt werden, weil therapeutische Ergebnisse nur in einer beschränkten Zahl von Fällen erzielt worden sind. Die therapeutische Wirksamkeit fehlt, wenn der Antragsteller nicht entsprechend dem jeweils gesicherten Stand der wissenschaftlichen Ergebnisse nachweist, dass sich mit dem Arzneimittel therapeutische Erzeugnisse erzielen lassen. Die medizinischen Erfahrungen der jeweiligen Therapierichtung sind zu berücksichtigen. Die Zulassung darf nach Satz 1 Nr. 6b nicht versagt werden, wenn das Arzneimittel zur Behandlung einzelner Einhufer bestimmt ist, bei denen die in Artikel 6

Abs. 3 der Richtlinie 2001/82/EG genannten Voraussetzungen vorliegen, und es die übrigen Voraussetzungen des Artikels 6 Abs. 3 der Richtlinie 2001/82/EG erfüllt.

(3) Die Zulassung ist für ein Arzneimittel zu versagen, das sich von einem zugelassenen oder bereits im Verkehr befindlichen Arzneimittel gleicher Bezeichnung in der Art oder der Menge der Wirkstoffe unterscheidet. Abweichend von Satz 1 ist ein Unterschied in der Menge der Wirkstoffe unschädlich, wenn sich die Arzneimittel in der Darreichungsform unterscheiden.

(4) Ist die zuständige Bundesoberbehörde der Auffassung, dass eine Zulassung auf Grund der vorgelegten Unterlagen nicht erteilt werden kann, teilt sie dies dem Antragsteller unter Angabe von Gründen mit. Dem Antragsteller ist dabei Gelegenheit zu geben, Mängeln innerhalb einer angemessenen Frist, jedoch höchstens innerhalb von sechs Monaten abzuhelfen. Wird den Mängeln nicht innerhalb dieser Frist abgeholfen, so ist die Zulassung zu versagen. Nach einer Entscheidung über die Versagung der Zulassung ist das Einreichen von Unterlagen zur Mängelbeseitigung ausgeschlossen.

(5) Die Zulassung ist auf Grund der Prüfung der eingereichten Unterlagen und auf der Grundlage der Sachverständigengutachten zu erteilen. Zur Beurteilung der Unterlagen kann die zuständige Bundesoberbehörde eigene wissenschaftliche Ergebnisse verwerten, Sachverständige beiziehen oder Gutachten anfordern. Die zuständige Bundesoberbehörde kann in Betrieben und Einrichtungen, die Arzneimittel entwickeln, herstellen, prüfen oder klinisch prüfen, zulassungsbezogene Angaben und Unterlagen, auch im Zusammenhang mit einer Genehmigung für das Inverkehrbringen gemäß Artikel 3 Abs. 1 oder 2 der Verordnung (EG) Nr. 726/2004 überprüfen. Zu diesem Zweck können Beauftragte der zuständigen Bundesoberbehörde im Benehmen mit der zuständigen Behörde Betriebs- und Geschäftsräume zu den üblichen Geschäftszeiten betreten, Unterlagen einsehen sowie Auskünfte verlangen. Die zuständige Bundesoberbehörde kann ferner die Beurteilung der Unterlagen durch unabhängige Gegensachverständige durchführen lassen und legt deren Beurteilung der Zulassungsentscheidung und, soweit es sich um Arzneimittel handelt, die der Verschreibungspflicht nach § 48 Abs. 2 Nr. 1 unterliegen, dem der Zulassungskommission nach Absatz 6 Satz 1 vorzulegenden Entwurf der Zulassungsentscheidung zugrunde. Als Gegensachverständiger nach Satz 5 kann von der zuständigen Bundesoberbehörde beauftragt werden, wer die erforderliche Sachkenntnis und die zur Ausübung der Tätigkeit als Gegensachverständiger erforderliche Zuverlässigkeit besitzt. Dem Antragsteller ist auf Antrag Einsicht in die Gutachten zu gewähren. Verlangt der Antragsteller, von ihm gestellte Sachverständige beizuziehen, so sind auch diese zu hören. Für die Berufung als Sachverständiger, Gegensachverständiger und Gutachter gilt Absatz 6 Satz 5 und 6 entsprechend.

(5a) Die zuständige Bundesoberbehörde erstellt ferner einen Beurteilungsbericht über die eingereichten Unterlagen zur Qualität, Unbedenklichkeit und Wirksamkeit; bei Arzneimitteln, die zur Anwendung bei Tieren bestimmt sind, die der Gewinnung von Lebensmitteln dienen, bezieht sich der

Beurteilungsbericht auch auf die Ergebnisse der Rückstandsprüfung. Der Beurteilungsbericht ist zu aktualisieren, wenn hierzu neue Informationen verfügbar werden.

(5b) Absatz 5a findet keine Anwendung auf Arzneimittel, die nach einer homöopathischen Verfahrenstechnik hergestellt werden, sofern diese Arzneimittel dem Artikel 16 Abs. 2 der Richtlinie 2001/83/EG oder dem Artikel 19 Abs. 2 der Richtlinie 2001/82/EG unterliegen.

(6) Vor der Entscheidung über die Zulassung eines Arzneimittels, das der Verschreibungspflicht nach § 48 Abs. 2 Nr. 1 unterliegt, ist eine Zulassungskommission zu hören. Die Anhörung erstreckt sich auf den Inhalt der eingereichten Unterlagen, der Sachverständigengutachten, der angeforderten Gutachten, die Stellungnahmen der beigezogenen Sachverständigen, das Prüfungsergebnis und die Gründe, die für die Entscheidung über die Zulassung wesentlich sind, oder die Beurteilung durch die Gegensachverständigen. Weicht die Bundesoberbehörde bei der Entscheidung über den Antrag von dem Ergebnis der Anhörung ab, so hat sie die Gründe für die abweichende Entscheidung darzulegen. Das Bundesministerium beruft, soweit es sich um zur Anwendung bei Tieren bestimmte Arzneimittel handelt im Einvernehmen mit dem Bundesministerium für Ernährung, Landwirtschaft und Verbraucherschutz, die Mitglieder der Zulassungskommission unter Berücksichtigung von Vorschlägen der Kammern der Heilberufe, der Fachgesellschaften der Ärzte, Zahnärzte, Tierärzte, Apotheker, Heilpraktiker sowie der für die Wahrnehmung ihrer Interessen gebildeten maßgeblichen Spitzenverbände der pharmazeutischen Unternehmer, Patienten und Verbraucher. Bei der Berufung sind die jeweiligen Besonderheiten der Arzneimittel zu berücksichtigen. In die Zulassungskommissionen werden Sachverständige berufen, die auf den jeweiligen Anwendungsgebieten und in der jeweiligen Therapierichtung (Phytotherapie, Homöopathie, Anthroposophie) über wissenschaftliche Kenntnisse verfügen und praktische Erfahrungen gesammelt haben.

(7) Für Arzneimittel, die nicht der Verschreibungspflicht nach § 48 Abs. 2 Nr. 1 unterliegen, werden bei der zuständigen Bundesoberbehörde Kommissionen für bestimmte Anwendungsgebiete oder Therapierichtungen gebildet. Absatz 6 Satz 4 bis 6 findet entsprechende Anwendung. Die zuständige Bundesoberbehörde kann zur Vorbereitung der Entscheidung über die Verlängerung von Zulassungen nach § 105 Abs. 3 Satz 1 die zuständige Kommission beteiligen. Betrifft die Entscheidung nach Satz 3 Arzneimittel einer bestimmten Therapierichtung (Phytotherapie, Homöopathie, Anthroposophie), ist die zuständige Kommission zu beteiligen, sofern eine vollständige Versagung der Verlängerung nach § 105 Abs. 3 Satz 1 beabsichtigt ist oder die Entscheidung von grundsätzlicher Bedeutung ist; sie hat innerhalb von zwei Monaten Gelegenheit zur Stellungnahme. Soweit die Bundesoberbehörde bei der Entscheidung nach Satz 4 die Stellungnahme der Kommission nicht berücksichtigt, legt sie die Gründe dar.

(7a) Zur Verbesserung der Arzneimittelsicherheit für Kinder und Jugendliche wird beim Bundesinstitut für Arzneimittel und Medizinprodukte eine Kommission für Arzneimittel für Kinder und Jugendliche gebildet. Absatz 6 Satz 4 bis 6 findet

entsprechende Anwendung. Zur Vorbereitung der Entscheidung über den Antrag auf Zulassung eines Arzneimittels, das auch zur Anwendung bei Kindern oder Jugendlichen bestimmt ist, beteiligt die zuständige Bundesoberbehörde die Kommission. Die zuständige Bundesoberbehörde kann ferner zur Vorbereitung der Entscheidung über den Antrag auf Zulassung eines anderen als in Satz 3 genannten Arzneimittels, bei dem eine Anwendung bei Kindern oder Jugendlichen in Betracht kommt, die Kommission beteiligen. Die Kommission hat Gelegenheit zur Stellungnahme. Soweit die Bundesoberbehörde bei der Entscheidung die Stellungnahme der Kommission nicht berücksichtigt, legt sie die Gründe dar. Die Kommission kann ferner zu Arzneimitteln, die nicht für die Anwendung bei Kindern oder Jugendlichen zugelassen sind, den anerkannten Stand der Wissenschaft dafür feststellen, unter welchen Voraussetzungen diese Arzneimittel bei Kindern oder Jugendlichen angewendet werden können. Für die Arzneimittel der Phytotherapie, Homöopathie und anthroposophischen Medizin werden die Aufgaben und Befugnisse nach den Sätzen 3 bis 7 von den Kommissionen nach Absatz 7 Satz 4 wahrgenommen.

(8) Bei Sera, Impfstoffen, Blutzubereitungen, Gewebezubereitungen, Allergenen, Gentransfer-Arzneimitteln, somatischen Zelltherapeutika und xenogenen Zelltherapeutika erteilt die zuständige Bundesoberbehörde die Zulassung entweder auf Grund der Prüfung der eingereichten Unterlagen oder auf Grund eigener Untersuchungen oder auf Grund der Beobachtung der Prüfungen des Herstellers. Dabei können Beauftragte der zuständigen Bundesoberbehörde im Benehmen mit der zuständigen Behörde Betriebs- und Geschäftsräume zu den üblichen Geschäftszeiten betreten und in diesen sowie in den dem Betrieb dienenden Beförderungsmitteln Besichtigungen vornehmen. Auf Verlangen der zuständigen Bundesoberbehörde hat der Antragsteller das Herstellungsverfahren mitzuteilen. Bei diesen Arzneimitteln finden die Absätze 6, 7 und 7a keine Anwendung.

(8a) Absatz 8 Satz 1 bis 3 findet entsprechende Anwendung auf Kontrollmethoden nach § 23 Abs. 2 Satz 3.

(9) Werden verschiedene Stärken, Darreichungsformen, Verabreichungswege oder Ausbietungen eines Arzneimittels beantragt, so können diese auf Antrag des Antragstellers Gegenstand einer einheitlichen umfassenden Zulassung sein; dies gilt auch für nachträgliche Änderungen und Erweiterungen. Dabei ist eine einheitliche Zulassungsnummer zu verwenden, der weitere Kennzeichen zur Unterscheidung der Darreichungsformen oder Konzentrationen hinzugefügt werden müssen. Für Zulassungen nach § 24b Abs. 1 gelten Einzelzulassungen eines Referenzarzneimittels als einheitliche umfassende Zulassung.

(10) Die Zulassung lässt die zivil- und strafrechtliche Verantwortlichkeit des pharmazeutischen Unternehmers unberührt.

■ § 25a Vorprüfung

(1) Die zuständige Bundesoberbehörde soll den Zulassungsantrag durch unabhängige Sachverständige auf Vollständigkeit und daraufhin prüfen lassen, ob das Arzneimittel nach dem jeweils gesicherten Stand der wissenschaftlichen

Erkenntnisse ausreichend geprüft worden ist. § 25 Abs. 6 Satz 5 findet entsprechende Anwendung.

(2) Bei Beanstandungen im Sinne des Absatzes 1 hat der Sachverständige dem Antragsteller Gelegenheit zu geben, Mängeln innerhalb von drei Monaten abzuhelfen.

(3) Ist der Zulassungsantrag nach Ablauf der Frist unter Zugrundelegung der abschließenden Stellungnahme des Sachverständigen weiterhin unvollständig oder mangelhaft im Sinne des § 25 Abs. 2 Nr. 2, so ist die Zulassung zu versagen. § 25 Abs. 4 und 6 findet auf die Vorprüfung keine Anwendung.

(4) Stellt die zuständige Bundesoberbehörde fest, dass ein gleich lautender Zulassungsantrag in einem anderen Mitgliedstaat der Europäischen Union geprüft wird, lehnt sie den Antrag ab und setzt den Antragsteller in Kenntnis, dass ein Verfahren nach § 25b Anwendung findet.

(5) Wird die zuständige Bundesoberbehörde nach § 22 unterrichtet, dass sich ein Antrag auf ein in einem anderen Mitgliedstaat der Europäischen Union bereits zugelassenes Arzneimittel bezieht, lehnt sie den Antrag ab, es sei denn, er wurde nach § 25b eingereicht.

■ **§ 25b Verfahren der gegenseitigen Anerkennung und dezentralisiertes Verfahren**

(1) Für die Erteilung einer Zulassung oder Genehmigung in mehr als einem Mitgliedstaat der Europäischen Union hat der Antragsteller einen auf identischen Unterlagen beruhenden Antrag in diesen Mitgliedstaaten einzureichen; dies kann in englischer Sprache erfolgen.

(2) Ist das Arzneimittel zum Zeitpunkt der Antragstellung bereits in einem anderen Mitgliedstaat der Europäischen Union genehmigt oder zugelassen worden, ist diese Zulassung auf der Grundlage des von diesem Staat übermittelten Beurteilungsberichtes anzuerkennen, es sei denn, dass Anlass zu der Annahme besteht, dass die Zulassung des Arzneimittels eine schwerwiegende Gefahr für die öffentliche Gesundheit, bei Arzneimitteln zur Anwendung bei Tieren eine schwerwiegende Gefahr für die Gesundheit von Mensch oder Tier oder für die Umwelt darstellt. In diesem Fall hat die zuständige Bundesoberbehörde nach Maßgabe des Artikels 29 der Richtlinie 2001/83/EG oder des Artikels 33 der Richtlinie 2001/82/EG zu verfahren.

(3) Ist das Arzneimittel zum Zeitpunkt der Antragstellung noch nicht zugelassen, hat die zuständige Bundesoberbehörde, soweit sie Referenzmitgliedstaat im Sinne des Artikels 28 der Richtlinie 2001/83/EG oder des Artikels 32 der Richtlinie 2001/82/EG ist, Entwürfe des Beurteilungsberichtes, der Zusammenfassung der Merkmale des Arzneimittels und der Kennzeichnung und der Packungsbeilage zu erstellen und den zuständigen Mitgliedstaaten und dem Antragsteller zu übermitteln.

(4) Für die Anerkennung der Zulassung eines anderen Mitgliedstaates finden Kapitel 4 der Richtlinie 2001/83/EG und Kapitel 4 der Richtlinie 2001/82/EG Anwendung.

(5) Bei einer abweichenden Entscheidung bezüglich der Zulassung, ihrer Aussetzung oder Rücknahme finden die Artikel 30, 32, 33 und 34 der Richtlinie 2001/83/EG und die Artikel 34, 36, 37 und 38 der Richtlinie 2001/82/EG Anwendung. Im Falle einer Entscheidung nach Artikel 34 der Richtlinie 2001/83/EG oder nach Artikel 38 der Richtlinie 2001/82/EG ist über die Zulassung nach Maßgabe der nach diesen Artikeln getroffenen Entscheidung der Kommission der Europäischen Gemeinschaften oder des Rates der Europäischen Union zu entscheiden. Ein Vorverfahren nach § 68 der Verwaltungsgerichtsordnung findet bei Rechtsmitteln gegen Entscheidungen der zuständigen Bundesoberbehörden nach Satz 2 nicht statt. Ferner findet § 25 Abs. 6 keine Anwendung.

(6) Die Absätze 1 bis 5 finden keine Anwendung auf Arzneimittel, die nach einer homöopathischen Verfahrenstechnik hergestellt worden sind, sofern diese Arzneimittel dem Artikel 16 Abs. 2 der Richtlinie 2001/83/EG oder dem Artikel 19 Abs. 2 der Richtlinie 2001/82/EG unterliegen.

■ **§ 26 Arzneimittelprüfrichtlinien**

(1) Das Bundesministerium wird ermächtigt, nach Anhörung von Sachverständigen aus der medizinischen und pharmazeutischen Wissenschaft und Praxis durch Rechtsverordnung mit Zustimmung des Bundesrates Anforderungen an die in den §§ 22 bis 24, auch in Verbindung mit § 38 Abs. 2 bezeichneten Angaben, Unterlagen und Gutachten sowie deren Prüfung durch die zuständige Bundesoberbehörde zu regeln. Die Vorschriften müssen dem jeweils gesicherten Stand der wissenschaftlichen Erkenntnisse entsprechen und sind laufend an diesen anzupassen, insbesondere sind Tierversuche durch andere Prüfverfahren zu ersetzen, wenn dies nach dem Stand der wissenschaftlichen Erkenntnisse im Hinblick auf den Prüfungszweck vertretbar ist. Die Rechtsverordnung ergeht, soweit es sich um radioaktive Arzneimittel und um Arzneimittel handelt, bei deren Herstellung ionisierende Strahlen verwendet werden und soweit es sich um Prüfungen zur Ökotoxizität handelt, im Einvernehmen mit dem Bundesministerium für Umwelt, Naturschutz und Reaktorsicherheit und, soweit es sich um Arzneimittel handelt, die zur Anwendung bei Tieren bestimmt sind, im Einvernehmen mit dem Bundesministerium für Ernährung, Landwirtschaft und Verbraucherschutz. Auf die Berufung der Sachverständigen findet § 25 Abs. 6 Satz 4 und 5 entsprechende Anwendung.

(2) Die zuständige Bundesoberbehörde und die Kommissionen nach § 25 Abs. 7 haben die Arzneimittelprüfrichtlinien sinngemäß auf das wissenschaftliche Erkenntnismaterial nach § 22 Abs. 3 und § 23 Abs. 3 Satz 2 anzuwenden, wobei die Besonderheiten der jeweiligen Arzneimittel zu berücksichtigen sind. Als wissenschaftliches Erkenntnismaterial gilt auch das nach wissenschaftlichen Methoden aufbereitete medizinische Erfahrungsmaterial.

■ **§ 27 Fristen für die Erteilung**

(1) Die zuständige Bundesoberbehörde hat eine Entscheidung über den Antrag auf Zulassung innerhalb einer Frist von sieben Monaten zu treffen. Die Entscheidung über die Anerkennung einer Zulassung ist innerhalb einer Frist von drei Monaten nach Erhalt des Beurteilungsberichtes zu treffen. Ein Beurteilungsbericht ist innerhalb einer Frist von drei Monaten zu erstellen.

(2) Gibt die zuständige Bundesoberbehörde dem Antragsteller nach § 25 Abs. 4 Gelegenheit, Mängeln abzuhelfen, so werden die Fristen bis zur Behebung der Mängel oder bis zum Ablauf der nach § 25 Abs. 4 gesetzten Frist gehemmt. Die Hemmung beginnt mit dem Tage, an dem dem Antragsteller die Aufforderung zur Behebung der Mängel zugestellt wird. Das Gleiche gilt für die Frist, die dem Antragsteller auf sein Verlangen hin eingeräumt wird, auch unter Beiziehung von Sachverständigen, Stellung zu nehmen.

(3) Bei Verfahren nach § 25b Abs. 3 verlängert sich die Frist zum Abschluss des Verfahrens entsprechend den Vorschriften in Artikel 28 der Richtlinie 2001/83/EG und Artikel 32 der Richtlinie 2001/82/EG um drei Monate.

▪ § 28 Auflagenbefugnis

(1) Die zuständige Bundesoberbehörde kann die Zulassung mit Auflagen verbinden. Bei Auflagen nach den Absätzen 2 bis 3c zum Schutz der Umwelt, entscheidet die zuständige Bundesoberbehörde im Einvernehmen mit dem Umweltbundesamt, soweit Auswirkungen auf die Umwelt zu bewerten sind. Hierzu übermittelt die zuständige Bundesoberbehörde dem Umweltbundesamt die zur Beurteilung der Auswirkungen auf die Umwelt erforderlichen Angaben und Unterlagen. Auflagen können auch nachträglich angeordnet werden.

(2) Auflagen nach Absatz 1 können angeordnet werden, um sicherzustellen, dass

1. die Kennzeichnung der Behältnisse und äußeren Umhüllungen den Vorschriften des § 10 entspricht; dabei kann angeordnet werden, dass angegeben werden müssen
   a. Hinweise oder Warnhinweise, soweit sie erforderlich sind, um bei der Anwendung des Arzneimittels eine unmittelbare oder mittelbare Gefährdung der Gesundheit von Mensch oder Tier zu verhüten,
   b. Aufbewahrungshinweise für den Verbraucher und Lagerhinweise für die Fachkreise, soweit sie geboten sind, um die erforderliche Qualität des Arzneimittels zu erhalten,
2. die Packungsbeilage den Vorschriften des § 11 entspricht; dabei kann angeordnet werden, dass angegeben werden müssen
   a. die in der Nummer 1 Buchstabe a genannten Hinweise oder Warnhinweise,
   b. die Aufbewahrungshinweise für den Verbraucher, soweit sie geboten sind, um die erforderliche Qualität des Arzneimittels zu erhalten,
2a. die Fachinformation den Vorschriften des § 11a entspricht; dabei kann angeordnet werden, dass angegeben werden müssen
   a. die in Nummer 1 Buchstabe a genannten Hinweise oder Warnhinweise,
   b. besondere Lager- und Aufbewahrungshinweise, soweit sie geboten sind, um die erforderliche Qualität des Arzneimittels zu erhalten,
   c. Hinweise auf Auflagen nach Absatz 3,
3. die Angaben nach den §§ 10, 11 und 11a den für die Zulassung eingereichten Unterlagen entsprechen und dabei einheitliche und allgemein verständliche Begriffe

und ein einheitlicher Wortlaut verwendet werden, wobei die Angabe weiterer Gegenanzeigen, Nebenwirkungen und Wechselwirkungen zulässig bleibt; von dieser Befugnis kann die zuständige Bundesoberbehörde allgemein aus Gründen der Arzneimittelsicherheit, der Transparenz oder der rationellen Arbeitsweise Gebrauch machen; dabei kann angeordnet werden, dass bei verschreibungspflichtigen Arzneimitteln bestimmte Anwendungsgebiete entfallen, wenn zu befürchten ist, dass durch deren Angabe der therapeutische Zweck gefährdet wird,

4. das Arzneimittel in Packungsgrößen in den Verkehr gebracht wird, die den Anwendungsgebieten und der vorgesehenen Dauer der Anwendung angemessen sind,
5. das Arzneimittel in einem Behältnis mit bestimmter Form, bestimmtem Verschluss oder sonstiger Sicherheitsvorkehrung in den Verkehr gebracht wird, soweit es geboten ist, um die Einhaltung der Dosierungsanleitung zu gewährleisten oder um die Gefahr des Missbrauchs durch Kinder zu verhüten.

(2a) Warnhinweise nach Absatz 2 können auch angeordnet werden, um sicherzustellen, dass das Arzneimittel nur von Ärzten bestimmter Fachgebiete verschrieben und unter deren Kontrolle oder nur in Kliniken oder Spezialkliniken oder in Zusammenarbeit mit solchen Einrichtungen angewendet werden darf, wenn dies erforderlich ist, um bei der Anwendung eine unmittelbare oder mittelbare Gefährdung der Gesundheit von Menschen zu verhüten, insbesondere, wenn die Anwendung des Arzneimittels nur bei Vorhandensein besonderer Fachkunde oder besonderer therapeutischer Einrichtungen unbedenklich erscheint.

(3) Die zuständige Bundesoberbehörde kann durch Auflagen ferner anordnen, dass weitere analytische, pharmakologisch-toxikologische oder klinische Prüfungen durchgeführt werden und über die Ergebnisse berichtet wird, wenn hinreichende Anhaltspunkte dafür vorliegen, dass das Arzneimittel einen großen therapeutischen Wert haben kann und deshalb ein öffentliches Interesse an seinem unverzüglichen Inverkehrbringen besteht, jedoch für die umfassende Beurteilung des Arzneimittels weitere wichtige Angaben erforderlich sind. Satz 1 gilt entsprechend für Unterlagen über das Rückstandsnachweisverfahren nach § 23 Abs. 1 Nr. 2.

(3a) Die zuständige Bundesoberbehörde kann, wenn dies im Interesse der Arzneimittelsicherheit erforderlich ist, durch Auflagen ferner anordnen, dass nach der Zulassung Erkenntnisse bei der Anwendung des Arzneimittels systematisch gesammelt, dokumentiert und ausgewertet werden und ihr über die Ergebnisse dieser Untersuchung innerhalb einer bestimmten Frist berichtet wird.

(3b) Bei Auflagen nach den Absätzen 3 und 3a kann die zuständige Bundesoberbehörde Art und Umfang der Untersuchung oder Prüfungen bestimmen. Die Ergebnisse sind durch Unterlagen so zu belegen, dass aus diesen Art, Umfang und Zeitpunkt der Untersuchung oder Prüfungen hervorgehen.

(3c) Die zuständige Bundesoberbehörde kann durch Auflage ferner anordnen, dass bei der Herstellung und Kontrolle solcher Arzneimittel und ihrer Ausgangsstoffe, die biologischer

Herkunft sind oder auf biotechnischem Wege hergestellt werden,

1. bestimmte Anforderungen eingehalten und bestimmte Maßnahmen und Verfahren angewendet werden,
2. Unterlagen vorgelegt werden, die die Eignung bestimmter Maßnahmen und Verfahren begründen, einschließlich von Unterlagen über die Validierung,
3. die Einführung oder Änderung bestimmter Anforderungen, Maßnahmen und Verfahren der vorherigen Zustimmung der zuständigen Bundesoberbehörde bedarf,

soweit es zur Gewährleistung angemessener Qualität oder zur Risikovorsorge geboten ist. Die angeordneten Auflagen sind sofort vollziehbar. Widerspruch und Anfechtungsklage haben keine aufschiebende Wirkung.

(3d) (weggefallen)

(4) Soll die Zulassung mit einer Auflage verbunden werden, so wird die in § 27 Abs. 1 vorgesehene Frist bis zum Ablauf einer dem Antragsteller gewährten Frist zur Stellungnahme gehemmt. § 27 Abs. 2 findet entsprechende Anwendung.

- **§ 29 Anzeigepflicht, Neuzulassung**

(1) Der Antragsteller hat der zuständigen Bundesoberbehörde unter Beifügung entsprechender Unterlagen unverzüglich Anzeige zu erstatten, wenn sich Änderungen in den Angaben und Unterlagen nach den §§ 22 bis 24a und 25b ergeben. Die Verpflichtung nach Satz 1 hat nach Erteilung der Zulassung der Inhaber der Zulassung zu erfüllen.

(1a) Der Inhaber der Zulassung hat der zuständigen Bundesoberbehörde zusätzlich zu den Verpflichtungen nach Absatz 1 und § 63b unverzüglich alle Verbote oder Beschränkungen durch die zuständigen Behörden jedes Landes, in dem das betreffende Arzneimittel in Verkehr gebracht wird, sowie alle anderen neuen Informationen mitzuteilen, die die Beurteilung des Nutzens und der Risiken des betreffenden Arzneimittels beeinflussen könnten. Er hat auf Verlangen der zuständigen Bundesoberbehörde auch alle Angaben und Unterlagen vorzulegen, die belegen, dass das Nutzen-Risiko-Verhältnis weiterhin günstig zu bewerten ist. Die Sätze 1 und 2 gelten nicht für einen Parallelimporteur.

(1b) Der Inhaber der Zulassung hat der zuständigen Bundesoberbehörde den Zeitpunkt für das Inverkehrbringen des Arzneimittels unter Berücksichtigung der unterschiedlichen zugelassenen Darreichungsformen und Stärken unverzüglich mitzuteilen.

(1c) Der Inhaber der Zulassung hat der zuständigen Bundesoberbehörde nach Maßgabe des Satzes 2 anzuzeigen, wenn das Inverkehrbringen des Arzneimittels vorübergehend oder endgültig eingestellt wird. Die Anzeige hat spätestens zwei Monate vor der Einstellung des Inverkehrbringens zu erfolgen. Dies gilt nicht, wenn Umstände vorliegen, die der Inhaber der Zulassung nicht zu vertreten hat.

(1d) Der Inhaber der Zulassung hat alle Daten im Zusammenhang mit der Absatzmenge des Arzneimittels sowie alle ihm vorliegenden Daten im Zusammenhang mit dem Verschreibungsvolumen mitzuteilen, sofern die zuständige Bundesoberbehörde dies aus Gründen der Arzneimittelsicherheit fordert.

(2) Bei einer Änderung der Bezeichnung des Arzneimittels ist der Zulassungsbescheid entsprechend zu ändern. Das Arzneimittel darf unter der alten Bezeichnung vom pharmazeutischen Unternehmer noch ein Jahr, von den Groß- und Einzelhändlern noch zwei Jahre, beginnend mit dem auf die Bekanntmachung der Änderung im Bundesanzeiger folgenden 1. Januar oder 1. Juli, in den Verkehr gebracht werden.

(2a) Eine Änderung

1. der Angaben nach den §§ 10, 11 und 11a über die Dosierung, die Art oder die Dauer der Anwendung, die Anwendungsgebiete, soweit es sich nicht um die Zufügung einer oder Veränderung in eine Indikation handelt, die einem anderen Therapiegebiet zuzuordnen ist, eine Einschränkung der Gegenanzeigen, Nebenwirkungen oder Wechselwirkungen mit anderen Mitteln, soweit sie Arzneimittel betrifft, die vom Verkehr außerhalb der Apotheken ausgeschlossen sind,
2. der wirksamen Bestandteile, ausgenommen der arzneilich wirksamen Bestandteile,
3. in eine mit der zugelassenen vergleichbaren Darreichungsform,
3a. in der Behandlung mit ionisierenden Strahlen,
4. des Herstellungs- oder Prüfverfahrens oder die Angabe einer längeren Haltbarkeitsdauer bei Sera, Impfstoffen, Blutzubereitungen, Allergenen, Testsera und Testantigenen sowie eine Änderung gentechnologischer Herstellungsverfahren,
5. der Packungsgröße und
6. der Wartezeit eines zur Anwendung bei Tieren bestimmten Arzneimittels, wenn diese auf der Festlegung oder Änderung einer Rückstandshöchstmenge gemäß der Verordnung (EWG) Nr. 2377/90 beruht oder der die Wartezeit bedingende Bestandteil einer fixen Kombination nicht mehr im Arzneimittel enthalten ist

darf erst vollzogen werden, wenn die zuständige Bundesoberbehörde zugestimmt hat. Satz 1 Nr. 1 gilt auch für eine Erweiterung der Zieltierarten bei Arzneimitteln, die nicht zur Anwendung bei Tieren bestimmt sind, die der Gewinnung von Lebensmitteln dienen. Die Zustimmung gilt als erteilt, wenn der Änderung nicht innerhalb einer Frist von drei Monaten widersprochen worden ist.

(3) Eine neue Zulassung ist in folgenden Fällen zu beantragen:

1. bei einer Änderung der Zusammensetzung der Wirkstoffe nach Art oder Menge,
2. bei einer Änderung der Darreichungsform, soweit es sich nicht um eine Änderung nach Absatz 2a Nr. 3 handelt,
3. bei einer Erweiterung der Anwendungsgebiete, soweit es sich nicht um eine Änderung nach Absatz 2a Nr. 1 handelt,
3a. bei der Einführung gentechnologischer Herstellungsverfahren und
4. (weggefallen)
5. bei einer Verkürzung der Wartezeit, soweit es sich nicht um eine Änderung nach Absatz 2a Satz 1 Nr. 6 handelt.

Über die Zulassungspflicht nach Satz 1 entscheidet die zuständige Bundesoberbehörde.

(4) Die Absätze 1, 2, 2a und 3 finden keine Anwendung auf Arzneimittel, für die von der Kommission der Europäischen Gemeinschaften oder dem Rat der Europäischen Union eine Genehmigung für das Inverkehrbringen erteilt worden ist. Für diese Arzneimittel gelten die Verpflichtungen des pharmazeutischen Unternehmers nach der Verordnung (EG) Nr. 726/2004 mit der Maßgabe, dass im Geltungsbereich des Gesetzes die Verpflichtung zur Mitteilung an die Mitgliedstaaten oder zur Unterrichtung der Mitgliedstaaten gegenüber der jeweils zuständigen Bundesoberbehörde besteht.

(5) Die Absätze 2a und 3 finden keine Anwendung, soweit für Arzneimittel die Verordnung (EG) Nr. 1084/2003 der Kommission vom 3. Juni 2003 über die Prüfung von Änderungen einer Zulassung für Human- und Tierarzneimittel, die von einer zuständigen Behörde eines Mitgliedstaates erteilt wurde (ABl. EU Nr. L 159 S. 1) Anwendung findet.

▪ § 30 Rücknahme, Widerruf, Ruhen

(1) Die Zulassung ist zurückzunehmen, wenn nachträglich bekannt wird, dass einer der Versagungsgründe des § 25 Abs. 2 Nr. 2, 3, 5, 5a, 6 oder 7 bei der Erteilung vorgelegen hat; sie ist zu widerrufen, wenn einer der Versagungsgründe des § 25 Abs. 2 Nr. 3, 5, 5a, 6 oder 7 nachträglich eingetreten ist. Die Zulassung ist ferner zurückzunehmen oder zu widerrufen, wenn

1. sich herausstellt, dass dem Arzneimittel die therapeutische Wirksamkeit fehlt,

2. in den Fällen des § 28 Abs. 3 die therapeutische Wirksamkeit nach dem jeweiligen Stand der wissenschaftlichen Erkenntnisse unzureichend begründet ist.

Die therapeutische Wirksamkeit fehlt, wenn feststeht, dass sich mit dem Arzneimittel keine therapeutischen Ergebnisse erzielen lassen. In den Fällen des Satzes 1 kann auch das Ruhen der Zulassung befristet angeordnet werden.

(1a) Die Zulassung ist ferner ganz oder teilweise zurückzunehmen oder zu widerrufen, soweit dies erforderlich ist, um einer Entscheidung der Kommission der Europäischen Gemeinschaften oder des Rates der Europäischen Union nach Artikel 34 der Richtlinie 2001/83/EG oder nach Artikel 38 der Richtlinie 2001/82/EG zu entsprechen. Ein Vorverfahren nach § 68 der Verwaltungsgerichtsordnung findet bei Rechtsmitteln gegen Entscheidungen der zuständigen Bundesoberbehörde nach Satz 1 nicht statt. In den Fällen des Satzes 1 kann auch das Ruhen der Zulassung befristet angeordnet werden.

(2) Die zuständige Bundesoberbehörde kann die Zulassung

1. zurücknehmen, wenn in den Unterlagen nach den §§ 22, 23 oder 24 unrichtige oder unvollständige Angaben gemacht worden sind oder wenn einer der Versagungsgründe des § 25 Abs. 2 Nr. 6a oder 6b bei der Erteilung vorgelegen hat,

2. widerrufen, wenn einer der Versagungsgründe des § 25 Abs. 2 Nr. 2, 6a oder 6b nachträglich eingetreten ist oder wenn eine der nach § 28 angeordneten Auflagen nicht eingehalten und diesem Mangel nicht innerhalb einer von der zuständigen Bundesoberbehörde zu setzenden

angemessenen Frist abgeholfen worden ist; dabei sind Auflagen nach § 28 Abs. 3 und 3a jährlich zu überprüfen,

3. im Benehmen mit der zuständigen Behörde widerrufen, wenn die für das Arzneimittel vorgeschriebenen Prüfungen der Qualität nicht oder nicht ausreichend durchgeführt worden sind.

In diesen Fällen kann auch das Ruhen der Zulassung befristet angeordnet werden.

(2a) In den Fällen der Absätze 1 und 1a ist die Zulassung durch Auflage zu ändern, wenn dadurch der in Absatz 1 genannte betreffende Versagungsgrund entfällt oder der in Absatz 1a genannten Entscheidung entsprochen wird. In den Fällen des Absatzes 2 kann die Zulassung durch Auflage geändert werden, wenn dies ausreichend ist, um den Belangen der Arzneimittelsicherheit zu entsprechen.

(3) Vor einer Entscheidung nach den Absätzen 1 bis 2a muss der Inhaber der Zulassung gehört werden, es sei denn, dass Gefahr im Verzuge ist. In den Fällen des § 25 Abs. 2 Nr. 5 ist die Entscheidung sofort vollziehbar. Widerspruch und Anfechtungsklage haben keine aufschiebende Wirkung.

(4) Ist die Zulassung für ein Arzneimittel zurückgenommen oder widerrufen oder ruht die Zulassung, so darf es

1. nicht in den Verkehr gebracht und

2. nicht in den Geltungsbereich dieses Gesetzes verbracht werden.

Die Rückgabe des Arzneimittels an den pharmazeutischen Unternehmer ist unter entsprechender Kenntlichmachung zulässig. Die Rückgabe kann von der zuständigen Behörde angeordnet werden.

▪ § 31 Erlöschen, Verlängerung

(1) Die Zulassung erlischt

1. wenn das zugelassene Arzneimittel innerhalb von drei Jahren nach Erteilung der Zulassung nicht in den Verkehr gebracht wird oder wenn sich das zugelassene Arzneimittel, das nach der Zulassung in den Verkehr gebracht wurde, in drei aufeinander folgenden Jahren nicht mehr im Verkehr befindet,

2. durch schriftlichen Verzicht,

3. nach Ablauf von fünf Jahren seit ihrer Erteilung, es sei denn, dass spätestens sechs Monate vor Ablauf der Frist ein Antrag auf Verlängerung gestellt wird,

3a. bei einem Arzneimittel, das zur Anwendung bei Tieren bestimmt ist, die der Gewinnung von Lebensmitteln dienen und das einen pharmakologisch wirksamen Bestandteil enthält, der in den Anhang IV der Verordnung (EWG) Nr. 2377/90 aufgenommen wurde, nach Ablauf einer Frist von 60 Tagen nach Veröffentlichung im Amtsblatt der Europäischen Union, sofern nicht innerhalb dieser Frist auf die Anwendungsgebiete bei Tieren, die der Gewinnung von Lebensmitteln dienen, nach § 29 Abs. 1 verzichtet worden ist; im Falle einer Änderungsanzeige nach § 29 Abs. 2a, die die Herausnahme des betreffenden pharmakologisch wirksamen Bestandteils bezweckt, ist die 60-Tage-Frist bis zur Entscheidung der zuständigen Bundesoberbehörde oder bis zum Ablauf der Frist nach § 29 Abs. 2a Satz 2 gehemmt und es ruht die Zulassung nach Ablauf der 60-Tage-Frist während dieses Zeitraums; die Halbsätze 1 und 2 gelten entsprechend, soweit für die Änderung des Arzneimittels die Verordnung (EG) Nr. 1084/2003 Anwendung findet.

4. wenn die Verlängerung der Zulassung versagt wird.

In den Fällen des Satzes 1 Nr. 1 kann die zuständige Bundesoberbehörde Ausnahmen gestatten, sofern dies aus Gründen des Gesundheitsschutzes für Mensch oder Tier erforderlich ist.

(1a) Eine Zulassung, die verlängert wird, gilt ohne zeitliche Begrenzung, es sei denn, dass die zuständige Bundesoberbehörde bei der Verlängerung nach Absatz 1 Satz 1 Nr. 3 eine weitere Verlängerung um fünf Jahre nach Maßgabe der Vorschriften in Absatz 1 Satz 1 Nr. 3 in Verbindung mit Absatz 2 als erforderlich beurteilt und angeordnet hat, um das sichere Inverkehrbringen des Arzneimittels weiterhin zu gewährleisten.

(2) Der Antrag auf Verlängerung ist durch einen Bericht zu ergänzen, der Angaben darüber enthält, ob und in welchem Umfang sich die Beurteilungsmerkmale für das Arzneimittel innerhalb der letzten fünf Jahre geändert haben. Der Inhaber der Zulassung hat der zuständigen Bundesoberbehörde dazu eine überarbeitete Fassung der Unterlagen in Bezug auf die Qualität, Unbedenklichkeit und Wirksamkeit vorzulegen, in der alle seit der Erteilung der Zulassung vorgenommenen Änderungen berücksichtigt sind; bei Arzneimitteln, die zur Anwendung bei Tieren bestimmt sind, ist anstelle der überarbeiteten Fassung eine konsolidierte Liste der Änderungen vorzulegen. Bei Arzneimitteln, die zur Anwendung bei Tieren bestimmt sind, die der Gewinnung von Lebensmitteln dienen, kann die zuständige Bundesoberbehörde ferner verlangen, dass der Bericht Angaben über Erfahrungen mit dem Rückstandsnachweisverfahren enthält.

(3) Die Zulassung ist in den Fällen des Absatzes 1 Satz 1 Nr. 3 oder des Absatzes 1a auf Antrag nach Absatz 2 Satz 1 innerhalb von sechs Monaten vor ihrem Erlöschen um fünf Jahre zu verlängern, wenn kein Versagungsgrund nach § 25 Abs. 2 Nr. 3, 5, 5a, 6, 6a oder 6b, 7 oder 8 vorliegt oder die Zulassung nicht nach § 30 Abs. 1 Satz 2 zurückzunehmen oder zu widerrufen ist oder wenn von der Möglichkeit der Rücknahme nach § 30 Abs. 2 Nr. 1 oder des Widerrufs nach § 30 Abs. 2 Nr. 2 kein Gebrauch gemacht werden soll. § 25 Abs. 5 Satz 5 und Abs. 5a gilt entsprechend. Bei der Entscheidung über die Verlängerung ist auch zu überprüfen, ob Erkenntnisse vorliegen, die Auswirkungen auf die Unterstellung unter die Verschreibungspflicht haben.

(4) Erlischt die Zulassung nach Absatz 1 Nr. 2 oder 3, so darf das Arzneimittel noch zwei Jahre, beginnend mit dem auf die Bekanntmachung des Erlöschens nach § 34 folgenden 1. Januar oder 1. Juli, in den Verkehr gebracht werden. Das gilt nicht, wenn die zuständige Bundesoberbehörde feststellt, dass eine Voraussetzung für die Rücknahme oder den Widerruf nach § 30 vorgelegen hat; § 30 Abs. 4 findet Anwendung.

■ **§ 32 Staatliche Chargenprüfung**

(1) Die Charge eines Serums, eines Impfstoffes oder eines Allergens darf unbeschadet der Zulassung nur in den Verkehr gebracht werden, wenn sie von der zuständigen Bundesoberbehörde freigegeben ist. Die Charge ist freizugeben, wenn eine Prüfung (staatliche Chargenprüfung) ergeben hat, dass die Charge nach Herstellungs- und Kontrollmethoden, die dem jeweiligen Stand der wissenschaftlichen Erkenntnisse entsprechen, hergestellt und geprüft worden ist und dass sie die erforderliche Qualität, Wirksamkeit und Unbedenklichkeit aufweist. Die Charge ist auch dann freizugeben, soweit die zuständige Behörde eines anderen Mitgliedstaates der Europäischen Union nach einer experimentellen Untersuchung festgestellt hat, dass die in Satz 2 genannten Voraussetzungen vorliegen.

(1a) Die zuständige Bundesoberbehörde hat eine Entscheidung nach Absatz 1 innerhalb einer Frist von zwei Monaten nach Eingang der zu prüfenden Chargenprobe zu treffen. § 27 Abs. 2 findet entsprechende Anwendung.

(2) Das Bundesministerium erlässt nach Anhörung von Sachverständigen aus der medizinischen und pharmazeutischen Wissenschaft und Praxis allgemeine Verwaltungsvorschriften über die von der Bundesoberbehörde an die Herstellungs- und Kontrollmethoden nach Absatz 1 zu stellenden Anforderungen und macht diese als Arzneimittelprüfrichtlinien im Bundesanzeiger bekannt. Die Vorschriften müssen dem jeweiligen Stand der wissenschaftlichen Erkenntnisse entsprechen und sind laufend an diesen anzupassen.

(3) Auf die Durchführung der staatlichen Chargenprüfung finden § 25 Abs. 8 und § 22 Abs. 7 Satz 2 entsprechende Anwendung.

(4) Der Freigabe nach Absatz 1 Satz 1 bedarf es nicht, soweit die dort bezeichneten Arzneimittel durch Rechtsverordnung nach § 35 Abs. 1 Nr. 4 oder von der zuständigen Bundesoberbehörde freigestellt sind; die zuständige Bundesoberbehörde soll freistellen, wenn die Herstellungs- und Kontrollmethoden des Herstellers einen Entwicklungsstand erreicht haben, bei dem die erforderliche Qualität, Wirksamkeit und Unbedenklichkeit gewährleistet sind.

(5) Die Freigabe nach Absatz 1 oder die Freistellung durch die zuständige Bundesoberbehörde nach Absatz 4 ist zurückzunehmen, wenn eine ihrer Voraussetzungen nicht vorgelegen hat; sie ist zu widerrufen, wenn eine der Voraussetzungen nachträglich weggefallen ist.

■ **§ 33 Kosten**

(1) Die zuständige Bundesoberbehörde erhebt für die Entscheidungen über die Zulassung, über die Genehmigung von Gewebezubereitungen, über die Freigabe von Chargen, für die Bearbeitung von Anträgen, die Tätigkeit im Rahmen der Sammlung und Bewertung von Arzneimittelrisiken, für das Widerspruchsverfahren gegen einen auf Grund dieses Gesetzes erlassenen Verwaltungsakt oder gegen die auf Grund einer Rechtsverordnung nach Absatz 2 Satz 1 oder § 39 Abs. 3 Satz 1 Nr. 2 oder § 39d Abs. 6 Nr. 2 erfolgte Festsetzung von Kosten sowie für andere Amtshandlungen einschließlich selbständiger Beratungen und selbständiger Auskünfte, soweit es sich nicht um mündliche und einfache schriftliche Auskünfte im Sinne des § 7 Nr. 1 des Verwaltungskostengesetzes handelt, nach diesem Gesetz und nach

der Verordnung (EG) Nr. 1084/2003 Kosten (Gebühren und Auslagen).

(2) Das Bundesministerium wird ermächtigt, im Einvernehmen mit dem Bundesministerium für Wirtschaft und Technologie und, soweit es sich um zur Anwendung bei Tieren bestimmte Arzneimittel handelt, auch mit dem Bundesministerium für Ernährung, Landwirtschaft und Verbraucherschutz durch Rechtsverordnung, die der Zustimmung des Bundesrates nicht bedarf, die gebührenpflichtigen Tatbestände näher zu bestimmen und dabei feste Sätze oder Rahmensätze vorzusehen. Die Höhe der Gebühren für die Entscheidungen über die Zulassung, über die Genehmigung von Gewebezubereitungen, über die Freigabe von Chargen sowie für andere Amtshandlungen bestimmt sich jeweils nach dem Personal- und Sachaufwand, zu dem insbesondere der Aufwand für das Zulassungsverfahren, bei Sera, Impfstoffen und Allergenen auch der Aufwand für die Prüfungen und für die Entwicklung geeigneter Prüfungsverfahren gehört. Die Höhe der Gebühren für die Entscheidung über die Freigabe einer Charge bestimmt sich nach dem durchschnittlichen Personal- und Sachaufwand, wobei der Aufwand für vorangegangene Prüfungen unberücksichtigt bleibt; daneben ist die Bedeutung, der wirtschaftliche Wert oder der sonstige Nutzen der Freigabe für den Gebührenschuldner angemessen zu berücksichtigen.

(3) Das Verwaltungskostengesetz findet Anwendung.

(4) Soweit ein Widerspruch nach Absatz 1 erfolgreich ist, werden notwendige Aufwendungen im Sinne von § 80 Abs. 1 des Verwaltungsverfahrensgesetzes bis zur Höhe der in einer Rechtsverordnung nach Absatz 2 Satz 1 oder § 39 Abs. 3 Satz 1 Nr. 2 oder § 39d Abs. 6 Nr. 2 für die Zurückweisung eines entsprechenden Widerspruchs vorgesehenen Gebühren, bei Rahmengebühren bis zu deren Mittelwert, erstattet.

- **§ 34 Information der Öffentlichkeit**

(1) Die zuständige Bundesoberbehörde hat im Bundesanzeiger bekannt zu machen:

1. die Erteilung und Verlängerung einer Zulassung,
2. die Rücknahme einer Zulassung,
3. den Widerruf einer Zulassung,
4. das Ruhen einer Zulassung,
5. das Erlöschen einer Zulassung,
6. die Feststellung nach § 31 Abs. 4 Satz 2,
7. die Änderung der Bezeichnung nach § 29 Abs. 2,
8. die Rücknahme oder den Widerruf der Freigabe einer Charge nach § 32 Abs. 5,
9. eine Entscheidung zur Verlängerung einer Schutzfrist nach § 24b Abs. 1 Satz 3 oder Abs. 7 oder zur Gewährung einer Schutzfrist nach § 24b Abs. 6 oder 8.

Satz 1 Nr. 1 bis 5 und Nr. 7 gilt entsprechend für Entscheidungen der Kommission der Europäischen Gemeinschaften oder des Rates der Europäischen Union.

(1a) Die zuständige Bundesoberbehörde stellt der Öffentlichkeit Informationen

1. über die Erteilung einer Zulassung zusammen mit der Zusammenfassung der Produktmerkmale und

2. den Beurteilungsbericht mit einer Stellungnahme in Bezug auf die Ergebnisse von pharmazeutischen, pharmakologisch-toxikologischen und klinischen Versuchen für jedes beantragte Anwendungsgebiet und bei Arzneimitteln, die zur Anwendung bei Tieren bestimmt sind, die der Gewinnung von Lebensmitteln dienen, auch von Rückstandsuntersuchungen nach Streichung aller vertraulichen Angaben kommerzieller Art,

3. im Falle einer Zulassung mit Auflagen für ein Arzneimittel, das zur Anwendung am Menschen bestimmt ist, die Auflagen zusammen mit Fristen und den Zeitpunkten der Erfüllung

unverzüglich zur Verfügung; dies betrifft auch Änderungen der genannten Informationen.

(1b) Ferner sind Entscheidungen über den Widerruf, die Rücknahme oder das Ruhen einer Zulassung öffentlich zugänglich zu machen.

(1c) Die Absätze 1a und 1b finden keine Anwendung auf Arzneimittel, die nach der Verordnung (EG) Nr. 726/2004 genehmigt sind.

(1d) Die zuständige Bundesoberbehörde stellt die Informationen nach den Absätzen 1a und 1b elektronisch zur Verfügung.

(2) Die zuständige Bundesoberbehörde kann einen Verwaltungsakt, der auf Grund dieses Gesetzes ergeht, im Bundesanzeiger öffentlich bekannt machen, wenn von dem Verwaltungsakt mehr als 50 Adressaten betroffen sind. Dieser Verwaltungsakt gilt zwei Wochen nach dem Erscheinen des Bundesanzeigers als bekannt gegeben. Sonstige Mitteilungen der zuständigen Bundesoberbehörde einschließlich der Schreiben, mit denen den Beteiligten Gelegenheit zur Äußerung nach § 28 Abs. 1 des Verwaltungsverfahrensgesetzes gegeben wird, können gleichfalls im Bundesanzeiger bekannt gemacht werden, wenn mehr als 50 Adressaten davon betroffen sind. Satz 2 gilt entsprechend.

- **§ 35 Ermächtigungen zur Zulassung und Freistellung**

(1) Das Bundesministerium wird ermächtigt, durch Rechtsverordnung mit Zustimmung des Bundesrates

1. (weggefallen)
2. die Vorschriften über die Zulassung auf andere Arzneimittel auszudehnen, soweit es geboten ist, um eine unmittelbare oder mittelbare Gefährdung der Gesundheit von Mensch oder Tier zu verhüten,
3. die Vorschriften über die Freigabe einer Charge und die staatliche Chargenprüfung auf andere Arzneimittel, die in ihrer Zusammensetzung oder in ihrem Wirkstoffgehalt Schwankungen unterworfen sind, auszudehnen, soweit es geboten ist, um eine unmittelbare oder mittelbare Gefährdung der Gesundheit von Mensch oder Tier zu verhüten,
4. bestimmte Arzneimittel von der staatlichen Chargenprüfung freizustellen, wenn das Herstellungsverfahren und das Prüfungsverfahren des Herstellers

einen Entwicklungsstand erreicht haben, bei dem
die Qualität, Wirksamkeit und Unbedenklichkeit gewährleistet sind.
(2) Die Rechtsverordnungen nach Absatz 1 Nr. 2 bis 4 ergehen im Einvernehmen mit dem Bundesministerium für Wirtschaft und Technologie und, soweit es sich um radioaktive
Arzneimittel und um Arzneimittel handelt, bei deren Herstellung ionisierende Strahlen verwendet werden, im Einvernehmen mit dem Bundesministerium für Umwelt, Naturschutz
und Reaktorsicherheit und, soweit es sich um Arzneimittel
handelt, die zur Anwendung bei Tieren bestimmt sind, im
Einvernehmen mit dem Bundesministerium für Ernährung,
Landwirtschaft und Verbraucherschutz.

§ 36 Ermächtigung für Standardzulassungen

(1) Das Bundesministerium wird ermächtigt, nach Anhörung von Sachverständigen durch Rechtsverordnung mit
Zustimmung des Bundesrates bestimmte Arzneimittel oder
Arzneimittelgruppen oder Arzneimittel in bestimmten
Abgabeformen von der Pflicht zur Zulassung freizustellen,
soweit eine unmittelbare oder mittelbare Gefährdung der
Gesundheit von Mensch oder Tier nicht zu befürchten ist,
weil die Anforderungen an die erforderliche Qualität, Wirksamkeit und Unbedenklichkeit erwiesen sind. Die Freistellung kann zum Schutz der Gesundheit von Mensch oder Tier von
einer bestimmten Herstellung, Zusammensetzung, Kennzeichnung, Packungsbeilage, Fachinformation oder Darreichungsform abhängig gemacht sowie auf bestimmte Anwen-
dungsarten, Anwendungsgebiete oder Anwendungsbereiche
beschränkt werden. Die Angabe weiterer Gegenanzeigen,
Nebenwirkungen und Wechselwirkungen durch den pharmazeutischen Unternehmer ist zulässig.
(2) Bei der Auswahl der Arzneimittel, die von der Pflicht zur
Zulassung freigestellt werden, muss den berechtigten Interessen der Arzneimittelverbraucher, der Heilberufe und der
pharmazeutischen Industrie Rechnung getragen werden. In
der Wahl der Bezeichnung des Arzneimittels ist der pharmazeutische Unternehmer frei.
(3) Die Rechtsverordnung nach Absatz 1 ergeht im Einvernehmen mit dem Bundesministerium für Wirtschaft und
Technologie und, soweit es sich um radioaktive Arzneimittel
und um Arzneimittel handelt, bei deren Herstellung ionisierende Strahlen verwendet werden, im Einvernehmen mit
dem Bundesministerium für Umwelt, Naturschutz und Reaktorsicherheit und, soweit es sich um Arzneimittel handelt, die
zur Anwendung bei Tieren bestimmt sind, im Einvernehmen
mit dem Bundesministerium für Ernährung, Landwirtschaft
und Verbraucherschutz.
(4) Vor Erlass der Rechtsverordnung nach Absatz 1 bedarf es
nicht der Anhörung von Sachverständigen und der Zustimmung des Bundesrates, soweit dies erforderlich ist, um
Angaben zu Gegenanzeigen, Nebenwirkungen und Wechselwirkungen unverzüglich zu ändern und die Geltungsdauer
der Rechtsverordnung auf längstens ein Jahr befristet ist.
Die Frist kann bis zu einem weiteren Jahr einmal verlängert
werden, wenn das Verfahren nach Absatz 1 innerhalb der
Jahresfrist nicht abgeschlossen werden kann.

§ 37 Genehmigung der Kommission der Europäischen Gemeinschaften oder des Rates der Europäischen Union für das Inverkehr-bringen, Zulassungen von Arzneimitteln aus anderen Staaten

(1) Die von der Kommission der Europäischen Gemein-
schaften oder dem Rat der Europäischen Union gemäß der
Verordnung (EG) Nr. 726/2004 erteilte Genehmigung für das
Inverkehrbringen steht, soweit in den §§ 11a, 13 Abs. 2a, § 21
Abs. 2 und 2a, §§ 40, 56, 56a, 58, 59, 67, 69, 73, 84 oder 94
auf eine Zulassung abgestellt wird, einer nach § 25 erteilten
Zulassung gleich. Als Zulassung im Sinne des § 21 gilt auch
die von einem anderen Staat für ein Arzneimittel erteilte
Zulassung, soweit dies durch Rechtsverordnung des Bundesministeriums bestimmt wird.
(2) Das Bundesministerium wird ermächtigt, eine Rechtsverordnung nach Absatz 1, die nicht der Zustimmung des
Bundesrates bedarf, zu erlassen, um eine Richtlinie des
Rates der Europäischen Gemeinschaften durchzuführen
oder soweit in internationalen Verträgen die Zulassung
von Arzneimitteln gegenseitig als gleichwertig anerkannt
wird. Die Rechtsverordnung ergeht im Einvernehmen mit
dem Bundesministerium für Ernährung, Landwirtschaft und
Verbraucherschutz,soweit es sich um Arzneimittel handelt,
die zur Anwendung bei Tieren bestimmt sind.

5 Fünfter Abschnitt Registrierung von Arzneimitteln

■ **§ 38 Registrierung homöopathischer Arzneimittel**

(1) Fertigarzneimittel, die Arzneimittel im Sinne des § 2 Abs. 1 oder Abs. 2 Nr. 1 sind, dürfen als homöopathische Arzneimittel im Geltungsbereich dieses Gesetzes nur in den Verkehr gebracht werden, wenn sie in ein bei der zuständigen Bundesoberbehörde zu führendes Register für homöopathische Arzneimittel eingetragen sind (Registrierung). Einer Zulassung bedarf es nicht; § 21 Abs. 1 Satz 2 und Abs. 3 findet entsprechende Anwendung. Einer Registrierung bedarf es nicht für Arzneimittel, die von einem pharmazeutischen Unternehmer in Mengen bis zu 1.000 Packungen in einem Jahr in den Verkehr gebracht werden, es sei denn, es handelt sich um Arzneimittel,

1. die Zubereitungen aus Stoffen gemäß § 3 Nr. 3 oder 4 enthalten,
2. die mehr als den hundertsten Teil der in nicht homöopathischen, der Verschreibungspflicht nach § 48 unterliegenden Arzneimitteln verwendeten kleinsten Dosis enthalten oder
3. bei denen die Tatbestände des § 39 Abs. 2 Nr. 3, 4, 5, 6, 7 oder 9 vorliegen.

(2) Dem Antrag auf Registrierung sind die in den §§ 22 bis 24 bezeichneten Angaben, Unterlagen und Gutachten beizufügen mit Ausnahme der Angaben nach § 22 Abs. 7 Satz 2. Das gilt nicht für die Angaben über die Wirkungen und Anwendungsgebiete sowie für die Unterlagen und Gutachten über die klinische Prüfung. Die Unterlagen über die pharmakologisch-toxikologische Prüfung sind vorzulegen, soweit sich die Unbedenklichkeit des Arzneimittels nicht anderweitig, insbesondere durch einen angemessen hohen Verdünnungsgrad ergibt.

■ **§ 39 Entscheidung über die Registrierung homöopathischer Arzneimittel**

(1) Die zuständige Bundesoberbehörde hat das homöopathische Arzneimittel zu registrieren und dem Antragsteller die Registernummer schriftlich zuzuteilen. § 25 Abs. 4 und 5 Satz 5 findet entsprechende Anwendung. Die Registrierung gilt nur für das im Bescheid aufgeführte homöopathische Arzneimittel und seine Verdünnungsgrade. Die zuständige Bundesoberbehörde kann den Bescheid über die Registrierung mit Auflagen verbinden. Auflagen können auch nachträglich angeordnet werden. § 28 Abs. 2 und 4 findet Anwendung.

(2) Die zuständige Bundesoberbehörde hat die Registrierung zu versagen, wenn

1. die vorgelegten Unterlagen unvollständig sind,
2. das Arzneimittel nicht nach dem jeweils gesicherten Stand der wissenschaftlichen Erkenntnisse ausreichend analytisch geprüft worden ist,
3. das Arzneimittel nicht die nach den anerkannten pharmazeutischen Regeln angemessene Qualität aufweist,
4. bei dem Arzneimittel der begründete Verdacht besteht, dass es bei bestimmungsgemäßem Gebrauch schädliche Wirkungen hat, die über ein nach den Erkenntnissen der medizinischen Wissenschaft vertretbares Maß hinausgehen,
4a. das Arzneimittel zur Anwendung bei Tieren bestimmt ist, die der Gewinnung von Lebensmitteln dienen, und es einen pharmakologisch wirksamen Bestandteil enthält, der nicht in Anhang II der Verordnung (EWG) Nr. 2377/90 aufgeführt ist,
5. die angegebene Wartezeit nicht ausreicht,
5a. das Arzneimittel, sofern es zur Anwendung bei Menschen bestimmt ist, nicht zur Einnahme und nicht zur äußerlichen Anwendung bestimmt ist,
5b. das Arzneimittel mehr als einen Teil pro Zehntausend der Ursubstanz oder bei Arzneimitteln, die zur Anwendung bei Menschen bestimmt sind, mehr als den hundertsten Teil der in allopathischen der Verschreibungspflicht nach § 48 unterliegenden Arzneimitteln verwendeten kleinsten Dosis enthält,
6. das Arzneimittel der Verschreibungspflicht unterliegt; es sei denn, dass es ausschließlich Stoffe enthält, die in Anhang II der Verordnung (EWG) Nr. 2377/90 aufgeführt sind,
7. das Arzneimittel nicht nach einer im Homöopathischen Teil des Arzneibuches beschriebenen Verfahrenstechnik hergestellt ist,
7a. wenn die Anwendung der einzelnen Wirkstoffe als homöopathisches oder anthroposophisches Arzneimittel nicht allgemein bekannt ist,
8. für das Arzneimittel eine Zulassung erteilt ist,
9. das Inverkehrbringen des Arzneimittels oder seine Anwendung bei Tieren gegen gesetzliche Vorschriften verstoßen würde.

(2a) Ist das Arzneimittel bereits in einem anderen Mitgliedstaat der Europäischen Union oder in einem anderen Vertragsstaat des Abkommens über den Europäischen Wirtschaftsraum registriert worden, ist die Registrierung auf der Grundlage dieser Entscheidung zu erteilen, es sei denn, dass ein Versagungsgrund nach Absatz 2 vorliegt. Für die Anerkennung der Registrierung eines anderen Mitgliedstaates findet Kapitel 4 der Richtlinie 2001/83/EG und für Arzneimittel, die zur Anwendung bei Tieren bestimmt sind, Kapitel 4 der Richtlinie 2001/82/EG entsprechende Anwendung; Artikel 29 Abs. 4, 5 und 6 und die Artikel 30 bis 34 der Richtlinie 2001/83/EG sowie Artikel 33 Abs. 4, 5 und 6 und die Artikel 34 bis 38 der Richtlinie 2001/82/EG finden keine Anwendung.

(2b) Die Registrierung erlischt nach Ablauf von fünf Jahren seit ihrer Erteilung, es sei denn, dass spätestens sechs Monate vor Ablauf der Frist ein Antrag auf Verlängerung gestellt wird. Für das Erlöschen und die Verlängerung der Registrierung gilt § 31 entsprechend mit der Maßgabe, dass die Versagungsgründe nach Absatz 2 Nr. 3 bis 9 Anwendung finden.

(3) Das Bundesministerium wird ermächtigt, für homöopathische Arzneimittel entsprechend den Vorschriften über die Zulassung

1. durch Rechtsverordnung mit Zustimmung des Bundesrates Vorschriften über die Anzeigepflicht, die Neuregistrierung, die Löschung, die Bekanntmachung und
2. durch Rechtsverordnung ohne Zustimmung des Bundesrates Vorschriften über die Kosten und die Freistellung von der Registrierung

zu erlassen. Die Rechtsverordnung ergeht im Einvernehmen mit dem Bundesministerium für Ernährung, Landwirtschaft und Verbraucherschutz, soweit es sich um Arzneimittel handelt, die zur Anwendung bei Tieren bestimmt sind. § 36 Abs. 4 gilt für die Änderung einer Rechtsverordnung über die Freistellung von der Registrierung entsprechend.

■ § 39a Registrierung traditioneller pflanzlicher Arzneimittel

Fertigarzneimittel, die pflanzliche Arzneimittel und Arzneimittel im Sinne des § 2 Abs. 1 sind, dürfen als traditionelle pflanzliche Arzneimittel nur in den Verkehr gebracht werden, wenn sie durch die zuständige Bundesoberbehörde registriert sind. Dies gilt auch für pflanzliche Arzneimittel, die Vitamine oder Mineralstoffe enthalten, sofern die Vitamine oder Mineralstoffe die Wirkung der traditionellen pflanzlichen Arzneimittel im Hinblick auf das Anwendungsgebiet oder die Anwendungsgebiete ergänzen.

■ § 39b Registrierungsunterlagen für traditionelle pflanzliche Arzneimittel

(1) Dem Antrag auf Registrierung müssen vom Antragsteller folgende Angaben und Unterlagen in deutscher Sprache beigefügt werden:

1. die in § 22 Abs. 1, 3c, 4, 5 und 7 und § 24 Abs. 1 Nr. 1 genannten Angaben und Unterlagen,
2. die in § 22 Abs. 2 Satz 1 Nr. 1 genannten Ergebnisse der analytischen Prüfung,
3. die Zusammenfassung der Merkmale des Arzneimittels mit den in § 11a Abs. 1 genannten Angaben unter Berücksichtigung, dass es sich um ein traditionelles pflanzliches Arzneimittel handelt,
4. bibliographische Angaben über die traditionelle Anwendung oder Berichte von Sachverständigen, aus denen hervorgeht, dass das betreffende oder ein entsprechendes Arzneimittel zum Zeitpunkt der Antragstellung seit mindestens 30 Jahren, davon mindestens 15 Jahre in der Europäischen Union, medizinisch oder tiermedizinisch verwendet wird, das Arzneimittel unter den angegebenen Anwendungsbedingungen unschädlich ist und dass die pharmakologischen Wirkungen oder die Wirksamkeit des Arzneimittels auf Grund langjähriger Anwendung und Erfahrung plausibel sind,
5. bibliographischer Überblick betreffend die Angaben zur Unbedenklichkeit zusammen mit einem Sachverständigengutachten gemäß § 24 und, soweit zur Beurteilung der Unbedenklichkeit des Arzneimittels erforderlich, die dazu notwendigen weiteren Angaben und Unterlagen,

6. Registrierungen oder Zulassungen, die der Antragsteller in einem anderen Mitgliedstaat oder in einem Drittland für das Inverkehrbringen des Arzneimittels erhalten hat, sowie Einzelheiten etwaiger ablehnender Entscheidungen über eine Registrierung oder Zulassung und die Gründe für diese Entscheidungen.

Der Nachweis der Verwendung über einen Zeitraum von 30 Jahren gemäß Satz 1 Nr. 4 kann auch dann erbracht werden, wenn für das Inverkehrbringen keine spezielle Genehmigung für ein Arzneimittel erteilt wurde. Er ist auch dann erbracht, wenn die Anzahl oder Menge der Wirkstoffe des Arzneimittels während dieses Zeitraums herabgesetzt wurde. Ein Arzneimittel ist ein entsprechendes Arzneimittel im Sinne des Satzes 1 Nr. 4, wenn es ungeachtet der verwendeten Hilfsstoffe dieselben oder vergleichbare Wirkstoffe, denselben oder einen ähnlichen Verwendungszweck, eine äquivalente Stärke und Dosierung und denselben oder einen ähnlichen Verabreichungsweg wie das Arzneimittel hat, für das der Antrag auf Registrierung gestellt wird.

(2) Anstelle der Vorlage der Angaben und Unterlagen nach Absatz 1 Satz 1 Nr. 4 und 5 kann bei Arzneimitteln zur Anwendung am Menschen auch Bezug genommen werden auf eine gemeinschaftliche Pflanzenmonographie nach Artikel 16h Abs. 3 der Richtlinie 2001/83/EG oder eine Listenposition nach Artikel 16f der Richtlinie 2001/83/EG.

(3) Enthält das Arzneimittel mehr als einen pflanzlichen Wirkstoff oder Stoff nach § 39a Satz 2, sind die in Absatz 1 Satz 1 Nr. 4 genannten Angaben für die Kombination vorzulegen. Sind die einzelnen Wirkstoffe nicht hinreichend bekannt, so sind auch Angaben zu den einzelnen Wirkstoffen zu machen.

■ § 39c Entscheidung über die Registrierung traditioneller pflanzlicher Arzneimittel

(1) Die zuständige Bundesoberbehörde hat das traditionelle pflanzliche Arzneimittel zu registrieren und dem Antragsteller die Registrierungsnummer schriftlich mitzuteilen. § 25 Abs. 4 sowie 5 Satz 5 findet entsprechende Anwendung. Die Registrierung gilt nur für das im Bescheid aufgeführte traditionelle pflanzliche Arzneimittel. Die zuständige Bundesoberbehörde kann den Bescheid über die Registrierung mit Auflagen verbinden. Auflagen können auch nachträglich angeordnet werden. § 28 Abs. 2 und 4 findet entsprechende Anwendung.

(2) Die zuständige Bundesoberbehörde hat die Registrierung zu versagen, wenn der Antrag nicht die in § 39b vorgeschriebenen Angaben und Unterlagen enthält oder

1. die qualitative oder quantitative Zusammensetzung nicht den Angaben nach § 39b Abs. 1 entspricht oder sonst die pharmazeutische Qualität nicht angemessen ist,
2. die Anwendungsgebiete nicht ausschließlich denen traditioneller pflanzlicher Arzneimittel entsprechen, die nach ihrer Zusammensetzung und dem Zweck ihrer Anwendung dazu bestimmt sind, am Menschen angewandt zu werden, ohne dass es der ärztlichen Aufsicht im Hinblick auf die Stellung einer Diagnose, die Verschreibung oder die Überwachung der Behandlung bedarf,

3. das Arzneimittel bei bestimmungsgemäßem Gebrauch schädlich sein kann,
4. die Unbedenklichkeit von Vitaminen oder Mineralstoffen, die in dem Arzneimittel enthalten sind, nicht nachgewiesen ist,
5. die Angaben über die traditionelle Anwendung unzureichend sind, insbesondere die pharmakologischen Wirkungen oder die Wirksamkeit auf der Grundlage der langjährigen Anwendung und Erfahrung nicht plausibel sind,
6. das Arzneimittel nicht ausschließlich in einer bestimmten Stärke und Dosierung zu verabreichen ist,
7. das Arzneimittel nicht ausschließlich zur oralen oder äußerlichen Anwendung oder zur Inhalation bestimmt ist,
8. die nach § 39b Abs. 1 Satz 1 Nr. 4 erforderliche zeitliche Vorgabe nicht erfüllt ist,
9. für das traditionelle pflanzliche Arzneimittel oder ein entsprechendes Arzneimittel eine Zulassung gemäß § 25 oder eine Registrierung nach § 39 erteilt wurde.

Für Arzneimittel, die zur Anwendung bei Tieren bestimmt sind, gilt Satz 1 entsprechend.

(3) Die Registrierung erlischt nach Ablauf von fünf Jahren seit ihrer Erteilung, es sei denn, dass spätestens sechs Monate vor Ablauf der Frist ein Antrag auf Verlängerung gestellt wird. Für das Erlöschen und die Verlängerung der Registrierung gilt § 31 entsprechend mit der Maßgabe, dass die Versagungsgründe nach Absatz 2 Anwendung finden.

- **§ 39d Sonstige Verfahrensvorschriften für traditionelle pflanzliche Arzneimittel**

(1) Die zuständige Bundesoberbehörde teilt dem Antragsteller, sowie bei Arzneimitteln, die zur Anwendung am Menschen bestimmt sind, der Kommission der Europäischen Gemeinschaften und der zuständigen Behörde eines Mitgliedstaates der Europäischen Union auf Anforderung eine von ihr getroffene ablehnende Entscheidung über die Registrierung als traditionelles Arzneimittel und die Gründe hierfür mit.

(2) Für Arzneimittel, die Artikel 16d Abs. 1 der Richtlinie 2001/83/EG entsprechen, gilt § 25b entsprechend. Für die in Artikel 16d Abs. 2 der Richtlinie 2001/83/EG genannten Arzneimittel ist eine Registrierung eines anderen Mitgliedstaates gebührend zu berücksichtigen.

(3) Die zuständige Bundesoberbehörde kann den nach Artikel 16h der Richtlinie 2001/83/EG eingesetzten Ausschuss für pflanzliche Arzneimittel auf Antrag um eine Stellungnahme zum Nachweis der traditionellen Anwendung ersuchen, wenn Zweifel über das Vorliegen der Voraussetzungen nach § 39b Abs. 1 Satz 1 Nr. 4 bestehen.

(4) Wenn ein Arzneimittel zur Anwendung bei Menschen seit weniger als 15 Jahren innerhalb der Europäischen Gemeinschaft angewendet worden ist, aber ansonsten die Voraussetzungen einer Registrierung nach den §§ 39a bis 39c vorliegen, hat die zuständige Bundesoberbehörde das nach Artikel 16c Abs. 4 der Richtlinie 2001/83/EG vorgesehene Verfahren unter Beteiligung des Ausschusses für pflanzliche Arzneimittel einzuleiten.

(5) Wird ein pflanzlicher Stoff, eine pflanzliche Zubereitung oder eine Kombination davon in der Liste nach Artikel 16f der Richtlinie 2001/83/EG gestrichen, so sind Registrierungen, die diesen Stoff enthaltende traditionelle pflanzliche zur Anwendung bei Menschen bestimmte Arzneimittel betreffen und die unter Bezugnahme auf § 39b Abs. 2 vorgenommen wurden, zu widerrufen, sofern nicht innerhalb von drei Monaten die in § 39b Abs. 1 genannten Angaben und Unterlagen vorgelegt werden.

(6) Das Bundesministerium wird ermächtigt, für traditionelle pflanzliche Arzneimittel entsprechend den Vorschriften der Zulassung

1. durch Rechtsverordnung mit Zustimmung des Bundesrates Vorschriften über die Anzeigepflicht, die Registrierung, die Löschung, die Bekanntmachung und
2. durch Rechtsverordnung ohne Zustimmung des Bundesrates Vorschriften über die Kosten der Registrierung zu erlassen.

6 Sechster Abschnitt Schutz des Menschen bei der klinischen Prüfung

■ § 40 Allgemeine Voraussetzungen der klinischen Prüfung

(1) Der Sponsor, der Prüfer und alle weiteren an der klinischen Prüfung beteiligten Personen haben bei der Durchführung der klinischen Prüfung eines Arzneimittels bei Menschen die Anforderungen der guten klinischen Praxis nach Maßgabe des Artikels 1 Abs. 3 der Richtlinie 2001/20/EG einzuhalten. Die klinische Prüfung eines Arzneimittels bei Menschen darf vom Sponsor nur begonnen werden, wenn die zuständige Ethik-Kommission diese nach Maßgabe des § 42 Abs. 1 zustimmend bewertet und die zuständige Bundesoberbehörde diese nach Maßgabe des § 42 Abs. 2 genehmigt hat. Die klinische Prüfung eines Arzneimittels darf bei Menschen nur durchgeführt werden, wenn und solange

1. ein Sponsor oder ein Vertreter des Sponsors vorhanden ist, der seinen Sitz in einem Mitgliedstaat der Europäischen Union oder in einem anderen Vertragsstaat des Abkommens über den Europäischen Wirtschaftsraum hat,

2. die vorhersehbaren Risiken und Nachteile gegenüber dem Nutzen für die Person, bei der sie durchgeführt werden soll (betroffene Person), und der voraussichtlichen Bedeutung des Arzneimittels für die Heilkunde ärztlich vertretbar sind,

2a. nach dem Stand der Wissenschaft im Verhältnis zum Zweck der klinischen Prüfung eines Arzneimittels, das aus einem gentechnisch veränderten Organismus oder einer Kombination von gentechnisch veränderten Organismen besteht oder solche enthält, unvertretbare schädliche Auswirkungen auf
   a. die Gesundheit Dritter und
   b. die Umwelt
   nicht zu erwarten sind,

3. die betroffene Person
   a. volljährig und in der Lage ist, Wesen, Bedeutung und Tragweite der klinischen Prüfung zu erkennen und ihren Willen hiernach auszurichten,
   b. nach Absatz 2 Satz 1 aufgeklärt worden ist und schriftlich eingewilligt hat, soweit in Absatz 4 oder in § 41 nichts Abweichendes bestimmt ist und
   c. nach Absatz 2a Satz 1 und 2 informiert worden ist und schriftlich eingewilligt hat; die Einwilligung muss sich ausdrücklich auch auf die Erhebung und Verarbeitung von Angaben über die Gesundheit beziehen,

4. die betroffene Person nicht auf gerichtliche oder behördliche Anordnung in einer Anstalt untergebracht ist,

5. sie in einer geeigneten Einrichtung von einem angemessen qualifizierten Prüfer verantwortlich durchgeführt wird und die Leitung von einem Prüfer, Hauptprüfer oder Leiter der klinischen Prüfung wahrgenommen wird, der eine mindestens zweijährige Erfahrung in der klinischen Prüfung von Arzneimitteln nachweisen kann,

6. eine dem jeweiligen Stand der wissenschaftlichen Erkenntnisse entsprechende pharmakologisch-toxikologische Prüfung des Arzneimittels durchgeführt worden ist,

7. jeder Prüfer durch einen für die pharmakologisch-toxikologische Prüfung verantwortlichen Wissenschaftler über deren Ergebnisse und die voraussichtlich mit der klinischen Prüfung verbundenen Risiken informiert worden ist,

8. für den Fall, dass bei der Durchführung der klinischen Prüfung ein Mensch getötet oder der Körper oder die Gesundheit eines Menschen verletzt wird, eine Versicherung nach Maßgabe des Absatzes 3 besteht, die auch Leistungen gewährt, wenn kein anderer für den Schaden haftet, und

9. für die medizinische Versorgung der betroffenen Person ein Arzt oder bei zahnmedizinischer Behandlung ein Zahnarzt verantwortlich ist.

(2) Die betroffene Person ist durch einen Prüfer, der Arzt oder bei zahnmedizinischer Prüfung Zahnarzt ist, über Wesen, Bedeutung, Risiken und Tragweite der klinischen Prüfung sowie über ihr Recht aufzuklären, die Teilnahme an der klinischen Prüfung jederzeit zu beenden; ihr ist eine allgemein verständliche Aufklärungsunterlage auszuhändigen. Der betroffenen Person ist ferner Gelegenheit zu einem Beratungsgespräch mit einem Prüfer über die sonstigen Bedingungen der Durchführung der klinischen Prüfung zu geben. Eine nach Absatz 1 Satz 3 Nr. 3 Buchstabe b erklärte Einwilligung in die Teilnahme an einer klinischen Prüfung kann jederzeit gegenüber dem Prüfer schriftlich oder mündlich widerrufen werden, ohne dass der betroffenen Person dadurch Nachteile entstehen dürfen.

(2a) Die betroffene Person ist über Zweck und Umfang der Erhebung und Verwendung personenbezogener Daten, insbesondere von Gesundheitsdaten zu informieren. Sie ist insbesondere darüber zu informieren, dass

1. die erhobenen Daten soweit erforderlich
   a. zur Einsichtnahme durch die Überwachungsbehörde oder Beauftragte des Sponsors zur Überprüfung der ordnungsgemäßen Durchführung der klinischen Prüfung bereitgehalten werden,
   b. pseudonymisiert an den Sponsor oder eine von diesem beauftragte Stelle zum Zwecke der wissenschaftlichen Auswertung weitergegeben werden,
   c. im Falle eines Antrags auf Zulassung pseudonymisiert an den Antragsteller und die für die Zulassung zuständige Behörde weitergegeben werden,
   d. im Falle unerwünschter Ereignisse des zu prüfenden Arzneimittels pseudonymisiert an den Sponsor und die zuständige Bundesoberbehörde sowie von dieser an die Europäische Datenbank weitergegeben werden,

2. die Einwilligung nach Absatz 1 Satz 3 Nr. 3 Buchstabe c unwiderruflich ist,

3. im Falle eines Widerrufs der nach Absatz 1 Satz 3 Nr. 3 Buchstabe b erklärten Einwilligung die gespeicherten Daten weiterhin verwendet werden dürfen, soweit dies erforderlich ist, um

    a. Wirkungen des zu prüfenden Arzneimittels festzustellen,

    b. sicherzustellen, dass schutzwürdige Interessen der betroffenen Person nicht beeinträchtigt werden,

    c. der Pflicht zur Vorlage vollständiger Zulassungsunterlagen zu genügen,

4. die Daten bei den genannten Stellen für die auf Grund des § 42 Abs. 3 bestimmten Fristen gespeichert werden.

Im Falle eines Widerrufs der nach Absatz 1 Satz 3 Nr. 3 Buchstabe b erklärten Einwilligung haben die verantwortlichen Stellen unverzüglich zu prüfen, inwieweit die gespeicherten Daten für die in Satz 2 Nr. 3 genannten Zwecke noch erforderlich sein können. Nicht mehr benötigte Daten sind unverzüglich zu löschen. Im Übrigen sind die erhobenen personenbezogenen Daten nach Ablauf der auf Grund des § 42 Abs. 3 bestimmten Fristen zu löschen, soweit nicht gesetzliche, satzungsmäßige oder vertragliche Aufbewahrungsfristen entgegenstehen.

(3) Die Versicherung nach Absatz 1 Satz 3 Nr. 8 muss zugunsten der von der klinischen Prüfung betroffenen Personen bei einem in einem Mitgliedstaat der Europäischen Union oder einem anderen Vertragsstaat des Abkommens über den Europäischen Wirtschaftsraum zum Geschäftsbetrieb zugelassenen Versicherer genommen werden. Ihr Umfang muss in einem angemessenen Verhältnis zu den mit der klinischen Prüfung verbundenen Risiken stehen und auf der Grundlage der Risikoabschätzung so festgelegt werden, dass für jeden Fall des Todes oder der dauernden Erwerbsunfähigkeit einer von der klinischen Prüfung betroffenen Person mindestens 500.000 Euro zur Verfügung stehen. Soweit aus der Versicherung geleistet wird, erlischt ein Anspruch auf Schadensersatz.

(4) Auf eine klinische Prüfung bei Minderjährigen finden die Absätze 1 bis 3 mit folgender Maßgabe Anwendung:

1. Das Arzneimittel muss zum Erkennen oder zum Verhüten von Krankheiten bei Minderjährigen bestimmt und die Anwendung des Arzneimittels nach den Erkenntnissen der medizinischen Wissenschaft angezeigt sein, um bei dem Minderjährigen Krankheiten zu erkennen oder ihn vor Krankheiten zu schützen. Angezeigt ist das Arzneimittel, wenn seine Anwendung bei dem Minderjährigen medizinisch indiziert ist.

2. Die klinische Prüfung an Erwachsenen oder andere Forschungsmethoden dürfen nach den Erkenntnissen der medizinischen Wissenschaft keine ausreichenden Prüfergebnisse erwarten lassen.

3. Die Einwilligung wird durch den gesetzlichen Vertreter abgegeben, nachdem er entsprechend Absatz 2 aufgeklärt worden ist. Sie muss dem mutmaßlichen Willen des Minderjährigen entsprechen, soweit ein solcher feststellbar ist. Der Minderjährige ist vor Beginn der klinischen

Prüfung von einem im Umgang mit Minderjährigen erfahrenen Prüfer über die Prüfung, die Risiken und den Nutzen aufzuklären, soweit dies im Hinblick auf sein Alter und seine geistige Reife möglich ist; erklärt der Minderjährige, nicht an der klinischen Prüfung teilnehmen zu wollen, oder bringt er dies in sonstiger Weise zum Ausdruck, so ist dies zu beachten. Ist der Minderjährige in der Lage, Wesen, Bedeutung und Tragweite der klinischen Prüfung zu erkennen und seinen Willen hiernach auszurichten, so ist auch seine Einwilligung erforderlich. Eine Gelegenheit zu einem Beratungsgespräch nach Absatz 2 Satz 2 ist neben dem gesetzlichen Vertreter auch dem Minderjährigen zu eröffnen.

4. Die klinische Prüfung darf nur durchgeführt werden, wenn sie für die betroffene Person mit möglichst wenig Belastungen und anderen vorhersehbaren Risiken verbunden ist; sowohl der Belastungsgrad als auch die Risikoschwelle müssen im Prüfplan eigens definiert und vom Prüfer ständig überprüft werden.

5. Vorteile mit Ausnahme einer angemessenen Entschädigung dürfen nicht gewährt werden.

(5) Der betroffenen Person, ihrem gesetzlichen Vertreter oder einem von ihr Bevollmächtigten steht eine zuständige Kontaktstelle zur Verfügung, bei der Informationen über alle Umstände, denen eine Bedeutung für die Durchführung einer klinischen Prüfung beizumessen ist, eingeholt werden können. Die Kontaktstelle ist bei der jeweils zuständigen Bundesoberbehörde einzurichten.

■ § 41 Besondere Voraussetzungen der klinischen Prüfung

(1) Auf eine klinische Prüfung bei einer volljährigen Person, die an einer Krankheit leidet, zu deren Behandlung das zu prüfende Arzneimittel angewendet werden soll, findet § 40 Abs. 1 bis 3 mit folgender Maßgabe Anwendung:

1. Die Anwendung des zu prüfenden Arzneimittels muss nach den Erkenntnissen der medizinischen Wissenschaft angezeigt sein, um das Leben dieser Person zu retten, ihre Gesundheit wiederherzustellen oder ihr Leiden zu erleichtern, oder

2. sie muss für die Gruppe der Patienten, die an der gleichen Krankheit leiden wie diese Person, mit einem direkten Nutzen verbunden sein.

Kann die Einwilligung wegen einer Notfallsituation nicht eingeholt werden, so darf eine Behandlung, die ohne Aufschub erforderlich ist, um das Leben der betroffenen Person zu retten, ihre Gesundheit wiederherzustellen oder ihr Leiden zu erleichtern, umgehend erfolgen. Die Einwilligung zur weiteren Teilnahme ist einzuholen, sobald dies möglich und zumutbar ist.

(2) Auf eine klinische Prüfung bei einem Minderjährigen, der an einer Krankheit leidet, zu deren Behandlung das zu prüfende Arzneimittel angewendet werden soll, findet § 40 Abs. 1 bis 4 mit folgender Maßgabe Anwendung:

1. Die Anwendung des zu prüfenden Arzneimittels muss nach den Erkenntnissen der medizinischen Wissenschaft angezeigt sein, um das Leben der betroffenen Person

zu retten, ihre Gesundheit wiederherzustellen oder ihr Leiden zu erleichtern, oder

a. die klinische Prüfung muss für die Gruppe der Patienten, die an der gleichen Krankheit leiden wie die betroffene Person, mit einem direkten Nutzen verbunden sein,

b. die Forschung muss für die Bestätigung von Daten, die bei klinischen Prüfungen an anderen Personen oder mittels anderer Forschungsmethoden gewonnen wurden, unbedingt erforderlich sein,

c. die Forschung muss sich auf einen klinischen Zustand beziehen, unter dem der betroffene Minderjährige leidet und

d. die Forschung darf für die betroffene Person nur mit einem minimalen Risiko und einer minimalen Belastung verbunden sein; die Forschung weist nur ein minimales Risiko auf, wenn nach Art und Umfang der Intervention zu erwarten ist, dass sie allenfalls zu einer sehr geringfügigen und vorübergehenden Beeinträchtigung der Gesundheit der betroffenen Person führen wird; sie weist eine minimale Belastung auf, wenn zu erwarten ist, dass die Unannehmlichkeiten für die betroffene Person allenfalls vorübergehend auftreten und sehr geringfügig sein werden.

Satz 1 Nr. 2 gilt nicht für Minderjährige, für die nach Erreichen der Volljährigkeit Absatz 3 Anwendung finden würde.

(3) Auf eine klinische Prüfung bei einer volljährigen Person, die nicht in der Lage ist, Wesen, Bedeutung und Tragweite der klinischen Prüfung zu erkennen und ihren Willen hiernach auszurichten und die an einer Krankheit leidet, zu deren Behandlung das zu prüfende Arzneimittel angewendet werden soll, findet § 40 Abs. 1 bis 3 mit folgender Maßgabe Anwendung:

1. Die Anwendung des zu prüfenden Arzneimittels muss nach den Erkenntnissen der medizinischen Wissenschaft angezeigt sein, um das Leben der betroffenen Person zu retten, ihre Gesundheit wiederherzustellen oder ihr Leiden zu erleichtern; außerdem müssen sich derartige Forschungen unmittelbar auf einen lebensbedrohlichen oder sehr geschwächten klinischen Zustand beziehen, in dem sich die betroffene Person befindet, und die klinische Prüfung muss für die betroffene Person mit möglichst wenig Belastungen und anderen vorhersehbaren Risiken verbunden sein; sowohl der Belastungsgrad als auch die Risikoschwelle müssen im Prüfplan eigens definiert und vom Prüfer ständig überprüft werden. Die klinische Prüfung darf nur durchgeführt werden, wenn die begründete Erwartung besteht, dass der Nutzen der Anwendung des Prüfpräparates für die betroffene Person die Risiken überwiegt oder keine Risiken mit sich bringt.

2. Die Einwilligung wird durch den gesetzlichen Vertreter oder Bevollmächtigten abgegeben, nachdem er entsprechend § 40 Abs. 2 aufgeklärt worden ist. § 40 Abs. 4 Nr. 3 Satz 2, 3 und 5 gilt entsprechend.

3. Die Forschung muss für die Bestätigung von Daten, die bei klinischen Prüfungen an zur Einwilligung nach Aufklärung fähigen Personen oder mittels anderer Forschungsmethoden gewonnen wurden, unbedingt erforderlich sein. § 40 Abs. 4 Nr. 2 gilt entsprechend.

4. Vorteile mit Ausnahme einer angemessenen Entschädigung dürfen nicht gewährt werden.

■ **§ 42 Verfahren bei der Ethik-Kommission, Genehmigungsverfahren bei der Bundesoberbehörde**

(1) Die nach § 40 Abs. 1 Satz 2 erforderliche zustimmende Bewertung der Ethik-Kommission ist vom Sponsor bei der nach Landesrecht für den Prüfer zuständigen unabhängigen interdisziplinär besetzten Ethik-Kommission zu beantragen. Wird die klinische Prüfung von mehreren Prüfern durchgeführt, so ist der Antrag bei der für den Hauptprüfer oder Leiter der klinischen Prüfung zuständigen unabhängigen Ethik-Kommission zu stellen. Das Nähere zur Bildung, Zusammensetzung und Finanzierung der Ethik-Kommission wird durch Landesrecht bestimmt. Der Sponsor hat der Ethik-Kommission alle Angaben und Unterlagen vorzulegen, die diese zur Bewertung benötigt. Zur Bewertung der Unterlagen kann die Ethik-Kommission eigene wissenschaftliche Erkenntnisse verwerten, Sachverständige beiziehen oder Gutachten anfordern. Sie hat Sachverständige beizuziehen oder Gutachten anzufordern, wenn es sich um eine klinische Prüfung bei Minderjährigen handelt und sie nicht über eigene Fachkenntnisse auf dem Gebiet der Kinderheilkunde, einschließlich ethischer und psychosozialer Fragen der Kinderheilkunde, verfügt oder wenn es sich um eine klinische Prüfung von xenogenen Zelltherapeutika oder Gentransfer-Arzneimitteln handelt. Die zustimmende Bewertung darf nur versagt werden, wenn

1. die vorgelegten Unterlagen auch nach Ablauf einer dem Sponsor gesetzten angemessenen Frist zur Ergänzung unvollständig sind,

2. die vorgelegten Unterlagen einschließlich des Prüfplans, der Prüferinformation und der Modalitäten für die Auswahl der Prüfungsteilnehmer nicht dem Stand der wissenschaftlichen Erkenntnisse entsprechen, insbesondere die klinische Prüfung ungeeignet ist, den Nachweis der Unbedenklichkeit oder Wirksamkeit eines Arzneimittels einschließlich einer unterschiedlichen Wirkungsweise bei Frauen und Männern zu erbringen, oder

3. die in § 40 Abs. 1 Satz 3 Nr. 2 bis 9, Abs. 4 und § 41 geregelten Anforderungen nicht erfüllt sind.

Das Nähere wird in der Rechtsverordnung nach Absatz 3 bestimmt. Die Ethik-Kommission hat eine Entscheidung über den Antrag nach Satz 1 innerhalb einer Frist von höchstens 60 Tagen nach Eingang der erforderlichen Unterlagen zu übermitteln, die nach Maßgabe der Rechtsverordnung nach Absatz 3 verlängert oder verkürzt werden kann; für die Prüfung xenogener Zelltherapeutika gibt es keine zeitliche Begrenzung für den Genehmigungszeitraum.

(2) Die nach § 40 Abs. 1 Satz 2 erforderliche Genehmigung der zuständigen Bundesoberbehörde ist vom Sponsor bei der zuständigen Bundesoberbehörde zu beantragen. Der Sponsor hat dabei alle Angaben und Unterlagen vorzulegen, die diese zur Bewertung benötigt, insbesondere die Ergebnisse

der analytischen und der pharmakologisch-toxikologischen Prüfung sowie den Prüfplan und die klinischen Angaben zum Arzneimittel einschließlich der Prüferinformation. Die Genehmigung darf nur versagt werden, wenn

1. die vorgelegten Unterlagen auch nach Ablauf einer dem Sponsor gesetzten angemessenen Frist zur Ergänzung unvollständig sind,
2. die vorgelegten Unterlagen, insbesondere die Angaben zum Arzneimittel und der Prüfplan einschließlich der Prüferinformation nicht dem Stand der wissenschaftlichen Erkenntnisse entsprechen, insbesondere die klinische Prüfung ungeeignet ist, den Nachweis der Unbedenklichkeit oder Wirksamkeit eines Arzneimittels einschließlich einer unterschiedlichen Wirkungsweise bei Frauen und Männern zu erbringen, oder
3. die in § 40 Abs. 1 Satz 3 Nr. 1, 2, 2a und 6, bei xenogenen Zelltherapeutika auch die in Nummer 8 geregelten Anforderungen insbesondere im Hinblick auf eine Versicherung von Drittrisiken nicht erfüllt sind.

Die Genehmigung gilt als erteilt, wenn die zuständige Bundesoberbehörde dem Sponsor innerhalb von höchstens 30 Tagen nach Eingang der Antragsunterlagen keine mit Gründen versehenen Einwände übermittelt. Wenn der Sponsor auf mit Gründen versehene Einwände den Antrag nicht innerhalb einer Frist von höchstens 90 Tagen entsprechend abgeändert hat, gilt der Antrag als abgelehnt. Das Nähere wird in der Rechtsverordnung nach Absatz 3 bestimmt. Abweichend von Satz 4 darf die klinische Prüfung von Arzneimitteln,

1. die unter die Nummer 1 des Anhangs der Verordnung (EG) Nr. 726/2004 fallen,
2. die somatische Zelltherapeutika, xenogene Zelltherapeutika, Gentransfer-Arzneimittel sind,
3. die genetisch veränderte Organismen enthalten oder
4. deren Wirkstoff ein biologisches Produkt menschlichen oder tierischen Ursprungs ist oder biologische Bestandteile menschlichen oder tierischen Ursprungs enthält oder zu seiner Herstellung derartige Bestandteile erfordert,

nur begonnen werden, wenn die zuständige Bundesoberbehörde dem Sponsor eine schriftliche Genehmigung erteilt hat. Die zuständige Bundesoberbehörde hat eine Entscheidung über den Antrag auf Genehmigung von Arzneimitteln nach Satz 7 Nr. 2 bis 4 innerhalb einer Frist von höchstens 60 Tagen nach Eingang der in Satz 2 genannten erforderlichen Unterlagen zu treffen, die nach Maßgabe einer Rechtsverordnung nach Absatz 3 verlängert oder verkürzt werden kann; für die Prüfung xenogener Zelltherapeutika gibt es keine zeitliche Begrenzung für den Genehmigungszeitraum.

(2a) Die für die Genehmigung einer klinischen Prüfung nach Absatz 2 zuständige Bundesoberbehörde unterrichtet die nach Absatz 1 zuständige Ethik-Kommission, sofern ihr Informationen zu anderen klinischen Prüfungen vorliegen, die für die Bewertung der von der Ethik-Kommission begutachteten Prüfung von Bedeutung sind; dies gilt insbesondere für Informationen über abgebrochene oder sonst vorzeitig beendete Prüfungen. Dabei unterbleibt die Übermittlung personenbezogener Daten, ferner sind Betriebs- und Geschäftsgeheimnisse dabei zu wahren.

(3) Das Bundesministerium wird ermächtigt, durch Rechtsverordnung mit Zustimmung des Bundesrates Regelungen zur Gewährleistung der ordnungsgemäßen Durchführung der klinischen Prüfung und der Erzielung dem wissenschaftlichen Erkenntnisstand entsprechender Unterlagen zu treffen. In der Rechtsverordnung können insbesondere Regelungen getroffen werden über:

1. die Aufgaben und Verantwortungsbereiche des Sponsors, der Prüfer oder anderer Personen, die die klinische Prüfung durchführen oder kontrollieren einschließlich von Anzeige-, Dokumentations- und Berichtspflichten insbesondere über Nebenwirkungen und sonstige unerwünschte Ereignisse, die während der Studie auftreten und die Sicherheit der Studienteilnehmer oder die Durchführung der Studie beeinträchtigen könnten,
2. die Aufgaben der und das Verfahren bei Ethik-Kommissionen einschließlich der einzureichenden Unterlagen, auch mit Angaben zur angemessenen Beteiligung von Frauen und Männern als Prüfungsteilnehmerinnen und Prüfungsteilnehmer, der Unterbrechung oder Verlängerung oder Verkürzung der Bearbeitungsfrist und der besonderen Anforderungen an die Ethik-Kommissionen bei klinischen Prüfungen nach § 40 Abs. 4 und § 41 Abs. 2 und 3,
3. die Aufgaben der zuständigen Behörden und das behördliche Genehmigungsverfahren einschließlich der einzureichenden Unterlagen, auch mit Angaben zur angemessenen Beteiligung von Frauen und Männern als Prüfungsteilnehmerinnen und Prüfungsteilnehmer, und der Unterbrechung oder Verlängerung oder Verkürzung der Bearbeitungsfrist, das Verfahren zur Überprüfung von Unterlagen in Betrieben und Einrichtungen sowie die Voraussetzungen und das Verfahren für Rücknahme, Widerruf und Ruhen der Genehmigung oder Untersagung einer klinischen Prüfung,
4. die Anforderungen an das Führen und Aufbewahren von Nachweisen,
5. die Übermittlung von Namen und Sitz des Sponsors und des verantwortlichen Prüfers und nicht personenbezogener Angaben zur klinischen Prüfung von der zuständigen Behörde an eine europäische Datenbank,
6. die Befugnisse zur Erhebung und Verwendung personenbezogener Daten, soweit diese für die Durchführung und Überwachung der klinischen Prüfung oder bei klinischen Prüfungen mit Arzneimitteln, die aus einem gentechnisch veränderten Organismus oder einer Kombination von gentechnisch veränderten Organismen bestehen oder solche enthalten, für die Abwehr von Gefahren für die Gesundheit Dritter oder für die Umwelt in ihrem Wirkungsgefüge erforderlich sind; dies gilt auch für die Verarbeitung von Daten, die nicht in Dateien verarbeitet oder genutzt werden,
7. die Aufgaben und Befugnisse der Behörden zur Abwehr von Gefahren für die Gesundheit Dritter und für die Umwelt in ihrem Wirkungsgefüge bei klinischen Prüfungen mit Arzneimitteln, die aus einem gentechnisch veränderten Organismus oder einer Kombination von

gentechnisch veränderten Organismen bestehen oder solche enthalten;

ferner kann die Weiterleitung von Unterlagen und Ausfertigungen der Entscheidungen an die zuständigen Behörden und die für die Prüfer zuständigen Ethik-Kommissionen bestimmt sowie vorgeschrieben werden, dass Unterlagen in mehrfacher Ausfertigung sowie auf elektronischen oder optischen Speichermedien eingereicht werden. In der Rechtsverordnung sind für zugelassene Arzneimittel Ausnahmen entsprechend der Richtlinie 2001/20/EG vorzusehen.

- **§ 42a Rücknahme, Widerruf und Ruhen der Genehmigung**

(1) Die Genehmigung ist zurückzunehmen, wenn bekannt wird, dass ein Versagungsgrund nach § 42 Abs. 2 Satz 3 Nr. 1, Nr. 2 oder Nr. 3 bei der Erteilung vorgelegen hat; sie ist zu widerrufen, wenn nachträglich Tatsachen eintreten, die die Versagung nach § 42 Abs. 2 Satz 3 Nr. 2 oder Nr. 3 rechtfertigen würden. In den Fällen des Satzes 1 kann auch das Ruhen der Genehmigung befristet angeordnet werden.

(2) Die zuständige Bundesoberbehörde kann die Genehmigung widerrufen, wenn die Gegebenheiten der klinischen Prüfung nicht mit den Angaben im Genehmigungsantrag übereinstimmen oder wenn Tatsachen Anlass zu Zweifeln an der Unbedenklichkeit oder der wissenschaftlichen Grundlage der klinischen Prüfung geben. In diesem Fall kann auch das Ruhen der Genehmigung befristet angeordnet werden. Die zuständige Bundesoberbehörde unterrichtet unter Angabe der Gründe unverzüglich die anderen für die Überwachung zuständigen Behörden und Ethik-Kommissionen sowie die Kommission der Europäischen Gemeinschaften und die Europäische Arzneimittel-Agentur.

(3) Vor einer Entscheidung nach den Absätzen 1 und 2 ist dem Sponsor Gelegenheit zur Stellungnahme innerhalb einer Frist von einer Woche zu geben. § 28 Abs. 2 Nr. 1 des Verwaltungsverfahrensgesetzes gilt entsprechend. Ordnet die zuständige Bundesoberbehörde die sofortige Unterbrechung der Prüfung an, so übermittelt sie diese Anordnung unverzüglich dem Sponsor. Widerspruch und Anfechtungsklage gegen den Widerruf, die Rücknahme oder die Anordnung des Ruhens der Genehmigung sowie gegen Anordnungen nach Absatz 5 haben keine aufschiebende Wirkung.

(4) Ist die Genehmigung einer klinischen Prüfung zurückgenommen oder widerrufen oder ruht sie, so darf die klinische Prüfung nicht fortgesetzt werden.

(5) Wenn der zuständigen Bundesoberbehörde im Rahmen ihrer Tätigkeit Tatsachen bekannt werden, die die Annahme rechtfertigen, dass ein Prüfer oder ein anderer Beteiligter seine Verpflichtungen im Rahmen der ordnungsgemäßen Durchführung der klinischen Prüfung nicht mehr erfüllt, informiert die zuständige Bundesoberbehörde die betreffende Person unverzüglich und ordnet die von dieser Person durchzuführenden Abhilfemaßnahmen an; betrifft die Maßnahme nicht den Sponsor, so ist dieser von der Anordnung zu unterrichten. Maßnahmen der zuständigen Überwachungsbehörde gemäß § 69 bleiben davon unberührt.

7 Siebter Abschnitt Abgabe von Arzneimitteln

- **§ 43 Apothekenpflicht, Inverkehrbringen durch Tierärzte**

(1) Arzneimittel im Sinne des § 2 Abs. 1 oder Abs. 2 Nr. 1, die nicht durch die Vorschriften des § 44 oder der nach § 45 Abs. 1 erlassenen Rechtsverordnung für den Verkehr außerhalb der Apotheken freigegeben sind, dürfen außer in den Fällen des § 47 berufs- oder gewerbsmäßig für den Endverbrauch nur in Apotheken und ohne behördliche Erlaubnis nicht im Wege des Versandes in den Verkehr gebracht werden; das Nähere regelt das Apothekengesetz. Außerhalb der Apotheken darf außer in den Fällen des Absatzes 4 und des § 47 Abs. 1 mit den nach Satz 1 den Apotheken vorbehaltenen Arzneimitteln kein Handel getrieben werden.

(2) Die nach Absatz 1 Satz 1 den Apotheken vorbehaltenen Arzneimittel dürfen von juristischen Personen, nicht rechtsfähigen Vereinen und Gesellschaften des bürgerlichen Rechts und des Handelsrechts an ihre Mitglieder nicht abgegeben werden, es sei denn, dass es sich bei den Mitgliedern um Apotheken oder um die in § 47 Abs. 1 genannten Personen und Einrichtungen handelt und die Abgabe unter den dort bezeichneten Voraussetzungen erfolgt.

(3) Auf Verschreibung dürfen Arzneimittel im Sinne des § 2 Abs. 1 oder Abs. 2 Nr. 1 nur von Apotheken abgegeben werden. § 56 Abs. 1 bleibt unberührt.

(4) Arzneimittel im Sinne des § 2 Abs. 1 oder Abs. 2 Nr. 1 dürfen ferner im Rahmen des Betriebes einer tierärztlichen Hausapotheke durch Tierärzte an Halter der von ihnen behandelten Tiere abgegeben und zu diesem Zweck vorrätig gehalten werden. Dies gilt auch für die Abgabe von Arzneimitteln zur Durchführung tierärztlich gebotener und tierärztlich kontrollierter krankheitsvorbeugender Maßnahmen bei Tieren, wobei der Umfang der Abgabe den auf Grund tierärztlicher Indikation festgestellten Bedarf nicht überschreiten darf. Weiterhin dürfen Arzneimittel im Sinne des § 2 Abs. 1 oder Abs. 2 Nr. 1, die zur Durchführung tierseuchenrechtlicher Maßnahmen bestimmt und nicht verschreibungspflichtig sind, in der jeweils erforderlichen Menge durch Veterinärbehörden an Tierhalter abgegeben werden. Mit der Abgabe ist dem Tierhalter eine schriftliche Anweisung über Art, Zeitpunkt und Dauer der Anwendung auszuhändigen.

(5) Zur Anwendung bei Tieren bestimmte Arzneimittel, die nicht für den Verkehr außerhalb der Apotheken freigegeben sind, dürfen an den Tierhalter oder an andere in § 47 Abs. 1 nicht genannte Personen nur in der Apotheke oder tierärztlichen Hausapotheke oder durch den Tierarzt ausgehändigt werden. Dies gilt nicht für Fütterungsarzneimittel und für Arzneimittel im Sinne des Absatzes 4 Satz 3.

(6) Arzneimittel dürfen im Rahmen der Übergabe einer tierärztlichen Praxis an den Nachfolger im Betrieb der tierärztlichen Hausapotheke abgegeben werden.

■ **§ 44 Ausnahme von der Apothekenpflicht**

(1) Arzneimittel, die von dem pharmazeutischen Unternehmer ausschließlich zu anderen Zwecken als zur Beseitigung oder Linderung von Krankheiten, Leiden, Körperschäden oder krankhaften Beschwerden zu dienen bestimmt sind, sind für den Verkehr außerhalb der Apotheken freigegeben.

(2) Ferner sind für den Verkehr außerhalb der Apotheken freigegeben:

1. a. natürliche Heilwässer sowie deren Salze, auch als Tabletten oder Pastillen,
    b. künstliche Heilwässer sowie deren Salze, auch als Tabletten oder Pastillen, jedoch nur, wenn sie in ihrer Zusammensetzung natürlichen Heilwässern entsprechen,
2. Heilerde, Bademoore und andere Peloide, Zubereitungen zur Herstellung von Bädern, Seifen zum äußeren Gebrauch,
3. mit ihren verkehrsüblichen deutschen Namen bezeichnete
    a. Pflanzen und Pflanzenteile, auch zerkleinert,
    b. Mischungen aus ganzen oder geschnittenen Pflanzen oder Pflanzenteilen als Fertigarzneimittel,
    c. Destillate aus Pflanzen und Pflanzenteilen,
    d. Presssäfte aus frischen Pflanzen und Pflanzenteilen, sofern sie ohne Lösungsmittel mit Ausnahme von Wasser hergestellt sind,
4. Pflaster,
5. ausschließlich oder überwiegend zum äußeren Gebrauch bestimmte Desinfektionsmittel sowie Mund- und Rachendesinfektionsmittel.

(3) Die Absätze 1 und 2 gelten nicht für Arzneimittel, die

1. nur auf ärztliche, zahnärztliche oder tierärztliche Verschreibung abgegeben werden dürfen oder
2. durch Rechtsverordnung nach § 46 vom Verkehr außerhalb der Apotheken ausgeschlossen sind.

■ **§ 45 Ermächtigung zu weiteren Ausnahmen von der Apothekenpflicht**

(1) Das Bundesministerium wird ermächtigt, im Einvernehmen mit dem Bundesministerium für Wirtschaft und Technologie nach Anhörung von Sachverständigen durch Rechtsverordnung mit Zustimmung des Bundesrates Stoffe, Zubereitungen aus Stoffen oder Gegenstände, die dazu bestimmt sind, teilweise oder ausschließlich zur Beseitigung oder Linderung von Krankheiten, Leiden, Körperschäden oder krankhaften Beschwerden zu dienen, für den Verkehr außerhalb der Apotheken freizugeben,

1. soweit sie nicht nur auf ärztliche, zahnärztliche oder tierärztliche Verschreibung abgegeben werden dürfen,
2. soweit sie nicht wegen ihrer Zusammensetzung oder Wirkung die Prüfung, Aufbewahrung und Abgabe durch eine Apotheke erfordern,
3. soweit nicht durch ihre Freigabe eine unmittelbare oder mittelbare Gefährdung der Gesundheit von Mensch oder Tier, insbesondere durch unsachgemäße Behandlung, zu befürchten ist oder

4. soweit nicht durch ihre Freigabe die ordnungsgemäße Arzneimittelversorgung gefährdet wird.

Die Rechtsverordnung wird vom Bundesministerium für Ernährung, Landwirtschaft und Verbraucherschutz im Einvernehmen mit dem Bundesministerium und dem Bundesministerium für Wirtschaft und Technologie erlassen, soweit es sich um Arzneimittel handelt, die zur Anwendung bei Tieren bestimmt sind.

(2) Die Freigabe kann auf Fertigarzneimittel, auf bestimmte Dosierungen, Anwendungsgebiete oder Darreichungsformen beschränkt werden.

(3) Die Rechtsverordnung ergeht im Einvernehmen mit dem Bundesministerium für Umwelt, Naturschutz und Reaktorsicherheit, soweit es sich um radioaktive Arzneimittel und um Arzneimittel handelt, bei deren Herstellung ionisierende Strahlen verwendet werden.

■ **§ 46 Ermächtigung zur Ausweitung der Apothekenpflicht**

(1) Das Bundesministerium wird ermächtigt, im Einvernehmen mit dem Bundesministerium für Wirtschaft und Technologie nach Anhörung von Sachverständigen durch Rechtsverordnung mit Zustimmung des Bundesrates Arzneimittel im Sinne des § 44 vom Verkehr außerhalb der Apotheken auszuschließen, soweit auch bei bestimmungsgemäßem oder bei gewohnheitsmäßigem Gebrauch eine unmittelbare oder mittelbare Gefährdung der Gesundheit von Mensch oder Tier zu befürchten ist. Die Rechtsverordnung wird vom Bundesministerium für Ernährung, Landwirtschaft und Verbraucherschutz im Einvernehmen mit dem Bundesministerium und dem Bundesministerium für Wirtschaft und Technologie erlassen, soweit es sich um Arzneimittel handelt, die zur Anwendung bei Tieren bestimmt sind.

(2) Die Rechtsverordnung nach Absatz 1 kann auf bestimmte Dosierungen, Anwendungsgebiete oder Darreichungsformen beschränkt werden.

(3) Die Rechtsverordnung ergeht im Einvernehmen mit dem Bundesministerium für Umwelt, Naturschutz und Reaktorsicherheit, soweit es sich um radioaktive Arzneimittel und um Arzneimittel handelt, bei deren Herstellung ionisierende Strahlen verwendet werden.

■ **§ 47 Vertriebsweg**

(1) Pharmazeutische Unternehmer und Großhändler dürfen Arzneimittel, deren Abgabe den Apotheken vorbehalten ist, außer an Apotheken nur abgeben an

1. andere pharmazeutische Unternehmer und Großhändler,
2. Krankenhäuser und Ärzte, soweit es sich handelt um
    a. aus menschlichem Blut gewonnene Blutzubereitungen oder gentechnologisch hergestellte Blutbestandteile, die, soweit es sich um Gerinnungsfaktorenzubereitungen handelt, von dem hämostaseologisch qualifizierten Arzt im Rahmen der ärztlich kontrollierten Selbstbehandlung von Blutern an seine Patienten abgegeben werden dürfen,

b. menschliches oder tierisches Gewebe,

c. Infusionslösungen in Behältnissen mit mindestens 500 ml, die zum Ersatz oder zur Korrektur von Körperflüssigkeit bestimmt sind, sowie Lösungen zur Hämodialyse und Peritonealdialyse,

d. Zubereitungen, die ausschließlich dazu bestimmt sind, die Beschaffenheit, den Zustand oder die Funktion des Körpers oder seelische Zustände erkennen zu lassen,

e. medizinische Gase, bei denen auch die Abgabe an Heilpraktiker zulässig ist,

f. radioaktive Arzneimittel oder

g. Arzneimittel, die mit dem Hinweis »Zur klinischen Prüfung bestimmt« versehen sind, sofern sie kostenlos zur Verfügung gestellt werden,

3. Krankenhäuser, Gesundheitsämter und Ärzte, soweit es sich um Impfstoffe handelt, die dazu bestimmt sind, bei einer unentgeltlichen auf Grund des § 20 Abs. 5, 6 oder 7 des Infektionsschutzgesetzes vom 20. Juli 2000 (BGBl. I S. 1045) durchgeführten Schutzimpfung angewendet zu werden oder soweit eine Abgabe von Impfstoffen zur Abwendung einer Seuchen- oder Lebensgefahr erforderlich ist,

3a. anerkannte Impfzentren, soweit es sich um Gelbfieberimpfstoff handelt,

3b. Krankenhäuser und Gesundheitsämter, soweit es sich um Arzneimittel mit antibakterieller oder antiviraler Wirkung handelt, die dazu bestimmt sind, auf Grund des § 20 Abs. 5, 6 oder 7 des Infektionsschutzgesetzes zur spezifischen Prophylaxe gegen übertragbare Krankheiten angewendet zu werden,

3c. Gesundheitsbehörden des Bundes oder der Länder oder von diesen im Einzelfall benannte Stellen, soweit es sich um Arzneimittel handelt, die für den Fall einer bedrohlichen übertragbaren Krankheit, deren Ausbreitung eine sofortige und das übliche Maß erheblich überschreitende Bereitstellung von spezifischen Arzneimitteln erforderlich macht, bevorratet werden,

4. Veterinärbehörden, soweit es sich um Arzneimittel handelt, die zur Durchführung öffentlich-rechtlicher Maßnahmen bestimmt sind,

5. auf gesetzlicher Grundlage eingerichtete oder im Benehmen mit dem Bundesministerium von der zuständigen Behörde anerkannte zentrale Beschaffungsstellen für Arzneimittel,

6. Tierärzte im Rahmen des Betriebes einer tierärztlichen Hausapotheke, soweit es sich um Fertigarzneimittel handelt, zur Anwendung an den von ihnen behandelten Tieren und zur Abgabe an deren Halter,

7. zur Ausübung der Zahnheilkunde berechtigte Personen, soweit es sich um Fertigarzneimittel handelt, die ausschließlich in der Zahnheilkunde verwendet und bei der Behandlung am Patienten angewendet werden,

8. Einrichtungen von Forschung und Wissenschaft, denen eine Erlaubnis nach § 3 des Betäubungsmittelgesetzes erteilt worden ist, die zum Erwerb des betreffenden Arzneimittels berechtigt,

9. Hochschulen, soweit es sich um Arzneimittel handelt, die für die Ausbildung der Studierenden der Pharmazie und der Veterinärmedizin benötigt werden.

Die Anerkennung der zentralen Beschaffungsstelle nach Satz 1 Nr. 5 erfolgt, soweit es sich um zur Anwendung bei Tieren bestimmte Arzneimittel handelt, im Benehmen mit dem Bundesministerium für Ernährung, Landwirtschaft und Verbraucherschutz.

(1a) Pharmazeutische Unternehmer und Großhändler dürfen Arzneimittel, die zur Anwendung bei Tieren bestimmt sind, an die in Absatz 1 Nr. 1 oder 6 bezeichneten Empfänger erst abgeben, wenn diese ihnen eine Bescheinigung der zuständigen Behörde vorgelegt haben, dass sie ihrer Anzeigepflicht nach § 67 nachgekommen sind.

(1b) Pharmazeutische Unternehmer und Großhändler haben über den Bezug und die Abgabe zur Anwendung bei Tieren bestimmter verschreibungspflichtiger Arzneimittel, die nicht ausschließlich zur Anwendung bei anderen Tieren als solchen, die der Gewinnung von Lebensmitteln dienen, bestimmt sind, Nachweise zu führen, aus denen gesondert für jedes dieser Arzneimittel zeitlich geordnet die Menge des Bezugs unter Angabe des oder der Lieferanten und die Menge der Abgabe unter Angabe des oder der Bezieher nachgewiesen werden kann, und diese Nachweise der zuständigen Behörde auf Verlangen vorzulegen.

(1c) Pharmazeutische Unternehmer und Großhändler haben über die Abgabe an Tierärzte von in den Anhängen I und III der Verordnung (EWG) Nr. 2377/90 genannten Stoffen mit antimikrobieller Wirkung, nach Anhang IV der Verordnung (EWG) Nr. 2377/90 verbotenen Stoffen, diese enthaltende Fertigarzneimittel sowie von Arzneimitteln, die der Verordnung über Stoffe mit pharmakologischer Wirkung unterliegen, an das zentrale Informationssystem über Arzneimittel nach § 67a Abs. 1 Mitteilung nach Maßgabe der Rechtsverordnung nach § 67a Abs. 3 zu machen.

(2) Die in Absatz 1 Nr. 5 bis 9 bezeichneten Empfänger dürfen die Arzneimittel nur für den eigenen Bedarf im Rahmen der Erfüllung ihrer Aufgaben beziehen. Die in Absatz 1 Nr. 5 bezeichneten zentralen Beschaffungsstellen dürfen nur anerkannt werden, wenn nachgewiesen wird, dass sie unter fachlicher Leitung eines Apothekers oder, soweit es sich um zur Anwendung bei Tieren bestimmte Arzneimittel handelt, eines Tierarztes stehen und geeignete Räume und Einrichtungen zur Prüfung, Kontrolle und Lagerung der Arzneimittel vorhanden sind.

(3) Pharmazeutische Unternehmer dürfen Muster eines Fertigarzneimittels abgeben oder abgeben lassen an

1. Ärzte, Zahnärzte oder Tierärzte,

2. andere Personen, die die Heilkunde oder Zahnheilkunde berufsmäßig ausüben, soweit es sich nicht um verschreibungspflichtige Arzneimittel handelt,

3. Ausbildungsstätten für die Heilberufe.

Pharmazeutische Unternehmer dürfen Muster eines Fertigarzneimittels an Ausbildungsstätten für die Heilberufe nur in einem dem Zweck der Ausbildung angemessenen Umfang abgeben oder abgeben lassen. Muster dürfen keine Stoffe oder Zubereitungen im Sinne des § 2 des Betäubungsmittelgesetzes enthalten, die als solche in Anlage II oder III des Betäubungsmittelgesetzes aufgeführt sind.

(4) Pharmazeutische Unternehmer dürfen Muster eines Fertigarzneimittels an Personen nach Absatz 3 Satz 1 nur auf jeweilige schriftliche Anforderung, in der kleinsten Packungsgröße und in einem Jahr von einem Fertigarzneimittel nicht mehr als zwei Muster abgeben oder abgeben lassen. Mit den Mustern ist die Fachinformation, soweit diese nach § 11a vorgeschrieben ist, zu übersenden. Das Muster dient insbesondere der Information des Arztes über den Gegenstand des Arzneimittels. Über die Empfänger von Mustern sowie über Art, Umfang und Zeitpunkt der Abgabe von Mustern sind gesondert für jeden Empfänger Nachweise zu führen und auf Verlangen der zuständigen Behörde vorzulegen.

■ **§ 47a Sondervertriebsweg, Nachweispflichten**

(1) Pharmazeutische Unternehmer dürfen ein Arzneimittel, das zur Vornahme eines Schwangerschaftsabbruchs zugelassen ist, nur an Einrichtungen im Sinne des § 13 des Schwangerschaftskonfliktgesetzes vom 27. Juli 1992 (BGBl. I S. 1398), geändert durch Artikel 1 des Gesetzes vom 21. August 1995 (BGBl. I S. 1050), und nur auf Verschreibung eines dort behandelnden Arztes abgeben. Andere Personen dürfen die in Satz 1 genannten Arzneimittel nicht in den Verkehr bringen.

(2) Pharmazeutische Unternehmer haben die zur Abgabe bestimmten Packungen der in Absatz 1 Satz 1 genannten Arzneimittel fortlaufend zu nummerieren; ohne diese Kennzeichnung darf das Arzneimittel nicht abgegeben werden. Über die Abgabe haben pharmazeutische Unternehmer, über den Erhalt und die Anwendung haben die Einrichtung und der behandelnde Arzt Nachweise zu führen und diese Nachweise auf Verlangen der zuständigen Behörde zur Einsichtnahme vorzulegen.

(2a) Pharmazeutische Unternehmer sowie die Einrichtung haben die in Absatz 1 Satz 1 genannten Arzneimittel, die sich in ihrem Besitz befinden, gesondert aufzubewahren und gegen unbefugte Entnahme zu sichern.

(3) Die §§ 43 und 47 finden auf die in Absatz 1 Satz 1 genannten Arzneimittel keine Anwendung.

■ **§ 48 Verschreibungspflicht**

(1) Arzneimittel, die

1. durch Rechtsverordnung nach Absatz 2, auch in Verbindung mit den Absätzen 4 und 5, bestimmte Stoffe, Zubereitungen aus Stoffen oder Gegenstände sind oder denen solche Stoffe oder Zubereitungen aus Stoffen zugesetzt sind, oder die
2. nicht unter Nummer 1 fallen und zur Anwendung bei Tieren, die der Gewinnung von Lebensmitteln dienen, bestimmt sind,

dürfen nur bei Vorliegen einer ärztlichen, zahnärztlichen oder tierärztlichen Verschreibung an Verbraucher abgegeben werden. Satz 1 Nr. 1 gilt nicht für die Abgabe zur Ausstattung von Kauffahrteischiffen durch Apotheken nach Maßgabe der hierfür geltenden gesetzlichen Vorschriften.

(2) Das Bundesministerium wird ermächtigt, im Einvernehmen mit dem Bundesministerium für Wirtschaft und Technologie durch Rechtsverordnung mit Zustimmung des Bundesrates

1. Stoffe, Zubereitungen aus Stoffen oder Gegenstände mit in der medizinischen Wissenschaft nicht allgemein bekannten Wirkungen, die in Arzneimitteln im Sinne des § 2 Abs. 1 oder Abs. 2 Nr. 1 enthalten sind, zu bestimmen. Dies gilt auch für Zubereitungen aus in ihren Wirkungen allgemein bekannten Stoffen, wenn die Wirkungen dieser Zubereitungen in der medizinischen Wissenschaft nicht allgemein bekannt sind, es sei denn, dass die Wirkungen nach Zusammensetzung, Dosierung, Darreichungsform oder Anwendungsgebiet der Zubereitungen bestimmbar sind. Dies gilt nicht für Arzneimittel, die Zubereitungen aus Stoffen bekannter Wirkungen sind, soweit diese außerhalb der Apotheken abgegeben werden dürfen, oder nach Anhörung von Sachverständigen

2. Stoffe, Zubereitungen aus Stoffen oder Gegenstände zu bestimmen,
   a. die die Gesundheit des Menschen oder, sofern sie zur Anwendung bei Tieren bestimmt sind die Gesundheit des Tieres, des Anwenders oder die Umwelt auch bei bestimmungsgemäßem Gebrauch unmittelbar oder mittelbar gefährden können, wenn sie ohne ärztliche, zahnärztliche oder tierärztliche Überwachung angewendet werden,
   b. die häufig in erheblichem Umfang nicht bestimmungsgemäß gebraucht werden, wenn dadurch die Gesundheit von Mensch oder Tier unmittelbar oder mittelbar gefährdet werden kann, oder
   c. sofern sie zur Anwendung bei Tieren bestimmt sind, deren Anwendung eine vorherige tierärztliche Diagnose erfordert oder Auswirkungen haben kann, die die späteren diagnostischen oder therapeutischen Maßnahmen erschweren oder überlagern,
3. die Verschreibungspflicht für Arzneimittel aufzuheben, wenn auf Grund der bei der Anwendung des Arzneimittels gemachten Erfahrungen die Voraussetzungen nach Nummer 2 nicht oder nicht mehr vorliegen, bei Arzneimitteln nach Nummer 1 kann frühestens drei Jahre nach Inkrafttreten der zugrunde liegenden Rechtsverordnung die Verschreibungspflicht aufgehoben werden,
4. für Stoffe oder Zubereitungen aus Stoffen vorzuschreiben, dass sie nur abgegeben werden dürfen, wenn in der Verschreibung bestimmte Höchstmengen für den Einzel- und Tagesgebrauch nicht überschritten werden oder wenn die Überschreitung vom Verschreibenden ausdrücklich kenntlich gemacht worden ist,
5. zu bestimmen, dass ein Arzneimittel auf eine Verschreibung nicht wiederholt abgegeben werden darf,
6. vorzuschreiben, dass ein Arzneimittel nur auf eine Verschreibung von Ärzten eines bestimmten Fachgebietes oder zur Anwendung in für die Behandlung mit dem Arzneimittel zugelassenen Einrichtungen abgegeben werden darf oder über die Verschreibung, Abgabe und Anwendung Nachweise geführt werden müssen,

7. Vorschriften über die Form und den Inhalt der Verschreibung, einschließlich der Verschreibung in elektronischer Form, zu erlassen.

(3) Die Rechtsverordnung nach Absatz 2, auch in Verbindung mit den Absätzen 4 und 5, kann auf bestimmte Dosierungen, Potenzierungen, Darreichungsformen, Fertigarzneimittel oder Anwendungsbereiche beschränkt werden. Ebenso kann eine Ausnahme von der Verschreibungspflicht für die Abgabe an Hebammen und Entbindungspfleger vorgesehen werden, soweit dies für eine ordnungsgemäße Berufsausübung erforderlich ist. Die Beschränkung auf bestimmte Fertigarzneimittel zur Anwendung am Menschen nach Satz 1 erfolgt, wenn gemäß Artikel 74a der Richtlinie 2001/83/EG die Aufhebung der Verschreibungspflicht auf Grund signifikanter vorklinischer oder klinischer Versuche erfolgt ist; dabei ist der nach Artikel 74a vorgesehene Zeitraum von einem Jahr zu beachten.

(4) Die Rechtsverordnung wird vom Bundesministerium für Ernährung, Landwirtschaft und Verbraucherschutz im Einvernehmen mit dem Bundesministerium und dem Bundesministerium für Wirtschaft und Technologie erlassen, soweit es sich um Arzneimittel handelt, die zur Anwendung bei Tieren bestimmt sind.

(5) Die Rechtsverordnung ergeht im Einvernehmen mit dem Bundesministerium für Umwelt, Naturschutz und Reaktorsicherheit, soweit es sich um radioaktive Arzneimittel und um Arzneimittel handelt, bei deren Herstellung ionisierende Strahlen verwendet werden.

(6) Das Bundesministerium für Ernährung, Landwirtschaft und Verbraucherschutz wird ermächtigt, im Einvernehmen mit dem Bundesministerium durch Rechtsverordnung mit Zustimmung des Bundesrates im Falle des Absatzes 1 Satz 1 Nr. 2 Arzneimittel von der Verschreibungspflicht auszunehmen, soweit die auf Grund des Artikels 67 Doppelbuchstabe aa der Richtlinie 2001/82/EG festgelegten Anforderungen eingehalten sind.

■ § 49

(weggefallen)

■ § 50 Einzelhandel mit freiverkäuflichen Arzneimitteln

(1) Einzelhandel außerhalb von Apotheken mit Arzneimitteln im Sinne des § 2 Abs. 1 oder Abs. 2 Nr. 1, die zum Verkehr außerhalb der Apotheken freigegeben sind, darf nur betrieben werden, wenn der Unternehmer, eine zur Vertretung des Unternehmens gesetzlich berufene oder eine von dem Unternehmer mit der Leitung des Unternehmens oder mit dem Verkauf beauftragte Person die erforderliche Sachkenntnis besitzt. Bei Unternehmen mit mehreren Betriebsstellen muss für jede Betriebsstelle eine Person vorhanden sein, die die erforderliche Sachkenntnis besitzt.

(2) Die erforderliche Sachkenntnis besitzt, wer Kenntnisse und Fertigkeiten über das ordnungsgemäße Abfüllen, Abpacken, Kennzeichnen, Lagern und Inverkehrbringen von Arzneimitteln, die zum Verkehr außerhalb der Apotheken freigegeben sind, sowie Kenntnisse über die für

diese Arzneimittel geltenden Vorschriften nachweist. Das Bundesministerium wird ermächtigt, im Einvernehmen mit dem Bundesministerium für Wirtschaft und Technologie und dem Bundesministerium für Bildung und Forschung durch Rechtsverordnung mit Zustimmung des Bundesrates Vorschriften darüber zu erlassen, wie der Nachweis der erforderlichen Sachkenntnis zu erbringen ist, um einen ordnungsgemäßen Verkehr mit Arzneimitteln zu gewährleisten. Es kann dabei Prüfungszeugnisse über eine abgeleistete berufliche Aus- oder Fortbildung als Nachweis anerkennen. Es kann ferner bestimmen, dass die Sachkenntnis durch eine Prüfung vor der zuständigen Behörde oder einer von ihr bestimmten Stelle nachgewiesen wird und das Nähere über die Prüfungsanforderungen und das Prüfungsverfahren regeln. Die Rechtsverordnung wird, soweit es sich um Arzneimittel handelt, die zur Anwendung bei Tieren bestimmt sind, vom Bundesministerium für Ernährung, Landwirtschaft und Verbraucherschutz im Einvernehmen mit dem Bundesministerium, dem Bundesministerium für Wirtschaft und Technologie und dem Bundesministerium für Bildung und Forschung erlassen.

(3) Einer Sachkenntnis nach Absatz 1 bedarf nicht, wer Fertigarzneimittel im Einzelhandel in den Verkehr bringt, die

1. im Reisegewerbe abgegeben werden dürfen,
2. zur Verhütung der Schwangerschaft oder von Geschlechtskrankheiten beim Menschen bestimmt sind,
3. (weggefallen)
4. ausschließlich zum äußeren Gebrauch bestimmte Desinfektionsmittel oder
5. Sauerstoff sind.

■ § 51 Abgabe im Reisegewerbe

(1) Das Feilbieten von Arzneimitteln und das Aufsuchen von Bestellungen auf Arzneimittel im Reisegewerbe sind verboten; ausgenommen von dem Verbot sind für den Verkehr außerhalb der Apotheken freigegebene Fertigarzneimittel, die

1. mit ihren verkehrsüblichen deutschen Namen bezeichnete, in ihren Wirkungen allgemein bekannte Pflanzen oder Pflanzenteile oder Presssäfte aus frischen Pflanzen oder Pflanzenteilen sind, sofern diese mit keinem anderen Lösungsmittel als Wasser hergestellt wurden, oder
2. Heilwässer und deren Salze in ihrem natürlichen Mischungsverhältnis oder ihre Nachbildungen sind.

(2) Das Verbot des Absatzes 1 erster Halbsatz findet keine Anwendung, soweit der Gewerbetreibende andere Personen im Rahmen ihres Geschäftsbetriebes aufsucht, es sei denn, dass es sich um Arzneimittel handelt, die für die Anwendung bei Tieren in land- und forstwirtschaftlichen Betrieben, in gewerblichen Tierhaltungen sowie in Betrieben des Gemüse-, Obst-, Garten- und Weinbaus, der Imkerei und der Fischerei feilgeboten oder dass bei diesen Betrieben Bestellungen auf Arzneimittel, deren Abgabe den Apotheken vorbehalten ist, aufgesucht werden. Dies gilt auch für Handlungsreisende und andere Personen, die im Auftrag und im Namen eines Gewerbetreibenden tätig werden.

■ **§ 52 Verbot der Selbstbedienung**

(1) Arzneimittel im Sinne des § 2 Abs. 1 oder Abs. 2 Nr. 1 dürfen

1. nicht durch Automaten und
2. nicht durch andere Formen der Selbstbedienung in den Verkehr gebracht werden.

(2) Absatz 1 gilt nicht für Fertigarzneimittel, die

1. im Reisegewerbe abgegeben werden dürfen,
2. zur Verhütung der Schwangerschaft oder von Geschlechtskrankheiten beim Menschen bestimmt und zum Verkehr außerhalb der Apotheken freigegeben sind,
3. (weggefallen)
4. ausschließlich zum äußeren Gebrauch bestimmte Desinfektionsmittel oder
5. Sauerstoff sind.

(3) Absatz 1 Nr. 2 gilt ferner nicht für Arzneimittel, die für den Verkehr außerhalb der Apotheken freigegeben sind, wenn eine Person, die die Sachkenntnis nach § 50 besitzt, zur Verfügung steht.

■ **§ 52a Großhandel mit Arzneimitteln**

(1) Wer Großhandel mit Arzneimitteln im Sinne des § 2 Abs. 1 oder Abs. 2 Nr. 1, Testsera oder Testantigenen betreibt, bedarf einer Erlaubnis. Ausgenommen von dieser Erlaubnispflicht sind die in § 51 Abs. 1 zweiter Halbsatz genannten für den Verkehr außerhalb der Apotheken freigegebenen Fertigarzneimittel sowie Gase für medizinische Zwecke.

(2) Mit dem Antrag hat der Antragsteller

1. die bestimmte Betriebsstätte zu benennen, für die die Erlaubnis erteilt werden soll,
2. Nachweise darüber vorzulegen, dass er über geeignete und ausreichende Räumlichkeiten, Anlagen und Einrichtungen verfügt, um eine ordnungsgemäße Lagerung und einen ordnungsgemäßen Vertrieb und, soweit vorgesehen, ein ordnungsgemäßes Umfüllen, Abpacken und Kennzeichnen von Arzneimitteln zu gewährleisten,
3. eine verantwortliche Person zu benennen, die die zur Ausübung der Tätigkeit erforderliche Sachkenntnis besitzt, und
4. eine Erklärung beizufügen, in der er sich schriftlich verpflichtet, die für den ordnungsgemäßen Betrieb eines Großhandels geltenden Regelungen einzuhalten.

(3) Die Entscheidung über die Erteilung der Erlaubnis trifft die zuständige Behörde des Landes, in dem die Betriebsstätte liegt oder liegen soll. Die zuständige Behörde hat eine Entscheidung über den Antrag auf Erteilung der Erlaubnis innerhalb einer Frist von drei Monaten zu treffen. Verlangt die zuständige Behörde vom Antragsteller weitere Angaben zu den Voraussetzungen nach Absatz 2, so wird die in Satz 2 genannte Frist so lange ausgesetzt, bis die erforderlichen ergänzenden Angaben der zuständigen Behörde vorliegen.

(4) Die Erlaubnis darf nur versagt werden, wenn

1. die Voraussetzungen nach Absatz 2 nicht vorliegen oder
2. Tatsachen die Annahme rechtfertigen, dass der Antragsteller oder die verantwortliche Person nach Absatz 2 Nr. 3 die zur Ausübung ihrer Tätigkeit erforderliche Zuverlässigkeit nicht besitzt.

(5) Die Erlaubnis ist zurückzunehmen, wenn nachträglich bekannt wird, dass einer der Versagungsgründe nach Absatz 4 bei der Erteilung vorgelegen hat. Die Erlaubnis ist zu widerrufen, wenn die Voraussetzungen für die Erteilung der Erlaubnis nicht mehr vorliegen; anstelle des Widerrufs kann auch das Ruhen der Erlaubnis angeordnet werden.

(6) Eine Erlaubnis nach § 13 oder § 72 umfasst auch die Erlaubnis zum Großhandel mit den Arzneimitteln, auf die sich die Erlaubnis nach § 13 oder § 72 erstreckt.

(7) Die Absätze 1 bis 5 gelten nicht für die Tätigkeit der Apotheken im Rahmen des üblichen Apothekenbetriebes.

(8) Der Inhaber der Erlaubnis hat jede Änderung der in Absatz 2 genannten Angaben sowie jede wesentliche Änderung der Großhandelstätigkeit unter Vorlage der Nachweise der zuständigen Behörde vorher anzuzeigen. Bei einem unvorhergesehenen Wechsel der verantwortlichen Person nach Absatz 2 Nr. 3 hat die Anzeige unverzüglich zu erfolgen.

■ **§ 53 Anhörung von Sachverständigen**

(1) Soweit nach § 36 Abs. 1, § 45 Abs. 1 und § 46 Abs. 1 vor Erlass von Rechtsverordnungen Sachverständige anzuhören sind, errichtet hierzu das Bundesministerium durch Rechtsverordnung ohne Zustimmung des Bundesrates einen Sachverständigen-Ausschuss. Dem Ausschuss sollen Sachverständige aus den medizinischen und pharmazeutischen Wissenschaft, den Krankenhäusern, den Heilberufen, den beteiligten Wirtschaftskreisen und den Sozialversicherungsträgern angehören. In der Rechtsverordnung kann das Nähere über die Zusammensetzung, die Berufung der Mitglieder und das Verfahren des Ausschusses bestimmt werden. Die Rechtsverordnung wird vom Bundesministerium für Ernährung, Landwirtschaft und Verbraucherschutz im Einvernehmen mit dem Bundesministerium erlassen, soweit es sich um Arzneimittel handelt, die zur Anwendung bei Tieren bestimmt sind.

(2) Soweit nach § 48 Abs. 2 vor Erlass der Rechtsverordnung Sachverständige anzuhören sind, gilt Absatz 1 entsprechend mit der Maßgabe, dass dem Ausschuss Sachverständige aus der medizinischen und pharmazeutischen Wissenschaft und Praxis und der pharmazeutischen Industrie angehören sollen.

8　Achter Abschnitt Sicherung und Kontrolle der Qualität

▪ § 54 Betriebsverordnungen

(1) Das Bundesministerium wird ermächtigt, im Einvernehmen mit dem Bundesministerium für Wirtschaft und Technologie durch Rechtsverordnung mit Zustimmung des Bundesrates Betriebsverordnungen für Betriebe oder Einrichtungen zu erlassen, die Arzneimittel in den Geltungsbereich dieses Gesetzes verbringen oder in denen Arzneimittel entwickelt, hergestellt, geprüft, gelagert, verpackt oder in den Verkehr gebracht werden, soweit es geboten ist, um einen ordnungs-gemäßen Betrieb und die erforderliche Qualität der Arznei-mittel sicherzustellen; dies gilt entsprechend für Wirkstoffe und andere zur Arzneimittelherstellung bestimmte Stoffe sowie für Gewebe. Die Rechtsverordnung wird vom Bun-desministerium für Ernährung, Landwirtschaft und Verbrau-cherschutz im Einvernehmen mit dem Bundesministerium und dem Bundesministerium für Wirtschaft und Technologie erlassen, soweit es sich um Arzneimittel handelt, die zur Anwendung bei Tieren bestimmt sind. Die Rechtsverordnung ergeht jeweils im Einvernehmen mit dem Bundesministerium für Umwelt, Naturschutz und Reaktorsicherheit, soweit es sich um radioaktive Arzneimittel oder um Arzneimittel handelt, bei deren Herstellung ionisierende Strahlen verwendet werden.

(2) In der Rechtsverordnung nach Absatz 1 können insbeson-dere Regelungen getroffen werden über die

1. Entwicklung, Herstellung, Prüfung, Lagerung, Verpa-ckung, Qualitätssicherung, den Erwerb und das Inver-kehrbringen,
2. Führung und Aufbewahrung von Nachweisen über die in der Nummer 1 genannten Betriebsvorgänge,
3. Haltung und Kontrolle der bei der Herstellung und Prü-fung der Arzneimittel verwendeten Tiere und die Nach-weise darüber,
4. Anforderungen an das Personal,
5. Beschaffenheit, Größe und Einrichtung der Räume,
6. Anforderungen an die Hygiene,
7. Beschaffenheit der Behältnisse,
8. Kennzeichnung der Behältnisse, in denen Arzneimittel und deren Ausgangsstoffe vorrätig gehalten werden,
9. Dienstbereitschaft für Arzneimittelgroßhandelsbetriebe,
10. Zurückstellung von Chargenproben sowie deren Umfang und Lagerungsdauer,
11. Kennzeichnung, Absonderung oder Vernichtung nicht verkehrsfähiger Arzneimittel,
12. Voraussetzungen für und die Anforderungen an die in Nummer 1 bezeichneten Tätigkeiten durch den Tierarzt (Betrieb einer tierärztlichen Hausapotheke) sowie die An-forderungen an die Anwendung von Arzneimitteln durch den Tierarzt an den von ihm behandelten Tieren.

(2a) (weggefallen)

(3) Die in den Absätzen 1, 2 und 2a getroffenen Regelungen gelten auch für Personen, die die in Absatz 1 genannten Tätigkeiten berufsmäßig ausüben.

(4) Die Absätze 1 und 2 gelten für Apotheken im Sinne des Gesetzes über das Apothekenwesen, soweit diese einer Erlaubnis nach § 13, § 52a oder § 72 bedürfen.

▪ § 55 Arzneibuch

(1) Das Arzneibuch ist eine vom Bundesministerium bekannt gemachte Sammlung anerkannter, pharmazeutischer Regeln über die Qualität, Prüfung, Lagerung, Abgabe und Bezeich-nung von Arzneimitteln und den bei ihrer Herstellung ver-wendeten Stoffen. Das Arzneibuch enthält auch Regeln für die Beschaffenheit von Behältnissen und Umhüllungen.

(2) Die Regeln des Arzneibuches werden von der Deutschen Arzneibuch-Kommission oder der Europäischen Arzneibuch-Kommission beschlossen. Die Bekanntmachung der Regeln kann aus rechtlichen oder fachlichen Gründen abgelehnt oder rückgängig gemacht werden.

(3) Die Deutsche Arzneibuch-Kommission hat die Aufgabe, über die Regeln des Arzneibuches zu beschließen und das Bundesministerium bei den Arbeiten im Rahmen des Über-einkommens über die Ausarbeitung eines Europäischen Arz-neibuches zu unterstützen.

(4) Die Deutsche Arzneibuch-Kommission wird beim Bundes-institut für Arzneimittel und Medizinprodukte gebildet. Das Bundesministerium beruft im Einvernehmen mit dem Bun-desministerium Ernährung, Landwirtschaft und Verbraucher-schutz die Mitglieder der Deutschen Arzneibuch-Kommission aus Sachverständigen der medizinischen und pharmazeu-tischen Wissenschaft, der Heilberufe, der beteiligten Wirt-schaftskreise und der Arzneimittelüberwachung im zahlen-mäßig gleichen Verhältnis. Das Bundesministerium bestellt im Einvernehmen mit dem Bundesministerium Ernährung, Landwirtschaft und Verbraucherschutz den Vorsitzenden der Kommission und seine Stellvertreter und erlässt nach Anhö-rung der Kommission eine Geschäftsordnung.

(5) Die Deutsche Arzneibuch-Kommission soll über die Regeln des Arzneibuches grundsätzlich einstimmig beschlie-ßen. Beschlüsse, denen nicht mehr als drei Viertel der Mitglie-der der Kommission zugestimmt haben, sind unwirksam. Das Nähere regelt die Geschäftsordnung.

(6) Die Absätze 2 bis 5 finden auf die Tätigkeit der Deutschen Homöopathischen Arzneibuch-Kommission entsprechende Anwendung.

(7) Die Bekanntmachung erfolgt im Bundesanzeiger. Sie kann sich darauf beschränken, auf die Bezugsquelle der Fassung des Arzneibuches und den Beginn der Geltung der Neufas-sung hinzuweisen.

(8) Arzneimittel dürfen nur hergestellt und zur Abgabe an den Verbraucher im Geltungsbereich dieses Gesetzes in den Verkehr gebracht werden, wenn die in ihnen enthalte-nen Stoffe und ihre Darreichungsformen den anerkannten pharmazeutischen Regeln entsprechen. Arzneimittel dürfen ferner zur Abgabe an den Verbraucher im Geltungsbereich dieses Gesetzes nur in den Verkehr gebracht werden, wenn ihre Behältnisse und Umhüllungen, soweit sie mit den Arznei-

mitteln in Berührung kommen, den anerkannten pharmazeutischen Regeln entsprechen. Die Sätze 1 und 2 gelten nicht für Arzneimittel im Sinne des § 2 Abs. 2 Nr. 4.

(9) Soweit es sich um Arzneimittel handelt, die zur Anwendung bei Tieren bestimmt sind, tritt in den Fällen des Absatzes 1 Satz 1 und des Absatzes 3 an die Stelle des Bundesministeriums das Bundesministerium für Ernährung, Landwirtschaft und Verbraucherschutz; die Bekanntmachung nach Absatz 1 Satz 1 erfolgt im Einvernehmen mit dem Bundesministerium.

■ **§ 55a Amtliche Sammlung von Untersuchungsverfahren**

Die zuständige Bundesoberbehörde veröffentlicht eine amtliche Sammlung von Verfahren zur Probenahme und Untersuchung von Arzneimitteln und ihren Ausgangsstoffen. Die Verfahren werden unter Mitwirkung von Sachkennern aus den Bereichen der Überwachung, der Wissenschaft und der pharmazeutischen Unternehmer festgelegt. Die Sammlung ist laufend auf dem neuesten Stand zu halten.

9   Neunter Abschnitt Sondervorschriften für Arzneimittel, die bei Tieren angewendet werden

■ **§ 56 Fütterungsarzneimittel**

(1) Fütterungsarzneimittel dürfen abweichend von § 47 Abs. 1, jedoch nur auf Verschreibung eines Tierarztes, vom Hersteller nur unmittelbar an Tierhalter abgegeben werden; dies gilt auch, wenn die Fütterungsarzneimittel in einem anderen Mitgliedstaat der Europäischen Union oder in einem anderen Vertragsstaat des Abkommens über den Europäischen Wirtschaftsraum unter Verwendung im Geltungsbereich dieses Gesetzes zugelassener Arzneimittel-Vormischungen oder solcher Arzneimittel-Vormischungen, die die gleiche qualitative und eine vergleichbare quantitative Zusammensetzung haben wie im Geltungsbereich dieses Gesetzes zugelassene Arzneimittel-Vormischungen, hergestellt werden, die sonstigen im Geltungsbereich dieses Gesetzes geltenden arzneimittelrechtlichen Vorschriften beachtet werden und den Fütterungsarzneimitteln eine Begleitbescheinigung nach dem vom Bundesministerium für Ernährung, Landwirtschaft und Verbraucherschutz bekannt gemachten Muster beigegeben ist. Im Falle des Satzes 1 zweiter Halbsatz hat der verschreibende Tierarzt der nach § 64 Abs. 1 für die Überwachung der Einhaltung der arzneimittelrechtlichen Vorschriften durch den Tierhalter zuständigen Behörde unverzüglich eine Kopie der Verschreibung zu übersenden. Die wiederholte Abgabe auf eine Verschreibung ist nicht zulässig. Das Bundesministerium für Ernährung, Landwirtschaft und Verbraucherschutz wird ermächtigt, im Einvernehmen mit dem Bundesministerium und dem Bundesministerium für Wirtschaft und Technologie durch Rechtsverordnung Vorschriften über Form und Inhalt der Verschreibung zu erlassen.

(2) Zur Herstellung eines Fütterungsarzneimittels darf nur eine nach § 25 Abs. 1 zugelassene oder auf Grund des § 36 Abs. 1 von der Pflicht zur Zulassung freigestellte Arzneimittel-Vormischung verwendet werden. Auf Verschreibung darf abweichend von Satz 1 ein Fütterungsarzneimittel aus höchstens drei Arzneimittel-Vormischungen, die jeweils zur Anwendung bei der zu behandelnden Tierart zugelassen sind, hergestellt werden, sofern

1. für das betreffende Anwendungsgebiet eine zugelassene Arzneimittel-Vormischung nicht zur Verfügung steht,
2. im Einzelfall im Fütterungsarzneimittel nicht mehr als zwei Arzneimittel-Vormischungen mit jeweils einem antimikrobiell wirksamen Stoff enthalten sind oder höchstens eine Arzneimittel-Vormischung mit mehreren solcher Stoffe enthalten ist und

3. eine homogene und stabile Verteilung der wirksamen Bestandteile in dem Fütterungsarzneimittel gewährleistet ist.

(3) Werden Fütterungsarzneimittel hergestellt, so muss das verwendete Mischfuttermittel vor und nach der Vermischung den futtermittelrechtlichen Vorschriften entsprechen und es darf kein Antibiotikum oder Kokzidiostatikum als Futtermittelzusatzstoff enthalten.

(4) Für Fütterungsarzneimittel dürfen nur Mischfuttermittel verwendet werden, die einer Rechtsverordnung nach § 4 Abs. 1 des Futtermittelgesetzes entsprechen. Die Arzneimitteltagesdosis muss in einer Menge Mischfuttermittel enthalten sein, die die tägliche Futterration der behandelten Tiere, bei Wiederkäuern den täglichen Bedarf an Ergänzungsfuttermitteln, ausgenommen Mineralfutter, mindestens zur Hälfte deckt. Die verfütterungsfertigen Mischungen müssen durch das deutlich sichtbare Wort »Fütterungsarzneimittel« gekennzeichnet sowie mit der Angabe darüber versehen sein, zu welchem Prozentsatz sie den Futterbedarf nach Satz 2 zu decken bestimmt sind.

(5) Der Tierarzt darf Fütterungsarzneimittel nur verschreiben,

1. wenn sie zur Anwendung an den von ihm behandelten Tieren bestimmt sind,

2. wenn sie für die in den Packungsbeilagen der Arzneimittel-Vormischungen bezeichneten Tierarten und Anwendungsgebiete bestimmt sind,

3. wenn ihre Anwendung nach Anwendungsgebiet und Menge nach dem Stand der veterinärmedizinischen Wissenschaft gerechtfertigt ist, um das Behandlungsziel zu erreichen, und

4. wenn die zur Anwendung bei Tieren, die der Gewinnung von Lebensmitteln dienen, verschriebene Menge von Fütterungsarzneimitteln, die

   a. vorbehaltlich des Buchstaben b, verschreibungspflichtige Arzneimittel-Vormischungen enthalten, zur Anwendung innerhalb der auf die Abgabe folgenden 31 Tage bestimmt ist, oder

   b. antimikrobiell wirksame Stoffe enthalten, zur Anwendung innerhalb der auf die Abgabe folgenden sieben Tage bestimmt ist,

sofern die Zulassungsbedingungen der Arzneimittel-Vormischung nicht eine längere Anwendungsdauer vorsehen.
§ 56a Abs. 2 gilt für die Verschreibung von Fütterungsarzneimitteln entsprechend. Im Falle der Verschreibung von Fütterungsarzneimitteln nach Satz 1 Nr. 4 gilt zusätzlich § 56a Abs. 1 Satz 2 entsprechend.

■ **§ 56a Verschreibung, Abgabe und Anwendung von Arzneimitteln durch Tierärzte**

(1) Der Tierarzt darf für den Verkehr außerhalb der Apotheken nicht freigegebene Arzneimittel dem Tierhalter nur verschreiben oder an diesen nur abgeben, wenn

1. sie für die von ihm behandelten Tiere bestimmt sind,

2. sie zugelassen sind oder sie auf Grund des § 21 Abs. 2 Nr. 4 in Verbindung mit Abs. 1 in Verkehr gebracht werden dürfen oder in den Anwendungsbereich einer Rechtsverordnung nach § 36 oder § 39 Abs. 3 Satz 1 Nr. 2

fallen oder sie nach § 38 Abs. 1 in den Verkehr gebracht werden dürfen,

3. sie nach der Zulassung für das Anwendungsgebiet bei der behandelten Tierart bestimmt sind,

4. ihre Anwendung nach Anwendungsgebiet und Menge nach dem Stand der veterinärmedizinischen Wissenschaft gerechtfertigt ist, um das Behandlungsziel zu erreichen, und

5. die zur Anwendung bei Tieren, die der Gewinnung von Lebensmitteln dienen,

   a. vorbehaltlich des Buchstaben b, verschriebene oder abgegebene Menge verschreibungspflichtiger Arzneimittel zur Anwendung innerhalb der auf die Abgabe folgenden 31 Tage bestimmt ist, oder

   b. verschriebene oder abgegebene Menge von Arzneimitteln, die antimikrobiell wirksame Stoffe enthalten und nach den Zulassungsbedingungen nicht ausschließlich zur lokalen Anwendung vorgesehen sind, zur Anwendung innerhalb der auf die Abgabe folgenden sieben Tage bestimmt ist,

sofern die Zulassungsbedingungen nicht eine längere Anwendungsdauer vorsehen.
Der Tierarzt darf verschreibungspflichtige Arzneimittel zur Anwendung bei Tieren, die der Gewinnung von Lebensmitteln dienen, für den jeweiligen Behandlungsfall erneut nur abgeben oder verschreiben, sofern er in einem Zeitraum von 31 Tagen vor dem Tag der entsprechend seiner Behandlungsanweisung vorgesehenen letzten Anwendung der abzugebenden oder zu verschreibenden Arzneimittel die behandelten Tiere oder den behandelten Tierbestand untersucht hat. Satz 1 Nr. 2 bis 4 gilt für die Anwendung durch den Tierarzt entsprechend. Abweichend von Satz 1 darf der Tierarzt dem Tierhalter Arzneimittel-Vormischungen, die nicht zugleich als Fertigarzneimittel zugelassen sind, weder verschreiben noch an diesen abgeben.

(2) Soweit die notwendige arzneiliche Versorgung der Tiere ansonsten ernstlich gefährdet wäre und eine unmittelbare oder mittelbare Gefährdung der Gesundheit von Mensch und Tier nicht zu befürchten ist, darf der Tierarzt bei Einzeltieren oder Tieren eines bestimmten Bestandes abweichend von Absatz 1 Satz 1 Nr. 3, auch in Verbindung mit Absatz 1 Satz 3, nachfolgend bezeichnete zugelassene oder von der Zulassung freigestellte Arzneimittel verschreiben, anwenden oder abgeben:

1. soweit für die Behandlung ein zugelassenes Arzneimittel für die betreffende Tierart und das betreffende Anwendungsgebiet nicht zur Verfügung steht, ein Arzneimittel mit der Zulassung für die betreffende Tierart und ein anderes Anwendungsgebiet;

2. soweit ein nach Nummer 1 geeignetes Arzneimittel für die betreffende Tierart nicht zur Verfügung steht, ein für eine andere Tierart zugelassenes Arzneimittel;

3. soweit ein nach Nummer 2 geeignetes Arzneimittel nicht zur Verfügung steht, ein zur Anwendung beim Menschen zugelassenes Arzneimittel oder, auch abweichend von Absatz 1 Satz 1 Nr. 2, auch in Verbindung mit Absatz 1 Satz 3, ein Arzneimittel, das in einem Mitgliedstaat der

Europäischen Union oder einem anderen Vertragsstaat des Abkommens über den Europäischen Wirtschaftsraum zur Anwendung bei Tieren zugelassen ist; im Falle von Tieren, die der Gewinnung von Lebensmitteln dienen, jedoch nur solche Arzneimittel aus anderen Mitgliedstaaten der Europäischen Union oder anderen Vertragsstaaten des Abkommens über den Europäischen Wirtschaftsraum, die zur Anwendung bei Tieren, die der Gewinnung von Lebensmitteln dienen, zugelassen sind;

4. soweit ein nach Nummer 3 geeignetes Arzneimittel nicht zur Verfügung steht, ein in einer Apotheke oder durch den Tierarzt nach § 13 Abs. 2 Satz 1 Nr. 3 Buchstabe d hergestelltes Arzneimittel.

Bei Tieren, die der Gewinnung von Lebensmitteln dienen, darf das Arzneimittel jedoch nur durch den Tierarzt angewendet oder unter seiner Aufsicht verabreicht werden und nur pharmakologisch wirksame Stoffe enthalten, die in Anhang I, II oder III der Verordnung (EWG) Nr. 2377/90 aufgeführt sind. Der Tierarzt hat die Wartezeit anzugeben; das Nähere regelt die Verordnung über tierärztliche Hausapotheken. Die Sätze 1 bis 3 gelten entsprechend für Arzneimittel, die nach § 21 Abs. 2 Nr. 4 in Verbindung mit Abs. 2a hergestellt werden. Registrierte oder von der Registrierung freigestellte homöopathische Arzneimittel dürfen abweichend von Absatz 1 Satz 1 Nr. 3 verschrieben, abgegeben und angewendet werden; dies gilt für Arzneimittel, die zur Anwendung bei Tieren bestimmt sind, die der Gewinnung von Lebensmitteln dienen, nur dann wenn sie ausschließlich Wirkstoffe enthalten, die in Anhang II der Verordnung (EWG) Nr. 2377/90 aufgeführt sind.

(2a) Abweichend von Absatz 2 Satz 2 dürfen Arzneimittel für Einhufer, die der Gewinnung von Lebensmitteln dienen und für die diese Eigenschaft in Teil III – A des Kapitels IX des Equidenpasses im Sinne der Entscheidung 93/623/EWG der Kommission vom 20. Oktober 1993 über das Dokument zur Identifizierung eingetragener Equiden (Equidenpass) (ABl. EG Nr. L 298 S. 45), geändert durch die Entscheidung 2000/68/ EG der Kommission vom 22. Dezember 1999 (ABl. EG Nr. L 23 S. 72), eingetragen ist, auch angewendet, verschrieben oder abgegeben werden, wenn sie Stoffe enthalten, die in der auf Grund des Artikels 10 Abs. 3 der Richtlinie 2001/82/EG erstellten Liste aufgeführt sind. Die Liste wird vom Bundesministerium für Ernährung, Landwirtschaft und Verbraucherschutz im Bundesanzeiger bekannt gemacht, sofern die Liste nicht Teil eines unmittelbar geltenden Rechtsaktes der Kommission der Europäischen Gemeinschaften oder des Rates der Europäischen Union ist.

(3) Das Bundesministerium für Ernährung, Landwirtschaft und Verbraucherschutz wird ermächtigt, im Einvernehmen mit dem Bundesministerium durch Rechtsverordnung mit Zustimmung des Bundesrates Anforderungen an die Abgabe von Arzneimitteln zur Anwendung an Tieren festzulegen und dabei vorzuschreiben, dass

1. Tierärzte über die Verschreibung und Anwendung von für den Verkehr außerhalb der Apotheken nicht freigegebenen Arzneimitteln Nachweise führen müssen,

2. bestimmte Arzneimittel nur durch den Tierarzt selbst angewendet werden dürfen, wenn diese Arzneimittel

a. die Gesundheit von Mensch oder Tier auch bei bestimmungsgemäßem Gebrauch unmittelbar oder mittelbar gefährden können, sofern sie nicht fachgerecht angewendet werden, oder

b. häufig in erheblichem Umfang nicht bestimmungsgemäß gebraucht werden und dadurch die Gesundheit von Mensch oder Tier unmittelbar oder mittelbar gefährdet werden kann.

In der Rechtsverordnung können Art, Form und Inhalt der Nachweise sowie die Dauer der Aufbewahrung geregelt werden. Die Nachweispflicht kann auf bestimmte Arzneimittel, Anwendungsbereiche oder Darreichungsformen beschränkt werden.

(4) Der Tierarzt darf durch Rechtsverordnung nach Absatz 3 Satz 1 Nr. 2 bestimmte Arzneimittel dem Tierhalter weder verschreiben noch an diesen abgeben.

(5) Das Bundesministerium für Ernährung, Landwirtschaft und Verbraucherschutz wird ermächtigt, im Einvernehmen mit dem Bundesministerium durch Rechtsverordnung mit Zustimmung des Bundesrates eine Tierarzneimittelanwendungskommission zu errichten. Die Tierarzneimittelanwendungskommission beschreibt in Leitlinien den Stand der veterinärmedizinischen Wissenschaft, insbesondere für die Anwendung von Arzneimitteln, die antimikrobiell wirksame Stoffe enthalten. In der Rechtsverordnung ist das Nähere über die Zusammensetzung, die Berufung der Mitglieder und das Verfahren der Tierarzneimittelanwendungskommission zu bestimmen. Ferner können der Tierarzneimittelanwendungskommission durch Rechtsverordnung weitere Aufgaben übertragen werden.

(6) Es wird vermutet, dass eine Rechtfertigung nach dem Stand der veterinärmedizinischen Wissenschaft im Sinne des Absatzes 1 Satz 1 Nr. 4 oder des § 56 Abs. 5 Satz 1 Nr. 3 gegeben ist, sofern die Leitlinien der Tierarzneimittelanwendungskommission nach Absatz 5 Satz 2 beachtet worden sind.

■ **§ 56b Ausnahmen**

Das Bundesministerium für Ernährung, Landwirtschaft und Verbraucherschutz wird ermächtigt, im Einvernehmen mit dem Bundesministerium durch Rechtsverordnung mit Zustimmung des Bundesrates Ausnahmen von § 56a zuzulassen, soweit die notwendige arzneiliche Versorgung der Tiere sonst ernstlich gefährdet wäre.

■ **§ 57 Erwerb und Besitz durch Tierhalter, Nachweise**

(1) Der Tierhalter darf Arzneimittel, die zum Verkehr außerhalb der Apotheken nicht freigegeben sind, zur Anwendung bei Tieren nur in Apotheken, bei dem den Tierbestand behandelnden Tierarzt oder in den Fällen des § 56 Abs. 1 bei Herstellern erwerben. Andere Personen, die in § 47 Abs. 1 nicht genannt sind, dürfen solche Arzneimittel nur in Apotheken erwerben. Satz 1 gilt nicht für Arzneimittel im Sinne des § 43 Abs. 4 Satz 3. Abweichend von Satz 1 darf der Tierhalter Arzneimittel-Vormischungen, die nicht zugleich als Fertigarzneimittel zugelassen sind, nicht erwerben.

(1a) Tierhalter dürfen Arzneimittel, bei denen durch Rechtsverordnung vorgeschrieben ist, dass sie nur durch den Tierarzt selbst angewendet werden dürfen, nicht im Besitz haben. Dies gilt nicht, wenn die Arzneimittel für einen anderen Zweck als zur Anwendung bei Tieren bestimmt sind oder der Besitz nach der Richtlinie 96/22/EG des Rates vom 29. April 1996 über das Verbot der Verwendung bestimmter Stoffe mit hormonaler beziehungsweise thyreostatischer Wirkung und von ß-Agonisten in der tierischen Erzeugung und zur Aufhebung der Richtlinien 81/602/EWG, 88/146/EWG und 88/299/EWG (ABl. EG Nr. L 125 S. 3) erlaubt ist.

(2) Das Bundesministerium für Ernährung, Landwirtschaft und Verbraucherschutz wird ermächtigt, im Einvernehmen mit dem Bundesministerium durch Rechtsverordnung mit Zustimmung des Bundesrates vorzuschreiben, dass

1. Betriebe, die Tiere halten, die der Gewinnung von Lebensmitteln dienen, und diese oder von diesen stammende Erzeugnisse in Verkehr bringen, und

2. andere Personen, die nach Absatz 1 Arzneimittel nur in Apotheken erwerben dürfen,

Nachweise über den Erwerb, die Aufbewahrung und den Verbleib der Arzneimittel und Register oder Nachweise über die Anwendung der Arzneimittel zu führen haben, soweit es geboten ist, um eine ordnungsgemäße Anwendung von Arzneimitteln zu gewährleisten und sofern es sich um Betriebe nach Nummer 1 handelt, dies zur Durchführung von Rechtsakten der Europäischen Gemeinschaften auf diesem Gebiet erforderlich ist. In der Rechtsverordnung können Art, Form und Inhalt der Register und Nachweise sowie die Dauer ihrer Aufbewahrung geregelt werden.

- **§ 58 Anwendung bei Tieren, die der Gewinnung von Lebensmitteln dienen**

(1) Tierhalter und andere Personen, die nicht Tierärzte sind, dürfen verschreibungspflichtige Arzneimittel oder andere vom Tierarzt verschriebene oder erworbene Arzneimittel bei Tieren, die der Gewinnung von Lebensmitteln dienen, nur nach einer tierärztlichen Behandlungsanweisung für den betreffenden Fall anwenden. Nicht verschreibungspflichtige Arzneimittel, die nicht für den Verkehr außerhalb der Apotheken freigegeben sind und deren Anwendung nicht auf Grund einer tierärztlichen Behandlungsanweisung erfolgt, dürfen nur angewendet werden,

1. wenn sie zugelassen sind oder in den Anwendungsbereich einer Rechtsverordnung nach § 36 oder § 39 Abs. 3 Satz 1 Nr. 2 fallen oder sie nach § 38 Abs. 1 in den Verkehr gebracht werden dürfen,

2. für die in der Kennzeichnung oder Packungsbeilage der Arzneimittel bezeichneten Tierarten und Anwendungsgebiete und

3. in einer Menge, die nach Dosierung und Anwendungsdauer der Kennzeichnung des Arzneimittels entspricht.

Abweichend von Satz 2 dürfen Arzneimittel im Sinne des § 43 Abs. 4 Satz 3 nur nach der veterinärbehördlichen Anweisung nach § 43 Abs. 4 Satz 4 angewendet werden.

(2) Das Bundesministerium für Ernährung, Landwirtschaft und Verbraucherschutz wird ermächtigt, im Einvernehmen

mit dem Bundesministerium durch Rechtsverordnung mit Zustimmung des Bundesrates zu verbieten, dass Arzneimittel, die zur Anwendung bei Tieren bestimmt sind, die der Gewinnung von Lebensmitteln dienen, für bestimmte Anwendungsgebiete oder -bereiche in den Verkehr gebracht oder zu diesen Zwecken angewendet werden, soweit es geboten ist, um eine mittelbare Gefährdung der Gesundheit des Menschen zu verhüten.

- **§ 59 Klinische Prüfung und Rückstandsprüfung bei Tieren, die der Lebensmittelgewinnung dienen**

(1) Ein Arzneimittel im Sinne des § 2 Abs. 1 oder Abs. 2 Nr. 1 darf abweichend von § 56a Abs. 1 vom Hersteller oder in dessen Auftrag zum Zweck der klinischen Prüfung und der Rückstandsprüfung angewendet werden, wenn sich die Anwendung auf eine Prüfung beschränkt, die nach Art und Umfang nach dem jeweiligen Stand der wissenschaftlichen Erkenntnisse erforderlich ist.

(2) Von den Tieren, bei denen diese Prüfungen durchgeführt werden, dürfen Lebensmittel nicht gewonnen werden. Satz 1 gilt nicht, wenn die zuständige Bundesoberbehörde eine angemessene Wartezeit festgelegt hat. Die Wartezeit muss

1. mindestens der Wartezeit nach der Verordnung über tierärztliche Hausapotheken entsprechen und gegebenenfalls einen Sicherheitsfaktor einschließen, mit dem die Art des Arzneimittels berücksichtigt wird, oder

2. wenn Höchstmengen für Rückstände von der Gemeinschaft gemäß der Verordnung (EWG) Nr. 2377/90 festgelegt wurden, sicherstellen, dass diese Höchstmengen in den Lebensmitteln, die von den Tieren gewonnen werden, nicht überschritten werden.

Der Hersteller hat der zuständigen Bundesoberbehörde Prüfungsergebnisse über Rückstände der angewendeten Arzneimittel und ihrer Umwandlungsprodukte in Lebensmitteln unter Angabe der angewandten Nachweisverfahren vorzulegen.

(3) Wird eine klinische Prüfung oder Rückstandsprüfung bei Tieren durchgeführt, die der Gewinnung von Lebensmitteln dienen, muss die Anzeige nach § 67 Abs. 1 Satz 1 zusätzlich folgende Angaben enthalten:

1. Name und Anschrift des Herstellers und der Personen, die in seinem Auftrag Prüfungen durchführen,

2. Art und Zweck der Prüfung,

3. Art und Zahl der für die Prüfung vorgesehenen Tiere,

4. Ort, Beginn und voraussichtliche Dauer der Prüfung,

5. Angaben zur vorgesehenen Verwendung der tierischen Erzeugnisse, die während oder nach Abschluss der Prüfung gewonnen werden.

(4) Über die durchgeführten Prüfungen sind Aufzeichnungen zu führen, die der zuständigen Behörde auf Verlangen vorzulegen sind.

- **§ 59a Verkehr mit Stoffen und Zubereitungen aus Stoffen**

(1) Personen, Betriebe und Einrichtungen, die in § 47 Abs. 1 aufgeführt sind, dürfen Stoffe oder Zubereitungen aus Stoffen, die auf Grund einer Rechtsverordnung nach § 6 bei

der Herstellung von Arzneimitteln für Tiere nicht verwendet werden dürfen, zur Herstellung solcher Arzneimittel oder zur Anwendung bei Tieren nicht erwerben und für eine solche Herstellung oder Anwendung nicht anbieten, lagern, verpacken, mit sich führen oder in den Verkehr bringen. Tierhalter sowie andere Personen, Betriebe und Einrichtungen, die in § 47 Abs. 1 nicht aufgeführt sind, dürfen solche Stoffe oder Zubereitungen nicht erwerben, lagern, verpacken oder mit sich führen, es sei denn, dass sie für eine durch Rechtsverordnung nach § 6 nicht verbotene Herstellung oder Anwendung bestimmt sind.

(2) Tierärzte dürfen Stoffe oder Zubereitungen aus Stoffen, die nicht für den Verkehr außerhalb der Apotheken freigegeben sind, zur Anwendung bei Tieren nur beziehen und solche Stoffe oder Zubereitungen dürfen an Tierärzte nur abgegeben werden, wenn sie als Arzneimittel zugelassen sind oder sie auf Grund des § 21 Abs. 2 Nr. 3 oder 5 oder auf Grund einer Rechtsverordnung nach § 36 ohne Zulassung in den Verkehr gebracht werden dürfen. Tierhalter dürfen sie für eine Anwendung bei Tieren nur erwerben oder lagern, wenn sie von einem Tierarzt als Arzneimittel verschrieben oder durch einen Tierarzt abgegeben worden sind. Andere Personen, Betriebe und Einrichtungen, die in § 47 Abs. 1 nicht aufgeführt sind, dürfen durch Rechtsverordnung nach § 48 bestimmte Stoffe oder Zubereitungen aus Stoffen nicht erwerben, lagern, verpacken, mit sich führen oder in den Verkehr bringen, es sei denn, dass die Stoffe oder Zubereitungen für einen anderen Zweck als zur Anwendung bei Tieren bestimmt sind.

(3) Die futtermittelrechtlichen Vorschriften bleiben unberührt.

- ### § 59b Stoffe zur Durchführung von Rückstandskontrollen

Der pharmazeutische Unternehmer hat für Arzneimittel, die zur Anwendung bei Tieren bestimmt sind, die der Gewinnung von Lebensmitteln dienen, der zuständigen Behörde die zur Durchführung von Rückstandskontrollen erforderlichen Stoffe auf Verlangen in ausreichender Menge gegen eine angemessene Entschädigung zu überlassen. Für Arzneimittel, die von dem pharmazeutischen Unternehmer nicht mehr in den Verkehr gebracht werden, gelten die Verpflichtungen nach Satz 1 bis zum Ablauf von drei Jahren nach dem Zeitpunkt des letztmaligen Inverkehrbringens durch den pharmazeutischen Unternehmer, höchstens jedoch bis zu dem nach § 10 Abs. 7 angegebenen Verfalldatum der zuletzt in Verkehr gebrachten Charge.

- ### § 59c Nachweispflichten für Stoffe, die als Tierarzneimittel verwendet werden können

Betriebe und Einrichtungen, die Stoffe oder Zubereitungen aus Stoffen, die als Tierarzneimittel oder zur Herstellung von Tierarzneimitteln verwendet werden können und anabole, infektionshemmende, parasitenabwehrende, entzündungshemmende, hormonale oder psychotrope Eigenschaften aufweisen, herstellen, lagern, einführen oder in den Verkehr bringen, haben Nachweise über den Bezug oder die Abgabe

dieser Stoffe oder Zubereitungen aus Stoffen zu führen, aus denen sich Vorlieferant oder Empfänger sowie die jeweils erhaltene oder abgegebene Menge ergeben, diese Nachweise mindestens drei Jahre aufzubewahren und auf Verlangen der zuständigen Behörde vorzulegen. Satz 1 gilt auch für Personen, die diese Tätigkeiten berufsmäßig ausüben. Soweit es sich um Stoffe oder Zubereitungen aus Stoffen mit thyreostatischer, östrogener, androgener oder gestagener Wirkung oder ß-Agonisten mit anaboler Wirkung handelt, sind diese Nachweise in Form eines Registers zu führen, in dem die hergestellten oder erworbenen Mengen sowie die zur Herstellung von Arzneimitteln veräußerten oder verwendeten Mengen chronologisch unter Angabe des Vorlieferanten und Empfängers erfasst werden.

- ### § 60 Heimtiere

(1) Auf Arzneimittel, die ausschließlich zur Anwendung bei Zierfischen, Zier- oder Singvögeln, Brieftauben, Terrarientieren, Kleinnagern, Frettchen oder nicht der Gewinnung von Lebensmitteln dienenden Kaninchen bestimmt und für den Verkehr außerhalb der Apotheken zugelassen sind, finden die Vorschriften der §§ 21 bis 39d und 50 keine Anwendung.

(2) Die Vorschriften über die Herstellung von Arzneimitteln finden mit der Maßgabe Anwendung, dass der Nachweis einer zweijährigen praktischen Tätigkeit nach § 15 Abs. 1 entfällt.

(3) Das Bundesministerium für Ernährung, Landwirtschaft und Verbraucherschutz wird ermächtigt, im Einvernehmen mit dem Bundesministerium für Wirtschaft und Technologie und dem Bundesministerium durch Rechtsverordnung mit Zustimmung des Bundesrates die Vorschriften über die Zulassung auf Arzneimittel für die in Absatz 1 genannten Tiere auszudehnen, soweit es geboten ist, um eine unmittelbare oder mittelbare Gefährdung der Gesundheit von Mensch oder Tier zu verhüten.

(4) Die zuständige Behörde kann Ausnahmen von § 43 Abs. 5 Satz 1 zulassen, soweit es sich um die Arzneimittelversorgung der in Absatz 1 genannten Tiere handelt.

- ### § 61 Befugnisse tierärztlicher Bildungsstätten

Einrichtungen der tierärztlichen Bildungsstätten im Hochschulbereich, die der Arzneimittelversorgung der dort behandelten Tiere dienen und von einem Tierarzt oder Apotheker geleitet werden, haben die Rechte und Pflichten, die ein Tierarzt nach den Vorschriften dieses Gesetzes hat.

10 Zehnter Abschnitt Beobachtung, Sammlung und Auswertung von Arzneimittelrisiken

§ 62 Organisation

Die zuständige Bundesoberbehörde hat zur Verhütung einer unmittelbaren oder mittelbaren Gefährdung der Gesundheit von Mensch oder Tier die bei der Anwendung von Arzneimitteln auftretenden Risiken, insbesondere Nebenwirkungen, Wechselwirkungen mit anderen Mitteln, Verfälschungen sowie potenzielle Risiken für die Umwelt auf Grund der Anwendung eines Tierarzneimittels, zentral zu erfassen, auszuwerten und die nach diesem Gesetz zu ergreifenden Maßnahmen zu koordinieren. Sie wirkt dabei mit den Dienststellen der Weltgesundheitsorganisation, der Europäischen Arzneimittel-Agentur, den Arzneimittelbehörden anderer Länder, den Gesundheits- und Veterinärbehörden der Bundesländer, den Arzneimittelkommissionen der Kammern der Heilberufe, nationalen Pharmakovigilanzzentren sowie mit anderen Stellen zusammen, die bei der Durchführung ihrer Aufgaben Arzneimittelrisiken erfassen. Die zuständige Bundesoberbehörde kann die Öffentlichkeit über Arzneimittelrisiken und beabsichtigte Maßnahmen informieren.

§ 63 Stufenplan

Die Bundesregierung erstellt durch allgemeine Verwaltungsvorschrift mit Zustimmung des Bundesrates zur Durchführung der Aufgaben nach § 62 einen Stufenplan. In diesem werden die Zusammenarbeit der beteiligten Behörden und Stellen auf den verschiedenen Gefahrenstufen, die Einschaltung der pharmazeutischen Unternehmer sowie die Beteiligung der oder des Beauftragten der Bundesregierung für die Belange der Patientinnen und Patienten näher geregelt und die jeweils nach den Vorschriften dieses Gesetzes zu ergreifenden Maßnahmen bestimmt. In dem Stufenplan können ferner Informationsmittel und -wege bestimmt werden.

§ 63a Stufenplanbeauftragter

(1) Wer als pharmazeutischer Unternehmer Fertigarzneimittel, die Arzneimittel im Sinne des § 2 Abs. 1 oder Abs. 2 Nr. 1 sind, in den Verkehr bringt, hat eine in einem Mitgliedstaat der Europäischen Union ansässige qualifizierte Person mit der erforderlichen Sachkenntnis und der zur Ausübung ihrer Tätigkeit erforderlichen Zuverlässigkeit (Stufenplanbeauftragter) zu beauftragen, bekannt gewordene Meldungen über Arzneimittelrisiken zu sammeln, zu bewerten und die notwendigen Maßnahmen zu koordinieren. Satz 1 gilt nicht für Personen, soweit sie nach § 13 Abs. 2 Satz 1 Nr. 1, 2, 3 oder 5 keiner Herstellungserlaubnis bedürfen. Der Stufenplanbeauftragte ist für die Erfüllung von Anzeigepflichten verantwortlich, soweit sie Arzneimittelrisiken betreffen. Er hat ferner sicherzustellen, dass

auf Verlangen der zuständigen Bundesoberbehörde weitere Informationen für die Beurteilung des Nutzen-Risiko-Verhältnisses eines Arzneimittels, einschließlich eigener Bewertungen, unverzüglich und vollständig übermittelt werden. Das Nähere regelt die Betriebsverordnung für pharmazeutische Unternehmer. Andere Personen als in Satz 1 bezeichnet dürfen eine Tätigkeit als Stufenplanbeauftragter nicht ausüben.

(2) Der Nachweis der erforderlichen Sachkenntnis als Stufenplanbeauftragter wird erbracht durch das Zeugnis über eine nach abgeschlossenem Hochschulstudium der Humanmedizin, der Humanbiologie, der Veterinärmedizin oder der Pharmazie abgelegte Prüfung und eine mindestens zweijährige Berufserfahrung oder durch den Nachweis nach § 15. Der Stufenplanbeauftragte kann gleichzeitig sachkundige Person nach § 14 sein.

(3) Der pharmazeutische Unternehmer hat der zuständigen Behörde den Stufenplanbeauftragten unter Vorlage der Nachweise über die Anforderungen nach Absatz 2 und jeden Wechsel vorher mitzuteilen. Bei einem unvorhergesehenen Wechsel des Stufenplanbeauftragten hat die Mitteilung unverzüglich zu erfolgen.

§ 63b Dokumentations- und Meldepflichten

(1) Der Inhaber der Zulassung hat ausführliche Unterlagen über alle Verdachtsfälle von Nebenwirkungen, die in der Gemeinschaft oder einem Drittland auftreten, sowie Angaben über die abgegebenen Mengen, bei Blut- und Gewebezubereitungen, mit Ausnahme der Blutzubereitungen im Sinne von Absatz 2 Satz 3 und der Gewebezubereitungen im Sinne von § 21a, auch über die Anzahl der Rückrufe zu führen.

(2) Der Inhaber der Zulassung hat ferner

1. jeden ihm bekannt gewordenen Verdachtsfall einer schwerwiegenden Nebenwirkung, der im Geltungsbereich dieses Gesetzes aufgetreten ist, zu erfassen und der zuständigen Bundesoberbehörde unverzüglich, spätestens aber innerhalb von 15 Tagen nach Bekanntwerden,

2. a. jeden ihm durch einen Angehörigen eines Gesundheitsberufes bekannt gewordenen Verdachtsfall einer schwerwiegenden unerwarteten Nebenwirkung, der nicht in einem Mitgliedstaat der Europäischen Union aufgetreten ist,

   b. bei Arzneimitteln, die Bestandteile aus Ausgangsmaterial von Mensch oder Tier enthalten, jeden ihm bekannt gewordenen Verdachtsfall einer Infektion, die eine schwerwiegende Nebenwirkung ist und durch eine Kontamination dieser Arzneimittel mit Krankheitserregern verursacht wurde und nicht in einem Mitgliedstaat der Europäischen Union aufgetreten ist,

   unverzüglich, spätestens aber innerhalb von 15 Tagen nach Bekanntwerden, der zuständigen Bundesoberbehörde sowie der Europäische Arzneimittel-Agentur, und

3. häufigen oder im Einzelfall in erheblichem Umfang beobachteten Missbrauch, wenn durch ihn die Gesundheit von Mensch oder Tier unmittelbar gefährdet werden kann, der zuständigen Bundesoberbehörde unverzüglich anzuzeigen. Die Anzeigepflicht nach Satz 1 Nr. 1 und Nr. 2 Buchstabe a gilt entsprechend für Nebenwirkungen beim

Menschen auf Grund der Anwendung eines zur Anwendung bei Tieren bestimmten Arzneimittels. Die Anzeigepflicht nach Satz 1 Nr. 2 Buchstabe a und b besteht gegenüber der Europäischen Arzneimittel-Agentur nicht bei Arzneimitteln aus Blut und Geweben im Sinne der Richtlinie 2002/98/EG des Europäischen Parlaments und des Rates vom 27. Januar 2003 zur Festlegung von Qualitäts- und Sicherheitsstandards für die Gewinnung, Testung, Verarbeitung, Lagerung und Verteilung von menschlichem Blut und Blutbestandteilen und zur Änderung der Richtlinie 2001/83/EG (ABl. EU Nr. L 33 S. 30) und der Richtlinie 2004/23/EG des Europäischen Parlaments und des Rates vom 31. März 2004 zur Festlegung von Qualitäts- und Sicherheitsstandards für die Spende, Beschaffung, Testung, Verarbeitung, Konservierung, Lagerung und Verteilung von menschlichen Geweben und Zellen (ABl. EU Nr. L 102 S. 48).

(3) Der Inhaber der Zulassung, der die Zulassung im Wege der gegenseitigen Anerkennung oder im dezentralisierten Verfahren erhalten hat, stellt ferner sicher, dass jeder Verdachtsfall

1. einer schwerwiegenden Nebenwirkung oder
2. einer Nebenwirkung beim Menschen auf Grund der Anwendung eines zur Anwendung bei Tieren bestimmten Arzneimittels,

der im Geltungsbereich dieses Gesetzes aufgetreten ist, auch der zuständigen Behörde des Mitgliedstaates zugänglich ist, dessen Zulassung Grundlage der Anerkennung war oder die im Rahmen eines Schiedsverfahrens nach Artikel 32 der Richtlinie 2001/83/EG oder Artikel 36 der Richtlinie 2001/82/EG Berichterstatter war.

(4) Der zuständigen Bundesoberbehörde sind alle zur Beurteilung von Verdachtsfällen oder beobachteten Missbrauchs vorliegenden Unterlagen sowie eine wissenschaftliche Bewertung vorzulegen.

(5) Der Inhaber der Zulassung hat, sofern nicht durch Auflage oder in Satz 5 oder 6 anderes bestimmt ist, auf der Grundlage der in Absatz 1 und in § 63a Abs. 1 genannten Verpflichtungen der zuständigen Bundesoberbehörde einen regelmäßig aktualisierten Bericht über die Unbedenklichkeit des Arzneimittels unverzüglich nach Aufforderung oder mindestens alle sechs Monate nach der Zulassung bis zum Inverkehrbringen vorzulegen. Ferner hat er solche Berichte unverzüglich nach Aufforderung oder mindestens alle sechs Monate während der ersten beiden Jahre nach dem ersten Inverkehrbringen und einmal jährlich in den folgenden zwei Jahren vorzulegen. Danach hat er die Berichte in Abständen von drei Jahren oder unverzüglich nach Aufforderung vorzulegen. Die regelmäßigen aktualisierten Berichte über die Unbedenklichkeit von Arzneimitteln umfassen auch eine wissenschaftliche Beurteilung des Nutzens und der Risiken des betreffenden Arzneimittels. Die zuständige Bundesoberbehörde kann auf Antrag die Berichtsintervalle verlängern. Bei Arzneimitteln, die nach § 36 Abs. 1 von der Zulassung freigestellt sind, bestimmt die zuständige Bundesoberbehörde den Zeitpunkt der Vorlage der regelmäßigen aktualisierten Berichte über die Unbedenklichkeit des Arzneimittels in einer Bekanntmachung, die im Bundesanzeiger veröffentlicht wird. Bei Blut- und Gewebezubereitungen, mit Ausnahme der Blutzube-reitungen im Sinne von Absatz 2 Satz 3 und der Gewebezubereitungen im Sinne von § 21a, hat der Inhaber der Zulassung auf der Grundlage der in Satz 1 genannten Verpflichtungen der zuständigen Bundesoberbehörde einen aktualisierten Bericht über die Unbedenklichkeit des Arzneimittels unverzüglich nach Aufforderung oder, soweit Rückrufe oder Fälle oder Verdachtsfälle schwerwiegender Nebenwirkungen betroffen sind, mindestens einmal jährlich vorzulegen. Die Sätze 1 bis 7 gelten nicht für einen Parallelimporteur.

(5a) Die zuständige Bundesoberbehörde kann in Betrieben und Einrichtungen, die Arzneimittel herstellen oder in den Verkehr bringen oder klinisch prüfen, die Sammlung und Auswertung von Arzneimittelrisiken und die Koordinierung notwendiger Maßnahmen überprüfen. Zu diesem Zweck können Beauftragte der zuständigen Bundesoberbehörde im Benehmen mit der zuständigen Behörde Betriebs- und Geschäftsräume zu den üblichen Geschäftszeiten betreten, Unterlagen einsehen sowie Auskünfte verlangen.

(5b) Der Inhaber der Zulassung darf im Zusammenhang mit dem zugelassenen Arzneimittel keine die Pharmakovigilanz betreffenden Informationen ohne vorherige oder gleichzeitige Mitteilung an die zuständige Bundesoberbehörde öffentlich bekannt machen. Er stellt sicher, dass solche Informationen in objektiver und nicht irreführender Weise dargelegt werden.

(6) Die zuständige Bundesoberbehörde hat jeden ihr zur Kenntnis gegebenen Verdachtsfall einer schwerwiegenden Nebenwirkung, der im Geltungsbereich dieses Gesetzes aufgetreten ist, unverzüglich, spätestens aber innerhalb von 15 Tagen nach Bekanntwerden, an die Europäische Arzneimittel-Agentur und erforderlichenfalls an den Inhaber der Zulassung zu übermitteln. Dies gilt nicht für die in Absatz 2 Satz 3 genannten Arzneimittel.

(7) Die Verpflichtungen nach den Absätzen 1 bis 4 gelten entsprechend für den Inhaber der Registrierung, für den Antragsteller vor Erteilung der Zulassung und für den Inhaber der Zulassung unabhängig davon, ob sich das Arzneimittel noch im Verkehr befindet oder die Zulassung noch besteht. Die Absätze 1 bis 5a gelten entsprechend für einen pharmazeutischen Unternehmer, der nicht Inhaber der Zulassung ist. Die Erfüllung der Verpflichtungen nach den Absätzen 1 bis 5 können durch schriftliche Vereinbarung zwischen dem Inhaber der Zulassung und dem pharmazeutischen Unternehmer, der nicht Inhaber der Zulassung ist, ganz oder teilweise auf den Inhaber der Zulassung übertragen werden.

(8) Die Absätze 1 bis 7 finden keine Anwendung auf Arzneimittel, für die von der Kommission der Europäischen Gemeinschaften oder dem Rat der Europäischen Union eine Genehmigung für das Inverkehrbringen erteilt worden ist. Für diese Arzneimittel gelten die Verpflichtungen des pharmazeutischen Unternehmers nach der Verordnung (EG) Nr. 726/2004 und seine Verpflichtungen nach der Verordnung (EG) Nr. 540/95 der Kommission der Europäischen Gemeinschaften oder des Rates der Europäischen Union zur Festlegung der Bestimmungen für die Mitteilung von vermuteten unerwarteten, nicht schwerwiegenden Nebenwirkungen, die innerhalb oder außerhalb der Gemeinschaft an gemäß

der Verordnung (EWG) Nr. 2309/93 zugelassenen Human- oder Tierarzneimitteln festgestellt werden (ABl. EG Nr. L 55 S. 5) in der jeweils geltenden Fassung mit der Maßgabe, dass im Geltungsbereich des Gesetzes die Verpflichtung zur Mitteilung an die Mitgliedstaaten oder zur Unterrichtung der Mitgliedstaaten gegenüber der jeweils zuständigen Bundesoberbehörde besteht. Bei Arzneimitteln, bei denen eine Zulassung der zuständigen Bundesoberbehörde Grundlage der gegenseitigen Anerkennung ist oder bei denen eine Bundesoberbehörde Berichterstatter in einem Schiedsverfahren nach Artikel 32 der Richtlinie 2001/83/EG oder Artikel 36 der Richtlinie 2001/82/EG ist, übernimmt die zuständige Bundesoberbehörde die Verantwortung für die Analyse und Überwachung aller Verdachtsfälle schwerwiegender Nebenwirkungen, die in der Europäischen Gemeinschaft auftreten; dies gilt auch für Arzneimittel, die im dezentralisierten Verfahren zugelassen worden sind.

- **§ 63c Besondere Dokumentations- und Meldepflichten bei Blut- und Gewebezubereitungen**

(1) Der Inhaber einer Zulassung oder Genehmigung für Blutzubereitungen im Sinne von § 63b Abs. 2 Satz 3 oder für Gewebezubereitungen im Sinne von § 21a hat ausführliche Unterlagen über Verdachtsfälle von schwerwiegenden Zwischenfällen oder schwerwiegenden unerwünschten Reaktionen, die in den Mitgliedstaaten der Europäischen Union oder in den Vertragsstaaten des Abkommens über den Europäischen Wirtschaftsraum oder in einem Drittland aufgetreten sind und die die Qualität und Sicherheit von Blut- oder Gewebezubereitungen beeinflussen oder auf sie zurückgeführt werden können, sowie über die Anzahl der Rückrufe zu führen.

(2) Der Inhaber einer Zulassung oder Genehmigung für Blut- oder Gewebezubereitungen im Sinne von Absatz 1 hat ferner jeden Verdacht eines schwerwiegenden Zwischenfalls, der sich auf die Qualität oder Sicherheit der Blut- oder Gewebezubereitungen auswirken kann, und jeden Verdacht einer schwerwiegenden unerwünschten Reaktion, die die Qualität oder Sicherheit der Blut- oder Gewebezubereitungen beeinflussen oder auf sie zurückgeführt werden kann, zu dokumentieren und unverzüglich, spätestens aber innerhalb von 15 Tagen nach Bekanntwerden, der zuständigen Bundesoberbehörde anzuzeigen. Die Anzeige muss alle erforderlichen Angaben enthalten, insbesondere Name oder Firma und Anschrift des pharmazeutischen Unternehmers, Bezeichnung und Nummer oder Kennzeichnungscode der Blut- oder Gewebezubereitung, Tag und Dokumentation des Auftretens des Verdachts des schwerwiegenden Zwischenfalls oder der schwerwiegenden unerwünschten Reaktion, Tag und Ort der Blutbestandteile- oder Gewebeentnahme, belieferte Betriebe oder Einrichtungen sowie Angaben zu der spendenden Person. Die nach Satz 1 angezeigten Zwischenfälle oder Reaktionen sind auf ihre Ursache und Auswirkung zu untersuchen und zu bewerten und die Ergebnisse der zuständigen Bundesoberbehörde unverzüglich mitzuteilen, ebenso die Maßnahmen zur Rückverfolgung und zum Schutz der Spender und Empfänger.

(3) Die Blut- und Plasmaspendeeinrichtungen oder die Gewebeeinrichtungen haben bei nicht zulassungs- oder genehmigungspflichtigen Blut- oder Gewebezubereitungen sowie bei Blut und Blutbestandteilen und bei Gewebe jeden Verdacht eines schwerwiegenden Zwischenfalls, der sich auf die Qualität oder Sicherheit der Blut- oder Gewebezubereitungen auswirken kann, und jeden Verdacht einer schwerwiegenden unerwünschten Reaktion, die die Qualität oder Sicherheit der Blut- oder Gewebezubereitungen beeinflussen oder auf sie zurückgeführt werden kann, unverzüglich der zuständigen Behörde zu melden. Die Meldung muss alle notwendigen Angaben wie Name oder Firma und Anschrift der Spende- oder Gewebeeinrichtung, Bezeichnung und Nummer oder Kennzeichnungscode der Blut- oder Gewebezubereitung, Tag und Dokumentation des Auftretens des Verdachts des schwerwiegenden Zwischenfalls oder der schwerwiegenden unerwünschten Reaktion, Tag der Herstellung der Blut- oder Gewebezubereitung sowie Angaben zu der spendenden Person enthalten. Absatz 2 Satz 3 gilt entsprechend. Die zuständige Behörde leitet die Meldungen nach den Sätzen 1 und 2 sowie die Mitteilungen nach Satz 3 an die zuständige Bundesoberbehörde weiter.

(4) Der Inhaber einer Zulassung oder Genehmigung für Blut- oder Gewebezubereitungen im Sinne von Absatz 1 hat auf der Grundlage der in Absatz 1 genannten Verpflichtungen der zuständigen Bundesoberbehörde einen aktualisierten Bericht über die Unbedenklichkeit der Arzneimittel unverzüglich nach Aufforderung oder, soweit Rückrufe oder Fälle oder Verdachtsfälle schwerwiegender Zwischenfälle oder schwerwiegender unerwünschter Reaktionen betroffen sind, mindestens einmal jährlich vorzulegen.

(5) Die Vorschriften des § 63b Abs. 5a gelten für Blut- und Plasmaspendeeinrichtungen oder für Gewebeeinrichtungen, die Vorschriften des § 63b Abs. 5b gelten für die Inhaber einer Zulassung von Blut- oder Gewebezubereitungen entsprechend.

(6) Schwerwiegender Zwischenfall im Sinne der vorstehenden Vorschriften ist jedes unerwünschte Ereignis im Zusammenhang mit der Gewinnung, Untersuchung, Aufbereitung, Be- oder Verarbeitung, Konservierung, Aufbewahrung oder Abgabe von Geweben oder Blutzubereitungen, das die Übertragung einer ansteckenden Krankheit, den Tod oder einen lebensbedrohlichen Zustand, eine Behinderung oder einen Fähigkeitsverlust von Patienten zur Folge haben könnte oder einen Krankenhausaufenthalt erforderlich machen oder verlängern könnte oder zu einer Erkrankung führen oder diese verlängern könnte.

(7) Schwerwiegende unerwünschte Reaktion im Sinne der vorstehenden Vorschriften ist eine unbeabsichtigte Reaktion, einschließlich einer übertragbaren Krankheit, beim Spender oder Empfänger im Zusammenhang mit der Gewinnung von Gewebe oder Blut oder der Übertragung von Gewebe- oder Blutzubereitungen, die tödlich oder lebensbedrohlich verläuft, eine Behinderung oder einen Fähigkeitsverlust zur Folge hat oder einen Krankenhausaufenthalt erforderlich macht oder verlängert oder zu einer Erkrankung führt oder diese verlängert.

11 Elfter Abschnitt Überwachung

■ **§ 64 Durchführung der Überwachung**

(1) Betriebe und Einrichtungen, in denen Arzneimittel hergestellt, geprüft, gelagert, verpackt oder in den Verkehr gebracht werden oder in denen sonst mit ihnen Handel getrieben wird, unterliegen insoweit der Überwachung durch die zuständige Behörde; das Gleiche gilt für Betriebe und Einrichtungen, die Arzneimittel entwickeln, klinisch prüfen, einer Rückstandsprüfung unterziehen oder Arzneimittel nach § 47a Abs. 1 Satz 1 oder zur Anwendung bei Tieren bestimmte Arzneimittel erwerben oder anwenden. Die Entwicklung, Herstellung, Prüfung, Lagerung, Verpackung und das Inverkehrbringen von Wirkstoffen und anderen zur Arzneimittelherstellung bestimmten Stoffen und von Gewebe sowie der sonstige Handel mit diesen Wirkstoffen und Stoffen unterliegen der Überwachung, soweit sie durch eine Rechtsverordnung nach § 54, nach § 12 des Transfusionsgesetzes oder nach § 16a des Transplantationsgesetzes geregelt sind. Im Falle des § 20b Abs. 2 unterliegen die Entnahmeeinrichtungen und die Labore der Überwachung durch die für sie örtlich zuständige Behörde. Satz 1 gilt auch für Personen, die diese Tätigkeiten berufsmäßig ausüben oder Arzneimittel nicht ausschließlich für den Eigenbedarf mit sich führen, für den Sponsor einer klinischen Prüfung oder seinen Vertreter nach § 40 Abs. 1 Satz 3 Nr. 1 sowie für Personen oder Personenvereinigungen, die Arzneimittel für andere sammeln.

(2) Die mit der Überwachung beauftragten Personen müssen diese Tätigkeit hauptberuflich ausüben. Die zuständige Behörde kann Sachverständige beiziehen. Sie soll Angehörige der zuständigen Bundesoberbehörde als Sachverständige beteiligen, soweit es sich um Blutzubereitungen, Gewebe und Gewebezubereitungen, radioaktive Arzneimittel, gentechnisch hergestellte Arzneimittel, Sera, Impfstoffe, Allergene, Gentransfer-Arzneimittel, somatische Zelltherapeutika, xenogene Zelltherapeutika oder um Wirkstoffe oder andere Stoffe, die menschlicher, tierischer oder mikrobieller Herkunft sind oder die auf gentechnischem Wege hergestellt werden, handelt. Bei Apotheken, die keine Krankenhausapotheken sind oder die einer Erlaubnis nach § 13 nicht bedürfen, kann die zuständige Behörde Sachverständige mit der Überwachung beauftragen.

(3) Die zuständige Behörde hat sich davon zu überzeugen, dass die Vorschriften über den Verkehr mit Arzneimitteln, über die Werbung auf dem Gebiete des Heilwesens, des Zweiten Abschnitts des Transfusionsgesetzes, der Abschnitte 2, 3 und 3a des Transplantationsgesetzes und über das Apothekenwesen beachtet werden. Sie hat regelmäßig in angemessenem Umfang unter besonderer Berücksichtigung möglicher Risiken Besichtigungen vorzunehmen und Arzneimittelproben amtlich untersuchen zu lassen; Betriebe und Einrichtungen, die einer Erlaubnis nach § 13 oder § 72 bedürfen, sowie tierärztliche Hausapotheken sind in der Regel alle zwei Jahre zu besichtigen. Eine Erlaubnis nach § 13, § 52a oder § 72 wird von der zuständigen Behörde erst erteilt, wenn sie sich durch eine Besichtigung davon überzeugt hat, dass die Voraussetzungen für die Erlaubniserteilung vorliegen. Innerhalb von 90 Tagen nach einer Inspektion wird dem Hersteller ein Zertifikat über die Gute Herstellungspraxis ausgestellt, wenn die Inspektion zu dem Ergebnis führt, dass dieser Hersteller die Grundsätze und Leitlinien der Guten Herstellungspraxis des Gemeinschaftsrechts einhält. Die Bestätigung ist zurückzunehmen, wenn nachträglich bekannt wird, dass die Voraussetzungen nicht vorgelegen haben; sie ist zu widerrufen, wenn die Voraussetzungen nicht mehr gegeben sind. Die Angaben über die Ausstellung, die Versagung, die Rücknahme oder den Widerruf sind in eine Datenbank nach § 67a einzugeben. Die Sätze 4 bis 6 gelten nicht, sofern die Betriebe und Einrichtungen ausschließlich Fütterungsarzneimittel herstellen.

(4) Die mit der Überwachung beauftragten Personen sind befugt

1. Grundstücke, Geschäftsräume, Betriebsräume, Beförderungsmittel und zur Verhütung dringender Gefahr für die öffentliche Sicherheit und Ordnung auch Wohnräume zu den üblichen Geschäftszeiten zu betreten und zu besichtigen, in denen eine Tätigkeit nach Absatz 1 ausgeübt wird; das Grundrecht des Artikels 13 des Grundgesetzes auf Unverletzlichkeit der Wohnung wird insoweit eingeschränkt,

2. Unterlagen über Entwicklung, Herstellung, Prüfung, klinische Prüfung oder Rückstandsprüfung, Erwerb, Lagerung, Verpackung, Inverkehrbringen und sonstigen Verbleib der Arzneimittel sowie über das im Verkehr befindliche Werbematerial und über die nach § 94 erforderliche Deckungsvorsorge einzusehen,

2a. Abschriften oder Ablichtungen von Unterlagen nach Nummer 2 oder Ausdrucke oder Kopien von Datenträgern, auf denen Unterlagen nach Nummer 2 gespeichert sind, anzufertigen oder zu verlangen, soweit es sich nicht um personenbezogene Daten von Patienten handelt,

3. von natürlichen und juristischen Personen und nicht rechtsfähigen Personenvereinigungen alle erforderlichen Auskünfte, insbesondere über die in Nummer 2 genannten Betriebsvorgänge zu verlangen,

4. vorläufige Anordnungen, auch über die Schließung des Betriebes oder der Einrichtung zu treffen, soweit es zur Verhütung dringender Gefahren für die öffentliche Sicherheit und Ordnung geboten ist.

(4a) Soweit es zur Durchführung dieses Gesetzes oder der auf Grund dieses Gesetzes erlassenen Rechtsverordnungen oder der Verordnung (EG) Nr. 726/2004 erforderlich ist, dürfen auch die Sachverständigen der Mitgliedstaaten der Europäischen Union, soweit sie die mit der Überwachung beauftragten Personen begleiten, Befugnisse nach Absatz 4 Nr. 1 wahrnehmen.

(5) Der zur Auskunft Verpflichtete kann die Auskunft auf solche Fragen verweigern, deren Beantwortung ihn selbst oder einen seiner in § 383 Abs. 1 Nr. 1 bis 3 der Zivilprozessordnung bezeichneten Angehörigen der Gefahr strafrechtlicher Verfolgung oder eines Verfahrens nach dem Gesetz über Ordnungswidrigkeiten aussetzen würde.

(6) Das Bundesministerium wird ermächtigt, durch Rechtsverordnung mit Zustimmung des Bundesrates Regelungen über die Wahrnehmung von Überwachungsaufgaben in den Fällen festzulegen, in denen Arzneimittel von einem pharmazeutischen Unternehmer im Geltungsbereich des Gesetzes in den Verkehr gebracht werden, der keinen Sitz im Geltungsbereich des Gesetzes hat, soweit es zur Durchführung der Vorschriften über den Verkehr mit Arzneimitteln sowie über die Werbung auf dem Gebiete des Heilwesens erforderlich ist. Dabei kann die federführende Zuständigkeit für Überwachungsaufgaben, die sich auf Grund des Verbringens eines Arzneimittels aus einem bestimmten Mitgliedstaat der Europäischen Union ergeben, jeweils einem bestimmten Land oder einer von den Ländern getragenen Einrichtung zugeordnet werden. Die Rechtsverordnung wird vom Bundesministerium für Ernährung, Landwirtschaft und Verbraucherschutz im Einvernehmen mit dem Bundesministerium erlassen, soweit es sich um Arzneimittel handelt, die zur Anwendung bei Tieren bestimmt sind.

▪ § 65 Probenahme

(1) Soweit es zur Durchführung der Vorschriften über den Verkehr mit Arzneimitteln, über die Werbung auf dem Gebiete des Heilwesens, des Zweiten Abschnitts des Transfusionsgesetzes, der Abschnitte 2, 3 und 3a des Transplantationsgesetzes und über das Apothekenwesen erforderlich ist, sind die mit der Überwachung beauftragten Personen befugt, gegen Empfangsbescheinigung Proben nach ihrer Auswahl zum Zwecke der Untersuchung zu fordern oder zu entnehmen. Diese Befugnis erstreckt sich insbesondere auf die Entnahme von Proben von Futtermitteln, Tränkwasser und bei lebenden Tieren, einschließlich der dabei erforderlichen Eingriffe an diesen Tieren. Soweit der pharmazeutische Unternehmer nicht ausdrücklich darauf verzichtet, ist ein Teil der Probe oder, sofern die Probe nicht oder ohne Gefährdung des Untersuchungszwecks nicht in Teile von gleicher Qualität teilbar ist, ein zweites Stück der gleichen Art, wie das als Probe entnommene, zurückzulassen.

(2) Zurückzulassende Proben sind amtlich zu verschließen oder zu versiegeln. Sie sind mit dem Datum der Probenahme und dem Datum des Tages zu versehen, nach dessen Ablauf der Verschluss oder die Versiegelung als aufgehoben gelten.

(3) Für Proben, die nicht bei dem pharmazeutischen Unternehmer entnommen werden, ist durch den pharmazeutischen Unternehmer eine angemessene Entschädigung zu leisten, soweit nicht ausdrücklich darauf verzichtet wird.

(4) Als privater Sachverständiger zur Untersuchung von Proben, die nach Absatz 1 Satz 2 zurückgelassen sind, kann nur bestellt werden, wer

1. die Sachkenntnis nach § 15 besitzt. Anstelle der praktischen Tätigkeit nach § 15 Abs. 1 und 4 kann eine praktische Tätigkeit in der Untersuchung und Begutachtung von Arzneimitteln in Arzneimitteluntersuchungsstellen oder in anderen gleichartigen Arzneimittelinstituten treten,

2. die zur Ausübung der Tätigkeit als Sachverständiger zur Untersuchung von amtlichen Proben erforderliche Zuverlässigkeit besitzt und

3. über geeignete Räume und Einrichtungen für die beabsichtigte Untersuchung und Begutachtung von Arzneimitteln verfügt.

▪ § 66 Duldungs- und Mitwirkungspflicht

Wer der Überwachung nach § 64 Abs. 1 unterliegt, ist verpflichtet, die Maßnahmen nach den §§ 64 und 65 zu dulden und die in der Überwachung tätigen Personen bei der Erfüllung ihrer Aufgaben zu unterstützen, insbesondere ihnen auf Verlangen die Räume und Beförderungsmittel zu bezeichnen, Räume, Behälter und Behältnisse zu öffnen, Auskünfte zu erteilen und die Entnahme der Proben zu ermöglichen. Die gleiche Verpflichtung besteht für die sachkundige Person nach § 14, den Leiter der Herstellung, Leiter der Qualitätskontrolle, Stufenplanbeauftragten, Informationsbeauftragten, die verantwortliche Person nach § 52a und den Leiter der klinischen Prüfung sowie deren Vertreter, auch im Hinblick auf Anfragen der zuständigen Bundesoberbehörde.

▪ § 67 Allgemeine Anzeigepflicht

(1) Betriebe und Einrichtungen, die Arzneimittel entwickeln, herstellen, klinisch prüfen oder einer Rückstandsprüfung unterziehen, prüfen, lagern, verpacken, in den Verkehr bringen oder sonst mit ihnen Handel treiben, haben dies vor der Aufnahme der Tätigkeiten der zuständigen Behörde, bei einer klinischen Prüfung bei Menschen auch der zuständigen Bundesoberbehörde, anzuzeigen. Die Entwicklung von Arzneimitteln ist anzuzeigen, soweit sie durch eine Rechtsverordnung nach § 54 geregelt ist. Das Gleiche gilt für Personen, die diese Tätigkeiten selbständig und berufsmäßig ausüben, sowie für Personen oder Personenvereinigungen, die Arzneimittel für andere sammeln. In der Anzeige sind die Art der Tätigkeit und die Betriebsstätte anzugeben; werden Arzneimittel gesammelt, so ist das Nähere über die Art der Sammlung und über die Lagerstätte anzugeben. Ist nach Satz 1 eine klinische Prüfung bei Menschen anzuzeigen, so sind auch deren Sponsor, sofern vorhanden dessen Vertreter nach § 40 Abs. 1 Satz 3 Nr. 1 sowie sämtliche Prüfer, soweit erforderlich auch mit Angabe der Stellung als Hauptprüfer oder Leiter der klinischen Prüfung namentlich zu benennen. Die Sätze 1 bis 4 gelten entsprechend für Betriebe und Einrichtungen, die Wirkstoffe oder andere zur Arzneimittelherstellung bestimmte Stoffe herstellen, prüfen, lagern, verpacken in den Verkehr bringen oder sonst mit ihnen Handel treiben, soweit diese Tätigkeiten durch eine Rechtsverordnung nach § 54 geregelt sind.

(2) Ist die Herstellung von Arzneimitteln beabsichtigt, für die es einer Erlaubnis nach § 13 nicht bedarf, so sind die Arzneimittel mit ihrer Bezeichnung und Zusammensetzung anzuzeigen.

(3) Nachträgliche Änderungen sind ebenfalls anzuzeigen. Ist nach Absatz 1 der Beginn einer klinischen Prüfung bei Menschen anzuzeigen, so sind deren Verlauf, Beendigung und Ergebnisse der zuständigen Bundesoberbehörde mitzuteilen; das Nähere wird in der Rechtsverordnung nach § 42 bestimmt.

(4) Die Absätze 1 bis 3 gelten mit Ausnahme der Anzeigepflicht für die klinische Prüfung nicht für diejenigen, die eine

Erlaubnis nach § 13, § 52a oder § 72 haben, und für Apotheken nach dem Gesetz über das Apothekenwesen. Absatz 2 gilt nicht für tierärztliche Hausapotheken.

(5) Wer als pharmazeutischer Unternehmer ein Arzneimittel, das nach § 36 Abs. 1 von der Zulassung freigestellt und für den Verkehr außerhalb der Apotheken nicht freigegeben ist, in den Verkehr bringt, hat dies unverzüglich der zuständigen Bundesoberbehörde anzuzeigen. In der Anzeige sind die verwendete Bezeichnung und die verwendeten nicht wirksamen Bestandteile anzugeben, soweit sie nicht in der Verordnung nach § 36 Abs. 1 festgelegt sind.

(6) Der pharmazeutische Unternehmer hat Untersuchungen, die dazu bestimmt sind, Erkenntnisse bei der Anwendung zugelassener oder registrierter Arzneimittel zu sammeln, den kassenärztlichen Bundesvereinigungen, dem Spitzenverband Bund der Krankenkassen sowie der zuständigen Bundesoberbehörde unverzüglich anzuzeigen. Dabei sind Ort, Zeit und Ziel der Anwendungsbeobachtung anzugeben sowie die beteiligten Ärzte namentlich zu benennen. Entschädigungen, die an Ärzte für ihre Beteiligung an Untersuchungen nach Satz 1 geleistet werden, sind nach ihrer Art und Höhe so zu bemessen, dass kein Anreiz für eine bevorzugte Verschreibung oder Empfehlung bestimmter Arzneimittel entsteht. Sofern beteiligte Ärzte Leistungen zu Lasten der gesetzlichen Krankenversicherung erbringen, sind bei Anzeigen nach Satz 1 auch die Art und die Höhe der an sie geleisteten Entschädigungen anzugeben sowie jeweils eine Ausfertigung der mit ihnen geschlossenen Verträge zu übermitteln; hiervon sind Anzeigen gegenüber den zuständigen Bundesoberbehörden ausgenommen.

- **§ 67a Datenbankgestütztes Informationssystem**

(1) Die für den Vollzug dieses Gesetzes zuständigen Behörden des Bundes und der Länder wirken mit dem Deutschen Institut für Medizinische Dokumentation und Information (DIMDI) zusammen, um ein gemeinsam nutzbares zentrales Informationssystem über Arzneimittel und deren Hersteller oder Einführer zu errichten. Dieses Informationssystem fasst die für die Erfüllung der jeweiligen Aufgaben behördenübergreifend notwendigen Informationen zusammen. Das Deutsche Institut für Medizinische Dokumentation und Information errichtet dieses Informationssystem auf der Grundlage der von den zuständigen Behörden oder Bundesoberbehörden nach der Rechtsverordnung nach Absatz 3 zur Verfügung gestellten Daten und stellt dessen laufenden Betrieb sicher. Daten aus dem Informationssystem werden an die zuständigen Behörden und Bundesoberbehörden zur Erfüllung ihrer im Gesetz geregelten Aufgaben sowie an die Europäische Arzneimittel-Agentur übermittelt. Die zuständigen Behörden und Bundesoberbehörden erhalten darüber hinaus für ihre im Gesetz geregelten Aufgaben Zugriff auf die aktuellen Daten aus dem Informationssystem. Eine Übermittlung an andere Stellen ist zulässig, soweit dies die Rechtsverordnung nach Absatz 3 vorsieht. Für seine Leistungen kann das Deutsche Institut für Medizinische Dokumentation und Information Entgelte verlangen. Diese werden in einem Entgeltkatalog festgelegt, der der Zustimmung des Bundesministeriums bedarf.

(2) Das Deutsche Institut für Medizinische Dokumentation und Information kann auch allgemein verfügbare Datenbanken, die einen Bezug zu Arzneimitteln haben, bereitstellen.

(3) Das Bundesministerium wird ermächtigt, Befugnisse zur Verarbeitung und Nutzung von Daten für die Zwecke der Absätze 1 und 2 und zur Erhebung von Daten für die Zwecke des Absatzes 2 im Einvernehmen mit dem Bundesministerium des Innern und dem Bundesministerium für Wirtschaft und Technologie durch Rechtsverordnung mit Zustimmung des Bundesrates einzuräumen und Regelungen zu treffen hinsichtlich der Übermittlung von Daten durch Behörden des Bundes und der Länder an das Deutsche Institut für Medizinische Dokumentation und Information, einschließlich der personenbezogenen Daten für die in diesem Gesetz geregelten Zwecke, und der Art, des Umfangs und der Anforderungen an die Daten. In dieser Rechtsverordnung kann auch vorgeschrieben werden, dass Anzeigen auf elektronischen oder optischen Speichermedien erfolgen dürfen oder müssen, soweit dies für eine ordnungsgemäße Durchführung der Vorschriften über den Verkehr mit Arzneimitteln erforderlich ist. Die Rechtsverordnung wird vom Bundesministerium für Ernährung, Landwirtschaft und Verbraucherschutz im Einvernehmen mit dem Bundesministerium, dem Bundesministerium des Innern und dem Bundesministerium für Wirtschaft und Technologie erlassen, soweit es sich um Arzneimittel handelt, die zur Anwendung bei Tieren bestimmt sind.

(4) Die Rechtsverordnung nach Absatz 3 ergeht im Einvernehmen mit dem Bundesministerium für Umwelt, Naturschutz und Reaktorsicherheit, soweit es sich um radioaktive Arzneimittel oder um Arzneimittel handelt, bei deren Herstellung ionisierende Strahlen verwendet werden.

(5) Das Deutsche Institut für Medizinische Dokumentation und Information ergreift die notwendigen Maßnahmen, damit Daten nur den dazu befugten Personen übermittelt werden und nur diese Zugang zu diesen Daten erhalten.

- **§ 68 Mitteilungs- und Unterrichtungspflichten**

(1) Die für die Durchführung dieses Gesetzes zuständigen Behörden und Stellen des Bundes und der Länder haben sich
1. die für den Vollzug des Gesetzes zuständigen Behörden, Stellen und Sachverständigen mitzuteilen und
2. bei Zuwiderhandlungen und bei Verdacht auf Zuwiderhandlungen gegen Vorschriften des Arzneimittelrechts oder Heilmittelwerberechts für den jeweiligen Zuständigkeitsbereich unverzüglich zu unterrichten und bei der Ermittlungstätigkeit gegenseitig zu unterstützen.

(2) Die Behörden nach Absatz 1
1. erteilen der zuständigen Behörde eines anderen Mitgliedstaates der Europäischen Union auf begründetes Ersuchen Auskünfte und übermitteln die erforderlichen Urkunden und Schriftstücke, soweit dies für die Überwachung der Einhaltung der arzneimittelrechtlichen und heilmittelwerberechtlichen Vorschriften erforderlich ist,
2. überprüfen alle von der ersuchenden Behörde eines anderen Mitgliedstaates mitgeteilten Sachverhalte und teilen ihr das Ergebnis der Prüfung mit.

(3) Die Behörden nach Absatz 1 teilen den zuständigen Behörden eines anderen Mitgliedstaates alle Informationen mit, die für die Überwachung der Einhaltung der arzneimittelrechtlichen und heilmittelwerberechtlichen Vorschriften in diesem Mitgliedstaat erforderlich sind. In Fällen von Zuwiderhandlungen oder des Verdachts von Zuwiderhandlungen können auch die zuständigen Behörden anderer Mitgliedstaaten, das Bundesministerium, soweit es sich um Arzneimittel handelt, die zur Anwendung bei Tieren bestimmt sind, auch das Bundesministerium für Ernährung, Landwirtschaft und Verbraucherschutz sowie die Europäische Arzneimittel-Agentur und die Kommission der Europäischen Gemeinschaften unterrichtet werden.

(4) Die Behörden nach Absatz 1 können, soweit dies zur Einhaltung der arzneimittelrechtlichen und heilmittelwerberechtlichen Anforderungen erforderlich ist, auch die zuständigen Behörden anderer Staaten und die zuständigen Stellen des Europarates unterrichten. Bei der Unterrichtung von Vertragsstaaten des Abkommens über den Europäischen Wirtschaftsraum, die nicht Mitgliedstaaten der Europäischen Union sind, erfolgt diese über die Kommission der Europäischen Gemeinschaften.

(5) Der Verkehr mit den zuständigen Behörden anderer Staaten, Stellen des Europarates, der Europäischen Arzneimittel-Agentur und der Kommission der Europäischen Gemeinschaften obliegt dem Bundesministerium. Das Bundesministerium kann diese Befugnis auf die zuständigen Bundesoberbehörden oder durch Rechtsverordnung mit Zustimmung des Bundesrates auf die zuständigen obersten Landesbehörden übertragen. Ferner kann das Bundesministerium im Einzelfall der zuständigen obersten Landesbehörde die Befugnis übertragen, sofern diese ihr Einverständnis damit erklärt. Die obersten Landesbehörden können die Befugnisse nach den Sätzen 2 und 3 auf andere Behörden übertragen. Soweit es sich um Arzneimittel handelt, die zur Anwendung bei Tieren bestimmt sind, tritt an die Stelle des Bundesministeriums das Bundesministerium für Ernährung, Landwirtschaft und Verbraucherschutz. Die Rechtsverordnung nach Satz 2 ergeht in diesem Fall im Einvernehmen mit dem Bundesministerium.

(5a) Im Fall der Überwachung der Werbung für Arzneimittel, die zur Anwendung bei Menschen bestimmt sind, obliegt dem Bundesamt für Verbraucherschutz und Lebensmittelsicherheit der Verkehr mit den zuständigen Behörden anderer Mitgliedstaaten der Europäischen Union und der Kommission der Europäischen Gemeinschaften zur Durchführung der Verordnung (EG) Nr. 2006/2004 des Europäischen Parlaments und des Rates vom 27. Oktober 2004 über die Zusammenarbeit zwischen den für die Durchsetzung der Verbraucherschutzgesetze zuständigen nationalen Behörden (ABl. EU Nr. L 364 S. 1), geändert durch Artikel 16 Nr. 2 der Richtlinie 2005/29/EG des Europäischen Parlaments und des Rates vom 11. Mai 2005 (ABl. EU Nr. L 149 S. 22).

(6) In den Fällen des Absatzes 3 Satz 2 und des Absatzes 4 unterbleibt die Übermittlung personenbezogener Daten, soweit durch sie schutzwürdige Interessen der Betroffenen beeinträchtigt würden, insbesondere wenn beim Empfänger kein angemessener Datenschutzstandard gewährleistet ist. Personenbezogene Daten dürfen auch dann übermittelt werden, wenn beim Empfänger kein angemessener Datenschutzstandard gewährleistet ist, soweit dies aus Gründen des Gesundheitsschutzes erforderlich ist.

▪ § 69 Maßnahmen der zuständigen Behörden

(1) Die zuständigen Behörden treffen die zur Beseitigung festgestellter Verstöße und die zur Verhütung künftiger Verstöße notwendigen Anordnungen. Sie können insbesondere das Inverkehrbringen von Arzneimitteln oder Wirkstoffen untersagen, deren Rückruf anordnen und diese sicherstellen, wenn

1. die erforderliche Zulassung oder Registrierung für das Arzneimittel nicht vorliegt oder deren Ruhen angeordnet ist,
2. das Arzneimittel oder der Wirkstoff nicht die nach den anerkannten pharmazeutischen Regeln angemessene Qualität aufweist,
3. dem Arzneimittel die therapeutische Wirksamkeit fehlt,
4. der begründete Verdacht besteht, dass das Arzneimittel bei bestimmungsgemäßem Gebrauch schädliche Wirkungen hat, die über ein nach den Erkenntnissen der medizinischen Wissenschaft vertretbares Maß hinausgehen,
5. die vorgeschriebenen Qualitätskontrollen nicht durchgeführt sind,
6. die erforderliche Erlaubnis für das Herstellen des Arzneimittels oder des Wirkstoffes oder das Verbringen in den Geltungsbereich des Gesetzes nicht vorliegt oder ein Grund zur Rücknahme oder zum Widerruf der Erlaubnis nach § 18 Abs. 1 gegeben ist oder
7. die erforderliche Erlaubnis zum Betreiben eines Großhandels nach § 52a nicht vorliegt oder ein Grund für die Rücknahme oder den Widerruf der Erlaubnis nach § 52a Abs. 5 gegeben ist.

Im Falle des Satzes 2 Nr. 4 kann die zuständige Bundesoberbehörde den Rückruf eines Arzneimittels anordnen, sofern ihr Tätigwerden im Zusammenhang mit Maßnahmen nach § 28, § 30, § 31 Abs. 4 Satz 2 oder § 32 Abs. 5 zur Abwehr von Gefahren für die Gesundheit von Mensch oder Tier durch Arzneimittel geboten ist.

(1a) Bei Arzneimitteln, für die eine Genehmigung für das Inverkehrbringen oder Zulassung

1. gemäß der Verordnung (EG) Nr. 726/2004 oder
2. im Verfahren der Anerkennung gemäß Kapitel 4 der Richtlinie 2001/83/EG oder Kapitel 4 der Richtlinie 2001/82/EG oder
3. auf Grund eines Gutachtens des Ausschusses gemäß Artikel 4 der Richtlinie 87/22/EWG vom 22. Dezember 1986 vor dem 1. Januar 1995

erteilt worden ist, unterrichtet die zuständige Bundesoberbehörde den Ausschuss für Arzneispezialitäten oder den Ausschuss für Tierarzneimittel über festgestellte Verstöße gegen arzneimittelrechtliche Vorschriften nach Maßgabe der in den genannten Rechtsakten vorgesehenen Verfahren unter Angabe einer eingehenden Begründung und des vorgeschlagenen Vorgehens. Bei diesen Arzneimitteln können die zuständigen

Behörden vor der Unterrichtung des Ausschusses nach Satz 1 die zur Beseitigung festgestellter und zur Verhütung künftiger Verstöße notwendigen Anordnungen treffen, sofern diese zum Schutz der Gesundheit von Mensch oder Tier oder zum Schutz der Umwelt dringend erforderlich sind. In den Fällen des Satzes 1 Nr. 2 und 3 unterrichten die zuständigen Behörden die Kommission der Europäischen Gemeinschaften und die anderen Mitgliedstaaten, in den Fällen des Satzes 1 Nr. 1 die Kommission der Europäischen Gemeinschaften und die Europäische Arzneimittel-Agentur über die zuständige Bundesoberbehörde spätestens am folgenden Arbeitstag über die Gründe dieser Maßnahmen. Im Fall des Absatzes 1 Satz 2 Nr. 4 kann auch die zuständige Bundesoberbehörde das Ruhen der Zulassung anordnen oder den Rückruf eines Arzneimittels anordnen, sofern ihr Tätigwerden zum Schutz der in Satz 2 genannten Rechtsgüter dringend erforderlich ist; in diesem Fall gilt Satz 3 entsprechend.

(2) Die zuständigen Behörden können das Sammeln von Arzneimitteln untersagen, wenn eine sachgerechte Lagerung der Arzneimittel nicht gewährleistet ist oder wenn der begründete Verdacht besteht, dass die gesammelten Arzneimittel mißbräuchlich verwendet werden. Gesammelte Arzneimittel können sichergestellt werden, wenn durch unzureichende Lagerung oder durch ihre Abgabe die Gesundheit von Mensch und Tier gefährdet wird.

(2a) Die zuständigen Behörden können ferner zur Anwendung bei Tieren bestimmte Arzneimittel sowie Stoffe und Zubereitungen aus Stoffen im Sinne des § 59a sicherstellen, wenn Tatsachen die Annahme rechtfertigen, dass Vorschriften über den Verkehr mit Arzneimitteln nicht beachtet worden sind.

(3) Die zuständigen Behörden können Werbematerial sicherstellen, das den Vorschriften über den Verkehr mit Arzneimitteln und über die Werbung auf dem Gebiete des Heilwesens nicht entspricht.

(4) Im Falle des Absatzes 1 Satz 3 kann auch eine öffentliche Warnung durch die zuständige Bundesoberbehörde erfolgen.

▪ § 69a Überwachung von Stoffen, die als Tierarzneimittel verwendet werden können

Die §§ 64 bis 69 gelten entsprechend für die in § 59c genannten Betriebe, Einrichtungen und Personen sowie für solche Betriebe, Einrichtungen und Personen, die Stoffe, die in den Anhang IV der Verordnung (EWG) Nr. 2377/90 aufgenommen sind, herstellen, lagern, einführen oder in den Verkehr bringen.

▪ § 69b Verwendung bestimmter Daten

(1) Die nach der Viehverkehrsverordnung für die Erhebung der Daten für die Anzeige und die Registrierung Vieh haltender Betriebe zuständigen Behörden übermitteln der für die Überwachung nach § 64 Abs. 1 Satz 1 zweiter Halbsatz zuständigen Behörde auf Ersuchen die zu deren Aufgabenerfüllung erforderlichen Daten.

(2) Die Daten dürfen für die Dauer von drei Jahren aufbewahrt werden. Die Frist beginnt mit Ablauf desjenigen Jahres, in dem die Daten übermittelt worden sind. Nach Ablauf der Frist sind die Daten zu löschen, sofern sie nicht auf Grund anderer Vorschriften länger aufbewahrt werden dürfen.

12 Zwölfter Abschnitt Sondervorschriften für Bundeswehr, Bundespolizei, Bereitschaftspolizei, Zivilschutz

▪ § 70 Anwendung und Vollzug des Gesetzes

(1) Die Vorschriften dieses Gesetzes finden auf Einrichtungen, die der Arzneimittelversorgung der Bundeswehr, der Bundespolizei und der Bereitschaftspolizeien der Länder dienen, sowie auf die Arzneimittelbevorratung für den Zivilschutz entsprechende Anwendung.

(2) Im Bereich der Bundeswehr obliegt der Vollzug dieses Gesetzes bei der Überwachung des Verkehrs mit Arzneimitteln den zuständigen Stellen und Sachverständigen der Bundeswehr. Im Bereich der Bundespolizei obliegt er den zuständigen Stellen und Sachverständigen der Bundespolizei. Im Bereich der Arzneimittelbevorratung für den Zivilschutz obliegt er den vom Bundesministerium des Innern bestimmten Stellen; soweit Landesstellen bestimmt werden, bedarf es hierzu der Zustimmung des Bundesrates.

▪ § 71 Ausnahmen

(1) Die in § 10 Abs. 1 Nr. 9 vorgeschriebene Angabe des Verfalldatums kann entfallen bei Arzneimitteln, die an die Bundeswehr, die Bundespolizei sowie für Zwecke des Zivil- und Katastrophenschutzes an Bund oder Länder abgegeben werden. Die zuständigen Bundesministerien oder, soweit Arzneimittel an Länder abgegeben werden, die zuständigen Behörden der Länder stellen sicher, dass Qualität, Wirksamkeit und Unbedenklichkeit auch bei solchen Arzneimitteln gewährleistet sind.

(2) Das Bundesministerium wird ermächtigt, durch Rechtsverordnung Ausnahmen von den Vorschriften dieses Gesetzes und der auf Grund dieses Gesetzes erlassenen Rechtsverordnungen für den Bereich der Bundeswehr, der Bundespolizei, der Bereitschaftspolizeien der Länder und des Zivil- und Katastrophenschutzes zuzulassen, soweit dies zur Durchführung der besonderen Aufgaben in diesen Bereichen gerechtfertigt ist und der Schutz der Gesundheit von Mensch oder Tier gewahrt bleibt. Die Rechtsverordnung wird vom Bundesministerium für Ernährung, Landwirtschaft und Verbraucherschutz im Einvernehmen mit dem Bundesministerium erlassen, soweit es sich um Arzneimittel handelt, die zur Anwendung bei Tieren bestimmt sind.

(3) Die Rechtsverordnung ergeht, soweit sie den Bereich der Bundeswehr berührt, im Einvernehmen mit dem Bundesministerium der Verteidigung, und, soweit sie den Bereich der Bundespolizei und des Zivilschutzes berührt, im Einvernehmen mit dem Bundesministerium des Innern, jeweils ohne

Zustimmung des Bundesrates; soweit die Rechtsverordnung den Bereich der Bereitschaftspolizeien der Länder oder des Katastrophenschutzes berührt, ergeht sie im Einvernehmen mit dem Bundesministerium des Innern mit Zustimmung des Bundesrates.

13 Dreizehnter Abschnitt Einfuhr und Ausfuhr

- **§ 72 Einfuhrerlaubnis**

(1) Wer Arzneimittel im Sinne des § 2 Abs. 1 oder Abs. 2 Nr. 1, Testsera oder Testantigene oder Wirkstoffe, die menschlicher, tierischer oder mikrobieller Herkunft sind und nicht für die Herstellung von nach einer im Homöopathischen Teil des Arzneibuches beschriebenen Verfahrenstechnik herzustellenden Arzneimitteln bestimmt sind, oder Wirkstoffe, die auf gentechnischem Wege hergestellt werden, sowie andere zur Arzneimittelherstellung bestimmte Stoffe menschlicher Herkunft gewerbs- oder berufsmäßig zum Zwecke der Abgabe an andere oder zur Weiterverarbeitung aus Ländern, die nicht Mitgliedstaaten der Europäischen Union oder andere Vertragsstaaten des Abkommens über den Europäischen Wirtschaftsraum sind, in den Geltungsbereich dieses Gesetzes verbringen will, bedarf einer Erlaubnis der zuständigen Behörde. § 13 Abs. 1 Satz 2 und Abs. 4 und die §§ 14 bis 20a sind entsprechend anzuwenden.

(2) Einer Erlaubnis der zuständigen Behörde bedarf auch, wer gewerbs- oder berufsmäßig aus den in Absatz 1 genannten Ländern Arzneimittel menschlicher Herkunft zur unmittelbaren Anwendung bei Menschen in den Geltungsbereich dieses Gesetzes verbringen will. Die Erlaubnis ist zu versagen, wenn der Antragsteller nicht nachweist, dass qualifiziertes und erfahrenes Personal vorhanden ist, das die Qualität und Sicherheit der Arzneimittel nach dem Stand von Wissenschaft und Technik beurteilen kann.

(3) Absatz 1 findet keine Anwendung auf Gewebe im Sinne von § 1a Nr. 4 des Transplantationsgesetzes und auf Gewebezubereitungen im Sinne von § 20c.

- **§ 72a Zertifikate**

(1) Der Einführer darf Arzneimittel im Sinne des § 2 Abs. 1 und 2 Nr. 1, 1a, 2 und 4 oder Wirkstoffe aus Ländern, die nicht Mitgliedstaaten der Europäischen Union oder andere Vertragsstaaten des Abkommens über den Europäischen Wirtschaftsraum sind, in den Geltungsbereich dieses Gesetzes nur verbringen, wenn

1. die zuständige Behörde des Herstellungslandes durch ein Zertifikat bestätigt hat, dass die Arzneimittel oder Wirkstoffe entsprechend anerkannten Grundregeln für die Herstellung und die Sicherung ihrer Qualität, insbesondere der Europäischen Gemeinschaften, der Weltgesundheitsorganisation oder der Pharmazeutischen Inspektions-Konvention, hergestellt werden und solche Zertifikate für Arzneimittel im Sinne des § 2 Abs. 1 und 2 Nr. 1, die zur Anwendung bei Menschen bestimmt sind, und Wirkstoffe, die menschlicher, tierischer oder mikrobieller Herkunft sind, oder Wirkstoffe, die auf gentechnischem Wege hergestellt werden, gegenseitig anerkannt sind,

2. die zuständige Behörde bescheinigt hat, dass die genannten Grundregeln bei der Herstellung der Arznei-

A1

mittel sowie der dafür eingesetzten Wirkstoffe, soweit sie menschlicher, tierischer oder mikrobieller Herkunft sind, oder Wirkstoffe, die auf gentechnischem Wege hergestellt werden, oder bei der Herstellung der Wirkstoffe eingehalten werden oder

3. die zuständige Behörde bescheinigt hat, dass die Einfuhr im öffentlichen Interesse liegt.

Die zuständige Behörde darf eine Bescheinigung nach

a. Nummer 2 nur ausstellen, wenn ein Zertifikat nach Nummer 1 nicht vorliegt und sie oder eine zuständige Behörde eines Mitgliedstaates der Europäischen Union oder eines anderen Vertragsstaates des Abkommens über den Europäischen Wirtschaftsraum sich regelmäßig im Herstellungsland vergewissert hat, dass die genannten Grundregeln bei der Herstellung der Arzneimittel oder Wirkstoffe eingehalten werden,

b. Nummer 3 nur erteilen, wenn ein Zertifikat nach Nummer 1 nicht vorliegt und eine Bescheinigung nach Nummer 2 nicht vorgesehen oder nicht möglich ist.

(1a) Absatz 1 Satz 1 gilt nicht für

1. Arzneimittel, die zur klinischen Prüfung beim Menschen bestimmt sind,

2. Arzneimittel menschlicher Herkunft zur unmittelbaren Anwendung,

3. Wirkstoffe, die menschlicher, tierischer oder mikrobieller Herkunft sind und für die Herstellung von nach einer im Homöopathischen Teil des Arzneibuches beschriebenen Verfahrenstechnik herzustellenden Arzneimitteln bestimmt sind,

4. Wirkstoffe, die Stoffe nach § 3 Nr. 2 in unbearbeitetem oder bearbeitetem Zustand sind oder enthalten, soweit die Bearbeitung nicht über eine Trocknung, Zerkleinerung und initiale Extraktion hinausgeht.

(1b) Die in Absatz 1 Satz 1 Nr. 1 und 2 für Wirkstoffe, die menschlicher, tierischer oder mikrobieller Herkunft sind, oder für Wirkstoffe, die auf gentechnischem Wege hergestellt werden, enthaltenen Regelungen gelten entsprechend für andere zur Arzneimittelherstellung bestimmte Stoffe menschlicher Herkunft.

(1c) Arzneimittel und Wirkstoffe, die menschlicher, tierischer oder mikrobieller Herkunft sind oder Wirkstoffe, die auf gentechnischem Wege hergestellt werden, sowie andere zur Arzneimittelherstellung bestimmte Stoffe menschlicher Herkunft, ausgenommen die in Absatz 1a Nr. 1 und 2 genannten Arzneimittel, dürfen nicht auf Grund einer Bescheinigung nach Absatz 1 Satz 1 Nr. 3 eingeführt werden.

(1d) Absatz 1 Satz 1 findet auf die Einfuhr von Wirkstoffen sowie anderen zur Arzneimittelherstellung bestimmten Stoffen menschlicher Herkunft Anwendung, soweit ihre Überwachung durch eine Rechtsverordnung nach § 54 geregelt ist.

(2) Das Bundesministerium wird ermächtigt, durch Rechtsverordnung mit Zustimmung des Bundesrates zu bestimmen, dass Stoffe und Zubereitungen aus Stoffen, die als Arzneimittel oder zur Herstellung von Arzneimitteln verwendet werden können, aus bestimmten Ländern, die nicht Mitgliedstaaten der Europäischen Union oder andere Vertragsstaaten des

Abkommens über den Europäischen Wirtschaftsraum sind, nicht eingeführt werden dürfen, sofern dies zur Abwehr von Gefahren für die Gesundheit des Menschen oder zur Risikovorsorge erforderlich ist.

(3) Das Bundesministerium wird ferner ermächtigt, durch Rechtsverordnung mit Zustimmung des Bundesrates die weiteren Voraussetzungen für die Einfuhr von den unter Absatz 1a Nr. 1 und 2 genannten Arzneimitteln aus Ländern, die nicht Mitgliedstaaten der Europäischen Union oder andere Vertragsstaaten des Abkommens über den Europäischen Wirtschaftsraum sind, zu bestimmen, sofern dies erforderlich ist, um eine ordnungsgemäße Qualität der Arzneimittel zu gewährleisten. Es kann dabei insbesondere Regelungen zu den von der sachkundigen Person nach § 14 durchzuführenden Prüfungen und der Möglichkeit einer Überwachung im Herstellungsland durch die zuständige Behörde treffen.

(4) Absatz 1 findet keine Anwendung auf Gewebe im Sinne von § 1a Nr. 4 des Transplantationsgesetzes und auf Gewebezubereitungen im Sinne von § 20c.

■ **§ 72b Einfuhrerlaubnis und Zertifikate für Gewebe und bestimmte Gewebezubereitungen**

(1) Wer Gewebe im Sinne von § 1a Nr. 4 des Transplantationsgesetzes oder Gewebezubereitungen im Sinne von § 20c gewerbs- oder berufsmäßig zum Zwecke der Abgabe an andere oder zur Be- oder Verarbeitung aus Ländern, die nicht Mitgliedstaaten der Europäischen Union oder andere Vertragsstaaten des Abkommens über den Europäischen Wirtschaftsraum sind, in den Geltungsbereich dieses Gesetzes einführen will, bedarf einer Erlaubnis der zuständigen Behörde. § 20c Abs. 1 Satz 3 und Abs. 2 bis 7 ist entsprechend anzuwenden.

(2) Der Einführer nach Absatz 1 darf die Gewebe oder Gewebezubereitungen in den Geltungsbereich dieses Gesetzes nur einführen, wenn

1. die Behörde des Herkunftslandes durch ein Zertifikat bestätigt hat, dass die Gewinnung oder Be- oder Verarbeitung und die Laboruntersuchungen nach Standards durchgeführt wurden, die den von der Gemeinschaft festgelegten Standards der Guten fachlichen Praxis mindestens gleichwertig sind, und solche Zertifikate gegenseitig anerkannt sind, oder

2. die für den Einführer zuständige Behörde bescheinigt hat, dass die genannten Grundregeln bei der Gewinnung oder der Be- oder Verarbeitung sowie der Laboruntersuchungen eingehalten werden, nachdem sie oder eine zuständige Behörde eines anderen Mitgliedstaates der Europäischen Union oder eines anderen Vertragsstaates des Abkommens über den Europäischen Wirtschaftsraum sich im Herkunftsland vergewissert hat, dass die Standards der Guten fachlichen Praxis bei der Gewinnung oder der Be- oder Verarbeitung eingehalten werden, oder

3. die für den Einführer zuständige Behörde bescheinigt hat, dass die Einfuhr im öffentlichen Interesse ist, wenn ein Zertifikat nach Nummer 1 nicht vorliegt und eine Bescheinigung nach Nummer 2 nicht möglich ist.

Abweichend von Satz 1 Nr. 2 kann die zuständige Behörde

von einer Besichtigung der Entnahmeeinrichtungen im Herkunftsland absehen, wenn die vom Einführer eingereichten Unterlagen zu keinen Beanstandungen Anlass geben oder ihr Einrichtungen oder Betriebsstätten sowie das Qualitätssicherungssystem desjenigen, der im Herkunftsland das Gewebe gewinnt, bereits bekannt sind.

(3) Das Bundesministerium wird ermächtigt, durch Rechtsverordnung mit Zustimmung des Bundesrates die weiteren Voraussetzungen für die Einfuhr von Geweben oder Gewebezubereitungen nach Absatz 2 zu bestimmen, um eine ordnungsgemäße Qualität der Gewebe oder Gewebezubereitungen zu gewährleisten. Es kann dabei insbesondere Regelungen zu den von der verantwortlichen Person nach § 20c durchzuführenden Prüfungen und der Durchführung der Überwachung im Herkunftsland durch die zuständige Behörde treffen.

(4) Absatz 2 Satz 1 findet auf die Einfuhr von Gewebe und Gewebezubereitungen im Sinne von Absatz 1 Anwendung, soweit ihre Überwachung durch eine Rechtsverordnung nach § 54, nach § 12 des Transfusionsgesetzes oder nach § 16a des Transplantationsgesetzes geregelt ist.

▪ § 73 Verbringungsverbot

(1) Arzneimittel, die der Pflicht zur Zulassung oder zur Registrierung unterliegen, dürfen in den Geltungsbereich dieses Gesetzes, ausgenommen in eine Freizone des Kontrolltyps I oder ein Freilager, nur verbracht werden, wenn sie zum Verkehr im Geltungsbereich dieses Gesetzes zugelassen oder registriert oder von der Zulassung oder der Registrierung freigestellt sind und

1. der Empfänger in dem Fall des Verbringens aus einem Mitgliedstaat der Europäischen Union oder einem anderen Vertragsstaat des Abkommens über den Europäischen Wirtschaftsraum pharmazeutischer Unternehmer, Großhändler oder Tierarzt ist oder eine Apotheke betreibt,

1a. im Falle des Versandes an den Endverbraucher das Arzneimittel zur Anwendung am oder im menschlichen Körper bestimmt ist und von einer Apotheke eines Mitgliedstates der Europäischen Union oder eines anderen Vertragsstaates des Abkommens über den Europäischen Wirtschaftsraum, welche für den Versandhandel nach ihrem nationalen Recht, soweit es dem deutschen Apothekenrecht im Hinblick auf die Vorschriften zum Versandhandel entspricht, oder nach dem deutschen Apothekengesetz befugt ist, entsprechend den deutschen Vorschriften zum Versandhandel oder zum elektronischen Handel versandt wird oder

2. der Empfänger in dem Fall des Verbringens aus einem Land, das nicht Mitgliedstaat der Europäischen Union oder ein anderer Vertragsstaat des Abkommens über den Europäischen Wirtschaftsraum ist, eine Erlaubnis nach § 72 besitzt.

Die in § 47a Abs. 1 Satz 1 genannten Arzneimittel dürfen nur in den Geltungsbereich dieses Gesetzes verbracht werden, wenn der Empfänger eine der dort genannten Einrichtungen ist. Das Bundesministerium veröffentlicht in regelmäßigen Abständen eine aktualisierte Übersicht über die Mitglied-

staaten der Europäischen Union und die anderen Vertragsstaaten des Europäischen Wirtschaftsraums, in denen für den Versandhandel und den elektronischen Handel mit Arzneimitteln dem deutschen Recht vergleichbare Sicherheitsstandards bestehen.

(1a) Fütterungsarzneimittel dürfen in den Geltungsbereich dieses Gesetzes nur verbracht werden, wenn sie

1. den im Geltungsbereich dieses Gesetzes geltenden arzneimittelrechtlichen Vorschriften entsprechen und

2. der Empfänger zu den in Absatz 1 genannten Personen gehört oder im Falle des § 56 Abs. 1 Satz 1 Tierhalter ist.

(2) Absatz 1 Satz 1 gilt nicht für Arzneimittel, die

1. im Einzelfall in geringen Mengen für die Arzneimittelversorgung bestimmter Tiere bei Tierschauen, Turnieren oder ähnlichen Veranstaltungen bestimmt sind,

2. für den Eigenbedarf der Einrichtungen von Forschung und Wissenschaft bestimmt sind und zu wissenschaftlichen Zwecken benötigt werden, mit Ausnahme von Arzneimitteln, die zur klinischen Prüfung bei Menschen bestimmt sind,

2a. in geringen Mengen von einem pharmazeutischen Unternehmer als Anschauungsmuster oder zu analytischen Zwecken benötigt werden,

3. unter zollamtlicher Überwachung durch den Geltungsbereich des Gesetzes befördert oder in ein Zolllagerverfahren oder eine Freizone des Kontrolltyps II übergeführt werden,

3a. in einem Mitgliedstaat der Europäischen Union oder einem anderen Vertragsstaat des Abkommens über den Europäischen Wirtschaftsraum zugelassen sind und nach Zwischenlagerung bei einem pharmazeutischen Unternehmer oder Großhändler wiederausgeführt oder weiterverbracht oder zurückverbracht werden,

4. für das Oberhaupt eines auswärtigen Staates oder seine Begleitung eingebracht werden und zum Gebrauch während seines Aufenthalts im Geltungsbereich dieses Gesetzes bestimmt sind,

5. zum persönlichen Gebrauch oder Verbrauch durch die Mitglieder einer diplomatischen Mission oder konsularischen Vertretung im Geltungsbereich dieses Gesetzes oder Beamte internationaler Organisationen, die dort ihren Sitz haben, sowie deren Familienangehörige bestimmt sind, soweit diese Personen weder Deutsche noch im Geltungsbereich dieses Gesetzes ständig ansässig sind,

6. bei der Einreise in den Geltungsbereich dieses Gesetzes in einer dem üblichen persönlichen Bedarf entsprechenden Menge eingebracht werden,

6a. im Herkunftsland in Verkehr gebracht werden dürfen und ohne gewerbs- oder berufsmäßige Vermittlung in einer dem üblichen persönlichen Bedarf entsprechenden Menge aus einem Mitgliedstaat der Europäischen Union oder einem anderen Vertragsstaat des Abkommens über den Europäischen Wirtschaftsraum bezogen werden,

7. in Verkehrsmitteln mitgeführt werden und ausschließlich zum Gebrauch oder Verbrauch der durch diese Verkehrsmittel beförderten Personen bestimmt sind,

8. zum Gebrauch oder Verbrauch auf Seeschiffen bestimmt sind und an Bord der Schiffe verbraucht werden,

9. als Proben der zuständigen Bundesoberbehörde zum Zwecke der Zulassung oder der staatlichen Chargenprüfung übersandt werden,

10. durch Bundes- oder Landesbehörden im zwischenstaatlichen Verkehr bezogen werden.

(3) Abweichend von Absatz 1 Satz 1 dürfen Fertigarzneimittel, die nicht zum Verkehr im Geltungsbereich dieses Gesetzes zugelassen oder registriert oder von der Zulassung oder der Registrierung freigestellt sind, in den Geltungsbereich dieses Gesetzes verbracht werden, wenn sie in dem Staat in Verkehr gebracht werden dürfen, aus dem sie in den Geltungsbereich dieses Gesetzes verbracht werden, und von Apotheken oder im Rahmen des Betriebs einer tierärztlichen Hausapotheke vom Tierarzt für die von ihm behandelten Tiere bestellt sind. Apotheken dürfen solche Arzneimittel, außer in Fällen, in denen sie im Auftrag eines Tierarztes bestellt und an diesen abgegeben werden,

1. nur in geringen Mengen und auf besondere Bestellung einzelner Personen beziehen und nur im Rahmen der bestehenden Apothekenbetriebserlaubnis abgeben und,

   a. soweit es sich nicht um Arzneimittel aus Mitgliedstaaten der Europäischen Union oder anderen Vertragsstaaten des Abkommens über den Europäischen Wirtschaftsraum handelt, nur auf ärztliche oder zahnärztliche Verschreibung, wenn hinsichtlich des Wirkstoffes identische und hinsichtlich der Wirkstärke vergleichbare Fertigarzneimittel im Geltungsbereich dieses Gesetzes für das betreffende Anwendungsgebiet nicht zur Verfügung stehen,

   b. soweit es sich um Arzneimittel aus Mitgliedstaaten der Europäischen Union oder anderen Vertragsstaaten des Abkommens über den Europäischen Wirtschaftsraum handelt, die zur Anwendung bei Tieren bestimmt sind, die der Gewinnung von Lebensmitteln dienen, nur auf tierärztliche Verschreibung beziehen, oder

2. soweit sie nach den apothekenrechtlichen Vorschriften oder berufsgenossenschaftlichen Vorgaben für Notfälle vorrätig gehalten werden oder kurzfristig beschaffbar sein müssen, nur beziehen und im Rahmen des üblichen Apothekenbetriebs abgeben, wenn im Geltungsbereich dieses Gesetzes Arzneimittel für das betreffende Anwendungsgebiet nicht zur Verfügung stehen;

das Nähere regelt die Apothekenbetriebsordnung. Tierärzte und, soweit Arzneimittel im Sinne des Satzes 1 im Auftrag eines Tierarztes bestellt und an diesen abgegeben werden, Apotheken dürfen solche Arzneimittel nur beziehen,

1. soweit es sich um zur Anwendung bei Tieren bestimmte Arzneimittel aus Mitgliedstaaten der Europäischen Union oder anderen Vertragsstaaten des Abkommens über den Europäischen Wirtschaftsraum handelt, und

2. soweit im Geltungsbereich dieses Gesetzes kein zur Erreichung des Behandlungszieles geeignetes zugelassenes Arzneimittel, das zur Anwendung bei Tieren bestimmt ist, zur Verfügung steht.

Der Tierarzt hat unverzüglich nach seiner Bestellung, seinem Auftrag sowie jeder Verschreibung eines Arzneimittels nach Satz 3 dies der zuständigen Behörde nach Maßgabe des Satzes 5 anzuzeigen. In der Anzeige ist anzugeben, für welche Tierart und welches Anwendungsgebiet die Anwendung des Arzneimittels vorgesehen ist, der Staat, aus dem das Arzneimittel in den Geltungsbereich des Gesetzes verbracht wird, die Bezeichnung und die bestellte Menge des Arzneimittels sowie seine Wirkstoffe nach Art und Menge.

(4) Auf Arzneimittel nach Absatz 2 Nr. 4 und 5 finden die Vorschriften dieses Gesetzes keine Anwendung. Auf Arzneimittel nach Absatz 2 Nr. 1 bis 3 und 6 bis 10 und Absatz 3 Satz 1 und 2 finden die Vorschriften dieses Gesetzes keine Anwendung mit Ausnahme der §§ 5, 6a, 8, 64 bis 69a und 78, ferner in den Fällen des Absatzes 2 Nr. 2 und des Absatzes 3 Satz 1 und 2 auch mit Ausnahme der §§ 48, 95 Abs. 1 Nr. 1 und 3a, Abs. 2 bis 4, § 96 Nr. 3, 10 und 11 und § 97 Abs. 1, 2 Nr. 1 und 9 und Abs. 3 und ferner in den Fällen des Absatzes 3 Satz 1, auch in Verbindung mit Satz 3, und Satz 2 auch mit Ausnahme der §§ 56a, 57, 58 Abs. 1 Satz 1, § 59, 95 Abs. 1 Nr. 6, 8, 9 und 10, § 96 Nr. 15 bis 17 und § 97 Abs. 2 Nr. 21 bis 24 und 31 und der auf Grund des § 12 Abs. 1 Nr. 1 und 2 und Abs. 2, des § 48 Abs. 2 Nr. 4 und Abs. 4, des § 54 Abs. 1, 2 und 3 sowie des § 56a Abs. 3 erlassenen Verordnung über Tierärztliche Hausapotheken und der auf Grund der §§ 12, 54 und 57 erlassenen Verordnung über Nachweispflichten für Arzneimittel, die zur Anwendung bei Tieren bestimmt sind.

(5) Ärzte und Tierärzte dürfen bei der Ausübung ihres Berufes im kleinen Grenzverkehr nur Arzneimittel mitführen, die zum Verkehr im Geltungsbereich dieses Gesetzes zugelassen oder registriert oder von der Zulassung oder Registrierung freigestellt sind. Abweichend von Satz 1 dürfen Tierärzte, die als Staatsangehörige eines Mitgliedstaates der Europäischen Union oder eines anderen Vertragsstaates des Abkommens über den Europäischen Wirtschaftsraum eine Dienstleistung erbringen, am Ort ihrer Niederlassung zugelassene Arzneimittel in kleinen Mengen in einem für das Erbringen der Dienstleistung unerlässlichen Umfang in der Originalverpackung mit sich führen, wenn und soweit Arzneimittel gleicher Zusammensetzung und für gleiche Anwendungsgebiete auch im Geltungsbereich dieses Gesetzes zugelassen sind; der Tierarzt darf diese Arzneimittel nur selbst anwenden und hat den Tierhalter auf die für das entsprechende, im Geltungsbereich dieses Gesetzes zugelassene Arzneimittel festgesetzte Wartezeit hinzuweisen.

(6) Für die zollamtliche Abfertigung zum freien Verkehr im Falle des Absatzes 1 Nr. 2 sowie des Absatzes 1a Nr. 2 in Verbindung mit Absatz 1 Nr. 2 ist die Vorlage einer Bescheinigung der für den Empfänger zuständigen Behörde erforderlich, in der die Arzneimittel bezeichnet sind und bestätigt wird, dass die Voraussetzungen nach Absatz 1 oder Absatz 1a erfüllt sind. Die Zolldienststelle übersendet auf Kosten des Zollbeteiligten die Bescheinigung der Behörde, die diese Bescheinigung ausgestellt hat.

(7) Im Falle des Absatzes 1 Nr. 1 hat ein Empfänger, der Großhändler ist oder eine Apotheke betreibt, das Bestehen der Deckungsvorsorge nach § 94 nachzuweisen.

- **§ 73a Ausfuhr**

(1) Abweichend von den §§ 5 und 8 Abs. 1 dürfen die dort bezeichneten Arzneimittel ausgeführt werden, wenn die zuständige Behörde des Bestimmungslandes die Einfuhr genehmigt hat. Aus der Einfuhrgenehmigung muss hervorgehen, dass der zuständigen Behörde des Bestimmungslandes die Versagungsgründe bekannt sind, die dem Inverkehrbringen im Geltungsbereich dieses Gesetzes entgegenstehen.

(2) Auf Antrag des pharmazeutischen Unternehmers, des Herstellers, des Ausführers oder der zuständigen Behörde des Bestimmungslandes stellt die zuständige Behörde ein Zertifikat entsprechend dem Zertifikatsystem der Weltgesundheitsorganisation aus. Wird der Antrag von der zuständigen Behörde des Bestimmungslandes gestellt, ist vor Erteilung des Zertifikats die Zustimmung des Herstellers einzuholen.

- **§ 74 Mitwirkung von Zolldienststellen**

(1) Das Bundesministerium der Finanzen und die von ihm bestimmten Zolldienststellen wirken bei der Überwachung des Verbringens von Arzneimitteln und Wirkstoffen in den Geltungsbereich dieses Gesetzes und der Ausfuhr mit. Die genannten Behörden können

1. Sendungen der in Satz 1 genannten Art sowie deren Beförderungsmittel, Behälter, Lade- und Verpackungsmittel zur Überwachung anhalten,
2. den Verdacht von Verstößen gegen Verbote und Beschränkungen dieses Gesetzes oder der nach diesem Gesetz erlassenen Rechtsverordnungen, der sich bei der Abfertigung ergibt, den zuständigen Verwaltungsbehörden mitteilen,
3. in den Fällen der Nummer 2 anordnen, dass die Sendungen der in Satz 1 genannten Art auf Kosten und Gefahr des Verfügungsberechtigten einer für die Arzneimittelüberwachung zuständigen Behörde vorgeführt werden.

(2) Das Bundesministerium der Finanzen regelt im Einvernehmen mit dem Bundesministerium durch Rechtsverordnung, die nicht der Zustimmung des Bundesrates bedarf, die Einzelheiten des Verfahrens nach Absatz 1. Es kann dabei insbesondere Pflichten zu Anzeigen, Anmeldungen, Auskünften und zur Leistung von Hilfsdiensten sowie zur Duldung der Einsichtnahme in Geschäftspapiere und sonstige Unterlagen und zur Duldung von Besichtigungen und von Entnahmen unentgeltlicher Proben vorsehen. Die Rechtsverordnung ergeht im Einvernehmen mit dem Bundesministerium für Umwelt, Naturschutz und Reaktorsicherheit, soweit es sich um radioaktive Arzneimittel und Wirkstoffe oder um Arzneimittel und Wirkstoffe handelt, bei deren Herstellung ionisierende Strahlen verwendet werden, und im Einvernehmen mit dem Bundesministerium für Ernährung, Landwirtschaft und Verbraucherschutz, soweit es sich um Arzneimittel und Wirkstoffe handelt, die zur Anwendung bei Tieren bestimmt sind.

14 Vierzehnter Abschnitt Informationsbeauftragter, Pharmaberater

- **§ 74a Informationsbeauftragter**

(1) Wer als pharmazeutischer Unternehmer Fertigarzneimittel, die Arzneimittel im Sinne des § 2 Abs. 1 oder Abs. 2 Nr. 1 sind, in den Verkehr bringt, hat eine Person mit der erforderlichen Sachkenntnis und der zur Ausübung ihrer Tätigkeit erforderlichen Zuverlässigkeit zu beauftragen, die Aufgabe der wissenschaftlichen Information über die Arzneimittel verantwortlich wahrzunehmen (Informationsbeauftragter). Der Informationsbeauftragte ist insbesondere dafür verantwortlich, dass das Verbot des § 8 Abs. 1 Nr. 2 beachtet wird und die Kennzeichnung, die Packungsbeilage, die Fachinformation und die Werbung mit dem Inhalt der Zulassung oder der Registrierung oder, sofern das Arzneimittel von der Zulassung oder Registrierung freigestellt ist, mit den Inhalten der Verordnungen über die Freistellung von der Zulassung oder von der Registrierung nach § 36 oder § 39 Abs. 3 übereinstimmen. Satz 1 gilt nicht für Personen, soweit sie nach § 13 Abs. 2 Satz 1 Nr. 1, 2, 3 oder 5 keiner Herstellungserlaubnis bedürfen. Andere Personen als in Satz 1 bezeichnete dürfen eine Tätigkeit als Informationsbeauftragter nicht ausüben.

(2) Der Nachweis der erforderlichen Sachkenntnis als Informationsbeauftragter wird erbracht durch das Zeugnis über eine nach abgeschlossenem Hochschulstudium der Humanmedizin, der Humanbiologie, der Veterinärmedizin, der Pharmazie, der Biologie oder der Chemie abgelegte Prüfung und eine mindestens zweijährige Berufserfahrung oder durch den Nachweis nach § 15. Der Informationsbeauftragte kann gleichzeitig Stufenplanbeauftragter sein.

(3) Der pharmazeutische Unternehmer hat der zuständigen Behörde den Informationsbeauftragten unter Vorlage der Nachweise über die Anforderungen nach Absatz 2 und jeden Wechsel vorher mitzuteilen. Bei einem unvorhergesehenen Wechsel des Informationsbeauftragten hat die Mitteilung unverzüglich zu erfolgen.

- **§ 75 Sachkenntnis**

(1) Pharmazeutische Unternehmer dürfen nur Personen, die die in Absatz 2 bezeichnete Sachkenntnis besitzen, beauftragen, hauptberuflich Angehörige von Heilberufen aufzusuchen, um diese über Arzneimittel im Sinne des § 2 Abs. 1 oder Abs. 2 Nr. 1 fachlich zu informieren (Pharmaberater). Satz 1 gilt auch für eine fernmündliche Information. Andere Personen als in Satz 1 bezeichnet dürfen eine Tätigkeit als Pharmaberater nicht ausüben.

(2) Die Sachkenntnis besitzen

1. Apotheker oder Personen mit einem Zeugnis über eine nach abgeschlossenem Hochschulstudium der Pharmazie, der Chemie, der Biologie, der Human- oder der Veterinärmedizin abgelegte Prüfung,

2. Apothekerassistenten sowie Personen mit einer abgeschlossenen Ausbildung als technische Assistenten in der Pharmazie, der Chemie, der Biologie, der Human- oder Veterinärmedizin,

3. Pharmareferenten.

(3) Die zuständige Behörde kann eine abgelegte Prüfung oder abgeschlossene Ausbildung als ausreichend anerkennen, die einer der Ausbildungen der in Absatz 2 genannten Personen mindestens gleichwertig ist.

- **§ 76 Pflichten**

(1) Der Pharmaberater hat, soweit er Angehörige der Heilberufe über einzelne Arzneimittel fachlich informiert, die Fachinformation nach § 11a vorzulegen. Er hat Mitteilungen von Angehörigen der Heilberufe über Nebenwirkungen und Gegenanzeigen oder sonstige Risiken bei Arzneimitteln schriftlich aufzuzeichnen und dem Auftraggeber schriftlich mitzuteilen.

(2) Soweit der Pharmaberater vom pharmazeutischen Unternehmer beauftragt wird, Muster von Fertigarzneimitteln an die nach § 47 Abs. 3 berechtigten Personen abzugeben, hat er über die Empfänger von Mustern sowie über Art, Umfang und Zeitpunkt der Abgabe von Mustern Nachweise zu führen und auf Verlangen der zuständigen Behörde vorzulegen.

15 Fünfzehnter Abschnitt Bestimmung der zuständigen Bundesoberbehörden und sonstige Bestimmungen

- **§ 77 Zuständige Bundesoberbehörde**

(1) Zuständige Bundesoberbehörde ist das Bundesinstitut für Arzneimittel und Medizinprodukte, es sei denn, dass das Paul-Ehrlich-Institut oder das Bundesamt für Verbraucherschutz und Lebensmittelsicherheit zuständig ist.

(2) Das Paul-Ehrlich-Institut ist zuständig für Sera, Impfstoffe, Blutzubereitungen, Knochenmarkzubereitungen, Gewebezubereitungen, Allergene, Gentransfer-Arzneimittel, somatische Zelltherapeutika, xenogene Zelltherapeutika und gentechnisch hergestellte Blutbestandteile.

(3) Das Bundesamt für Verbraucherschutz und Lebensmittelsicherheit ist zuständig für Arzneimittel, die zur Anwendung bei Tieren bestimmt sind.

(4) Das Bundesministerium wird ermächtigt, durch Rechtsverordnung ohne Zustimmung des Bundesrates die Zuständigkeit des Bundesinstituts für Arzneimittel und Medizinprodukte und des Paul-Ehrlich-Instituts zu ändern, sofern dies erforderlich ist, um neueren wissenschaftlichen Entwicklungen Rechnung zu tragen oder wenn Gründe der gleichmäßigen Arbeitsauslastung eine solche Änderung erfordern.

- **§ 77a Unabhängigkeit und Transparenz**

(1) Die zuständigen Bundesoberbehörden und die zuständigen Behörden stellen im Hinblick auf die Gewährleistung von Unabhängigkeit und Transparenz sicher, dass mit der Zulassung und Überwachung befasste Bedienstete der Zulassungsbehörden oder anderer zuständiger Behörden oder von ihnen beauftragte Sachverständige keine finanziellen oder sonstigen Interessen in der pharmazeutischen Industrie haben, die ihre Neutralität beeinflussen könnten. Diese Personen geben jährlich dazu eine Erklärung ab.

(2) Im Rahmen der Durchführung ihrer Aufgaben nach diesem Gesetz machen die zuständigen Bundesoberbehörden und die zuständigen Behörden die Geschäftsordnungen ihrer Ausschüsse, die Tagesordnungen sowie die Ergebnisprotokolle ihrer Sitzungen öffentlich zugänglich; dabei sind Betriebs-, Dienst- und Geschäftsgeheimnisse zu wahren.

- **§ 78 Preise**

(1) Das Bundesministerium für Wirtschaft und Technologie wird ermächtigt, im Einvernehmen mit dem Bundesministerium und, soweit es sich um Arzneimittel handelt, die zur Anwendung bei Tieren bestimmt sind, im Einvernehmen mit dem Bundesministerium für Ernährung, Landwirtschaft und

Verbraucherschutz durch Rechtsverordnung mit Zustimmung des Bundesrates

1. Preisspannen für Arzneimittel, die im Großhandel, in Apotheken oder von Tierärzten im Wiederverkauf abgegeben werden,
2. Preise für Arzneimittel, die in Apotheken oder von Tierärzten hergestellt und abgegeben werden, sowie für Abgabegefäße,
3. Preise für besondere Leistungen der Apotheken bei der Abgabe von Arzneimitteln

festzusetzen. Abweichend von Satz 1 wird das Bundesministerium für Wirtschaft und Technologie ermächtigt, im Einvernehmen mit dem Bundesministerium für Gesundheit durch Rechtsverordnung, die nicht der Zustimmung des Bundesrates bedarf, den Festzuschlag entsprechend der Kostenentwicklung der Apotheken bei wirtschaftlicher Betriebsführung anzupassen.

(2) Die Preise und Preisspannen müssen den berechtigten Interessen der Arzneimittelverbraucher, der Tierärzte, der Apotheken und des Großhandels Rechnung tragen. Ein einheitlicher Apothekenabgabepreis für Arzneimittel, die vom Verkehr außerhalb der Apotheken ausgeschlossen sind, ist zu gewährleisten. Satz 2 gilt nicht für nicht verschreibungspflichtige Arzneimittel, die nicht zu Lasten der gesetzlichen Krankenversicherung abgegeben werden.

(3) Für Arzneimittel nach Absatz 2 Satz 2, für die durch die Verordnung nach Absatz 1 Preise und Preisspannen bestimmt sind, haben die pharmazeutischen Unternehmer einen einheitlichen Abgabepreis sicherzustellen; für nicht verschreibungspflichtige Arzneimittel, die zu Lasten der gesetzlichen Krankenversicherung abgegeben werden, haben die pharmazeutischen Unternehmer zum Zwecke der Abrechnung der Apotheken mit den Krankenkassen ihren einheitlichen Abgabepreis anzugeben, von dem bei der Abgabe im Einzelfall abgewichen werden kann. Sozialleistungsträger, private Krankenversicherungen sowie deren jeweilige Verbände können mit pharmazeutischen Unternehmern für die zu ihren Lasten abgegebenen verschreibungspflichtigen Arzneimittel Preisnachlässe auf den einheitlichen Abgabepreis des pharmazeutischen Unternehmers vereinbaren.

(4) Bei Arzneimitteln, die im Fall einer bedrohlichen übertragbaren Krankheit, deren Ausbreitung eine sofortige und das übliche Maß erheblich überschreitende Bereitstellung von spezifischen Arzneimitteln erforderlich macht, durch Apotheken abgegeben werden und die zu diesem Zweck nach § 47 Abs. 1 Satz 1 Nr. 3c bevorratet wurden, gilt als Grundlage für die nach Absatz 2 festzusetzenden Preise und Preisspannen der Länderabgabepreis. Entsprechendes gilt für Arzneimittel, die aus für diesen Zweck entsprechend bevorrateten Wirkstoffen in Apotheken hergestellt und in diesen Fällen abgegeben werden. In diesen Fällen gilt Absatz 2 Satz 2 auf Länderebene.

■ **§ 79 Ausnahmeermächtigungen für Krisenzeiten**

(1) Das Bundesministerium wird ermächtigt, im Einvernehmen mit dem Bundesministerium für Wirtschaft und Technologie durch Rechtsverordnung, die nicht der Zustimmung des Bundesrates bedarf, Ausnahmen von den Vorschriften dieses Gesetzes und der auf Grund dieses Gesetzes erlassenen Rechtsverordnungen zuzulassen, wenn die notwendige Versorgung der Bevölkerung mit Arzneimitteln sonst ernstlich gefährdet wäre und eine unmittelbare oder mittelbare Gefährdung der Gesundheit von Menschen durch Arzneimittel nicht zu befürchten ist; insbesondere können Regelungen getroffen werden, um einer Verbreitung von Gefahren zu begegnen, die als Reaktion auf die vermutete oder bestätigte Verbreitung von krankheitserregenden Substanzen, Toxinen, Chemikalien oder eine Aussetzung ionisierender Strahlung auftreten können.

(2) Das Bundesministerium für Ernährung, Landwirtschaft und Verbraucherschutz wird ermächtigt, im Einvernehmen mit dem Bundesministerium und dem Bundesministerium für Wirtschaft und Technologie durch Rechtsverordnung, die nicht der Zustimmung des Bundesrates bedarf, Ausnahmen von den Vorschriften dieses Gesetzes und der auf Grund dieses Gesetzes erlassenen Rechtsverordnungen zuzulassen, wenn die notwendige Versorgung der Tierbestände mit Arzneimitteln sonst ernstlich gefährdet wäre und eine unmittelbare oder mittelbare Gefährdung der Gesundheit von Mensch oder Tier durch Arzneimittel nicht zu befürchten ist.

(3) Die Rechtsverordnungen nach Absatz 1 oder 2 ergehen im Einvernehmen mit dem Bundesministerium für Umwelt, Naturschutz und Reaktorsicherheit, soweit es sich um radioaktive Arzneimittel und um Arzneimittel, bei deren Herstellung ionisierende Strahlen verwendet werden, oder um Regelungen zur Abwehr von Gefahren durch ionisierende Strahlung handelt.

(4) Die Geltungsdauer der Rechtsverordnung nach Absatz 1 oder 2 ist auf sechs Monate zu befristen.

■ **§ 80 Ermächtigung für Verfahrens- und Härtefallregelungen**

Das Bundesministerium wird ermächtigt, durch Rechtsverordnung, die nicht der Zustimmung des Bundesrates bedarf, die weiteren Einzelheiten über das Verfahren bei

1. der Zulassung einschließlich der Verlängerung der Zulassung,
2. der staatlichen Chargenprüfung und der Freigabe einer Charge,
3. den Anzeigen zur Änderung der Zulassungsunterlagen,
3a der zuständigen Bundesoberbehörde und den beteiligten Personen im Falle des Inverkehrbringens in Härtefällen nach § 21 Abs. 2 Satz 1 Nr. 6 in Verbindung mit Artikel 83 der Verordnung (EG) Nr. 726/2004,
4. der Registrierung und
5. den Meldungen von Arzneimittelrisiken

zu regeln; es kann dabei die Weiterleitung von Ausfertigungen an die zuständigen Behörden bestimmen sowie vorschreiben, dass Unterlagen in mehrfacher Ausfertigung sowie auf elektronischen oder optischen Speichermedien eingereicht werden. Das Bundesministerium kann diese Ermächtigung ohne Zustimmung des Bundesrates auf die zuständige Bundesoberbehörde übertragen. In der Rechtsverordnung nach Satz 1 Nr. 3a können insbesondere die Aufgaben der zuständigen Bundesoberbehörde im Hinblick auf die Beteiligung der Europäischen Arzneimittel-Agentur und des Ausschusses für Humanarzneimittel entsprechend Artikel 83 der Verordnung (EG) Nr. 726/2004 sowie die Verantwortungsbereiche der behandelnden Ärzte und der pharmazeutischen Unternehmer oder Sponsoren geregelt werden, einschließlich von Anzeige-, Dokumentations- und Berichtspflichten insbesondere für Nebenwirkungen entsprechend Artikel 24 Abs. 1 und Artikel 25 der Verordnung (EG) Nr. 726/2004. Dabei können auch Regelungen für Arzneimittel getroffen werden, die unter den Artikel 83 der Verordnung (EG) Nr. 726/2004 entsprechenden Voraussetzungen Arzneimittel betreffen, die nicht zu den in Artikel 3 Abs. 1 oder 2 dieser Verordnung genannten gehören. Die Rechtsverordnungen nach den Sätzen 1 und 2 ergehen im Einvernehmen mit dem Bundesministerium für Ernährung, Landwirtschaft und Verbraucherschutz, soweit es sich um Arzneimittel handelt, die zur Anwendung bei Tieren bestimmt sind.

§ 81 Verhältnis zu anderen Gesetzen

Die Vorschriften des Betäubungsmittel- und Atomrechts und des Tierschutzgesetzes bleiben unberührt.

§ 82 Allgemeine Verwaltungsvorschriften

Die Bundesregierung erlässt mit Zustimmung des Bundesrates die zur Durchführung dieses Gesetzes erforderlichen allgemeinen Verwaltungsvorschriften. Soweit sich diese an die zuständige Bundesoberbehörde richten, werden die allgemeinen Verwaltungsvorschriften von dem Bundesministerium erlassen. Die allgemeinen Verwaltungsvorschriften nach Satz 2 ergehen im Einvernehmen mit dem Bundesministerium für Ernährung, Landwirtschaft und Verbraucherschutz, soweit es sich um Arzneimittel handelt, die zur Anwendung bei Tieren bestimmt sind.

§ 83 Angleichung an Gemeinschaftsrecht

(1) Rechtsverordnungen oder allgemeine Verwaltungsvorschriften nach diesem Gesetz können auch zum Zwecke der Angleichung der Rechts- und Verwaltungsvorschriften der Mitgliedstaaten der Europäischen Wirtschaftsgemeinschaft erlassen werden, soweit dies zur Durchführung von Verordnungen, Richtlinien oder Entscheidungen des Rates oder der Kommission der Europäischen Gemeinschaften, die Sachbereiche dieses Gesetzes betreffen, erforderlich ist.
(2) Rechtsverordnungen, die ausschließlich der Umsetzung von Richtlinien oder Entscheidungen des Rates oder der Kommission der Europäischen Gemeinschaften in nationales Recht dienen, bedürfen nicht der Zustimmung des Bundesrates.

16 Sechzehnter Abschnitt Haftung für Arzneimittelschäden

§ 84 Gefährdungshaftung

(1) Wird infolge der Anwendung eines zum Gebrauch bei Menschen bestimmten Arzneimittels, das im Geltungsbereich dieses Gesetzes an den Verbraucher abgegeben wurde und der Pflicht zur Zulassung unterliegt oder durch Rechtsverordnung von der Zulassung befreit worden ist, ein Mensch getötet oder der Körper oder die Gesundheit eines Menschen nicht unerheblich verletzt, so ist der pharmazeutische Unternehmer, der das Arzneimittel im Geltungsbereich dieses Gesetzes in den Verkehr gebracht hat, verpflichtet, dem Verletzten den daraus entstandenen Schaden zu ersetzen. Die Ersatzpflicht besteht nur, wenn

1. das Arzneimittel bei bestimmungsgemäßem Gebrauch schädliche Wirkungen hat, die über ein nach den Erkenntnissen der medizinischen Wissenschaft vertretbares Maß hinausgehen oder

2. der Schaden infolge einer nicht den Erkenntnissen der medizinischen Wissenschaft entsprechenden Kennzeichnung, Fachinformation oder Gebrauchsinformation eingetreten ist.

(2) Ist das angewendete Arzneimittel nach den Gegebenheiten des Einzelfalls geeignet, den Schaden zu verursachen, so wird vermutet, dass der Schaden durch dieses Arzneimittel verursacht ist. Die Eignung im Einzelfall beurteilt sich nach der Zusammensetzung und der Dosierung des angewendeten Arzneimittels, nach der Art und Dauer seiner bestimmungsgemäßen Anwendung, nach dem zeitlichen Zusammenhang mit dem Schadenseintritt, nach dem Schadensbild und dem gesundheitlichen Zustand des Geschädigten im Zeitpunkt der Anwendung sowie allen sonstigen Gegebenheiten, die im Einzelfall für oder gegen die Schadensverursachung sprechen. Die Vermutung gilt nicht, wenn ein anderer Umstand nach den Gegebenheiten des Einzelfalls geeignet ist, den Schaden zu verursachen. Ein anderer Umstand liegt nicht in der Anwendung weiterer Arzneimittel, die nach den Gegebenheiten des Einzelfalls geeignet sind, den Schaden zu verursachen, es sei denn, dass wegen der Anwendung dieser Arzneimittel Ansprüche nach dieser Vorschrift aus anderen Gründen als der fehlenden Ursächlichkeit für den Schaden nicht gegeben sind.
(3) Die Ersatzpflicht des pharmazeutischen Unternehmers nach Absatz 1 Satz 2 Nr. 1 ist ausgeschlossen, wenn nach den Umständen davon auszugehen ist, dass die schädlichen Wirkungen des Arzneimittels ihre Ursache nicht im Bereich der Entwicklung und Herstellung haben.

§ 84a Auskunftsanspruch

(1) Liegen Tatsachen vor, die die Annahme begründen, dass ein Arzneimittel den Schaden verursacht hat, so kann der Geschädigte von dem pharmazeutischen Unternehmer

Auskunft verlangen, es sei denn, dies ist zur Feststellung, ob ein Anspruch auf Schadensersatz nach § 84 besteht, nicht erforderlich. Der Anspruch richtet sich auf dem pharmazeutischen Unternehmer bekannte Wirkungen, Nebenwirkungen und Wechselwirkungen sowie ihm bekannt gewordene Verdachtsfälle von Nebenwirkungen und Wechselwirkungen und sämtliche weiteren Erkenntnisse, die für die Bewertung der Vertretbarkeit schädlicher Wirkungen von Bedeutung sein können. Die §§ 259 bis 261 des Bürgerlichen Gesetzbuchs sind entsprechend anzuwenden. Ein Auskunftsanspruch besteht insoweit nicht, als die Angaben auf Grund gesetzlicher Vorschriften geheim zu halten sind oder die Geheimhaltung einem überwiegenden Interesse des pharmazeutischen Unternehmers oder eines Dritten entspricht.

(2) Ein Auskunftsanspruch besteht unter den Voraussetzungen des Absatzes 1 auch gegenüber den Behörden, die für die Zulassung und Überwachung von Arzneimitteln zuständig sind. Die Behörde ist zur Erteilung der Auskunft nicht verpflichtet, soweit Angaben auf Grund gesetzlicher Vorschriften geheim zu halten sind oder die Geheimhaltung einem überwiegenden Interesse des pharmazeutischen Unternehmers oder eines Dritten entspricht.

▪ § 85 Mitverschulden

Hat bei der Entstehung des Schadens ein Verschulden des Geschädigten mitgewirkt, so gilt § 254 des Bürgerlichen Gesetzbuchs.

▪ § 86 Umfang der Ersatzpflicht bei Tötung

(1) Im Falle der Tötung ist der Schadensersatz durch Ersatz der Kosten einer versuchten Heilung sowie des Vermögensnachteils zu leisten, den der Getötete dadurch erlitten hat, dass während der Krankheit seine Erwerbsfähigkeit aufgehoben oder gemindert oder eine Vermehrung seiner Bedürfnisse eingetreten war. Der Ersatzpflichtige hat außerdem die Kosten der Beerdigung demjenigen zu ersetzen, dem die Verpflichtung obliegt, diese Kosten zu tragen.

(2) Stand der Getötete zur Zeit der Verletzung zu einem Dritten in einem Verhältnis, vermöge dessen er diesem gegenüber kraft Gesetzes unterhaltspflichtig war oder unterhaltspflichtig werden konnte, und ist dem Dritten infolge der Tötung das Recht auf Unterhalt entzogen, so hat der Ersatzpflichtige dem Dritten insoweit Schadensersatz zu leisten, als der Getötete während der mutmaßlichen Dauer seines Lebens zur Gewährung des Unterhalts verpflichtet gewesen sein würde. Die Ersatzpflicht tritt auch dann ein, wenn der Dritte zur Zeit der Verletzung erzeugt, aber noch nicht geboren war.

▪ § 87 Umfang der Ersatzpflicht bei Körperverletzung

Im Falle der Verletzung des Körpers oder der Gesundheit ist der Schadensersatz durch Ersatz der Kosten der Heilung sowie des Vermögensnachteils zu leisten, den der Verletzte dadurch erleidet, dass infolge der Verletzung zeitweise oder dauernd seine Erwerbsfähigkeit aufgehoben oder gemindert oder eine Vermehrung seiner Bedürfnisse eingetreten ist. In diesem Fall kann auch wegen des Schadens, der nicht Vermö-

gensschaden ist, eine billige Entschädigung in Geld verlangt werden.

▪ § 88 Höchstbeträge

Der Ersatzpflichtige haftet

1. im Falle der Tötung oder Verletzung eines Menschen nur bis zu einem Kapitalbetrag von 600.000 Euro oder bis zu einem Rentenbetrag von jährlich 36.000 Euro,
2. im Falle der Tötung oder Verletzung mehrerer Menschen durch das gleiche Arzneimittel unbeschadet der in Nummer 1 bestimmten Grenzen bis zu einem Kapitalbetrag von 120 Millionen Euro oder bis zu einem Rentenbetrag von jährlich 7,2 Millionen Euro.

Übersteigen im Falle des Satzes 1 Nr. 2 die den mehreren Geschädigten zu leistenden Entschädigungen die dort vorgesehenen Höchstbeträge, so verringern sich die einzelnen Entschädigungen in dem Verhältnis, in welchem ihr Gesamtbetrag zu dem Höchstbetrag steht.

▪ § 89 Schadensersatz durch Geldrenten

(1) Der Schadensersatz wegen Aufhebung oder Minderung der Erwerbsfähigkeit und wegen Vermehrung der Bedürfnisse des Verletzten sowie der nach § 86 Abs. 2 einem Dritten zu gewährende Schadensersatz ist für die Zukunft durch Entrichtung einer Geldrente zu leisten.

(2) Die Vorschriften des § 843 Abs. 2 bis 4 des Bürgerlichen Gesetzbuchs und des § 708 Nr. 8 der Zivilprozessordnung finden entsprechende Anwendung.

(3) Ist bei der Verurteilung des Verpflichteten zur Entrichtung einer Geldrente nicht auf Sicherheitsleistung erkannt worden, so kann der Berechtigte gleichwohl Sicherheitsleistung verlangen, wenn die Vermögensverhältnisse des Verpflichteten sich erheblich verschlechtert haben; unter der gleichen Voraussetzung kann er eine Erhöhung der in dem Urteil bestimmten Sicherheit verlangen.

▪ § 90

(weggefallen)

▪ § 91 Weitergehende Haftung

Unberührt bleiben gesetzliche Vorschriften, nach denen ein nach § 84 Ersatzpflichtiger im weiteren Umfang als nach den Vorschriften dieses Abschnitts haftet oder nach denen ein anderer für den Schaden verantwortlich ist.

▪ § 92 Unabdingbarkeit

Die Ersatzpflicht nach diesem Abschnitt darf im Voraus weder ausgeschlossen noch beschränkt werden. Entgegenstehende Vereinbarungen sind nichtig.

▪ § 93 Mehrere Ersatzpflichtige

Sind mehrere ersatzpflichtig, so haften sie als Gesamtschuldner. Im Verhältnis der Ersatzpflichtigen zueinander hängt die Verpflichtung zum Ersatz sowie der Umfang des zu leistenden Ersatzes von den Umständen, insbesondere davon ab, inwieweit der Schaden vorwiegend von dem einen oder anderen Teil verursacht worden ist.

■ § 94 Deckungsvorsorge

(1) Der pharmazeutische Unternehmer hat dafür Vorsorge zu treffen, dass er seinen gesetzlichen Verpflichtungen zum Ersatz von Schäden nachkommen kann, die durch die Anwendung eines von ihm in den Verkehr gebrachten, zum Gebrauch bei Menschen bestimmten Arzneimittels entstehen, das der Pflicht zur Zulassung unterliegt oder durch Rechtsverordnung von der Zulassung befreit worden ist (Deckungsvorsorge). Die Deckungsvorsorge muss in Höhe der in § 88 Satz 1 genannten Beträge erbracht werden. Sie kann nur

1. durch eine Haftpflichtversicherung bei einem im Geltungsbereich dieses Gesetzes zum Geschäftsbetrieb befugten Versicherungsunternehmen oder

2. durch eine Freistellungs- oder Gewährleistungsverpflichtung eines inländischen Kreditinstituts oder eines Kreditinstituts eines anderen Mitgliedstaates der Europäischen Union oder eines anderen Vertragsstaates des Abkommens über den Europäischen Wirtschaftsraum

erbracht werden.

(2) Wird die Deckungsvorsorge durch eine Haftpflichtversicherung erbracht, so gelten die § 113 Abs. 3 und die §§ 114 bis 124 des Versicherungsvertragsgesetzes, sinngemäß.

(3) Durch eine Freistellungs- oder Gewährleistungsverpflichtung eines Kreditinstituts kann die Deckungsvorsorge nur erbracht werden, wenn gewährleistet ist, dass das Kreditinstitut, solange mit seiner Inanspruchnahme gerechnet werden muss, in der Lage sein wird, seine Verpflichtungen im Rahmen der Deckungsvorsorge zu erfüllen. Für die Freistellungs- oder Gewährleistungsverpflichtung gelten die § 113 Abs. 3 und die §§ 114 bis 124 des Versicherungsvertragsgesetzes sinngemäß.

(4) Zuständige Stelle im Sinne des § 117 Abs. 2 des Versicherungsvertragsgesetzes ist die für die Durchführung der Überwachung nach § 64 zuständige Behörde.

(5) Die Bundesrepublik Deutschland und die Länder sind zur Deckungsvorsorge gemäß Absatz 1 nicht verpflichtet.

■ § 94a Örtliche Zuständigkeit

(1) Für Klagen, die auf Grund des § 84 oder des § 84a Abs. 1 erhoben werden, ist auch das Gericht zuständig, in dessen Bezirk der Kläger zur Zeit der Klageerhebung seinen Wohnsitz, in Ermangelung eines solchen seinen gewöhnlichen Aufenthaltsort hat.

(2) Absatz 1 bleibt bei der Ermittlung der internationalen Zuständigkeit der Gerichte eines ausländischen Staates nach § 328 Abs. 1 Nr. 1 der Zivilprozessordnung außer Betracht.

17 Siebzehnter Abschnitt Straf- und Bußgeld- vorschriften

■ § 95 Strafvorschriften

(1) Mit Freiheitsstrafe bis zu drei Jahren oder mit Geldstrafe wird bestraft, wer

1. entgegen § 5, auch in Verbindung mit § 73a, Arzneimittel, bei denen begründeter Verdacht auf schädliche Wirkungen besteht, in den Verkehr bringt,

2. einer Rechtsverordnung nach § 6, die das Inverkehrbringen von Arzneimitteln untersagt, zuwiderhandelt, soweit sie für einen bestimmten Tatbestand auf diese Strafvorschrift verweist,

2a. entgegen § 6a Abs. 1 Arzneimittel zu Dopingzwecken im Sport in den Verkehr bringt, verschreibt oder bei anderen anwendet,

2b. entgegen § 6a Abs. 2a Arzneimittel in nicht geringer Menge zu Dopingzwecken im Sport besitzt,

3. entgegen § 7 Abs. 1 radioaktive Arzneimittel oder Arzneimittel, bei deren Herstellung ionisierende Strahlen verwendet worden sind, in den Verkehr bringt,

3a. entgegen § 8 Abs. 1 Nr. 1 oder 1a, auch in Verbindung mit § 73 Abs. 4 oder § 73a, Arzneimittel herstellt oder in den Verkehr bringt,

4. entgegen § 43 Abs. 1 Satz 2, Abs. 2 oder 3 Satz 1 mit Arzneimitteln, die nur auf Verschreibung an Verbraucher abgegeben werden dürfen, Handel treibt oder diese Arzneimittel abgibt,

5. Arzneimittel, die nur auf Verschreibung an Verbraucher abgegeben werden dürfen, entgegen § 47 Abs. 1 an andere als dort bezeichnete Personen oder Stellen oder entgegen § 47 Abs. 1a abgibt oder entgegen § 47 Abs. 2 Satz 1 bezieht,

5a. entgegen § 47a Abs. 1 ein dort bezeichnetes Arzneimittel an andere als die dort bezeichneten Einrichtungen abgibt oder in den Verkehr bringt,

6. entgegen § 48 Abs. 1 Satz 1 in Verbindung mit einer Rechtsverordnung nach § 48 Abs. 2 Nr. 1 oder 2 Arzneimittel, die zur Anwendung bei Tieren bestimmt sind, die der Gewinnung von Lebensmitteln dienen, abgibt,

7. Fütterungsarzneimittel entgegen § 56 Abs. 1 ohne die erforderliche Verschreibung an Tierhalter abgibt,

8. entgegen § 56a Abs. 1 Satz 1, auch in Verbindung mit Satz 3, oder Satz 2 Arzneimittel verschreibt, abgibt oder anwendet, die zur Anwendung bei Tieren bestimmt sind, die der Gewinnung von Lebensmitteln dienen, und nur auf Verschreibung an Verbraucher abgegeben werden dürfen,

9. Arzneimittel, die nur auf Verschreibung an Verbraucher abgegeben werden dürfen, entgegen § 57 Abs. 1 erwirbt,

10. entgegen § 58 Abs. 1 Satz 1 Arzneimittel, die nur auf Verschreibung an Verbraucher abgegeben werden dürfen,

bei Tieren anwendet, die der Gewinnung von Lebensmitteln dienen oder

11. entgegen Artikel 5 Abs. 2 der Verordnung (EWG) Nr. 2377/90 einen Stoff einem dort genannten Tier verabreicht.

(2) Der Versuch ist strafbar.

(3) In besonders schweren Fällen ist die Strafe Freiheitsstrafe von einem Jahr bis zu zehn Jahren. Ein besonders schwerer Fall liegt in der Regel vor, wenn der Täter

1. durch eine der in Absatz 1 bezeichneten Handlungen
   a. die Gesundheit einer großen Zahl von Menschen gefährdet,
   b. einen anderen der Gefahr des Todes oder einer schweren Schädigung an Körper oder Gesundheit aussetzt oder
   c. aus grobem Eigennutz für sich oder einen anderen Vermögensvorteile großen Ausmaßes erlangt oder

2. in den Fällen des Absatzes 1 Nr. 2a
   a. Arzneimittel zu Dopingzwecken im Sport an Personen unter 18 Jahren abgibt oder bei diesen Personen anwendet oder
   b. gewerbsmäßig oder als Mitglied einer Bande handelt, die sich zur fortgesetzten Begehung solcher Taten verbunden hat, oder

3. in den Fällen des Absatzes 1 Nr. 3a gefälschte Arzneimittel herstellt oder in den Verkehr bringt und dabei gewerbsmäßig oder als Mitglied einer Bande handelt, die sich zur fortgesetzten Begehung solcher Taten verbunden hat.

(4) Handelt der Täter in den Fällen des Absatzes 1 fahrlässig, so ist die Strafe Freiheitsstrafe bis zu einem Jahr oder Geldstrafe.

§ 96 Strafvorschriften

Mit Freiheitsstrafe bis zu einem Jahr oder mit Geldstrafe wird bestraft, wer

1. einer Rechtsverordnung nach § 6, die die Verwendung bestimmter Stoffe, Zubereitungen aus Stoffen oder Gegenständen bei der Herstellung von Arzneimitteln vorschreibt, beschränkt oder verbietet, zuwiderhandelt, soweit sie für einen bestimmten Tatbestand auf diese Strafvorschrift verweist,

2. (weggefallen)

3. entgegen § 8 Abs. 1 Nr. 2, auch in Verbindung mit § 73a, Arzneimittel herstellt oder in den Verkehr bringt,

4. Arzneimittel im Sinne des § 2 Abs. 1 oder Abs. 2 Nr. 1, Testsera oder Testantigene oder Wirkstoffe, die menschlicher oder tierischer Herkunft sind oder auf gentechnischem Wege hergestellt werden, sowie andere zur Arzneimittelherstellung bestimmte Stoffe menschlicher Herkunft entgegen § 13 Abs. 1 ohne Erlaubnis herstellt oder ohne die nach § 72 erforderliche Erlaubnis oder ohne die nach § 72a erforderliche Bestätigung oder Bescheinigung aus Ländern, die nicht Mitgliedstaaten der Europäischen Union oder andere Vertragsstaaten des Abkommens über den Europäischen Wirtschaftsraum sind, in den Geltungsbereich dieses Gesetzes verbringt,

4a. ohne Erlaubnis nach § 20b Abs. 1 Satz 1 oder Abs. 2 Satz 7 Gewebe gewinnt oder Laboruntersuchungen durchführt oder ohne Erlaubnis nach § 20c Abs. 1 Satz 1 Gewebe oder Gewebezubereitungen be- oder verarbeitet, konserviert, lagert oder in den Verkehr bringt,

5. entgegen § 21 Abs. 1 Fertigarzneimittel oder Arzneimittel, die zur Anwendung bei Tieren bestimmt sind, oder in einer Rechtsverordnung nach § 35 Abs. 1 Nr. 2 oder § 60 Abs. 3 bezeichnete Arzneimittel ohne Zulassung oder ohne Genehmigung der Kommission der Europäischen Gemeinschaften oder des Rates der Europäischen Union in den Verkehr bringt,

5a. ohne Genehmigung nach § 21a Abs. 1 Satz 1 Gewebezubereitungen in den Verkehr bringt,

6. eine nach § 22 Abs. 1 Nr. 3, 5 bis 9, 11, 12, 14 oder 15, Abs. 3b oder 3c Satz 1 oder § 23 Abs. 2 Satz 2 oder 3 erforderliche Angabe nicht vollständig oder nicht richtig macht oder eine nach § 22 Abs. 2 oder 3, § 23 Abs. 1, Abs. 2 Satz 2 oder 3, Abs. 3, auch in Verbindung mit § 38 Abs. 2, erforderliche Unterlage oder durch vollziehbare Anordnung nach § 28 Abs. 3, 3a oder 3c Satz 1 Nr. 2 geforderte Unterlage nicht vollständig oder mit nicht richtigem Inhalt vorlegt,

7. entgegen § 30 Abs. 4 Satz 1 Nr. 1, auch in Verbindung mit einer Rechtsverordnung nach § 35 Abs. 1 Nr. 2, ein Arzneimittel in den Verkehr bringt,

8. entgegen § 32 Abs. 1 Satz 1, auch in Verbindung mit einer Rechtsverordnung nach § 35 Abs. 1 Nr. 3, eine Charge ohne Freigabe in den Verkehr bringt,

9. entgegen § 38 Abs. 1 Satz 1 oder § 39a Satz 1 Fertigarzneimittel als homöopathische oder als traditionelle pflanzliche Arzneimittel ohne Registrierung in den Verkehr bringt,

10. entgegen § 40 Abs. 1 Satz 3 Nr. 2, 2a Buchstabe a, Nr. 3, 4, 5, 6 oder 8, jeweils auch in Verbindung mit Abs. 4 oder § 41 die klinische Prüfung eines Arzneimittels durchführt,

11. entgegen § 40 Abs. 1 Satz 2 die klinische Prüfung eines Arzneimittels beginnt,

12. entgegen § 47a Abs. 1 Satz 1 ein dort bezeichnetes Arzneimittel ohne Verschreibung abgibt, wenn die Tat nicht nach § 95 Abs. 1 Nr. 5a mit Strafe bedroht ist,

13. entgegen § 48 Abs. 1 Satz 1 Nr. 1 in Verbindung mit einer Rechtsverordnung nach § 48 Abs. 2 Nr. 1 oder 2 Arzneimittel abgibt, wenn die Tat nicht in § 95 Abs. 1 Nr. 6 mit Strafe bedroht ist,

14. ohne Erlaubnis nach § 52a Abs. 1 Satz 1 Großhandel betreibt,

15. entgegen § 56a Abs. 4 Arzneimittel verschreibt oder abgibt,

16. entgegen § 57 Abs. 1a Satz 1 in Verbindung mit einer Rechtsverordnung nach § 56a Abs. 3 Satz 1 Nr. 2 ein dort bezeichnetes Arzneimittel in Besitz hat,

17. entgegen § 59 Abs. 2 Satz 1 Lebensmittel gewinnt,

18. entgegen § 59a Abs. 1 oder 2 Stoffe oder Zubereitungen aus Stoffen erwirbt, anbietet, lagert, verpackt, mit sich führt oder in den Verkehr bringt,

18a. ohne Erlaubnis nach § 72b Abs. 1 Satz 1 Gewebe oder Gewebezubereitungen einführt,

18b. entgegen § 72b Abs. 2 Satz 1 Gewebe oder Gewebezubereitungen einführt,

19. ein zum Gebrauch bei Menschen bestimmtes Arzneimittel in den Verkehr bringt, obwohl die nach § 94 erforderliche Haftpflichtversicherung oder Freistellungs- oder Gewährleistungsverpflichtung nicht oder nicht mehr besteht oder

20. gegen die Verordnung (EG) Nr. 726/2004 des Europäischen Parlaments und des Rates vom 31. März 2004 zur Festlegung von Gemeinschaftsverfahren für die Genehmigung und Überwachung von Human- und Tierarzneimitteln und zur Errichtung einer Europäischen Arzneimittel-Agentur (ABl. EU Nr. L 136 S. 1) verstößt, indem er

   a. entgegen Artikel 6 Abs. 1 Satz 1 der Verordnung in Verbindung mit Artikel 8 Abs. 3 Unterabsatz 1 Buchstabe c bis e, h bis ia oder ib der Richtlinie 2001/83/EG des Europäischen Parlaments und des Rates vom 6. November 2001 zur Schaffung eines Gemeinschaftskodexes für Humanarzneimittel (ABl. EG Nr. L 311 S. 67), zuletzt geändert durch die Richtlinie 2004/27/EG des Europäischen Parlaments und des Rates vom 31. März 2004 (ABl. EU Nr. L 136 S. 34), eine Angabe oder eine Unterlage nicht richtig oder nicht vollständig beifügt oder

   b. entgegen Artikel 31 Abs. 1 Satz 1 der Verordnung in Verbindung mit Artikel 12 Abs. 3 Unterabsatz 1 Satz 2 Buchstabe c bis e, h bis j oder k der Richtlinie 2001/82/EG des Europäischen Parlaments und des Rates vom 6. November 2001 zur Schaffung eines Gemeinschaftskodexes für Tierarzneimittel (ABl. EG Nr. L 311 S. 1), geändert durch die Richtlinie 2004/28/EG des Europäischen Parlaments und des Rates vom 31. März 2004 (ABl. EU Nr. L 136 S. 58), eine Angabe nicht richtig oder nicht vollständig beifügt.

■ § 97 Bußgeldvorschriften

(1) Ordnungswidrig handelt, wer eine der in § 96 bezeichneten Handlungen fahrlässig begeht.

(2) Ordnungswidrig handelt auch, wer vorsätzlich oder fahrlässig

1. entgegen § 8 Abs. 2 Arzneimittel in den Verkehr bringt, deren Verfalldatum abgelaufen ist,

2. entgegen § 9 Abs. 1 Arzneimittel, die nicht den Namen oder die Firma des pharmazeutischen Unternehmers tragen, in den Verkehr bringt,

3. entgegen § 9 Abs. 2 Satz 1 Arzneimittel in den Verkehr bringt, ohne seinen Sitz im Geltungsbereich dieses Gesetzes oder in einem anderen Mitgliedstaat der Europäischen Union oder in einem anderen Ve rtragsstaat des Abkommens über den Europäischen Wirtschaftsraum zu haben,

4. entgegen § 10, auch in Verbindung mit § 109 Abs. 1 Satz 1 oder einer Rechtsverordnung nach § 12 Abs. 1

Nr. 1, Arzneimittel ohne die vorgeschriebene Kennzeichnung in den Verkehr bringt,

5. entgegen § 11 Abs. 1 Satz 1, auch in Verbindung mit Abs. 2a bis 3b oder 4, jeweils auch in Verbindung mit einer Rechtsverordnung nach § 12 Abs. 1 Nr. 1, Arzneimittel ohne die vorgeschriebene Packungsbeilage in den Verkehr bringt,

5a. entgegen § 11 Abs. 7 Satz 1 eine Teilmenge abgibt,

6. einer vollziehbaren Anordnung nach § 18 Abs. 2 zuwiderhandelt,

7. entgegen § 20, § 20c Abs. 6, auch in Verbindung mit § 72b Abs. 1 Satz 2, § 21a Abs. 7 und 9 Satz 4, § 29 Abs. 1 oder 1c Satz 1, § 52a Abs. 8, § 63b Abs. 2, 3 oder 4, jeweils auch in Verbindung mit § 63a Abs. 1 Satz 3 oder § 63b Abs. 7 Satz 1 oder Satz 2, § 63c Abs. 2 Satz 1, § 67 Abs. 1, auch in Verbindung mit § 69a, § 67 Abs. 2, 3, 5 oder 6 oder § 73 Abs. 3 Satz 4 eine Anzeige nicht, nicht richtig, nicht vollständig oder nicht rechtzeitig erstattet,

7a. entgegen § 29 Abs. 1a Satz 1, Abs. 1b oder 1d eine Mitteilung nicht, nicht richtig, nicht vollständig oder nicht rechtzeitig macht,

8. entgegen § 30 Abs. 4 Satz 1 Nr. 2 oder § 73 Abs. 1 oder 1a Arzneimittel in den Geltungsbereich dieses Gesetzes verbringt,

9. entgegen § 40 Abs. 1 Satz 3 Nr. 7 die klinische Prüfung eines Arzneimittels durchführt,

10. entgegen § 43 Abs. 1, 2 oder 3 Satz 1 Arzneimittel berufs- oder gewerbsmäßig in den Verkehr bringt oder mit Arzneimitteln, die ohne Verschreibung an Verbraucher abgegeben werden dürfen, Handel treibt oder diese Arzneimittel abgibt,

11. entgegen § 43 Abs. 5 Satz 1 zur Anwendung bei Tieren bestimmte Arzneimittel, die für den Verkehr außerhalb der Apotheken nicht freigegeben sind, in nicht vorschriftsmäßiger Weise abgibt,

12. Arzneimittel, die ohne Verschreibung an Verbraucher abgegeben werden dürfen, entgegen § 47 Abs. 1 an andere als dort bezeichnete Personen oder Stellen oder entgegen § 47 Abs. 1a abgibt oder entgegen § 47 Abs. 2 Satz 1 bezieht,

12a. entgegen § 47 Abs. 4 Satz 1 Muster ohne schriftliche Anforderung, in einer anderen als der kleinsten Packungsgröße oder über die zulässige Menge hinaus abgibt oder abgeben lässt,

13. die in § 47 Abs. 1b oder Abs. 4 Satz 3 oder in § 47a Abs. 2 Satz 2 vorgeschriebenen Nachweise nicht oder nicht richtig führt, oder der zuständigen Behörde auf Verlangen nicht vorlegt,

13a. entgegen § 47a Abs. 2 Satz 1 ein dort bezeichnetes Arzneimittel ohne die vorgeschriebene Kennzeichnung abgibt,

14. entgegen § 50 Abs. 1 Einzelhandel mit Arzneimitteln betreibt,

15. entgegen § 51 Abs. 1 Arzneimittel im Reisegewerbe feilbietet oder Bestellungen darauf aufsucht,

16. entgegen § 52 Abs. 1 Arzneimittel im Wege der Selbstbedienung in den Verkehr bringt,

17. entgegen § 55 Abs. 8 Satz 1 oder 2 Arzneimittel zur Abgabe an den Verbraucher im Geltungsbereich dieses Gesetzes in den Verkehr bringt,

17a. entgegen § 56 Abs. 1 Satz 2 eine Kopie einer Verschreibung nicht oder nicht rechtzeitig übersendet,

18. entgegen § 56 Abs. 2 Satz 1, Abs. 3 oder 4 Satz 1 oder 2 Fütterungsarzneimittel herstellt,

19. Fütterungsarzneimittel nicht nach § 56 Abs. 4 Satz 3 kennzeichnet,

20. entgegen § 56 Abs. 5 Satz 1 ein Fütterungsarzneimittel verschreibt,

21. entgegen § 56a Abs. 1 Satz 1 Nr. 1, 2, 3 oder 4, jeweils auch in Verbindung mit Satz 3, Arzneimittel,

    a. die zur Anwendung bei Tieren bestimmt sind, die nicht der Gewinnung von Lebensmitteln dienen, und nur auf Verschreibung an Verbraucher abgegeben werden dürfen,

    b. die ohne Verschreibung an Verbraucher abgegeben werden dürfen,

    verschreibt, abgibt oder anwendet,

21a. entgegen § 56a Abs. 1 Satz 4 Arzneimittel-Vormischungen verschreibt oder abgibt,

22. Arzneimittel, die ohne Verschreibung an Verbraucher abgegeben werden dürfen, entgegen § 57 Abs. 1 erwirbt,

23. entgegen § 58 Abs. 1 Satz 2 oder 3 Arzneimittel bei Tieren anwendet, die der Gewinnung von Lebensmitteln dienen,

24. einer Aufzeichnungs- oder Vorlagepflicht nach § 59 Abs. 4 zuwiderhandelt,

24a. entgegen § 59b Satz 1 Stoffe nicht, nicht richtig oder nicht rechtzeitig überlässt,

24b. entgegen § 59c Satz 1, auch in Verbindung mit Satz 2, einen dort bezeichneten Nachweis nicht, nicht richtig oder nicht vollständig führt, nicht oder nicht mindestens drei Jahre aufbewahrt oder nicht oder nicht rechtzeitig vorlegt,

24c. entgegen § 63a Abs. 1 Satz 1 einen Stufenplanbeauftragten nicht beauftragt oder entgegen § 63a Abs. 3 eine Mitteilung nicht, nicht vollständig oder nicht rechtzeitig erstattet,

24d. entgegen § 63a Abs. 1 Satz 5 eine Tätigkeit als Stufenplanbeauftragter ausübt,

24e. entgegen § 63c Abs. 3 Satz 1 eine Meldung nicht oder nicht rechtzeitig macht,

24f. entgegen § 63c Abs. 4 einen Bericht nicht oder nicht rechtzeitig vorlegt,

25. einer vollziehbaren Anordnung nach § 64 Abs. 4 Nr. 4, auch in Verbindung mit § 69a, zuwiderhandelt,

26. einer Duldungs- oder Mitwirkungspflicht nach § 66, auch in Verbindung mit § 69a, zuwiderhandelt,

27. entgegen einer vollziehbaren Anordnung nach § 74 Abs. 1 Satz 2 Nr. 3 eine Sendung nicht vorführt,

27a. entgegen § 74a Abs. 1 Satz 1 einen Informationsbeauftragten nicht beauftragt oder entgegen § 74a Abs. 3 eine Mitteilung nicht, nicht vollständig oder nicht rechtzeitig erstattet,

27b. entgegen § 74a Abs. 1 Satz 4 eine Tätigkeit als Informationsbeauftragter ausübt,

28. entgegen § 75 Abs. 1 Satz 1 eine Person als Pharmaberater beauftragt,

29. entgegen § 75 Abs. 1 Satz 3 eine Tätigkeit als Pharmaberater ausübt,

30. einer Aufzeichnungs-, Mitteilungs- oder Nachweispflicht nach § 76 Abs. 1 Satz 2 oder Abs. 2 zuwiderhandelt,

30a. entgegen § 109 Abs. 1 Satz 2 ein Fertigarzneimittel in den Verkehr bringt,

31. einer Rechtsverordnung nach § 7 Abs. 2 Satz 2, § 12 Abs. 1 Nr. 3 Buchstabe a, § 12 Abs. 1b, § 42 Abs. 3, § 54 Abs. 1, § 56a Abs. 3, § 57 Abs. 2, § 58 Abs. 2 oder § 74 Abs. 2 zuwiderhandelt, soweit sie für einen bestimmten Tatbestand auf diese Bußgeldvorschrift verweist,

32. entgegen Artikel 16 Abs. 2 Satz 1 oder 2 der Verordnung (EG) Nr. 726/2004 in Verbindung mit Artikel 8 Abs. 3 Unterabsatz 1 Buchstabe c bis e, h bis ia oder ib der Richtlinie 2001/83/EG oder Artikel 41 Abs. 4 Satz 1 oder 2 der Verordnung (EG) Nr. 726/2004 in Verbindung mit Artikel 12 Abs. 3 Unterabsatz 1 Satz 2 Buchstabe c bis e, h bis j oder k der Richtlinie 2001/82/EG, jeweils in Verbindung mit § 29 Abs. 4 Satz 2, der Europäischen Arzneimittel-Agentur oder der zuständigen Bundesoberbehörde eine dort genannte Information nicht, nicht richtig, nicht vollständig oder nicht rechtzeitig mitteilt,

33. entgegen Artikel 24 Abs. 1 Unterabsatz 1 oder Abs. 2 Satz 1 oder Artikel 49 Abs. 1 Unterabsatz 1 oder Abs. 2 Satz 1 der Verordnung (EG) Nr. 726/2004, jeweils in Verbindung mit § 29 Abs. 4 Satz 2, nicht sicherstellt, dass der zuständigen Bundesoberbehörde oder der Europäischen Arzneimittel-Agentur eine dort bezeichnete Nebenwirkung mitgeteilt wird,

34. entgegen Artikel 24 Abs. 3 Unterabsatz 1 oder Artikel 49 Abs. 3 Unterabsatz 1 der Verordnung (EG) Nr. 726/2004 eine dort bezeichnete Unterlage nicht, nicht richtig oder nicht vollständig führt oder

35. entgegen Artikel 1 der Verordnung (EG) Nr. 540/95 der Kommission vom 10. März 1995 zur Festlegung der Bestimmungen für die Mitteilung von vermuteten unerwarteten, nicht schwerwiegenden Nebenwirkungen, die innerhalb oder außerhalb der Gemeinschaft an gemäß der Verordnung (EWG) Nr. 2309/93 zugelassenen Human- oder Tierarzneimitteln festgestellt werden (ABl. EG Nr. L 55 S. 5) in Verbindung mit § 63b Abs. 8 Satz 2 nicht sicherstellt, dass der Agentur und der zuständigen Bundesoberbehörde eine dort bezeichnete Nebenwirkung mitgeteilt wird.

(3) Die Ordnungswidrigkeit kann mit einer Geldbuße bis zu 25.000 Euro geahndet werden.

(4) Verwaltungsbehörde im Sinne des § 36 Abs. 1 Nr. 1 des Gesetzes über Ordnungswidrigkeiten ist in den Fällen des Absatzes 1 in Verbindung mit § 96 Nr. 6, 20 und 21, des Absatzes 2 Nr. 7 in Verbindung mit § 29 Abs. 1 und § 63b Abs. 2, 3 und 4 und des Absatzes 2 Nr. 32 bis 35 die nach § 77 zuständige Bundesoberbehörde.

- **§ 98 Einziehung**

Gegenstände, auf die sich eine Straftat nach § 95 oder § 96 oder eine Ordnungswidrigkeit nach § 97 bezieht, können eingezogen werden. § 74a des Strafgesetzbuches und § 23 des Gesetzes über Ordnungswidrigkeiten sind anzuwenden.

- **§ 98a Erweiterter Verfall**

In den Fällen des § 95 Abs. 1 Nr. 2a sowie der Herstellung und des Inverkehrbringens gefälschter Arzneimittel nach § 95 Abs. 1 Nr. 3a in Verbindung mit § 8 Abs. 1 Nr. 1a ist § 73d des Strafgesetzbuches anzuwenden, wenn der Täter gewerbsmäßig oder als Mitglied einer Bande, die sich zur fortgesetzten Begehung solcher Taten verbunden hat, handelt.

18 Achtzehnter Abschnitt Überleitungs- und Übergangsvorschriften

Erster Unterabschnitt Überleitungsvorschriften aus Anlass des Gesetzes zur Neuordnung des Arzneimittelrechts

- **§ 99 Arzneimittelgesetz 1961**

Arzneimittelgesetz 1961 im Sinne dieses Gesetzes ist das Gesetz über den Verkehr mit Arzneimitteln vom 16. Mai 1961 (BGBl. I S. 533), zuletzt geändert durch das Gesetz vom 2. Juli 1975 (BGBl. I S. 1745).

- **§ 100**

(1) Eine Erlaubnis, die nach § 12 Abs. 1 oder § 19 Abs. 1 des Arzneimittelgesetzes 1961 erteilt worden ist und am 1. Januar 1978 rechtsgültig bestand, gilt im bisherigen Umfange als Erlaubnis im Sinne des § 13 Abs. 1 Satz 1 fort.

(2) Eine Erlaubnis, die nach § 53 Abs. 1 oder § 56 des Arzneimittelgesetzes 1961 als erteilt gilt und am 1. Januar 1978 rechtsgültig bestand, gilt im bisherigen Umfange als Erlaubnis nach § 13 Abs. 1 Satz 1 fort.

(3) War die Herstellung von Arzneimitteln nach dem Arzneimittelgesetz 1961 von einer Erlaubnis nicht abhängig, bedarf sie jedoch nach § 13 Abs. 1 Satz 1 einer Erlaubnis, so gilt diese demjenigen als erteilt, der die Tätigkeit der Herstellung von Arzneimitteln am 1. Januar 1978 seit mindestens drei Jahren befugt ausübt, jedoch nur, soweit die Herstellung auf bisher hergestellte oder nach der Zusammensetzung gleichartige Arzneimittel beschränkt bleibt.

- **§ 101**

(weggefallen)

- **§ 102**

(1) Wer am 1. Januar 1978 die Tätigkeit des Herstellungsleiters befugt ausübt, darf diese Tätigkeit im bisherigen Umfang weiter ausüben.

(2) Wer am 1. Januar 1978 die Sachkenntnis nach § 14 Abs. 1 des Arzneimittelgesetzes 1961 besitzt und die Tätigkeit als Herstellungsleiter nicht ausübt, darf die Tätigkeit als Herstellungsleiter ausüben, wenn er eine zweijährige Tätigkeit in der Arzneimittelherstellung nachweisen kann. Liegt die praktische Tätigkeit vor dem 10. Juni 1965, ist vor Aufnahme der Tätigkeit ein weiteres Jahr praktischer Tätigkeit nachzuweisen.

(3) Wer vor dem 10. Juni 1975 ein Hochschulstudium nach § 15 Abs. 1 begonnen hat, erwirbt die Sachkenntnis als Herstellungsleiter, wenn er bis zum 10. Juni 1985 das Hochschulstudium beendet und mindestens zwei Jahre lang eine

Tätigkeit nach § 15 Abs. 1 und 3 ausgeübt hat. Absatz 2 bleibt unberührt.

(4) Die Absätze 2 und 3 gelten entsprechend für eine Person, die die Tätigkeit als Kontrollleiter ausüben will.

■ **§ 102a**

(weggefallen)

■ **§ 103**

(1) Für Arzneimittel, die nach § 19a oder nach § 19d in Verbindung mit § 19a des Arzneimittelgesetzes 1961 am 1. Januar 1978 zugelassen sind oder für die am 1. Januar 1978 eine Zulassung nach Artikel 4 Abs. 1 des Gesetzes über die Errichtung eines Bundesamtes für Sera und Impfstoffe vom 7. Juli 1972 (BGBl. I S. 1163) als erteilt gilt, gilt eine Zulassung nach § 25 als erteilt. Auf die Zulassung finden die §§ 28 bis 31 entsprechende Anwendung.

(2) (weggefallen)

■ **§ 104**

(weggefallen)

■ **§ 105**

(1) Fertigarzneimittel, die Arzneimittel im Sinne des § 2 Abs. 1 oder Abs. 2 Nr. 1 sind und sich am 1. Januar 1978 im Verkehr befinden, gelten als zugelassen, wenn sie sich am 1. September 1976 im Verkehr befinden oder auf Grund eines Antrags, der bis zu diesem Zeitpunkt gestellt ist, in das Spezialitätenregister nach dem Arzneimittelgesetz 1961 eingetragen werden.

(2) Fertigarzneimittel nach Absatz 1 müssen innerhalb einer Frist von sechs Monaten seit dem 1. Januar 1978 der zuständigen Bundesoberbehörde unter Mitteilung der Bezeichnung der wirksamen Bestandteile nach Art und Menge und der Anwendungsgebiete angezeigt werden. Bei der Anzeige homöopathischer Arzneimittel kann die Mitteilung der Anwendungsgebiete entfallen. Eine Ausfertigung der Anzeige ist der zuständigen Behörde unter Mitteilung der vorgeschriebenen Angaben zu übersenden. Die Fertigarzneimittel dürfen nur weiter in den Verkehr gebracht werden, wenn die Anzeige fristgerecht eingeht.

(3) Die Zulassung eines nach Absatz 2 fristgerecht angezeigten Arzneimittels erlischt abweichend von § 31 Abs. 1 Nr. 3 am 30. April 1990, es sei denn, dass ein Antrag auf Verlängerung der Zulassung oder auf Registrierung vor dem Zeitpunkt des Erlöschens gestellt wird, oder das Arzneimittel durch Rechtsverordnung von der Zulassung oder von der Registrierung freigestellt ist. § 31 Abs. 4 Satz 1 findet auf die Zulassung nach Satz 1 Anwendung, sofern die Erklärung nach § 31 Abs. 1 Satz 1 Nr. 2 bis zum 31. Januar 2001 abgegeben wird.

(3a) Bei Fertigarzneimitteln nach Absatz 1 ist bis zur erstmaligen Verlängerung der Zulassung eine Änderung nach § 29 Abs. 2a Satz 1 Nr. 1, soweit sie die Anwendungsgebiete betrifft, und Nr. 3 nur dann zulässig, sofern sie zur Behebung der von der zuständigen Bundesoberbehörde dem Antragsteller mitgeteilten Mängel bei der Wirksamkeit oder Unbedenklichkeit erforderlich ist; im Übrigen findet auf Fertigarzneimitteln nach Absatz 1 bis zur erstmaligen Verlängerung

der Zulassung § 29 Abs. 2a Satz 1 Nr. 1, 2 und 5 keine Anwendung. Ein Fertigarzneimittel nach Absatz 1, das nach einer im Homöopathischen Teil des Arzneibuches beschriebenen Verfahrenstechnik hergestellt ist, darf bis zur erstmaligen Verlängerung der Zulassung abweichend von § 29 Abs. 3

1. in geänderter Zusammensetzung der arzneilich wirksamen Bestandteile nach Art und Menge, wenn die Änderung sich darauf beschränkt, dass ein oder mehrere bislang enthaltene arzneilich wirksame Bestandteile nach der Änderung nicht mehr oder in geringerer Menge enthalten sind,

2. mit geänderter Menge des arzneilich wirksamen Bestandteils und innerhalb des bisherigen Anwendungsbereiches mit geänderter Indikation, wenn das Arzneimittel insgesamt dem nach § 25 Abs. 7 Satz 1 in der vor dem 17. August 1994 geltenden Fassung bekannt gemachten Ergebnis angepasst wird,

3. (weggefallen)

4. mit geänderter Menge der arzneilich wirksamen Bestandteile, soweit es sich um ein Arzneimittel mit mehreren wirksamen Bestandteilen handelt, deren Anzahl verringert worden ist, oder

5. mit geänderter Art oder Menge der arzneilich wirksamen Bestandteile ohne Erhöhung ihrer Anzahl innerhalb des gleichen Anwendungsbereichs und der gleichen Therapierichtung, wenn das Arzneimittel insgesamt einem nach § 25 Abs. 7 Satz 1 in der vor dem 17. August 1994 geltenden Fassung bekannt gemachten Ergebnis oder einem vom Bundesinstitut für Arzneimittel und Medizinprodukte vorgelegten Muster für ein Arzneimittel angepasst und das Arzneimittel durch die Anpassung nicht verschreibungspflichtig wird,

in den Verkehr gebracht werden; eine Änderung ist nur dann zulässig, sofern sie zur Behebung der von der zuständigen Bundesoberbehörde dem Antragsteller mitgeteilten Mängel bei der Wirksamkeit oder Unbedenklichkeit erforderlich ist. Der pharmazeutische Unternehmer hat die Änderung anzuzeigen und im Falle einer Änderung der Zusammensetzung die bisherige Bezeichnung des Arzneimittels mindestens für die Dauer von fünf Jahren mit einem deutlich unterscheidenden Zusatz, der Verwechslungen mit der bisherigen Bezeichnung ausschließt, zu versehen. Nach einer Frist von sechs Monaten nach der Anzeige darf der pharmazeutische Unternehmer das Arzneimittel nur noch in der geänderten Form in den Verkehr bringen. Hat die zuständige Bundesoberbehörde für bestimmte Arzneimittel durch Auflage nach § 28 Abs. 2 Nr. 3 die Verwendung einer Packungsbeilage mit einheitlichem Wortlaut vorgeschrieben, darf das Arzneimittel bei Änderungen nach Satz 2 Nr. 2 abweichend von § 109 Abs. 2 nur mit einer Packungsbeilage nach § 11 in den Verkehr gebracht werden.

(4) Dem Antrag auf Verlängerung der Zulassung sind abweichend von § 31 Abs. 2 die Unterlagen nach § 22 Abs. 1 Nr. 1 bis 6 beizufügen. Den Zeitpunkt der Einreichung der Unterlagen nach § 22 Abs. 1 Nr. 7 bis 15, Abs. 2 Nr. 1 und Abs. 3a, bei Arzneimittel-Vormischungen zusätzlich die Unterlagen nach § 23 Abs. 2 Satz 1 und 2 sowie das analytische Gutachten nach § 24 Abs. 1 bestimmt die zuständige Bundesoberbehörde im Ein-

zelnen. Auf Anforderung der zuständigen Bundesoberbehörde sind ferner Unterlagen einzureichen, die die ausreichende biologische Verfügbarkeit der arzneilich wirksamen Bestandteile des Arzneimittels belegen, sofern das nach dem jeweiligen Stand der wissenschaftlichen Erkenntnisse erforderlich ist. Ein bewertendes Sachverständigengutachten ist beizufügen. § 22 Abs. 2 Satz 2 und Abs. 4 bis 7 und § 23 Abs. 3 finden entsprechende Anwendung. Die Unterlagen nach den Sätzen 2 bis 5 sind innerhalb von vier Monaten nach Anforderung der zuständigen Bundesoberbehörde einzureichen.

(4a) Zu dem Antrag auf Verlängerung der Zulassung nach Absatz 3 sind die Unterlagen nach § 22 Abs. 2 Nr. 2 und 3 sowie die Gutachten nach § 24 Abs. 1 Satz 2 Nr. 2 und 3 bis zum 1. Februar 2001 nachzureichen, soweit diese Unterlagen nicht bereits vom Antragsteller vorgelegt worden sind; § 22 Abs. 3 findet entsprechende Anwendung. Satz 1 findet keine Anwendung auf Arzneimittel, die nach einer im Homöopathischen Teil des Arzneibuches beschriebenen Verfahrenstechnik hergestellt sind. Für Vollblut, Plasma und Blutzellen menschlichen Ursprungs bedarf es abweichend von Satz 1 nicht der Unterlagen nach § 22 Abs. 2 Nr. 2 sowie des Gutachtens nach § 24 Abs. 1 Satz 2 Nr. 2, es sei denn, dass darin Stoffe enthalten sind, die nicht im menschlichen Körper vorkommen. Ausgenommen in den Fällen des § 109a erlischt die Zulassung, wenn die in den Sätzen 1 bis 3 genannten Unterlagen nicht fristgerecht eingereicht worden sind.

(4b) Bei der Vorlage der Unterlagen nach § 22 Abs. 2 Nr. 2 kann bei Tierarzneimitteln, die pharmakologisch wirksame Stoffe enthalten, die nach der Verordnung (EWG) Nr. 2377/90 geprüft und in einen von deren Anhängen I bis III aufgenommen worden sind, auf die nach deren Anhang V eingereichten Unterlagen Bezug genommen werden, soweit ein Tierarzneimittel mit diesem pharmakologisch wirksamen Bestandteil bereits in einem Mitgliedstaat der Europäischen Gemeinschaften zugelassen ist und die Voraussetzungen für eine Bezugnahme nach § 24a erfüllt sind.

(4c) Ist das Arzneimittel nach Absatz 3 bereits in einem anderen Mitgliedstaat der Europäischen Union oder anderen Vertragsstaat des Abkommens über den Europäischen Wirtschaftsraum entsprechend der Richtlinie 2001/83/EG oder der Richtlinie 2001/82/EG zugelassen, ist die Verlängerung der Zulassung zu erteilen, wenn

1. sich das Arzneimittel in dem anderen Mitgliedstaat im Verkehr befindet und
2. der Antragsteller
    a. alle in § 22 Abs. 6 vorgesehenen Angaben macht und die danach erforderlichen Kopien beifügt und
    b. schriftlich erklärt, dass die eingereichten Unterlagen nach den Absätzen 4 und 4a mit den Zulassungsunterlagen übereinstimmen, auf denen die Zulassung in dem anderen Mitgliedstaat beruht,

es sei denn, dass die Verlängerung der Zulassung des Arzneimittels eine Gefahr für die öffentliche Gesundheit, bei Arzneimitteln zur Anwendung bei Tieren eine Gefahr für die Gesundheit von Mensch oder Tier oder für die Umwelt, darstellen kann.

(4d) Dem Antrag auf Registrierung sind abweichend von § 38 Abs. 2 die Unterlagen nach § 22 Abs. 1 Nr. 1 bis 4 bei-

zufügen. Die Unterlagen nach § 22 Abs. 1 Nr. 7 bis 15 und Abs. 2 Nr. 1 sowie das analytische Gutachten nach § 24 Abs. 1 sind der zuständigen Bundesoberbehörde auf Anforderung einzureichen. § 22 Abs. 4 bis 7 mit Ausnahme des Entwurfs einer Fachinformation findet entsprechende Anwendung. Die Unterlagen nach den Sätzen 2 und 3 sind innerhalb von zwei Monaten nach Anforderung der zuständigen Bundesoberbehörde einzureichen.

(4e) Für die Entscheidung über den Antrag auf Verlängerung der Zulassung oder Registrierung nach Absatz 3 Satz 1 finden § 25 Abs. 5 Satz 5 und § 39 Abs. 1 Satz 2 entsprechende Anwendung.

(4f) Die Zulassung nach Absatz 1 ist auf Antrag nach Absatz 3 Satz 1 um fünf Jahre zu verlängern, wenn kein Versagungsgrund nach § 25 Abs. 2 vorliegt; für weitere Verlängerungen findet § 31 Anwendung. Die Besonderheiten einer bestimmten Therapierichtung (Phytotherapie, Homöopathie, Anthroposophie) sind zu berücksichtigen.

(4g) Bei Arzneimitteln, die Blutzubereitungen sind, findet § 25 Abs. 8 entsprechende Anwendung.

(5) Bei Beanstandungen hat der Antragsteller innerhalb einer angemessenen Frist, jedoch höchstens innerhalb von zwölf Monaten nach Mitteilung der Beanstandungen, den Mängeln abzuhelfen; die Mängelbeseitigung ist in einem Schriftsatz darzulegen. Wird den Mängeln nicht innerhalb dieser Frist abgeholfen, so ist die Zulassung zu versagen. Nach einer Entscheidung über die Versagung der Zulassung ist das Einreichen von Unterlagen zur Mängelbeseitigung ausgeschlossen. Die zuständige Bundesbehörde hat in allen geeigneten Fällen keine Beanstandung nach Satz 1 erster Halbsatz auszusprechen, sondern die Verlängerung der Zulassung auf der Grundlage des Absatzes 5a Satz 1 und 2 mit einer Auflage zu verbinden, mit der dem Antragsteller aufgegeben wird, die Mängel innerhalb einer von ihr nach pflichtgemäßem Ermessen zu bestimmenden Frist zu beheben.

(5a) Die zuständige Bundesoberbehörde kann die Verlängerung der Zulassung nach Absatz 3 Satz 1 mit Auflagen verbinden. Auflagen können neben der Sicherstellung der in § 28 Abs. 2 genannten Anforderungen auch die Gewährleistung von Anforderungen an die Qualität, Unbedenklichkeit und Wirksamkeit zum Inhalt haben, es sei denn, dass wegen gravierender Mängel der pharmazeutischen Qualität, der Wirksamkeit oder der Unbedenklichkeit Beanstandungen nach Absatz 5 mitgeteilt oder die Verlängerung der Zulassung versagt werden muss. Satz 2 gilt entsprechend für die Anforderung von Unterlagen nach § 23 Abs. 1 Nr. 1. Im Bescheid über die Verlängerung ist anzugeben, ob der Auflage unverzüglich oder bis zu einem von der zuständigen Bundesoberbehörde festgelegten Zeitpunkt entsprochen werden muss. Die Erfüllung der Auflagen ist der zuständigen Bundesoberbehörde unter Beifügung einer eidesstattlichen Erklärung eines unabhängigen Gegensachverständigen mitzuteilen, in der bestätigt wird, dass die Qualität des Arzneimittels dem Stand der wissenschaftlichen Erkenntnisse entspricht. § 25 Abs. 5 Satz 5, 6 und 8 sowie § 30 Abs. 2 Satz 1 Nr. 2 zweite Alternative gelten entsprechend. Die Sätze 1 bis 6 gelten entsprechend für die Registrierung nach Absatz 3 Satz 1.

(5b) Ein Vorverfahren nach § 68 der Verwaltungsgerichtsordnung findet bei Rechtsmitteln gegen die Entscheidung über die Verlängerung der Zulassung nach Absatz 3 Satz 1 nicht statt. Die sofortige Vollziehung soll nach § 80 Abs. 2 Nr. 4 der Verwaltungsgerichtsordnung angeordnet werden, es sei denn, dass die Vollziehung für den pharmazeutischen Unternehmer eine unbillige, nicht durch überwiegende öffentliche Interessen gebotene Härte zur Folge hätte.

(5c) Abweichend von Absatz 3 Satz 1 erlischt die Zulassung eines nach Absatz 2 fristgerecht angezeigten Arzneimittels, für das der pharmazeutische Unternehmer bis zum 31. Dezember 1999 erklärt hat, dass er den Antrag auf Verlängerung der Zulassung nach Absatz 3 Satz 1 zurücknimmt am 1. Februar 2001, es sei denn, das Verfahren zur Verlängerung der Zulassung ist nach Satz 2 wieder aufzugreifen. Hatte der pharmazeutische Unternehmer nach einer vor dem 17. August 1994 ausgesprochenen Anforderung nach Absatz 4 Satz 2 die nach Absatz 4 erforderlichen Unterlagen fristgerecht eingereicht oder lag der Einreichungszeitpunkt für das betreffende Arzneimittel nach diesem Datum oder ist die Anforderung für das betreffende Arzneimittel erst nach diesem Datum ausgesprochen worden, so ist das Verfahren zur Verlängerung der Zulassung von der zuständigen Bundesoberbehörde auf seinen Antrag wieder aufzugreifen; der Antrag ist bis zum 31. Januar 2001 unter Vorlage der Unterlagen nach Absatz 4a Satz 1 zu stellen.

(5d) Die Absatz 3 Satz 2 und Absätze 3a bis 5c gelten entsprechend für Arzneimittel, für die gemäß § 4 Abs. 2 der EG-Rechts-Überleitungsverordnung vom 18. Dezember 1990 (BGBl. I S. 2915) Anlage 3 zu § 2 Nr. 2 Kapitel II Nr. 1 und 2 bis zum 30. Juni 1991 ein Verlängerungsantrag gestellt wurde.

(6) (weggefallen)

(7) Die Absätze 1 bis 5d gelten auch für zur Anwendung bei Tieren bestimmte Arzneimittel, die keine Fertigarzneimittel sind, soweit sie der Pflicht zur Zulassung oder Registrierung unterliegen und sich am 1. Januar 1978 im Verkehr befinden.

§ 105a

(1) (weggefallen)

(2) (weggefallen)

(3) Die zuständige Bundesoberbehörde kann bei Fertigarzneimitteln, die nicht der Verschreibungspflicht nach § 49 unterliegen, zunächst von einer Prüfung der vorgelegten Fachinformation absehen und den pharmazeutischen Unternehmer von den Pflichten nach § 11a und den Pharmaberater von der Pflicht nach § 76 Abs. 1 Satz 1 freistellen, bis der einheitliche Wortlaut einer Fachinformation für entsprechende Arzneimittel durch Auflage nach § 28 Abs. 2 Nr. 3 angeordnet ist.

(4) Die Absätze 1 bis 3 gelten nicht für Arzneimittel, die zur Anwendung bei Tieren bestimmt sind oder die in die Zuständigkeit des Paul-Ehrlich-Instituts fallen.

§ 105b

Der Anspruch auf Zahlung von Kosten, die nach § 33 Abs. 1 in Verbindung mit einer nach § 33 Abs. 2 oder einer nach § 39 Abs. 3 erlassenen Rechtsverordnung für die Verlängerung der Zulassung oder die Registrierung eines Fertigarzneimittels im Sinne des § 105 Abs. 1 zu erheben sind, verjährt mit Ablauf

des vierten Jahres nach der Bekanntgabe der abschließenden Entscheidung über die Verlängerung der Zulassung oder die Registrierung an den Antragsteller.

§ 106

(weggefallen)

§ 107

(weggefallen)

§ 108

(weggefallen)

§ 108a

Die Charge eines Serums, eines Impfstoffes, eines Testallergens, eines Testserums oder eines Testantigens, die bei Wirksamwerden des Beitritts nach § 16 der Zweiten Durchführungsbestimmung zum Arzneimittelgesetz vom 1. Dezember 1986 (GBl. I Nr. 36 S. 483) freigegeben ist, gilt in dem in Artikel 3 des Einigungsvertrages genannten Gebiet als freigegeben im Sinne des § 32 Abs. 1 Satz 1. Auf die Freigabe findet § 32 Abs. 5 entsprechende Anwendung.

§ 108b

(weggefallen)

§ 109

(1) Auf Fertigarzneimittel, die Arzneimittel im Sinne des § 2 Abs. 1 oder Abs. 2 Nr. 1 sind und sich am 1. Januar 1978 im Verkehr befunden haben, findet § 10 mit der Maßgabe Anwendung, dass anstelle der in § 10 Abs. 1 Satz 1 Nr. 3 genannten Zulassungsnummer, soweit vorhanden, die Registernummer des Spezialitätenregisters nach dem Arzneimittelgesetz 1961 mit der Abkürzung »Reg.-Nr.« tritt. Fertigarzneimittel nach Satz 1 und nach § 105 Abs. 5d dürfen nur in den Verkehr gebracht werden, wenn in die Packungsbeilage nach § 11 der nachstehende Hinweis aufgenommen wird: »Dieses Arzneimittel ist nach den gesetzlichen Übergangsvorschriften im Verkehr. Die behördliche Prüfung auf pharmazeutische Qualität, Wirksamkeit und Unbedenklichkeit ist noch nicht abgeschlossen.« Der Hinweis nach Satz 2 ist auch in die Fachinformation nach § 11a, soweit vorhanden, aufzunehmen. Die Sätze 1 bis 4 gelten bis zur ersten Verlängerung der Zulassung oder der Registrierung.

(2) Die Texte für Kennzeichnung und Packungsbeilage sind spätestens bis zum 31. Juli 2001 vorzulegen. Bis zu diesem Zeitpunkt dürfen Arzneimittel nach Absatz 1 Satz 1 vom pharmazeutischen Unternehmer, nach diesem Zeitpunkt weiterhin von Groß- und Einzelhändlern, mit einer Kennzeichnung und Packungsbeilage in den Verkehr gebracht werden, die den bis zu dem in Satz 1 genannten Zeitpunkt geltenden Vorschriften entspricht.

(3) Fertigarzneimittel, die Arzneimittel im Sinne des § 105 Abs. 1 und nach § 44 Abs. 1 oder Abs. 2 Nr. 1 bis 3 oder § 45 für den Verkehr außerhalb der Apotheken freigegeben sind und unter die Buchstaben a bis e fallen, dürfen unbeschadet der Regelungen der Absätze 1 und 2 ab 1. Januar 1992 vom

pharmazeutischen Unternehmer nur in den Verkehr gebracht werden, wenn sie auf dem Behältnis und, soweit verwendet, der äußeren Umhüllung und einer Packungsbeilage einen oder mehrere der folgenden Hinweise tragen:
»Traditionell angewendet:
a. zur Stärkung oder Kräftigung,
b. zur Besserung des Befindens,
c. zur Unterstützung der Organfunktion,
d. zur Vorbeugung,
e. als mild wirkendes Arzneimittel.«
Satz 1 findet keine Anwendung, soweit sich die Anwendungsgebiete im Rahmen einer Zulassung nach § 25 Abs. 1 oder eines nach § 25 Abs. 7 Satz 1 in der vor dem 17. August 1994 geltenden Fassung bekannt gemachten Ergebnisses halten.

▪ § 109a

(1) Für die in § 109 Abs. 3 genannten Arzneimittel sowie für Arzneimittel, die nicht verschreibungspflichtig und nicht durch eine Rechtsverordnung auf Grund des § 45 oder des § 46 wegen ihrer Inhaltsstoffe, wegen ihrer Darreichungsform oder weil sie chemische Verbindungen mit bestimmten pharmakologischen Wirkungen sind oder ihnen solche zugesetzt sind, vom Verkehr außerhalb der Apotheken ausgeschlossen sind, kann die Verlängerung der Zulassung nach § 105 Abs. 3 und sodann nach § 31 nach Maßgabe der Absätze 2 und 3 erteilt werden.
(2) Die Anforderungen an die erforderliche Qualität sind erfüllt, wenn die Unterlagen nach § 22 Abs. 2 Nr. 1 sowie das analytische Gutachten nach § 24 Abs. 1 vorliegen und von Seiten des pharmazeutischen Unternehmers eidesstattlich versichert wird, dass das Arzneimittel nach Maßgabe der allgemeinen Verwaltungsvorschrift nach § 26 geprüft ist und die erforderliche pharmazeutische Qualität aufweist. Form und Inhalt der eidesstattlichen Versicherung werden durch die zuständige Bundesoberbehörde festgelegt.
(3) Die Anforderungen an die Wirksamkeit sind erfüllt, wenn das Arzneimittel Anwendungsgebiete beansprucht, die in einer von der zuständigen Bundesoberbehörde nach Anhörung von einer vom Bundesministerium berufenen Kommission, für die § 25 Abs. 6 Satz 4 bis 6 entsprechende Anwendung findet, erstellten Aufstellung der Anwendungsgebiete für Stoffe oder Stoffkombinationen anerkannt sind. Diese Anwendungsgebiete werden unter Berücksichtigung der Besonderheiten der Arzneimittel und der tradierten und dokumentierten Erfahrung festgelegt und erhalten den Zusatz: »Traditionell angewendet«. Solche Anwendungsgebiete sind: »Zur Stärkung oder Kräftigung des ...«, »Zur Besserung des Befindens ...«, »Zur Unterstützung der Organfunktion des ...«, »Zur Vorbeugung gegen ...«, »Als mild wirkendes Arzneimittel bei ...«. Anwendungsgebiete, die zur Folge haben, dass das Arzneimittel vom Verkehr außerhalb der Apotheken ausgeschlossen ist, dürfen nicht anerkannt werden.
(4) Die Absätze 1 bis 3 finden nur dann Anwendung, wenn Unterlagen nach § 105 Abs. 4a nicht eingereicht worden sind und der Antragsteller schriftlich erklärt, dass er eine Verlängerung der Zulassung nach § 105 Abs. 3 nach Maßgabe der Absätze 2 und 3 anstrebt.

(4a) Abweichend von Absatz 4 finden die Absätze 2 und 3 auf Arzneimittel nach Absatz 1 Anwendung, wenn die Verlängerung der Zulassung zu versagen wäre, weil ein nach § 25 Abs. 7 Satz 1 in der vor dem 17. August 1994 geltenden Fassung bekannt gemachtes Ergebnis zum Nachweis der Wirksamkeit nicht mehr anerkannt werden kann.

▪ § 110

Bei Arzneimitteln, die nach § 21 der Pflicht zur Zulassung oder nach § 38 der Pflicht zur Registrierung unterliegen und die sich am 1. Januar 1978 im Verkehr befinden, kann die zuständige Bundesoberbehörde durch Auflagen Warnhinweise anordnen, soweit es erforderlich ist, um bei der Anwendung des Arzneimittels eine unmittelbare oder mittelbare Gefährdung von Mensch oder Tier zu verhüten.

▪ § 111

(weggefallen)

▪ § 112

Wer am 1. Januar 1978 Arzneimittel im Sinne des § 2 Abs. 1 oder Abs. 2 Nr. 1, die zum Verkehr außerhalb der Apotheken freigegeben sind, im Einzelhandel außerhalb der Apotheken in den Verkehr bringt, kann diese Tätigkeit weiter ausüben, soweit er nach dem Gesetz über die Berufsausübung im Einzelhandel vom 5. August 1957 (BGBl. I S. 1121), geändert durch Artikel 150 Abs. 2 Nr. 15 des Gesetzes vom 24. Mai 1968 (BGBl. I S. 503), dazu berechtigt war.

▪ § 113

Arzneimittel dürfen abweichend von § 58 Abs. 1 angewendet werden, wenn aus der Kennzeichnung oder den Begleitpapieren hervorgeht, dass das Arzneimittel nach § 105 Abs. 1 weiter in den Verkehr gebracht werden darf.

▪ § 114

(weggefallen)

▪ § 115

Eine Person, die am 1. Januar 1978 die Tätigkeit eines Pharmaberaters nach § 75 ausübt, bedarf des dort vorgeschriebenen Ausbildungsnachweises nicht.

▪ § 116

Ärzte, die am 1. Januar 1978 nach landesrechtlichen Vorschriften zur Herstellung sowie zur Abgabe von Arzneimitteln an die von ihnen behandelten Personen berechtigt sind, dürfen diese Tätigkeit im bisherigen Umfang weiter ausüben. § 78 findet Anwendung.

▪ § 117

(weggefallen)

▪ § 118

§ 84 gilt nicht für Schäden, die durch Arzneimittel verursacht werden, die vor dem 1. Januar 1978 abgegeben worden sind.

■ **§ 119**

Fertigarzneimittel, die Arzneimittel im Sinne des § 2 Abs. 1 oder Abs. 2 Nr. 1 sind und sich bei Wirksamwerden des Beitritts in dem in Artikel 3 des Einigungsvertrages genannten Gebiet im Verkehr befinden, dürfen ohne die in § 11 vorgeschriebene Packungsbeilage noch von Groß- und Einzelhändlern in Verkehr gebracht werden, sofern sie den vor Wirksamwerden des Beitritts geltenden arzneimittelrechtlichen Vorschriften der Deutschen Demokratischen Republik entsprechen. Die zuständige Bundesoberbehörde kann durch Auflagen Warnhinweise anordnen, soweit es erforderlich ist, um bei der Anwendung des Arzneimittels eine unmittelbare oder mittelbare Gefährdung von Mensch oder Tier zu verhüten.

■ **§ 120**

Bei einer klinischen Prüfung, die bei Wirksamwerden des Beitritts in dem in Artikel 3 des Einigungsvertrages genannten Gebiet durchgeführt wird, ist die Versicherung nach § 40 Abs. 1 Nr. 8 abzuschließen.

■ **§ 121**

(weggefallen)

■ **§ 122**

Die Anzeigepflicht nach § 67 gilt nicht für Betriebe, Einrichtungen und für Personen in dem in Artikel 3 des Einigungsvertrages genannten Gebiet, die bereits bei Wirksamwerden des Beitritts eine Tätigkeit im Sinne jener Vorschrift ausüben.

■ **§ 123**

Die erforderliche Sachkenntnis als Pharmaberater nach § 75 Abs. 2 Nr. 2 besitzt auch, wer in dem in Artikel 3 des Einigungsvertrages genannten Gebiet eine Ausbildung als Pharmazieingenieur, Apothekenassistent oder Veterinäringenieur abgeschlossen hat.

■ **§ 124**

Die §§ 84 bis 94a sind nicht auf Arzneimittel anwendbar, die in dem in Artikel 3 des Einigungsvertrages genannten Gebiet vor Wirksamwerden des Beitritts an den Verbraucher abgegeben worden sind.

Zweiter Unterabschnitt
Übergangsvorschriften aus Anlass des Ersten Gesetzes zur Änderung des Arzneimittelgesetzes

■ **§ 125**

(1) Die zuständige Bundesoberbehörde bestimmt nach Anhörung der Kommissionen nach § 25 Abs. 6 und 7 für Arzneimittel, die am 2. März 1983 zugelassen sind, die Frist, innerhalb derer die Unterlagen über die Kontrollmethode nach § 23 Abs. 2 Satz 3 vorzulegen sind.

(2) Für Arzneimittel, deren Zulassung nach dem 1. März 1983 und vor dem 4. März 1998 beantragt worden ist, gelten die Vorschriften des § 23 mit der Maßgabe, dass Unterlagen über die Kontrollmethoden nicht vor dem aus Absatz 1 sich ergebenden Zeitpunkt vorgelegt werden müssen.

(3) Ist eine Frist für die Vorlage von Unterlagen über die Kontrollmethode nach Absatz 1 bestimmt worden und werden Unterlagen nicht vorgelegt oder entsprechen sie nicht den Anforderungen des § 23 Abs. 2 Satz 3, kann die Zulassung widerrufen werden.

■ **§ 126**

Für Arzneimittel, die zur Anwendung bei Tieren bestimmt sind und die bei Wirksamwerden des Beitritts in dem in Artikel 3 des Einigungsvertrages genannten Gebiet zugelassen sind, gilt § 125 Abs. 1 und 3 entsprechend.

Dritter Unterabschnitt
Übergangsvorschriften aus Anlass des Zweiten Gesetzes zur Änderung des Arzneimittelgesetzes

■ **§ 127**

(1) Arzneimittel, die sich am 1. Februar 1987 im Verkehr befinden und den Kennzeichnungsvorschriften des § 10 unterliegen, müssen ein Jahr nach der ersten auf den 1. Februar 1987 erfolgenden Verlängerung der Zulassung oder nach der Freistellung von der Zulassung, oder, soweit sie homöopathische Arzneimittel sind, fünf Jahre nach dem 1. Februar 1987 vom pharmazeutischen Unternehmer entsprechend der Vorschrift des § 10 Abs. 1 Nr. 9 in den Verkehr gebracht werden. Bis zu diesem Zeitpunkt dürfen Arzneimittel nach Satz 1 vom pharmazeutischen Unternehmer, nach diesem Zeitpunkt weiterhin von Groß- und Einzelhändlern ohne Angabe eines Verfalldatums in den Verkehr gebracht werden, wenn die Dauer der Haltbarkeit mehr als drei Jahre oder bei Arzneimitteln, für die die Regelung des § 109 gilt, mehr als zwei Jahre beträgt. § 109 bleibt unberührt.

(2) Arzneimittel, die sich am 1. Februar 1987 im Verkehr befinden und den Kennzeichnungsvorschriften des § 10 Abs. 1a unterliegen, dürfen vom pharmazeutischen Unternehmer noch bis zum 31. Dezember 1988, von Groß- und Einzelhändlern auch nach diesem Zeitpunkt ohne die Angaben nach § 10 Abs. 1a in den Verkehr gebracht werden.

■ **§ 128**

(1) Der pharmazeutische Unternehmer hat für Fertigarzneimittel, die sich am 1. Februar 1987 im Verkehr befinden, mit dem ersten auf den 1. Februar 1987 gestellten Antrag auf Verlängerung der Zulassung oder Registrierung der zuständigen Bundesoberbehörde den Wortlaut der Fachinformation vorzulegen. Satz 1 gilt nicht, soweit die zuständige Bundesoberbehörde bis auf weiteres Arzneimittel, die nicht der Verschreibungspflicht nach § 49 unterliegen, von den Pflichten nach § 11a freigestellt hat; in diesem Fall ist der Entwurf der Fachinformation nach Aufforderung der zuständigen Bundesoberbehörde vorzulegen.

(2) In den Fällen des Absatzes 1 gelten die §§ 11a, 47 Abs. 3 Satz 2 und § 76 Abs. 1 ab dem Zeitpunkt der Verlängerung der Zulassung oder Registrierung oder der Festlegung einer Fachinformation durch § 36 Abs. 1 oder in den Fällen des Absatzes 1 Satz 2 sechs Monate nach der Entscheidung der zuständigen Bundesoberbehörde über den Inhalt der Fachinformation. Bis zu diesem Zeitpunkt dürfen Fertigarzneimittel in den Verkehr gebracht werden, bei denen die Packungsbeilage nicht den Vorschriften des § 11 Abs. 1 in der Fassung des Zweiten Gesetzes zur Änderung des Arzneimittelgesetzes entspricht.

- **§ 129**

§ 11 Abs. 1a findet auf Arzneimittel, die sich am 1. Februar 1987 im Verkehr befinden, mit der Maßgabe Anwendung, dass ihre Packungsbeilage nach der nächsten Verlängerung der Zulassung oder Registrierung der zuständigen Behörde zu übersenden ist.

- **§ 130**

Wer am 1. Februar 1987 als privater Sachverständiger zur Untersuchung von Proben nach § 65 Abs. 2 bestellt ist, darf diese Tätigkeit im bisherigen Umfang weiter ausüben.

- **§ 131**

Für die Verpflichtung zur Vorlage oder Übersendung einer Fachinformation nach § 11a gilt § 128 für Arzneimittel, die sich bei Wirksamwerden des Beitritts in dem in Artikel 3 des Einigungsvertrages genannten Gebiet in Verkehr befinden, entsprechend.

Vierter Unterabschnitt
Übergangsvorschriften aus Anlass des Fünften Gesetzes zur Änderung des Arzneimittelgesetzes

- **§ 132**

(1) Arzneimittel, die sich am 17. August 1994 im Verkehr befinden und den Vorschriften der §§ 10 und 11 unterliegen, müssen ein Jahr nach der ersten auf den 17. August 1994 erfolgenden Verlängerung der Zulassung oder, soweit sie von der Zulassung freigestellt sind, zu dem in der Rechtsverordnung nach § 36 genannten Zeitpunkt oder, soweit sie homöopathische Arzneimittel sind, fünf Jahre nach dem 17. August 1994 vom pharmazeutischen Unternehmer entsprechend den Vorschriften der §§ 10 und 11 in den Verkehr gebracht werden. Bis zu diesem Zeitpunkt dürfen Arzneimittel nach Satz 1 vom pharmazeutischen Unternehmer, nach diesem Zeitpunkt weiterhin von Groß- und Einzelhändlern mit einer Kennzeichnung und Packungsbeilage in den Verkehr gebracht werden, die den bis zum 17. August 1994 geltenden Vorschriften entspricht. § 109 bleibt unberührt.
(2) Der pharmazeutische Unternehmer hat für Fertigarzneimittel, die sich am 17. August 1994 in Verkehr befinden, mit

dem ersten auf den 17. August 1994 gestellten Antrag auf Verlängerung der Zulassung der zuständigen Bundesoberbehörde den Wortlaut der Fachinformation vorzulegen, die § 11a in der Fassung dieses Gesetzes entspricht. § 128 Abs. 1 Satz 2 bleibt unberührt.
(2a) Eine Herstellungserlaubnis, die nicht dem § 16 entspricht, ist bis zum 17. August 1996 an § 16 anzupassen. Satz 1 gilt für § 72 entsprechend.
(2b) Wer am 17. August 1994 die Tätigkeit als Herstellungsleiter für die Herstellung oder als Kontrollleiter für die Prüfung von Blutzubereitungen ausübt und die Voraussetzungen des § 15 Abs. 3 in der bis zum 17. August 1994 geltenden Fassung erfüllt, darf diese Tätigkeit weiter ausüben.
(3) § 23 Abs. 1 Nr. 2 und 3 und § 25 Abs. 2 Satz 1 Nr. 6c finden bis zu dem in Artikel 14 der Verordnung (EWG) Nr. 2377/90 aufgeführten Zeitpunkt keine Anwendung auf ein Arzneimittel, dessen pharmakologisch wirksamer Bestandteil am 1. Januar 1992 im Geltungsbereich dieses Gesetzes in einem Arzneimittel zugelassen war, das zur Anwendung bei Tieren bestimmt ist, die der Gewinnung von Lebensmitteln dienen.
(4) § 39 Abs. 2 Nr. 4a und 5a findet keine Anwendung auf Arzneimittel, die bis zum 31. Dezember 1993 registriert worden sind, oder deren Registrierung bis zu diesem Zeitpunkt beantragt worden ist oder die nach § 105 Abs. 2 angezeigt worden sind und nach § 38 Abs. 1 Satz 3 in der vor dem 11. September 1998 geltenden Fassung in den Verkehr gebracht worden sind. § 39 Abs. 2 Nr. 4a findet ferner keine Anwendung auf Arzneimittel nach Satz 1, für die eine neue Registrierung beantragt wird, weil ein Bestandteil entfernt werden soll oder mehrere Bestandteile entfernt werden sollen oder der Verdünnungsgrad von Bestandteilen erhöht werden soll. § 39 Abs. 2 Nr. 4a und 5a findet ferner bei Entscheidungen über die Registrierung oder über ihre Verlängerung keine Anwendung auf Arzneimittel, die nach Art und Menge der Bestandteile und hinsichtlich der Darreichungsform mit den in Satz 1 genannten Arzneimitteln identisch sind. § 21 Abs. 2a Satz 5 und § 56a Abs. 2 Satz 5 gelten auch für zur Anwendung bei Tieren bestimmte Arzneimittel, deren Verdünnungsgrad die sechste Dezimalpotenz unterschreitet, sofern sie gemäß Satz 1 oder 2 registriert worden oder sie von der Registrierung freigestellt sind.

Fünfter Unterabschnitt
Übergangsvorschrift aus Anlass des Siebten Gesetzes zur Änderung des Arzneimittelgesetzes

- **§ 133**

Die Anzeigepflicht nach § 67 in Verbindung mit § 69a gilt für die in § 59c genannten Betriebe, Einrichtungen und Personen, die bereits am 4. März 1998 eine Tätigkeit im Sinne des § 59c ausüben mit der Maßgabe, dass die Anzeige spätestens bis zum 1. April 1998 zu erfolgen hat.

Sechster Unterabschnitt
Übergangsvorschriften aus Anlass des Transfusionsgesetzes

- **§ 134**

Wer bei Inkrafttreten des Transfusionsgesetzes vom 1. Juli 1998 (BGBl. I S. 1752) die Tätigkeit als Herstellungsleiter für die Herstellung oder als Kontrollleiter für die Prüfung von Blutzubereitungen oder Sera aus menschlichem Blut ausübt und die Voraussetzungen des § 15 Abs. 3 in der bis zu dem genannten Zeitpunkt geltenden Fassung erfüllt, darf diese Tätigkeit weiter ausüben. Wer zu dem in Satz 1 genannten Zeitpunkt die Tätigkeit der Vorbehandlung von Personen zur Separation von Blutstammzellen oder anderen Blutbestandteilen nach dem Stand von Wissenschaft und Technik ausübt, darf diese Tätigkeit weiter ausüben.

Siebter Unterabschnitt
Übergangsvorschriften aus Anlass des Achten Gesetzes zur Änderung des Arzneimittelgesetzes

- **§ 135**

(1) Arzneimittel, die sich am 11. September 1998 im Verkehr befinden und den Vorschriften der §§ 10 und 11 unterliegen, müssen ein Jahr nach der ersten auf den 11. September 1998 erfolgenden Verlängerung der Zulassung oder, soweit sie von der Zulassung freigestellt sind, zu dem in der Rechtsverordnung nach § 36 genannten Zeitpunkt oder, soweit sie homöopathische Arzneimittel sind, am 1. Oktober 2003 vom pharmazeutischen Unternehmer entsprechend den Vorschriften der §§ 10 und 11 in den Verkehr gebracht werden. Bis zu diesem Zeitpunkt dürfen Arzneimittel nach Satz 1 vom pharmazeutischen Unternehmer, nach diesem Zeitpunkt weiterhin von Groß- und Einzelhändlern mit einer Kennzeichnung und Packungsbeilage in den Verkehr gebracht werden, die den bis zum 11. September 1998 geltenden Vorschriften entspricht. § 109 bleibt unberührt.

(2) Wer am 11. September 1998 die Tätigkeit als Herstellungs- oder Kontrollleiter für die in § 15 Abs. 3a genannten Arzneimittel oder Wirkstoffe befugt ausübt, darf diese Tätigkeit im bisherigen Umfang weiter ausüben. § 15 Abs. 4 findet bis zum 1. Oktober 2001 keine Anwendung auf die praktische Tätigkeit für die Herstellung von Arzneimitteln und Wirkstoffen nach § 15 Abs. 3a.

(3) Homöopathische Arzneimittel, die sich am 11. September 1998 im Verkehr befinden und für die bis zum 1. Oktober 1999 ein Antrag auf Registrierung gestellt worden ist, dürfen abweichend von § 38 Abs. 1 Satz 3 bis zur Entscheidung über die Registrierung in den Verkehr gebracht werden, sofern sie den bis zum 11. September 1998 geltenden Vorschriften entsprechen.

(4) § 41 Nr. 6 findet in der geänderten Fassung keine Anwendung auf Einwilligungserklärungen, die vor dem 11. September 1998 abgegeben worden sind.

Achter Unterabschnitt
Übergangsvorschriften aus Anlass des Zehnten Gesetzes zur Änderung des Arzneimittelgesetzes

- **§ 136**

(1) Für Arzneimittel, bei denen die nach § 105 Abs. 3 Satz 1 beantragte Verlängerung bereits erteilt worden ist, sind die in § 105 Abs. 4a Satz 1 bezeichneten Unterlagen spätestens mit dem Antrag nach § 31 Abs. 1 Nr. 3 vorzulegen. Bei diesen Arzneimitteln ist die Zulassung zu verlängern, wenn kein Versagungsgrund nach § 25 Abs. 2 vorliegt; für weitere Verlängerungen findet § 31 Anwendung.

(1a) Auf Arzneimittel nach § 105 Abs. 3 Satz 1, die nach einer nicht im Homöopathischen Teil des Arzneibuchs beschriebenen Verfahrenstechnik hergestellt sind, findet § 105 Abs. 3 Satz 2 in der bis zum 12. Juli 2000 geltenden Fassung bis zu einer Entscheidung der Kommission nach § 55 Abs. 6 über die Aufnahme dieser Verfahrenstechnik Anwendung, sofern bis zum 1. Oktober 2000 ein Antrag auf Aufnahme in den Homöopathischen Teil des Arzneibuchs gestellt wurde.

(2) Für Arzneimittel, bei denen dem Antragsteller vor dem 12. Juli 2000 Mängel bei der Wirksamkeit oder Unbedenklichkeit mitgeteilt worden sind, findet § 105 Abs. 3a in der bis zum 12. Juli 2000 geltenden Fassung Anwendung.

(2a) § 105 Abs. 3a Satz 2 findet in der bis zum 12. Juli 2000 geltenden Fassung bis zum 31. Januar 2001 mit der Maßgabe Anwendung, dass es eines Mängelbescheides nicht bedarf und eine Änderung nur dann zulässig ist, sofern sie sich darauf beschränkt, dass ein oder mehrere bislang enthaltene arzneilich wirksame Bestandteile nach der Änderung nicht mehr enthalten sind.

(3) Für Arzneimittel, die nach einer im Homöopathischen Teil des Arzneibuches beschriebenen Verfahrenstechnik hergestellt worden sind, gilt § 105 Abs. 5c weiter in der vor dem 12. Juli 2000 geltenden Fassung.

Neunter Unterabschnitt
Übergangsvorschriften aus Anlass des Elften Gesetzes zur Änderung des Arzneimittelgesetzes

- **§ 137**

Abweichend von § 13 Abs. 2, § 47 Abs. 1 Nr. 6, § 56 Abs. 2 Satz 2 und Abs. 5 Satz 1 dürfen Fütterungsarzneimittel noch bis zum 31. Dezember 2005 nach den bis zum 1. November 2002 geltenden Regelungen hergestellt, in Verkehr gebracht und angewendet werden. Bis zum 31. Dezember 2005 darf die Herstellung eines Fütterungsarzneimittels dabei abweichend von § 56 Abs. 2 Satz 1 aus höchstens drei Arzneimittel-Vormischungen, die jeweils zur Anwendung bei der zu behandelnden Tierart zugelassen sind, erfolgen, sofern

1. für das betreffende Anwendungsgebiet eine zugelassene Arzneimittel-Vormischung nicht zur Verfügung steht,
2. im Einzelfall im Fütterungsarzneimittel nicht mehr als zwei antibiotikahaltige Arzneimittel-Vormischungen enthalten sind und
3. eine homogene und stabile Verteilung der wirksamen Bestandteile in dem Fütterungsarzneimittel gewährleistet ist.

Abweichend von Satz 2 Nr. 2 darf im Fütterungsarzneimittel nur eine antibiotikahaltige Arzneimittel-Vormischung enthalten sein, sofern diese zwei oder mehr antibiotisch wirksame Stoffe enthält.

Zehnter Unterabschnitt
Übergangsvorschriften aus Anlass des Zwölften Gesetzes zur Änderung des Arzneimittelgesetzes

- **§ 138**

(1) Für die Herstellung und Einfuhr von Wirkstoffen, die mikrobieller Herkunft sind, sowie von anderen zur Arzneimittelherstellung bestimmten Stoffen menschlicher Herkunft, die gewerbs- oder berufsmäßig zum Zwecke der Abgabe an andere hergestellt oder in den Geltungsbereich dieses Gesetzes verbracht werden, finden die §§ 13, 72 und 72a in der bis zum 5. August 2004 geltenden Fassung bis zum 1. September 2006 Anwendung, es sei denn, es handelt sich um zur Arzneimittelherstellung bestimmtes Blut und Blutbestandteile menschlicher Herkunft. Wird Blut zur Aufbereitung oder Vermehrung von autologen Körperzellen im Rahmen der Gewebezüchtung zur Geweberegeneration entnommen und ist dafür noch keine Herstellungserlaubnis beantragt worden, findet § 13 bis zum 1. September 2006 keine Anwendung.

(2) Wer am 5. August 2004 befugt ist, die Tätigkeit des Herstellungs- oder Kontrollleiters auszuüben, darf diese Tätigkeit abweichend von § 15 Abs. 1 weiter ausüben.

(3) Für klinische Prüfungen von Arzneimitteln bei Menschen, für die vor dem 6. August 2004 die nach § 40 Abs. 1 Satz 2 in der bis zum 6. August 2004 geltenden Fassung erforderlichen Unterlagen der für den Leiter der klinischen Prüfung zuständigen Ethik-Kommission vorgelegt worden sind, finden die §§ 40 bis 42, 96 Nr. 10 und § 97 Abs. 2 Nr. 9 in der bis zum 6. August 2004 geltenden Fassung Anwendung.

(4) Wer die Tätigkeit des Großhandels mit Arzneimitteln am 6. August 2004 befugt ausübt und bis zum 1. Dezember 2004 nach § 52a Abs. 1 einen Antrag auf Erteilung einer Erlaubnis zum Betrieb eines Großhandels mit Arzneimitteln gestellt hat, darf abweichend von § 52a Abs. 1 bis zur Entscheidung über den gestellten Antrag die Tätigkeit des Großhandels mit Arzneimitteln ausüben; § 52a Abs. 3 Satz 2 bis 3 findet keine Anwendung.

(5) Eine amtliche Anerkennung, die auf Grund der Rechtsverordnung nach § 54 Abs. 2a für den Großhandel mit zur Anwendung bei Tieren bestimmten Arzneimitteln erteilt wurde, gilt als Erlaubnis im Sinne des § 52a für den Großhandel mit zur Anwendung bei Tieren bestimmten Arzneimitteln. Der Inhaber der Anerkennung hat bis zum 1. März 2005 der zuständigen Behörde dem § 52a Abs. 2 entsprechende Unterlagen und Erklärungen vorzulegen.

(6) Wer andere Stoffe als Wirkstoffe, die menschlicher oder tierischer Herkunft sind oder auf gentechnischem Wege hergestellt werden, am 6. August 2004 befugt ohne Einfuhrerlaubnis nach § 72 in den Geltungsbereich dieses Gesetzes verbracht hat, darf diese Tätigkeit bis zum 1. September 2005 weiter ausüben.

(7) Arzneimittel, die vor dem 30. Oktober 2005 von der zuständigen Bundesoberbehörde zugelassen worden sind, dürfen abweichend von § 10 Abs. 1b von pharmazeutischen Unternehmern bis zur nächsten Verlängerung der Zulassung, jedoch nicht länger als bis zum 30. Oktober 2007, weiterhin in den Verkehr gebracht werden. Arzneimittel, die von pharmazeutischen Unternehmern gemäß Satz 1 in den Verkehr gebracht worden sind, dürfen abweichend von § 10 Abs. 1b von Groß- und Einzelhändlern weiterhin in den Verkehr gebracht werden.

Elfter Unterabschnitt
Übergangsvorschriften aus Anlass des Ersten Gesetzes zur Änderung des Transfusionsgesetzes und arzneimittelrechtlicher Vorschriften

- **§ 139**

Wer bei Inkrafttreten von Artikel 2 Nr. 3 des Ersten Gesetzes zur Änderung des Transfusionsgesetzes und arzneimittelrechtlicher Vorschriften vom 10. Februar 2005 (BGBl. I S. 234) die Tätigkeit als Herstellungsleiter oder als Kontrollleiter für die Prüfung von Blutstammzellenzubereitungen ausübt und die Voraussetzungen des § 15 Abs. 3 in der bis zu diesem Zeitpunkt geltenden Fassung erfüllt, darf diese Tätigkeit weiter ausüben.

Zwölfter Unterabschnitt
Übergangsvorschriften aus Anlass des Dreizehnten Gesetzes zur Änderung des Arzneimittelgesetzes

- **§ 140**

Abweichend von § 56a Abs. 2 und § 73 Abs. 3 dürfen Arzneimittel bei Tieren, die nicht der Gewinnung von Lebensmitteln dienen, noch bis zum 29. Oktober 2005 nach den bis zum 1. September 2005 geltenden Regelungen in den Geltungsbereich dieses Gesetzes verbracht, verschrieben, abgegeben und angewandt werden.

Dreizehnter Unterabschnitt Übergangsvorschriften aus Anlass des Vierzehnten Gesetzes zur Änderung des Arzneimittelgesetzes

- **§ 141**

(1) Arzneimittel, die sich am 5. September 2005 im Verkehr befinden und den Vorschriften der §§ 10 und 11 unterliegen, müssen zwei Jahre nach der ersten auf den 6. September 2005 folgenden Verlängerung der Zulassung oder Registrierung oder, soweit sie von der Zulassung oder Registrierung freigestellt sind, zu dem in der Rechtsverordnung nach § 36 oder § 39 genannten Zeitpunkt oder, soweit sie keiner Verlängerung bedürfen, am 1. Januar 2009 vom pharmazeutischen Unternehmer entsprechend den Vorschriften der §§ 10 und 11 in den Verkehr gebracht werden. Bis zu den jeweiligen Zeitpunkten nach Satz 1 dürfen Arzneimittel vom pharmazeutischen Unternehmer, nach diesen Zeitpunkten weiter von Groß- und Einzelhändlern mit einer Kennzeichnung und Packungsbeilage in den Verkehr gebracht werden, die den bis zum 5. September 2005 geltenden Vorschriften entsprechen. § 109 bleibt unberührt.
(2) Der pharmazeutische Unternehmer hat für Fertigarzneimittel, die sich am 5. September 2005 im Verkehr befinden, mit dem ersten nach dem 6. September 2005 gestellten Antrag auf Verlängerung der Zulassung der zuständigen Bundesoberbehörde den Wortlaut der Fachinformation vorzulegen, die § 11a entspricht; soweit diese Arzneimittel keiner Verlängerung bedürfen, gilt die Verpflichtung vom 1. Januar 2009 an.
(3) Eine Person, die die Sachkenntnis nach § 15 nicht hat, aber am 5. September 2005 befugt ist, die in § 19 beschriebenen Tätigkeiten einer sachkundigen Person auszuüben, gilt als sachkundige Person nach § 14.
(4) Fertigarzneimittel, die sich am 5. September 2005 im Verkehr befinden und nach dem 6. September 2005 nach § 4 Abs. 1 erstmalig der Zulassungspflicht nach § 21 unterliegen, dürfen weiter in den Verkehr gebracht werden, wenn für sie bis zum 1. September 2008 ein Antrag auf Zulassung gestellt worden ist.
(5) Die Zeiträume für den Unterlagenschutz nach § 24b Abs. 1, 4, 7 und 8 gelten nicht für Referenzarzneimittel, deren Zulassung vor dem 30. Oktober 2005 beantragt wurde; für diese Arzneimittel gelten die Schutzfristen nach § 24a in der bis zum Ablauf des 5. September 2005 geltenden Fassung und beträgt der Zeitraum in § 24b Abs. 4 zehn Jahre.
(6) Für Arzneimittel, deren Zulassung vor dem 1. Januar 2001 verlängert wurde, findet § 31 Abs. 1 Nr. 3 in der bis zum 5. September 2005 geltenden Fassung Anwendung; § 31 Abs. 1a gilt für diese Arzneimittel erst dann, wenn sie nach dem 6. September 2005 verlängert worden sind. Für Zulassungen, deren fünfjährige Geltungsdauer bis zum 1. Juli 2006 endet, gilt weiterhin die Frist des § 31 Abs. 1 Nr. 3 in der vor dem 6. September 2005 geltenden Fassung. Die zuständige Bundesoberbehörde kann für Arzneimittel, deren Zulassung nach dem 1. Januar 2001 und vor dem 6. September 2005 verlängert wurde, das Erfordernis einer weiteren Verlängerung

anordnen, sofern dies erforderlich ist, um das sichere Inverkehrbringen des Arzneimittels weiterhin zu gewährleisten. Vor dem 6. September 2005 gestellte Anträge auf Verlängerung von Zulassungen, die nach diesem Absatz keiner Verlängerung mehr bedürfen, gelten als erledigt. Die Sätze 1 und 4 gelten entsprechend für Registrierungen. Zulassungsverlängerungen oder Registrierungen von Arzneimitteln, die nach § 105 Abs. 1 als zugelassen galten, gelten als Verlängerung im Sinne dieses Absatzes. § 136 Abs. 1 bleibt unberührt.
(7) Der Inhaber der Zulassung hat für ein Arzneimittel, das am 5. September 2005 zugelassen ist, sich aber zu diesem Zeitpunkt nicht im Verkehr befindet, der zuständigen Bundesoberbehörde unverzüglich anzuzeigen, dass das betreffende Arzneimittel nicht in den Verkehr gebracht wird.
(8) Für Widersprüche, die vor dem 5. September 2005 erhoben wurden, findet § 33 in der bis zum 5. September 2005 geltenden Fassung Anwendung.
(9) § 25 Abs. 9 und § 34 Abs. 1a sind nicht auf Arzneimittel anzuwenden, deren Zulassung vor dem 6. September 2005 beantragt wurde.
(10) Auf Arzneimittel, die bis zum 6. September 2005 als homöopathische Arzneimittel registriert worden sind oder deren Registrierung vor dem 30. April 2005 beantragt wurde, sind die bis dahin geltenden Vorschriften weiter anzuwenden. Das Gleiche gilt für Arzneimittel, die nach § 105 Abs. 2 angezeigt worden sind und nach § 38 Abs. 1 Satz 3 in der vor dem 11. September 1998 geltenden Fassung in den Verkehr gebracht worden sind. § 39 Abs. 2 Nr. 5b findet ferner bei Entscheidungen über die Registrierung oder über ihre Verlängerung keine Anwendung auf Arzneimittel, die nach Art und Menge der Bestandteile und hinsichtlich der Darreichungsform mit den in Satz 1 genannten Arzneimitteln identisch sind.
(11) § 48 Abs. 1 Satz 1 Nr. 2 ist erst ab dem Tag anzuwenden, an dem eine Rechtsverordnung nach § 48 Abs. 6 Satz 1 in Kraft getreten ist, spätestens jedoch am 1. Januar 2008. Das Bundesministerium für Ernährung, Landwirtschaft und Verbraucherschutz gibt den Tag nach Satz 1 im Bundesgesetzblatt bekannt.
(12) § 56a Abs. 2a ist erst anzuwenden, nachdem die dort genannte Liste erstellt und vom Bundesministerium Ernährung, Landwirtschaft und Verbraucherschutz im Bundesanzeiger bekannt gemacht oder, sofern sie Teil eines unmittelbar geltenden Rechtsaktes der Kommission der Europäischen Gemeinschaften oder des Rates der Europäischen Union ist, im Amtsblatt der Europäischen Union veröffentlicht worden ist.
(13) Für Arzneimittel, die sich am 5. September 2005 im Verkehr befinden und für die zu diesem Zeitpunkt die Berichtspflicht nach § 63b Abs. 5 Satz 2 in der bis zum 5. September 2005 geltenden Fassung besteht, findet § 63b Abs. 5 Satz 3 nach dem nächsten auf den 6. September 2005 vorzulegenden Bericht Anwendung.
(14) Die Zulassung eines traditionellen pflanzlichen Arzneimittels, die nach § 105 in Verbindung mit § 109a verlängert wurde, erlischt am 30. April 2011, es sei denn, dass vor dem 1. Januar 2009 ein Antrag auf Zulassung oder Registrierung nach § 39a gestellt wurde.

Vierzehnter Unterabschnitt
Übergangsvorschriften aus Anlass des Gewebegesetzes

- **§ 142**

(1) Eine Person, die am 1. August 2007 als sachkundige Person die Sachkenntnis nach § 15 Abs. 3a in der bis zu diesem Zeitpunkt geltenden Fassung besitzt, darf die Tätigkeit als sachkundige Person weiter ausüben.

(2) Wer für Gewebe oder Gewebezubereitungen bis zum 1. Oktober 2007 eine Erlaubnis nach § 20b Abs. 1 oder Abs. 2 oder § 20c Abs. 1 oder eine Herstellungserlaubnis nach § 13 Abs. 1 oder bis zum 1. Februar 2008 eine Genehmigung nach § 21a Abs. 1 oder bis zum 30. September 2008 eine Zulassung nach § 21 Abs. 1 beantragt hat, darf diese Gewebe oder Gewebezubereitungen weiter gewinnen, im Labor untersuchen, be- oder verarbeiten, konservieren, lagern oder in den Verkehr bringen, bis über den Antrag entschieden worden ist.

(3) Wer am 1. August 2007 für Gewebe oder Gewebezubereitungen im Sinne von § 20b Abs. 1 oder § 20c Abs. 1 eine Herstellungserlaubnis nach § 13 Abs. 1 oder für Gewebezubereitungen im Sinne von § 21a Abs. 1 eine Zulassung nach § 21 Abs. 1 besitzt, muss keinen neuen Antrag nach § 20b Abs. 1, § 20c Abs. 1 oder § 21a Abs. 1 stellen.

Fünfzehnter Unterabschnitt
Übergangsvorschriften aus Anlass des Gesetzes zur Verbesserung der Bekämpfung des Dopings im Sport

- **§ 143**

(1) Fertigarzneimittel, die vor dem 1. November 2007 von der zuständigen Bundesoberbehörde zugelassen worden sind und den Vorschriften des § 6a Abs. 2 Satz 2 bis 4 unterliegen, dürfen auch ohne die in § 6a Abs. 2 Satz 2 und 3 vorgeschriebenen Hinweise in der Packungsbeilage von pharmazeutischen Unternehmern bis zur nächsten Verlängerung der Zulassung, jedoch nicht länger als bis zum 31. Dezember 2008, in den Verkehr gebracht werden.

(2) Wird ein Stoff oder eine Gruppe von Stoffen in den Anhang des Übereinkommens vom 16. November 1989 gegen Doping (BGBl. 1994 II S. 334) aufgenommen, dürfen Arzneimittel, die zum Zeitpunkt der Bekanntmachung des geänderten Anhangs im Bundesgesetzblatt zugelassen sind und die einen dieser Stoffe enthalten, auch ohne die in § 6a Abs. 2 Satz 2 und 3 vorgeschriebenen Hinweise in der Packungsbeilage von pharmazeutischen Unternehmern bis zur nächsten Verlängerung der Zulassung, jedoch nicht länger als bis zum Ablauf eines Jahres nach der Bekanntmachung des Anhangs im Bundesgesetzblatt, in den Verkehr gebracht werden. Satz 1 gilt entsprechend für Stoffe, die zur Verwendung bei verbotenen Methoden bestimmt sind.

(3) Arzneimittel, die von pharmazeutischen Unternehmern gemäß Absatz 1 in den Verkehr gebracht worden sind, dürfen von Groß- und Einzelhändlern weiter ohne die in § 6a Abs. 2 Satz 2 und 3 vorgeschriebenen Hinweise in der Packungsbeilage in den Verkehr gebracht werden.

(4) Die in Absatz 1 und 2 genannten Fristen gelten entsprechend für die Anpassung des Wortlauts der Fachinformation.

Anhang (zu § 6a Abs. 2a) (Fundstelle des Originaltextes: BGBl I 2007, 2511 – 2512)

Stoffe gemäß § 6a Abs. 2a Satz 1 sind:

I. Anabole Wirkstoffe
1. Anabol-androgene Steroide
a) Exogene anabol-androgene Steroide
1-Androstendiol
1-Androstendion
Bolandiol
Bolasteron
Boldenon
Boldion
Calusteron
Clostebol
Danazol
Dehydrochlormethyltestosteron
Desoxymethyltestosteron
Drostanolon
Ethylestrenol
Fluoxymesteron
Formebolon
Furazabol
Gestrinon
4-Hydroxytestosteron
Mestanolon
Mesterolon
Metandienon
Metenolon
Methandriol
Methasteron
Methyldienolon
Methyl-1-testosteron
Methylnortestosteron
Methyltrienolon
Methyltestosteron
Miboleron
Nandrolon
19-Norandrostendion
Norboleton
Norclostebol
Norethandrolon
Oxabolon
Oxandrolon
Oxymesteron
Oxymetholon

Prostanozol

Quinbolon

Stanozolol

Stenbolon

1-Testosteron

Tetrahydrogestrinon

Trenbolon

b) Endogene anabol-androgene Steroide

Androstendiol

Androstendion

Androstanolon, synonym Dihydrotestosteron

Prasteron, synonym Dehydroepiandrosteron, DHEA

Testosteron

2. Andere anabole Wirkstoffe

Clenbuterol

Tibolon

Zeranol

Zilpaterol

II) Hormone und verwandte Verbindungen

1.

Erythropoietin und Analoga

2.

Wachstumshormon und Insulin-ähnliche

Wachstumsfaktoren, synonym Insulin-like

Growth Factors, IGF-1

3.

Gonadotropine

Choriongonadotropin und Luteinisierendes

Hormon

4.

Insulin

5.

Kortikotropine

III) Substanzen mit antiestrogener Wirkung

1. Aromatasehemmer

Anastrozol

Letrozol

Aminoglutethimid

Exemestan

Formestan

Testolacton

2. Selektive Estrogen-Rezeptor-Modulatoren (SERMs)

Raloxifen

Tamoxifen

Toremifen

3. Andere antiestrogen wirkende Substanzen

Clomifen

Cyclofenil

Fulvestrant.

Die Aufzählung schließt die verschiedenen Salze, Ester, Ether,
Isomere, Mischungen von Isomeren, Komplexe oder Derivate
mit ein.

Anhang 2
Heilmittelwerbegesetz – HWG

Gesetz über die Werbung auf dem Gebiete des Heilwesens

■ § 1

(1) Dieses Gesetz findet Anwendung auf die Werbung für

1. 1. Arzneimittel im Sinne des § 2 des Arzneimittelgesetzes,

1a. Medizinprodukte im Sinne des § 3 des Medizinproduktegesetzes,

2. andere Mittel, Verfahren, Behandlungen und Gegenstände, soweit sich die Werbeaussage auf die Erkennung, Beseitigung oder Linderung von Krankheiten, Leiden, Körperschäden oder krankhaften Beschwerden bei Mensch oder Tier bezieht, sowie operative plastisch-chirurgische Eingriffe, soweit sich die Werbeaussage auf die Veränderung des menschlichen Körpers ohne medizinische Notwendigkeit bezieht.

(2) Andere Mittel im Sinne des Absatzes 1 Nr. 2 sind kosmetische Mittel im Sinne des § 4 des Lebensmittel- und Bedarfsgegenständegesetzes. Gegenstände im Sinne des Absatzes 1 Nr. 2 sind auch Gegenstände zur Körperpflege im Sinne des § 5 Abs. 1 Nr. 4 des Lebensmittel- und Bedarfsgegenständegesetzes.

(3) Eine Werbung im Sinne dieses Gesetzes ist auch das Ankündigen oder Anbieten von Werbeaussagen, auf die dieses Gesetz Anwendung findet.

(4) Dieses Gesetz findet keine Anwendung auf die Werbung für Gegenstände zur Verhütung von Unfallschäden.

(5) Das Gesetz findet keine Anwendung auf den Schriftwechsel und die Unterlagen, die nicht Werbezwecken dienen und die zur Beantwortung einer konkreten Anfrage zu einem bestimmten Arzneimittel erforderlich sind.

(6) Das Gesetz findet ferner keine Anwendung beim elektronischen Handel mit Arzneimitteln auf das Bestellformular und die dort aufgeführten Angaben, soweit diese für eine ordnungsgemäße Bestellung notwendig sind.

■ § 2

Fachkreise im Sinne dieses Gesetzes sind Angehörige der Heilberufe oder des Heilgewerbes, Einrichtungen, die der Gesundheit von Mensch oder Tier dienen, oder sonstige Personen, soweit sie mit Arzneimitteln, Medizinprodukten, Verfahren, Behandlungen, Gegenständen oder anderen Mitteln erlaubterweise Handel treiben oder sie in Ausübung ihres Berufes anwenden.

■ § 3

Unzulässig ist eine irreführende Werbung. Eine Irreführung liegt insbesondere dann vor,

1. wenn Arzneimitteln, Medizinprodukten, Verfahren, Behandlungen, Gegenständen oder anderen Mitteln eine therapeutische Wirksamkeit oder Wirkungen beigelegt werden, die sie nicht haben,

2. wenn fälschlich der Eindruck erweckt wird, daß

    a. ein Erfolg mit Sicherheit erwartet werden kann,

    b. bei bestimmungsgemäßem oder längerem Gebrauch keine schädlichen Wirkungen eintreten,

    c. die Werbung nicht zu Zwecken des Wettbewerbs veranstaltet wird,

3. wenn unwahre oder zur Täuschung geeignete Angaben

    a. über die Zusammensetzung oder Beschaffenheit von Arzneimitteln, Medizinprodukten, Gegenständen oder anderen Mitteln oder über die Art und Weise der Verfahren oder Behandlungen oder

b. über die Person, Vorbildung, Befähigung oder Erfolge des Herstellers, Erfinders oder der für sie tätigen oder tätig gewesenen Personen

gemacht werden.

§ 3a

Unzulässig ist eine Werbung für Arzneimittel, die der Pflicht
zur Zulassung unterliegen und die nicht nach den arzneimittelrechtlichen Vorschriften zugelassen sind oder als zugelassen gelten. Satz 1 findet auch Anwendung, wenn sich die
Werbung auf Anwendungsgebiete oder Darreichungsformen
bezieht, die nicht von der Zulassung erfasst sind.

§ 4

(1) Jede Werbung für Arzneimittel im Sinne des § 2 Abs. 1
oder Abs. 2 Nr. 1 des Arzneimittelgesetzes muß folgende
Angaben enthalten:

1. den Namen oder die Firma und den Sitz des pharmazeutischen Unternehmers,
2. die Bezeichnung des Arzneimittels,
3. die Zusammensetzung des Arzneimittels gemäß § 11
Abs. 1 Satz 1 Nr. 6 Buchstabe d des Arzneimittelgesetzes,
4. die Anwendungsgebiete,
5. die Gegenanzeigen,
6. die Nebenwirkungen,
7. Warnhinweise, soweit sie für die Kennzeichnung der
Behältnisse und äußeren Umhüllungen vorgeschrieben
sind,
7a. bei Arzneimitteln, die nur auf ärztliche, zahnärztliche
oder tierärztliche Verschreibung abgegeben werden dürfen, der Hinweis »Verschreibungspflichtig«,
8. die Wartezeit bei Arzneimitteln, die zur Anwendung bei
Tieren bestimmt sind, die der Gewinnung von Lebensmitteln dienen.

Eine Werbung für traditionelle pflanzliche Arzneimittel, die
nach dem Arzneimittelgesetz registriert sind, muss folgenden
Hinweis enthalten: »Traditionelles pflanzliches Arzneimittel
zur Anwendung bei ... (spezifiziertes Anwendungsgebiet/
spezifizierte Anwendungsgebiete) ausschließlich auf Grund
langjähriger Anwendung«.

(1a) Bei Arzneimitteln, die nur einen arzneilich wirksamen
Bestandteil enthalten, muß der Angabe nach Absatz 1 Nr.
2 die Bezeichnung dieses Bestandteils mit dem Hinweis:
»Wirkstoff:« folgen; dies gilt nicht, wenn in der Angabe nach
Absatz 1 Nr. 2 die Bezeichnung des Wirkstoffs enthalten ist.

(2) Die Angaben nach den Absätzen 1 und 1a müssen mit
denjenigen übereinstimmen, die nach § 11 oder § 12 des
Arzneimittelgesetzes für die Packungsbeilage vorgeschrieben
sind. Können die in § 11 Abs. 1 Satz 1 Nr. 3 Buchstabe a und c
und Nr. 5 des Arzneimittelgesetzes vorgeschriebenen Angaben nicht gemacht werden, so können sie entfallen.

(3) Bei einer Werbung außerhalb der Fachkreise ist der Text
»Zu Risiken und Nebenwirkungen lesen Sie die Packungsbeilage und fragen Sie Ihren Arzt oder Apotheker« gut
lesbar und von den übrigen Werbeaussagen deutlich
abgesetzt und abgegrenzt anzugeben. Bei einer Werbung
für Heilwässer tritt an die Stelle der Angabe »die Packungs

beilage« die Angabe »das Etikett« und bei einer Werbung
für Tierarzneimittel an die Stelle »Ihren Arzt« die Angabe
»den Tierarzt«. Die Angaben nach Absatz 1 Nr. 1, 3, 5 und
6 können entfallen. Satz 1 findet keine Anwendung auf
Arzneimittel, die für den Verkehr außerhalb der Apotheken
freigegeben sind, es sei denn, daß in der Packungsbeilage
oder auf dem Behältnis Nebenwirkungen oder sonstige
Risiken angegeben sind.

(4) Die nach Absatz 1 vorgeschriebenen Angaben müssen
von den übrigen Werbeaussagen deutlich abgesetzt, abgegrenzt und gut lesbar sein.

(5) Nach einer Werbung in audiovisuellen Medien ist der nach
Absatz 3 Satz 1 oder 2 vorgeschriebene Text einzublenden,
der im Fernsehen vor neutralem Hintergrund gut lesbar
wiederzugeben und gleichzeitig zu sprechen ist, sofern nicht
die Angabe dieses Textes nach Absatz 3 Satz 4 entfällt. Die
Angaben nach Absatz 1 können entfallen.

(6) Die Absätze 1, 1a, 3 und 5 gelten nicht für eine Erinnerungswerbung. Eine Erinnerungswerbung liegt vor, wenn
ausschließlich mit der Bezeichnung eines Arzneimittels oder
zusätzlich mit dem Namen, der Firma, der Marke des pharmazeutischen Unternehmers oder dem Hinweis: »Wirkstoff:«
geworben wird.

§ 4a

(1) Unzulässig ist es, in der Packungsbeilage eines Arzneimittels für andere Arzneimittel oder andere Mittel zu werben.

(2) Unzulässig ist es auch, außerhalb der Fachkreise für die im
Rahmen der vertragsärztlichen Versorgung bestehende Verordnungsfähigkeit eines Arzneimittels zu werben.

§ 5

Für homöopathische Arzneimittel, die nach dem Arzneimittelgesetz registriert oder von der Registrierung freigestellt
sind, darf mit der Angabe von Anwendungsgebieten nicht
geworben werden.

§ 6

Unzulässig ist eine Werbung, wenn

1. Gutachten oder Zeugnisse veröffentlicht oder erwähnt
werden, die nicht von wissenschaftlich oder fachlich
hierzu berufenen Personen erstattet worden sind und
nicht die Angabe des Namens, Berufes und Wohnortes
der Person, die das Gutachten erstellt oder das Zeugnis
ausgestellt hat, sowie den Zeitpunkt der Ausstellung des
Gutachtens oder Zeugnisses enthalten,
2. auf wissenschaftliche, fachliche oder sonstige Veröffentlichungen Bezug genommen wird, ohne daß aus
der Werbung hervorgeht, ob die Veröffentlichung das
Arzneimittel, das Verfahren, die Behandlung, den Gegenstand oder ein anderes Mittel selbst betrifft, für die
geworben wird, und ohne daß der Name des Verfassers,
der Zeitpunkt der Veröffentlichung und die Fundstelle
genannt werden,
3. aus der Fachliteratur entnommene Zitate, Tabellen oder
sonstige Darstellungen nicht wortgetreu übernommen
werden.

- **§ 7**

(1) Es ist unzulässig, Zuwendungen und sonstige Werbegaben (Waren oder Leistungen) anzubieten, anzukündigen oder zu gewähren oder als Angehöriger der Fachkreise anzunehmen, es sei denn, dass

1. es sich bei den Zuwendungen oder Werbegaben um Gegenstände von geringem Wert, die durch eine dauerhafte und deutlich sichtbare Bezeichnung des Werbenden oder des beworbenen Produktes oder beider gekennzeichnet sind, oder um geringwertige Kleinigkeiten handelt;
2. die Zuwendungen oder Werbegaben in
    a. einem bestimmten oder auf bestimmte Art zu berechnenden Geldbetrag oder
    b. einer bestimmten oder auf bestimmte Art zu berechnenden Menge gleicher Ware gewährt werden; Zuwendungen oder Werbegaben nach Buchstabe a sind für Arzneimittel unzulässig, soweit sie entgegen den Preisvorschriften gewährt werden, die aufgrund des Arzneimittelgesetzes gelten; Buchstabe b gilt nicht für Arzneimittel, deren Abgabe den Apotheken vorbehalten ist;
3. die Zuwendungen oder Werbegaben nur in handelsüblichem Zubehör zur Ware oder in handelsüblichen Nebenleistungen bestehen; als handelsüblich gilt insbesondere eine im Hinblick auf den Wert der Ware oder Leistung angemessene teilweise oder vollständige Erstattung oder Übernahme von Fahrtkosten für Verkehrsmittel des öffentlichen Personennahverkehrs, die im Zusammenhang mit dem Besuch des Geschäftslokals oder des Orts der Erbringung der Leistung aufgewendet werden darf;
4. die Zuwendungen oder Werbegaben in der Erteilung von Auskünften oder Ratschlägen bestehen oder
5. es sich um unentgeltlich an Verbraucherinnen und Verbraucher abzugebende Zeitschriften handelt, die nach ihrer Aufmachung und Ausgestaltung der Kundenwerbung und den Interessen der verteilenden Person dienen, durch einen entsprechenden Aufdruck auf der Titelseite diesen Zweck erkennbar machen und in ihren Herstellungskosten geringwertig sind (Kundenzeitschriften).

Werbegaben für Angehörige der Heilberufe sind unbeschadet des Satzes 1 nur dann zulässig, wenn sie zur Verwendung in der ärztlichen, tierärztlichen oder pharmazeutischen Praxis bestimmt sind. § 47 Abs. 3 des Arzneimittelgesetzes bleibt unberührt.

(2) Absatz 1 gilt nicht für Zuwendungen im Rahmen ausschließlich berufsbezogener wissenschaftlicher Veranstaltungen, sofern diese einen vertretbaren Rahmen nicht überschreiten, insbesondere in bezug auf den wissenschaftlichen Zweck der Veranstaltung von untergeordneter Bedeutung sind und sich nicht auf andere als im Gesundheitswesen tätige Personen erstrecken.

(3) Es ist unzulässig, für die Entnahme oder sonstige Beschaffung von Blut-, Plasma- oder Gewebespenden zur Herstellung von Blut- und Gewebeprodukten und anderen Produkten zur Anwendung bei Menschen mit der Zahlung einer finanziellen Zuwendung oder Aufwandsentschädigung zu werben.

- **§ 8**

Unzulässig ist die Werbung, Arzneimittel im Wege des Teleshopping oder bestimmte Arzneimittel im Wege der Einzeleinfuhr nach § 73 Abs. 2 Nr. 6a oder § 73 Abs. 3 des Arzneimittelgesetzes zu beziehen.

- **§ 9**

Unzulässig ist eine Werbung für die Erkennung oder Behandlung von Krankheiten, Leiden, Körperschäden oder krankhaften Beschwerden, die nicht auf eigener Wahrnehmung an dem zu behandelnden Menschen oder Tier beruht (Fernbehandlung).

- **§ 10**

(1) Für verschreibungspflichtige Arzneimittel darf nur bei Ärzten, Zahnärzten, Tierärzten, Apothekern und Personen, die mit diesen Arzneimitteln erlaubterweise Handel treiben, geworben werden.

(2) Für Arzneimittel, die dazu bestimmt sind, bei Menschen die Schlaflosigkeit oder psychische Störungen zu beseitigen oder die Stimmungslage zu beeinflussen, darf außerhalb der Fachkreise nicht geworben werden.

- **§ 11**

(1) Außerhalb der Fachkreise darf für Arzneimittel, Verfahren, Behandlungen, Gegenstände oder andere Mittel nicht geworben werden

1. mit Gutachten, Zeugnissen, wissenschaftlichen oder fachlichen Veröffentlichungen sowie mit Hinweisen darauf,
2. mit Angaben, daß das Arzneimittel, das Verfahren, die Behandlung, der Gegenstand oder das andere Mittel ärztlich, zahnärztlich, tierärztlich oder anderweitig fachlich empfohlen oder geprüft ist oder angewendet wird,
3. mit der Wiedergabe von Krankengeschichten sowie mit Hinweisen darauf,
4. mit der bildlichen Darstellung von Personen in der Berufskleidung oder bei der Ausübung der Tätigkeit von Angehörigen der Heilberufe, des Heilgewerbes oder des Arzneimittelhandels,
5. mit der bildlichen Darstellung
    a. von Veränderungen des menschlichen Körpers oder seiner Teile durch Krankheiten, Leiden oder Körperschäden,
    b. der Wirkung eines Arzneimittels, eines Verfahrens, einer Behandlung, eines Gegenstandes oder eines anderen Mittels durch vergleichende Darstellung des Körperzustandes oder des Aussehens vor und nach der Anwendung,
    c. des Wirkungsvorganges eines Arzneimittels, eines Verfahrens, einer Behandlung, eines Gegenstandes oder eines anderen Mittels am menschlichen Körper oder an seinen Teilen,
6. mit fremd- oder fachsprachlichen Bezeichnungen, soweit sie nicht in den allgemeinen deutschen Sprachgebrauch eingegangen sind,
7. mit einer Werbeaussage, die geeignet ist, Angstgefühle hervorzurufen oder auszunutzen,

8. durch Werbevorträge, mit denen ein Feilbieten oder eine Entgegennahme von Anschriften verbunden ist,

9. mit Veröffentlichungen, deren Werbezweck mißverständlich oder nicht deutlich erkennbar ist,

10. mit Veröffentlichungen, die dazu anleiten, bestimmte Krankheiten, Leiden, Körperschäden oder krankhafte Beschwerden beim Menschen selbst zu erkennen und mit den in der Werbung bezeichneten Arzneimitteln, Gegenständen, Verfahren, Behandlungen oder anderen Mitteln zu behandeln, sowie mit entsprechenden Anleitungen in audiovisuellen Medien,

11. mit Äußerungen Dritter, insbesondere mit Dank-, Anerkennungs- oder Empfehlungsschreiben, oder mit Hinweisen auf solche Äußerungen,

12. mit Werbemaßnahmen, die sich ausschließlich oder überwiegend an Kinder unter 14 Jahren richten,

13. mit Preisausschreiben, Verlosungen oder anderen Verfahren, deren Ergebnis vom Zufall abhängig ist,

14. durch die Abgabe von Mustern oder Proben von Arzneimitteln oder durch Gutscheine dafür,

15. durch die nicht verlangte Abgabe von Mustern oder Proben von anderen Mitteln oder Gegenständen oder durch Gutscheine dafür.

Für Medizinprodukte gilt Satz 1 Nr. 6 bis 9, 11 und 12 entsprechend.

(2) Außerhalb der Fachkreise darf für Arzneimittel zur Anwendung bei Menschen nicht mit Angaben geworben werden, die nahe legen, dass die Wirkung des Arzneimittels einem anderen Arzneimittel oder einer anderen Behandlung entspricht oder überlegen ist.

▪ § 12

(1) Außerhalb der Fachkreise darf sich die Werbung für Arzneimittel und Medizinprodukte nicht auf die Erkennung, Verhütung, Beseitigung oder Linderung der in Abschnitt A der Anlage zu diesem Gesetz aufgeführten Krankheiten oder Leiden bei Menschen beziehen, die Werbung für Arzneimittel außerdem nicht auf die Erkennung, Verhütung, Beseitigung oder Linderung der in Abschnitt B dieser Anlage aufgeführten Krankheiten oder Leiden beim Tier. Abschnitt A Nr. 2 der Anlage findet keine Anwendung auf die Werbung für Medizinprodukte.

(2) Die Werbung für andere Mittel, Verfahren, Behandlungen oder Gegenstände außerhalb der Fachkreise darf sich nicht auf die Erkennung, Beseitigung oder Linderung dieser Krankheiten oder Leiden beziehen. Dies gilt nicht für die Werbung für Verfahren oder Behandlungen in Heilbädern, Kurorten und Kuranstalten.

▪ § 13

Die Werbung eines Unternehmens mit Sitz außerhalb des Geltungsbereichs dieses Gesetzes ist unzulässig, wenn nicht ein Unternehmen mit Sitz oder eine natürliche Person mit gewöhnlichem Aufenthalt im Geltungsbereich dieses Gesetzes oder in einem anderen Mitgliedstaat der Europäischen Gemeinschaften oder in einem anderen Vertragsstaat des Abkommens über den Europäischen Wirtschaftsraum, die nach diesem Gesetz unbeschränkt strafrechtlich verfolgt wer-

den kann, ausdrücklich damit betraut ist, die sich aus diesem Gesetz ergebenden Pflichten zu übernehmen.

▪ § 14

Wer dem Verbot der irreführenden Werbung (§ 3) zuwiderhandelt, wird mit Freiheitsstrafe bis zu einem Jahr oder mit Geldstrafe bestraft.

▪ § 15

(1) Ordnungswidrig handelt, wer vorsätzlich oder fahrlässig

1. entgegen § 3a eine Werbung für ein Arzneimittel betreibt, das der Pflicht zur Zulassung unterliegt und das nicht nach den arzneimittelrechtlichen Vorschriften zugelassen ist oder als zugelassen gilt,

2. eine Werbung betreibt, die die nach § 4 vorgeschriebenen Angaben nicht enthält oder entgegen § 5 mit der Angabe von Anwendungsgebieten wirbt,

3. in einer nach § 6 unzulässigen Weise mit Gutachten, Zeugnissen oder Bezugnahmen auf Veröffentlichungen wirbt,

4. entgegen § 7 Abs. 1 und 3 eine mit Zuwendungen oder sonstigen Werbegaben verbundene Werbung betreibt,

4a. entgegen § 7 Abs. 1 als Angehöriger der Fachkreise eine Zuwendung oder sonstige Werbegabe annimmt,

5. entgegen § 8 eine dort genannte Werbung betreibt,

6. entgegen § 9 für eine Fernbehandlung wirbt,

7. entgegen § 10 für die dort bezeichneten Arzneimittel wirbt,

8. auf eine durch § 11 verbotene Weise außerhalb der Fachkreise wirbt,

9. entgegen § 12 eine Werbung betreibt, die sich auf die in der Anlage zu § 12 aufgeführten Krankheiten oder Leiden bezieht,

10. eine nach § 13 unzulässige Werbung betreibt.

(2) Ordnungswidrig handelt ferner, wer fahrlässig dem Verbot der irreführenden Werbung (§ 3) zuwiderhandelt.

(3) Die Ordnungswidrigkeit nach Absatz 1 kann mit einer Geldbuße bis zu fünfzigtausend Euro, die Ordnungswidrigkeit nach Absatz 2 mit einer Geldbuße bis zu zwanzigtausend Euro geahndet werden.

▪ § 16

Werbematerial und sonstige Gegenstände, auf die sich eine Straftat nach § 14 oder eine Ordnungswidrigkeit nach § 15 beziehen, können eingezogen werden. § 74a des Strafgesetzbuches und § 23 des Gesetzes über Ordnungswidrigkeiten sind anzuwenden.

▪ § 17

Das Gesetz gegen den unlauteren Wettbewerb bleibt unberührt.

▪ § 18

Werbematerial, das den Vorschriften des § 4 nicht entspricht, jedoch den Vorschriften des Gesetzes in der bis zum 10. September 1998 geltenden Fassung, darf noch bis zum 31. März 1999 verwendet werden.

■■ Anlage (zu § 12) Krankheiten und Leiden,
   auf die sich die Werbung gemäß § 12 nicht
   beziehen darf

Fundstelle des Originaltextes: BGBl. I 2005, 2599

A. Krankheiten und Leiden beim Menschen

1. Nach dem Infektionsschutzgesetz vom 20. Juli 2000
   (BGBl. I S. 1045) meldepflichtige Krankheiten oder durch
   meldepflichtige Krankheitserreger verursachte Infektionen,

2. bösartige Neubildungen,

3. Suchtkrankheiten, ausgenommen Nikotinabhängigkeit,

4. krankhafte Komplikationen der Schwangerschaft, der
   Entbindung und des Wochenbetts.

B. Krankheiten und Leiden beim Tier

1. Nach der Verordnung über anzeigepflichtige Tierseuchen
   und der Verordnung über meldepflichtige Tierkrank-
   heiten in ihrer jeweils geltenden Fassung anzeige- oder
   meldepflichtige Seuchen oder Krankheiten,

2. bösartige Neubildungen,

3. bakterielle Eutererkrankungen bei Kühen, Ziegen und
   Schafen,

4. Kolik bei Pferden und Rindern.

Anhang 3
Gesetz über Medizinprodukte
(Medizinproduktegesetz – MPG) 2002

1 Erster Abschnitt Zweck, Anwendungsbereich des Gesetzes, Begriffsbestimmungen

- **§ 1 Zweck des Gesetzes**

Zweck dieses Gesetzes ist es, den Verkehr mit Medizinprodukten zu regeln und dadurch für die Sicherheit, Eignung und Leistung der Medizinprodukte sowie die Gesundheit und den erforderlichen Schutz der Patienten, Anwender und Dritter zu sorgen.

- **§ 2 Anwendungsbereich des Gesetzes**

(1) Dieses Gesetz gilt für Medizinprodukte und deren Zubehör. Zubehör wird als eigenständiges Medizinprodukt behandelt.

(2) Dieses Gesetz gilt auch für das Anwenden, Betreiben und Instandhalten von Produkten, die nicht als Medizinprodukte in Verkehr gebracht wurden, aber mit der Zweckbestimmung eines Medizinproduktes im Sinne der Anlagen 1 und 2 der Medizinprodukte-Betreiberverordnung eingesetzt werden. Sie gelten als Medizinprodukte im Sinne dieses Gesetzes.

(3) Dieses Gesetz gilt auch für Produkte, die dazu bestimmt sind, Arzneimittel im Sinne des § 2 Abs. 1 des Arzneimittelgesetzes zu verabreichen. Werden die Medizinprodukte nach Satz 1 so in den Verkehr gebracht, dass Medizinprodukt und Arzneimittel ein einheitliches, miteinander verbundenes Produkt bilden, das ausschließlich zur Anwendung in dieser Verbindung bestimmt und nicht wiederverwendbar ist, gilt dieses Gesetz nur insoweit, als das Medizinprodukt die Grundlegenden Anforderungen nach § 7 erfüllen muss, die sicherheits- und leistungsbezogene Produktfunktionen betreffen. Im Übrigen gelten die Vorschriften des Arzneimittelgesetzes.

(4) Die Vorschriften des Atomgesetzes, der Strahlenschutzverordnung, der Röntgenverordnung und des Strahlenschutzvorsorgegesetzes, des Chemikaliengesetzes, der Gefahrstoffverordnung sowie die Rechtsvorschriften über Geheimhaltung und Datenschutz bleiben unberührt.

(5) Dieses Gesetz gilt nicht für

1. Arzneimittel im Sinne des § 2 Abs. 1 Nr. 2 des Arzneimittelgesetzes,

2. kosmetische Mittel im Sinne des § 4 des Lebensmittel- und Bedarfsgegenständegesetzes,

3. menschliches Blut, Produkte aus menschlichem Blut, menschliches Plasma oder Blutzellen menschlichen Ursprungs oder Produkte, die zum Zeitpunkt des Inverkehrbringens Bluterzeugnisse, -plasma oder -zellen dieser Art enthalten, soweit es sich nicht um Medizinprodukte nach § 3 Nr. 3 oder § 3 Nr. 4 handelt,

4. Transplantate oder Gewebe oder Zellen menschlichen Ursprungs und Produkte, die Gewebe oder Zellen menschlichen Ursprungs enthalten oder aus solchen Geweben oder Zellen gewonnen wurden, soweit es sich nicht um Medizinprodukte nach § 3 Nr. 4 handelt,

5. Transplantate oder Gewebe oder Zellen tierischen Ursprungs, es sei denn, ein Produkt wird unter Verwendung von abgetötetem tierischen Gewebe oder von abgetöteten Erzeugnissen hergestellt, die aus tierischen Geweben gewonnen wurden, oder es handelt sich um Medizinprodukte nach § 3 Nr. 4,

6. persönliche Schutzausrüstungen im Sinne der Richtlinie 89/686/EWG des Rates vom 21. Dezember 1989 zur An-

gleichung der Rechtsvorschriften der Mitgliedstaaten für persönliche Schutzausrüstungen (ABl. EG Nr. L 399 S. 18) in der jeweils geltenden Fassung.

■ § 3 Begriffsbestimmungen

1. Medizinprodukte sind alle einzeln oder miteinander verbunden verwendeten Instrumente, Apparate, Vorrichtungen, Stoffe und Zubereitungen aus Stoffen oder andere Gegenstände einschließlich der für ein einwandfreies Funktionieren des Medizinproduktes eingesetzten Software, die vom Hersteller zur Anwendung für Menschen mittels ihrer Funktionen zum Zwecke
   a) der Erkennung, Verhütung, Überwachung, Behandlung oder Linderung von Krankheiten,
   b) der Erkennung, Überwachung, Behandlung, Linderung oder Kompensierung von Verletzungen oder Behinderungen,
   c) der Untersuchung, der Ersetzung oder der Veränderung des anatomischen Aufbaus oder eines physiologischen Vorgangs oder
   d) der Empfängnisregelung
   zu dienen bestimmt sind und deren bestimmungsgemäße Hauptwirkung im oder am menschlichen Körper weder durch pharmakologisch oder immunologisch wirkende Mittel noch durch Metabolismus erreicht wird, deren Wirkungsweise aber durch solche Mittel unterstützt werden kann.
2. Medizinprodukte sind auch Produkte nach Nummer 1, die einen Stoff oder eine Zubereitung aus Stoffen enthalten oder auf die solche aufgetragen sind, die bei gesonderter Verwendung als Arzneimittel im Sinne des § 2 Abs. 1 des Arzneimittelgesetzes angesehen werden können und die in Ergänzung zu den Funktionen des Produktes eine Wirkung auf den menschlichen Körper entfalten können.
3. Medizinprodukte sind auch Produkte nach Nummer 1, die als Bestandteil einen Stoff enthalten, der gesondert verwendet als Bestandteil eines Arzneimittels oder Arzneimittel aus menschlichem Blut oder Blutplasma im Sinne des Artikels 1 der Richtlinie 89/381/EWG des Rates vom 14. Juni 1989 zur Erweiterung des Anwendungsbereichs der Richtlinien 65/65/EWG und 75/319/EWG zur Angleichung der Rechts- und Verwaltungsvorschriften über Arzneispezialitäten und zur Festlegung besonderer Vorschriften für Arzneimittel aus menschlichem Blut oder Blutplasma (ABl. EG Nr. L 181 S. 44) betrachtet werden und in Ergänzung zu dem Produkt eine Wirkung auf den menschlichen Körper entfalten kann.
4. In-vitro-Diagnostikum ist ein Medizinprodukt, das als Reagenz, Reagenzprodukt, Kalibriermaterial, Kontrollmaterial, Kit, Instrument, Apparat, Gerät oder System einzeln oder in Verbindung miteinander nach der vom Hersteller festgelegten Zweckbestimmung zur In-vitro-Untersuchung von aus dem menschlichen Körper stammenden Proben einschließlich Blut- und Gewebespenden bestimmt ist und ausschließlich oder hauptsächlich dazu dient, Informationen zu liefern

a. über physiologische oder pathologische Zustände oder
b. über angeborene Anomalien oder
c. zur Prüfung auf Unbedenklichkeit oder Verträglichkeit bei den potentiellen Empfängern oder
d. zur Überwachung therapeutischer Maßnahmen.
   Probenbehältnisse gelten als In-vitro-Diagnostika. Probenbehältnisse sind luftleere oder sonstige Medizinprodukte, die von ihrem Hersteller speziell dafür gefertigt werden, aus dem menschlichen Körper stammende Proben unmittelbar nach ihrer Entnahme aufzunehmen und im Hinblick auf eine In-vitro-Untersuchung aufzubewahren. Erzeugnisse für den allgemeinen Laborbedarf gelten nicht als In-vitro-Diagnostika, es sei denn, sie sind auf Grund ihrer Merkmale nach der vom Hersteller festgelegten Zweckbestimmung speziell für In-vitro-Untersuchungen zu verwenden.
5. In-vitro-Diagnostikum zur Eigenanwendung ist ein In-vitro-Diagnostikum, das nach der vom Hersteller festgelegten Zweckbestimmung von Laien in der häuslichen Umgebung angewendet werden kann.
6. Neu im Sinne dieses Gesetzes ist ein In-vitro-Diagnostikum, wenn
   a. ein derartiges Medizinprodukt für den entsprechenden Analyten oder anderen Parameter während der vorangegangenen drei Jahre innerhalb des Europäischen Wirtschaftsraums nicht fortwährend verfügbar war oder
   b. das Verfahren mit einer Analysetechnik arbeitet, die innerhalb des Europäischen Wirtschaftsraums während der vorangegangenen drei Jahre nicht fortwährend in Verbindung mit einem bestimmten Analyten oder anderen Parameter verwendet worden ist.
7. Als Kalibrier- und Kontrollmaterial gelten Substanzen, Materialien und Gegenstände, die von ihrem Hersteller vorgesehen sind zum Vergleich von Messdaten oder zur Prüfung der Leistungsmerkmale eines In-vitro-Diagnostikums im Hinblick auf die bestimmungsgemäße Anwendung. Zertifizierte internationale Referenzmaterialien und Materialien, die für externe Qualitätsbewertungsprogramme verwendet werden, sind keine In-vitro-Diagnostika im Sinne dieses Gesetzes.
8. Sonderanfertigung ist ein Medizinprodukt, das nach schriftlicher Verordnung nach spezifischen Auslegungsmerkmalen eigens angefertigt wird und zur ausschließlichen Anwendung bei einem namentlich benannten Patienten bestimmt ist. Das serienmäßig hergestellte Medizinprodukt, das angepasst werden muss, um den spezifischen Anforderungen des Arztes, Zahnarztes oder des sonstigen beruflichen Anwenders zu entsprechen, gilt nicht als Sonderanfertigung.
9. Zubehör für Medizinprodukte sind Gegenstände, Stoffe, Zubereitungen aus Stoffen sowie Software, die selbst keine Medizinprodukte nach Nummer 1 sind, aber vom Hersteller dazu bestimmt sind, mit einem Medizinprodukt verwendet zu werden, damit dieses entsprechend

der von ihm festgelegten Zweckbestimmung des Medizinproduktes angewendet werden kann. Invasive, zur Entnahme von Proben aus dem menschlichen Körper zur In-vitro-Untersuchung bestimmte Medizinprodukte sowie Medizinprodukte, die zum Zweck der Probenahme in unmittelbaren Kontakt mit dem menschlichen Körper kommen, gelten nicht als Zubehör für In-vitro-Diagnostika.

10. Zweckbestimmung ist die Verwendung, für die das Medizinprodukt in der Kennzeichnung, der Gebrauchsanweisung oder den Werbematerialien nach den Angaben des in Nummer 15 genannten Personenkreises bestimmt ist.

11. Inverkehrbringen ist jede entgeltliche oder unentgeltliche Abgabe von Medizinprodukten an andere. Erstmaliges Inverkehrbringen ist die erste Abgabe von neuen oder als neu aufbereiteten Medizinprodukten an andere im Europäischen Wirtschaftsraum. Als Inverkehrbringen nach diesem Gesetz gilt nicht
    a. die Abgabe von Medizinprodukten zum Zwecke der klinischen Prüfung,
    b. die Abgabe von In-vitro-Diagnostika für Leistungsbewertungsprüfungen,
    c. die erneute Abgabe eines Medizinproduktes nach seiner Inbetriebnahme an andere, es sei denn, dass es als neu aufbereitet oder wesentlich verändert worden ist.
    Eine Abgabe an andere liegt nicht vor, wenn Medizinprodukte für einen anderen aufbereitet und an diesen zurückgegeben werden.

12. Inbetriebnahme ist der Zeitpunkt, zu dem das Medizinprodukt dem Endanwender als ein Erzeugnis zur Verfügung gestellt worden ist, das erstmals entsprechend seiner Zweckbestimmung im Europäischen Wirtschaftsraum angewendet werden kann. Bei aktiven implantierbaren Medizinprodukten gilt als Inbetriebnahme die Abgabe an das medizinische Personal zur Implantation.

13. Ausstellen ist das Aufstellen oder Vorführen von Medizinprodukten zum Zwecke der Werbung.

14. Die Aufbereitung von bestimmungsgemäß keimarm oder steril zur Anwendung kommenden Medizinprodukten ist die nach deren Inbetriebnahme zum Zwecke der erneuten Anwendung durchgeführte Reinigung, Desinfektion und Sterilisation einschließlich der damit zusammenhängenden Arbeitsschritte sowie die Prüfung und Wiederherstellung der technisch-funktionellen Sicherheit.

15. Hersteller ist die natürliche oder juristische Person, die für die Auslegung, Herstellung, Verpackung und Kennzeichnung eines Medizinproduktes im Hinblick auf das erstmalige Inverkehrbringen im eigenen Namen verantwortlich ist, unabhängig davon, ob diese Tätigkeiten von dieser Person oder stellvertretend für diese von einer dritten Person ausgeführt werden. Die dem Hersteller nach diesem Gesetz obliegenden Verpflichtungen gelten auch für die natürliche oder juristische Person, die ein oder mehrere vorgefertigte Medizinprodukte montiert,

abpackt, behandelt, aufbereitet, kennzeichnet oder für die Festlegung der Zweckbestimmung als Medizinprodukt im Hinblick auf das erstmalige Inverkehrbringen im eigenen Namen verantwortlich ist. Dies gilt nicht für natürliche oder juristische Personen, die – ohne Hersteller im Sinne des Satzes 1 zu sein – bereits in Verkehr gebrachte Medizinprodukte für einen namentlich genannten Patienten entsprechend ihrer Zweckbestimmung montieren oder anpassen.

16. Bevollmächtigter ist die im Europäischen Wirtschaftsraum niedergelassene natürliche oder juristische Person, die vom Hersteller ausdrücklich dazu bestimmt wurde, im Hinblick auf seine Verpflichtungen nach diesem Gesetz in seinem Namen zu handeln und den Behörden und zuständigen Stellen zur Verfügung zu stehen.

17. Fachkreise sind Angehörige der Heilberufe, des Heilgewerbes oder von Einrichtungen, die der Gesundheit dienen, sowie sonstige Personen, soweit sie Medizinprodukte herstellen, prüfen, in der Ausübung ihres Berufes in den Verkehr bringen, implantieren, in Betrieb nehmen, betreiben oder anwenden.

18. Harmonisierte Normen sind solche Normen von Vertragsstaaten des Abkommens über den Europäischen Wirtschaftsraum, die den Normen entsprechen, deren Fundstellen als »harmonisierte Norm« für Medizinprodukte im Amtsblatt der Europäischen Gemeinschaften veröffentlicht wurden. Die Fundstellen der diesbezüglichen Normen werden vom Bundesinstitut für Arzneimittel und Medizinprodukte im Bundesanzeiger bekannt gemacht. Den Normen nach den Sätzen 1 und 2 sind die Medizinprodukte betreffenden Monografien des Europäischen Arzneibuches, deren Fundstellen im Amtsblatt der Europäischen Gemeinschaften veröffentlicht und die als Monografien des Europäischen Arzneibuches, Amtliche deutsche Ausgabe, im Bundesanzeiger bekannt gemacht werden, gleichgestellt.

19. Gemeinsame Technische Spezifikationen sind solche Spezifikationen, die In-vitro-Diagnostika nach Anhang II Listen A und B der Richtlinie 98/79/EG des Europäischen Parlaments und des Rates vom 27. Oktober 1998 über In-vitro-Diagnostika (ABl. EG Nr. L 331 S. 1) in der jeweils geltenden Fassung betreffen und deren Fundstellen im Amtsblatt der Europäischen Gemeinschaften veröffentlicht und im Bundesanzeiger bekannt gemacht wurden. In diesen Spezifikationen werden Kriterien für die Bewertung und Neubewertung der Leistung, Chargenfreigabekriterien, Referenzmethoden und Referenzmaterialien festgelegt.

20. Benannte Stelle ist eine für die Durchführung von Prüfungen und Erteilung von Bescheinigungen im Zusammenhang mit Konformitätsbewertungsverfahren nach Maßgabe der Rechtsverordnung nach § 37 Abs. 1 vorgesehene Stelle, die der Kommission der Europäischen Gemeinschaften und den Vertragsstaaten des Abkommens über den Europäischen Wirtschaftsraum von einem Vertragsstaat des Abkommens über den Europäischen Wirtschaftsraum benannt worden ist.

21. Medizinprodukte aus Eigenherstellung sind Medizinprodukte einschließlich Zubehör, die in einer Gesundheitseinrichtung hergestellt und angewendet werden, ohne dass sie in den Verkehr gebracht werden oder die Voraussetzungen einer Sonderanfertigung nach Nummer 8 erfüllen.

22. In-vitro-Diagnostika aus Eigenherstellung sind In-vitro-Diagnostika, die in Laboratorien von Gesundheitseinrichtungen hergestellt werden und in diesen Laboratorien oder in Räumen in unmittelbarer Nähe zu diesen angewendet werden, ohne dass sie in den Verkehr gebracht werden. Für In-vitro-Diagnostika, die im industriellen Maßstab hergestellt werden, sind die Vorschriften über Eigenherstellung nicht anwendbar. Die Sätze 1 und 2 sind entsprechend anzuwenden auf in Blutspendeeinrichtungen hergestellte In-vitro-Diagnostika, die der Prüfung von Blutzubereitungen dienen, sofern sie im Rahmen der arzneimittelrechtlichen Zulassung der Prüfung durch die zuständige Behörde des Bundes unterliegen.

2 Zweiter Abschnitt Anforderungen an Medizinprodukte und deren Betrieb

- **§ 4 Verbote zum Schutz von Patienten, Anwendern und Dritten**

(1) Es ist verboten, Medizinprodukte in den Verkehr zu bringen, zu errichten, in Betrieb zu nehmen, zu betreiben oder anzuwenden, wenn

1. der begründete Verdacht besteht, dass sie die Sicherheit und die Gesundheit der Patienten, der Anwender oder Dritter bei sachgemäßer Anwendung, Instandhaltung und ihrer Zweckbestimmung entsprechender Verwendung über ein nach den Erkenntnissen der medizinischen Wissenschaften vertretbares Maß hinausgehend unmittelbar oder mittelbar gefährden oder

2. das Datum abgelaufen ist, bis zu dem eine gefahrlose Anwendung nachweislich möglich ist.

(2) Es ist ferner verboten, Medizinprodukte in den Verkehr zu bringen, wenn sie mit irreführender Bezeichnung, Angabe oder Aufmachung versehen sind. Eine Irreführung liegt insbesondere dann vor, wenn

1. Medizinprodukten eine Leistung beigelegt wird, die sie nicht haben,

2. fälschlich der Eindruck erweckt wird, dass ein Erfolg mit Sicherheit erwartet werden kann oder dass nach bestimmungsgemäßem oder längerem Gebrauch keine schädlichen Wirkungen eintreten,

3. zur Täuschung über die in den Grundlegenden Anforderungen nach § 7 festgelegten Produkteigenschaften geeignete Bezeichnungen, Angaben oder Aufmachungen verwendet werden, die für die Bewertung des Medizinproduktes mitbestimmend sind.

- **§ 5 Verantwortlicher für das erstmalige Inverkehrbringen**

Verantwortlicher für das erstmalige Inverkehrbringen von Medizinprodukten ist der Hersteller oder sein Bevollmächtigter. Hat der Hersteller seinen Sitz nicht im Europäischen Wirtschaftsraum und ist ein Bevollmächtigter nicht benannt oder werden Medizinprodukte nicht unter der Verantwortung des Bevollmächtigten in den Europäischen Wirtschaftsraum eingeführt, ist der Einführer Verantwortlicher. Der Name oder die Firma und die Anschrift des Verantwortlichen müssen in der Kennzeichnung oder Gebrauchsanweisung des Medizinproduktes enthalten sein.

- **§ 6 Voraussetzungen für das Inverkehrbringen und die Inbetriebnahme**

(1) Medizinprodukte, mit Ausnahme von Sonderanfertigungen, Medizinprodukten aus Eigenherstellung, Medizinprodukten gemäß § 11 Abs. 1 sowie Medizinprodukten,

die zur klinischen Prüfung oder In-vitro-Diagnostika, die für Leistungsbewertungszwecke bestimmt sind, dürfen in Deutschland nur in den Verkehr gebracht oder in Betrieb genommen werden, wenn sie mit einer CE-Kennzeichnung nach Maßgabe des Absatzes 2 Satz 1 und des Absatzes 3 Satz 1 versehen sind. Über die Beschaffenheitsanforderungen hinausgehende Bestimmungen, die das Betreiben oder das Anwenden von Medizinprodukten betreffen, bleiben unberührt.

(2) Mit der CE-Kennzeichnung dürfen Medizinprodukte nur versehen werden, wenn die Grundlegenden Anforderungen nach § 7, die auf sie unter Berücksichtigung ihrer Zweckbestimmung anwendbar sind, erfüllt sind und ein für das jeweilige Medizinprodukt vorgeschriebenes Konformitätsbewertungsverfahren nach Maßgabe der Rechtsverordnung nach § 37 Abs. 1 durchgeführt worden ist. Zwischenprodukte, die vom Hersteller spezifisch als Bestandteil für Sonderanfertigungen bestimmt sind, dürfen mit der CE-Kennzeichnung versehen werden, wenn die Voraussetzungen des Satzes 1 erfüllt sind.

(3) Gelten für das Medizinprodukt zusätzlich andere Rechtsvorschriften als die dieses Gesetzes, deren Einhaltung durch die CE-Kennzeichnung bestätigt wird, so darf der Hersteller das Medizinprodukt nur dann mit der CE-Kennzeichnung versehen, wenn auch diese anderen Rechtsvorschriften erfüllt sind. Steht der Hersteller auf Grund einer oder mehrerer weiterer Rechtsvorschriften während einer Übergangszeit die Wahl der anzuwendenden Regelungen frei, so gibt er mit der CE-Kennzeichnung an, dass dieses Medizinprodukt nur den angewandten Rechtsvorschriften entspricht. In diesem Fall hat der Hersteller in den dem Medizinprodukt beiliegenden Unterlagen, Hinweisen oder Anleitungen die Nummern der mit den angewandten Rechtsvorschriften umgesetzten Richtlinien anzugeben, unter denen sie im Amtsblatt der Europäischen Gemeinschaften veröffentlicht sind. Bei sterilen Medizinprodukten müssen diese Unterlagen, Hinweise oder Anleitungen ohne Zerstörung der Verpackung, durch welche die Sterilität des Medizinproduktes gewährleistet wird, zugänglich sein.

(4) Die Durchführung von Konformitätsbewertungsverfahren lässt die zivil- und strafrechtliche Verantwortlichkeit des Verantwortlichen nach § 5 unberührt.

▪ § 7 Grundlegende Anforderungen

Die Grundlegenden Anforderungen sind für aktive implantierbare Medizinprodukte die Anforderungen des Anhangs 1 der Richtlinie 90/385/EWG des Rates vom 20. Juni 1990 zur Angleichung der Rechtsvorschriften der Mitgliedstaaten über aktive implantierbare medizinische Geräte (ABl. EG Nr. L 189 S. 17), zuletzt geändert durch die Richtlinie 93/68/EWG (ABl. EG Nr. L 220 S. 1), für In-vitro-Diagnostika die Anforderungen des Anhangs I der Richtlinie 98/79/EG und für die sonstigen Medizinprodukte die Anforderungen des Anhangs I der Richtlinie 93/42/EWG des Rates vom 14. Juni 1993 über Medizinprodukte (ABl. EG Nr. L 169 S. 1), zuletzt geändert durch die Richtlinie 2000/70/EG (ABl. EG Nr. L 313 S. 22), in den jeweils geltenden Fassungen.

▪ § 8 Harmonisierte Normen, Gemeinsame Technische Spezifikationen

(1) Stimmen Medizinprodukte mit harmonisierten Normen oder ihnen gleichgestellten Monografien des Europäischen Arzneibuches oder Gemeinsamen Technischen Spezifikationen, die das jeweilige Medizinprodukt betreffen, überein, wird insoweit vermutet, dass sie die Bestimmungen dieses Gesetzes einhalten.

(2) Die Gemeinsamen Technischen Spezifikationen sind in der Regel einzuhalten. Kommt der Hersteller in hinreichend begründeten Fällen diesen Spezifikationen nicht nach, muss er Lösungen wählen, die dem Niveau der Spezifikationen zumindest gleichwertig sind.

▪ § 9 CE-Kennzeichnung

(1) Die CE-Kennzeichnung ist für aktive implantierbare Medizinprodukte gemäß Anhang 9 der Richtlinie 90/385/EWG, für In-vitro-Diagnostika gemäß Anhang X der Richtlinie 98/79/EG und für die sonstigen Medizinprodukte gemäß Anhang XII der Richtlinie 93/42/EWG zu verwenden. Zeichen oder Aufschriften, die geeignet sind, Dritte bezüglich der Bedeutung oder der graphischen Gestaltung der CE-Kennzeichnung in die Irre zu leiten, dürfen nicht angebracht werden. Alle sonstigen Zeichen dürfen auf dem Medizinprodukt, der Verpackung oder der Gebrauchsanweisung des Medizinproduktes angebracht werden, sofern sie die Sichtbarkeit und Lesbarkeit der CE-Kennzeichnung nicht beeinträchtigen.

(2) Die CE-Kennzeichnung muss von der Person angebracht werden, die in den Vorschriften zu den Konformitätsbewertungsverfahren gemäß der Rechtsverordnung nach § 37 Abs. 1 dazu bestimmt ist.

(3) Die CE-Kennzeichnung nach Absatz 1 Satz 1 muss deutlich sichtbar, gut lesbar und dauerhaft auf dem Medizinprodukt und, falls vorhanden, auf der Handelspackung sowie auf der Gebrauchsanweisung angebracht werden. Auf dem Medizinprodukt muss die CE-Kennzeichnung nicht angebracht werden, wenn es zu klein ist, seine Beschaffenheit dies nicht zulässt oder es nicht zweckmäßig ist. Der CE-Kennzeichnung muss die Kennnummer der Benannten Stelle hinzugefügt werden, die an der Durchführung des Konformitätsbewertungsverfahrens nach den Anhängen 2, 4 und 5 der Richtlinie 90/385/EWG, den Anhängen II, IV, V und VI der Richtlinie 93/42/EWG sowie den Anhängen III, IV, VI und VII der Richtlinie 98/79/EG beteiligt war, das zur Berechtigung zur Anbringung der CE-Kennzeichnung geführt hat. Bei Medizinprodukten, die eine CE-Kennzeichnung tragen müssen und in sterilem Zustand in den Verkehr gebracht werden, muss die CE-Kennzeichnung auf der Steril-Verpackung und gegebenenfalls auf der Handelspackung angebracht sein. Ist für ein Medizinprodukt ein Konformitätsbewertungsverfahren vorgeschrieben, das nicht von einer Benannten Stelle durchgeführt werden muss, darf der CE-Kennzeichnung keine Kennnummer einer Benannten Stelle hinzugefügt werden.

- **§ 10 Voraussetzungen für das erstmalige Inverkehrbringen und die Inbetriebnahme von Systemen und Behandlungseinheiten sowie für das Sterilisieren von Medizinprodukten**

(1) Medizinprodukte, die eine CE-Kennzeichnung tragen und die entsprechend ihrer Zweckbestimmung innerhalb der vom Hersteller vorgesehenen Anwendungsbeschränkungen zusammengesetzt werden, um in Form eines Systems oder einer Behandlungseinheit erstmalig in den Verkehr gebracht zu werden, müssen keinem Konformitätsbewertungsverfahren unterzogen werden. Wer für die Zusammensetzung des Systems oder der Behandlungseinheit verantwortlich ist, muss in diesem Fall eine Erklärung nach Maßgabe der Rechtsverordnung nach § 37 Abs. 1 abgeben.

(2) Enthalten das System oder die Behandlungseinheit Medizinprodukte oder sonstige Produkte, die keine CE-Kennzeichnung nach Maßgabe dieses Gesetzes tragen, oder ist die gewählte Kombination von Medizinprodukten nicht mit deren ursprünglicher Zweckbestimmung vereinbar, muss das System oder die Behandlungseinheit einem Konformitätsbewertungsverfahren nach Maßgabe der Rechtsverordnung nach § 37 Abs. 1 unterzogen werden.

(3) Wer Systeme oder Behandlungseinheiten gemäß Absatz 1 oder 2 oder andere Medizinprodukte, die eine CE-Kennzeichnung tragen, für die der Hersteller eine Sterilisation vor ihrer Verwendung vorgesehen hat, für das erstmalige Inverkehrbringen sterilisiert, muss dafür nach Maßgabe der Rechtsverordnung nach § 37 Abs. 1 ein Konformitätsbewertungsverfahren durchführen und eine Erklärung abgeben. Dies gilt entsprechend, wenn Medizinprodukte, die steril angewendet werden, nach dem erstmaligen Inverkehrbringen aufbereitet und an andere abgegeben werden.

(4) Medizinprodukte, Systeme und Behandlungseinheiten gemäß der Absätze 1 und 3 sind nicht mit einer zusätzlichen CE-Kennzeichnung zu versehen. Wer Systeme oder Behandlungseinheiten nach Absatz 1 zusammensetzt oder diese sowie Medizinprodukte nach Absatz 3 sterilisiert, hat dem Medizinprodukt nach Maßgabe des § 7 die nach den Nummern 11 bis 15 des Anhangs 1 der Richtlinie 90/385/EWG, nach den Nummern 13.1, 13.3, 13.4 und 13.6 des Anhangs I der Richtlinie 93/42/EWG oder den Nummern 8.1, 8.3 bis 8.5 und 8.7 des Anhangs I der Richtlinie 98/79/EG erforderlichen Informationen beizufügen, die auch die von dem Hersteller der Produkte, die zu dem System oder der Behandlungseinheit zusammengesetzt wurden, mitgelieferten Hinweise enthalten müssen.

- **§ 11 Sondervorschriften für das Inverkehrbringen und die Inbetriebnahme**

(1) Abweichend von den Vorschriften des § 6 Abs. 1 und 2 kann die zuständige Bundesoberbehörde auf begründeten Antrag das erstmalige Inverkehrbringen oder die Inbetriebnahme einzelner Medizinprodukte, bei denen die Verfahren nach Maßgabe der Rechtsverordnung nach § 37 Abs. 1 nicht durchgeführt wurden, in Deutschland befristet zulassen, wenn deren Anwendung im Interesse des Gesundheits-

schutzes liegt. Die Zulassung kann auf begründeten Antrag verlängert werden.

(2) Medizinprodukte dürfen nur an den Anwender abgegeben werden, wenn die für ihn bestimmten Informationen in deutscher Sprache abgefasst sind. In begründeten Fällen kann eine andere für den Anwender des Medizinproduktes leicht verständliche Sprache vorgesehen oder die Unterrichtung des Anwenders durch andere Maßnahmen gewährleistet werden. Dabei müssen jedoch die sicherheitsbezogenen Informationen in deutscher Sprache oder in der Sprache des Anwenders vorliegen.

(3) Regelungen über die Verschreibungspflicht von Medizinprodukten können durch Rechtsverordnung nach § 37 Abs. 2, Regelungen über die Vertriebswege von Medizinprodukten durch Rechtsverordnung nach § 37 Abs. 3 getroffen werden.

(4) Durch Rechtsverordnung nach § 37 Abs. 4 können Regelungen für Betriebe und Einrichtungen erlassen werden, die Medizinprodukte in Deutschland in den Verkehr bringen oder lagern.

- **§ 12 Sonderanfertigungen, Medizinprodukte aus Eigenherstellung, Medizinprodukte zur klinischen Prüfung oder für Leistungsbewertungszwecke, Ausstellen**

(1) Sonderanfertigungen dürfen nur in den Verkehr gebracht oder in Betrieb genommen werden, wenn die Grundlegenden Anforderungen nach § 7, die auf sie unter Berücksichtigung ihrer Zweckbestimmung anwendbar sind, erfüllt sind und das für sie vorgesehene Konformitätsbewertungsverfahren nach Maßgabe der Rechtsverordnung nach § 37 Abs. 1 durchgeführt worden ist. Der Verantwortliche nach § 5 ist verpflichtet, der zuständigen Behörde auf Anforderung eine Liste der Sonderanfertigungen vorzulegen. Für die Inbetriebnahme von Medizinprodukten aus Eigenherstellung nach § 3 Nr. 21 und 22 finden die Vorschriften des Satzes 1 entsprechende Anwendung.

(2) Medizinprodukte, die zur klinischen Prüfung bestimmt sind, dürfen zu diesem Zwecke an Ärzte, Zahnärzte oder sonstige Personen, die auf Grund ihrer beruflichen Qualifikation zur Durchführung dieser Prüfungen befugt sind, nur abgegeben werden, wenn bei aktiven implantierbaren Medizinprodukten die Anforderungen der Nummer 3.2 Satz 1 und 2 des Anhangs 6 der Richtlinie 90/385/EWG und bei sonstigen Medizinprodukten die Anforderungen der Nummer 3.2 des Anhangs VIII der Richtlinie 93/42/EWG erfüllt sind. Der Auftraggeber der klinischen Prüfung muss die Dokumentation nach Nummer 3.2 des Anhangs 6 der Richtlinie 90/385/EWG mindestens zehn Jahre und die Dokumentation nach Nummer 3.2 des Anhangs VIII der Richtlinie 93/42/EWG mindestens fünf Jahre nach Beendigung der Prüfung aufbewahren.

(3) In-vitro-Diagnostika für Leistungsbewertungsprüfungen dürfen zu diesem Zwecke an Ärzte, Zahnärzte oder sonstige Personen, die auf Grund ihrer beruflichen Qualifikation zur Durchführung dieser Prüfungen befugt sind, nur abgegeben werden, wenn die Anforderungen der Nummer 3 des Anhangs VIII der Richtlinie 98/79/EG erfüllt sind. Der Auftrag-

geber der Leistungsbewertungsprüfung muss die Dokumentation nach Nummer 3 des Anhangs VIII der Richtlinie 98/79/EG mindestens fünf Jahre nach Beendigung der Prüfung aufbewahren.

(4) Medizinprodukte, die nicht den Voraussetzungen nach § 6 Abs. 1 und 2 oder § 10 entsprechen, dürfen nur ausgestellt werden, wenn ein sichtbares Schild deutlich darauf hinweist, dass sie nicht den Anforderungen entsprechen und erst erworben werden können, wenn die Übereinstimmung hergestellt ist. Bei Vorführungen sind die erforderlichen Vorkehrungen zum Schutz von Personen zu treffen. Nach Satz 1 ausgestellte In-vitro-Diagnostika dürfen an Proben, die von einem Besucher der Ausstellung stammen, nicht angewendet werden.

- **§ 13 Klassifizierung von Medizinprodukten, Abgrenzung zu anderen Produkten**

(1) Medizinprodukte mit Ausnahme der In-vitro-Diagnostika und der aktiven implantierbaren Medizinprodukte werden Klassen zugeordnet. Die Klassifizierung erfolgt nach den Klassifizierungsregeln des Anhangs IX der Richtlinie 93/42/EWG.

(2) Bei Meinungsverschiedenheiten zwischen dem Hersteller und einer Benannten Stelle über die Anwendung der vorgenannten Regeln hat die Benannte Stelle der zuständigen Behörde die Angelegenheit zur Entscheidung vorzulegen.

(3) Zur Klassifizierung von Medizinprodukten und zur Abgrenzung von Medizinprodukten zu anderen Produkten kann die zuständige Behörde die zuständige Bundesoberbehörde um eine Stellungnahme ersuchen.

(4) Die zuständige Behörde übermittelt alle Entscheidungen über die Klassifizierung von Medizinprodukten und zur Abgrenzung von Medizinprodukten zu anderen Produkten an das Deutsche Institut für Medizinische Dokumentation und Information zur zentralen Verarbeitung und Nutzung nach § 33 Abs. 1 Satz 1. Dies gilt für Stellungnahmen des Bundesinstituts für Arzneimittel und Medizinprodukte entsprechend.

- **§ 14 Errichten, Betreiben, Anwenden und Instandhalten von Medizinprodukten**

Medizinprodukte dürfen nur nach Maßgabe der Rechtsverordnung nach § 37 Abs. 5 errichtet, betrieben, angewendet und in Stand gehalten werden. Sie dürfen nicht betrieben und angewendet werden, wenn sie Mängel aufweisen, durch die Patienten, Beschäftigte oder Dritte gefährdet werden können.

3 Dritter Abschnitt Benannte Stellen und Bescheinigungen

- **§ 15 Benennung und Überwachung der Stellen, Beauftragung von Prüflaboratorien**

(1) Das Bundesministerium für Gesundheit teilt dem Bundesministerium für Wirtschaft und Technologie die von der zuständigen Behörde für die Durchführung von Aufgaben im Zusammenhang mit der Konformitätsbewertung nach Maßgabe der Rechtsverordnung nach § 37 Abs. 1 benannten Stellen und deren Aufgabengebiete mit, die von diesem an die Kommission der Europäischen Gemeinschaften und die anderen Vertragsstaaten des Abkommens über den Europäischen Wirtschaftsraum weitergeleitet werden. Voraussetzung für die Benennung ist, dass die Befähigung der Stelle zur Wahrnehmung ihrer Aufgaben sowie die Einhaltung der Kriterien des Anhangs 8 der Richtlinie 90/385/EWG, des Anhangs XI der Richtlinie 93/42/EWG oder des Anhangs IX der Richtlinie 98/79/EG entsprechend den Verfahren, für die sie benannt werden soll, durch die zuständige Behörde in einem Akkreditierungsverfahren festgestellt wurden. Die Akkreditierung kann unter Auflagen erteilt werden und ist zu befristen. Erteilung, Ablauf, Rücknahme, Widerruf und Erlöschen der Akkreditierung sind dem Bundesministerium für Gesundheit unverzüglich anzuzeigen. Auf Verlangen der Stelle hat nach Akkreditierung ihre Benennung zu unterbleiben.

(2) Die zuständige Behörde überwacht die Einhaltung der in Absatz 1 für Benannte Stellen festgelegten Verpflichtungen und Anforderungen. Sie trifft die zur Beseitigung festgestellter Mängel oder zur Verhütung künftiger Verstöße notwendigen Anordnungen. Die Überwachung der Benannten Stellen, die an der Durchführung von Konformitätsbewertungsverfahren für Medizinprodukte, die ionisierende Strahlen erzeugen oder radioaktive Stoffe enthalten, beteiligt sind, wird insoweit im Auftrag des Bundes durch die Länder ausgeführt. Die zuständige Behörde kann von der Benannten Stelle und ihrem mit der Leitung und der Durchführung von Fachaufgaben beauftragten Personal die zur Erfüllung ihrer Überwachungsaufgaben erforderlichen Auskünfte und sonstige Unterstützung verlangen; sie ist befugt, die Benannte Stelle bei Überprüfungen zu begleiten. Ihre Beauftragten sind befugt, zu den Betriebs- und Geschäftszeiten Grundstücke und Geschäftsräume sowie Prüflaboratorien zu betreten und zu besichtigen und die Vorlage von Unterlagen insbesondere über die Erteilung der Bescheinigungen und zum Nachweis der Erfüllung der Anforderungen des Absatzes 1 Satz 2 zu verlangen. Das Betretungsrecht erstreckt sich auch auf Grundstücke des Herstellers, soweit die Überwachung dort erfolgt. § 26 Abs. 4 und 5 gilt entsprechend.

(3) Stellen, die der Kommission der Europäischen Gemeinschaften und den anderen Mitgliedstaaten der Europäischen Gemeinschaften auf Grund eines Rechtsaktes des Rates oder der Kommission der Europäischen Gemeinschaften von

einem Vertragsstaat des Abkommens über den Europäischen Wirtschaftsraum mitgeteilt wurden, sind ebenfalls Benannte Stellen nach Absatz 1.

(4) Die deutschen Benannten Stellen werden mit ihren jeweiligen Aufgaben und ihrer Kennnummer von der zuständigen Behörde auf ihrer Internetseite bekannt gemacht.

(5) Soweit eine Benannte Stelle zur Erfüllung ihrer Aufgaben Prüflaboratorien beauftragt, muss sie sicherstellen, dass diese die Kriterien des Anhangs 8 der Richtlinie 90/385/EWG, des Anhangs XI der Richtlinie 93/42/EWG oder des Anhangs IX der Richtlinie 98/79/EG entsprechend den Verfahren, für die sie beauftragt werden sollen, erfüllen. Die Erfüllung der Mindestkriterien kann in einem Akkreditierungsverfahren durch die zuständige Behörde festgestellt werden.

§ 16 Erlöschen, Rücknahme, Widerruf und Ruhen der Akkreditierung und Benennung

(1) Akkreditierung und Benennung erlöschen mit der Einstellung des Betriebs der Benannten Stelle oder durch Verzicht. Die Einstellung oder der Verzicht sind der zuständigen Behörde unverzüglich schriftlich mitzuteilen.

(2) Die zuständige Behörde nimmt die Akkreditierung und Benennung zurück, soweit nachträglich bekannt wird, dass eine Benannte Stelle bei der Benennung nicht die Voraussetzungen für eine Akkreditierung und Benennung erfüllt hat; sie widerruft die Akkreditierung und Benennung, soweit die Voraussetzungen für eine Akkreditierung und Benennung nachträglich weggefallen sind. An Stelle des Widerrufs kann das Ruhen der Akkreditierung und Benennung angeordnet werden.

(3) In den Fällen der Absätze 1 und 2 ist die bisherige Benannte Stelle verpflichtet, alle einschlägigen Informationen und Unterlagen der Benannten Stelle zur Verfügung zu stellen, mit der der Hersteller die Fortführung der Konformitätsbewertungsverfahren vereinbart.

(4) Die zuständige Behörde teilt das Erlöschen, die Rücknahme und den Widerruf unverzüglich dem Bundesministerium für Gesundheit sowie den anderen zuständigen Behörden in Deutschland unter Angabe der Gründe und der für notwendig erachteten Maßnahmen mit. Das Bundesministerium für Gesundheit unterrichtet darüber unverzüglich das Bundesministerium für Wirtschaft und Technologie, das unverzüglich die Kommission der Europäischen Gemeinschaften und die anderen Vertragsstaaten des Abkommens über den Europäischen Wirtschaftsraum unterrichtet. Erlöschen, Rücknahme und Widerruf einer Benennung sind von der zuständigen Behörde auf deren Internetseite bekannt zu machen.

§ 17 Geltungsdauer von Bescheinigungen der Benannten Stellen

(1) Soweit die von einer Benannten Stelle im Rahmen eines Konformitätsbewertungsverfahrens nach Maßgabe der Rechtsverordnung nach § 37 Abs. 1 erteilte Bescheinigung eine begrenzte Geltungsdauer hat, kann die Geltungsdauer auf Antrag um jeweils fünf Jahre verlängert werden. Sollte diese Benannte Stelle nicht mehr bestehen oder anderen Gründe den Wechsel der Benannten Stelle erfordern, kann der Antrag bei einer anderen Benannten Stelle gestellt werden.

(2) Mit dem Antrag auf Verlängerung ist ein Bericht einzureichen, der Angaben darüber enthält, ob und in welchem Umfang sich die Beurteilungsmerkmale für die Konformitätsbewertung seit der Erteilung oder Verlängerung der Konformitätsbescheinigung geändert haben. Soweit nichts anderes mit der Benannten Stelle vereinbart wurde, ist der Antrag spätestens sechs Monate vor Ablauf der Gültigkeitsfrist zu stellen.

§ 18 Einschränkung, Aussetzung und Zurückziehung von Bescheinigungen, Unterrichtungspflichten

(1) Stellt eine Benannte Stelle fest, dass die Voraussetzungen zur Ausstellung einer Bescheinigung vom Hersteller nicht oder nicht mehr erfüllt werden oder die Bescheinigung nicht hätte ausgestellt werden dürfen, schränkt sie unter Berücksichtigung des Grundsatzes der Verhältnismäßigkeit die ausgestellte Bescheinigung ein, setzt sie aus oder zieht sie zurück, es sei denn, dass der Verantwortliche durch geeignete Abhilfemaßnahmen die Übereinstimmung mit den Voraussetzungen gewährleistet.

(2) Vor der Entscheidung über eine Maßnahme nach Absatz 1 ist der Hersteller von der Benannten Stelle anzuhören, es sei denn, dass eine solche Anhörung angesichts der Dringlichkeit der zu treffenden Entscheidung nicht möglich ist.

(3) Die Benannte Stelle unterrichtet

1. unverzüglich das Deutsche Institut für Medizinische Dokumentation und Information über alle ausgestellten, geänderten, ergänzten und, unter Angabe der Gründe, über alle abgelehnten, eingeschränkten, zurückgezogenen, ausgesetzten und wieder eingesetzten Bescheinigungen; § 25 Abs. 5 und 6 gilt entsprechend,

2. die für sie zuständige Behörde in Fällen, in denen sich ein Eingreifen der zuständigen Behörde als erforderlich erweisen könnte,

3. auf Anfrage die anderen Benannten Stellen oder die zuständigen Behörden über ihre Bescheinigungen und stellt zusätzliche Informationen, soweit erforderlich, zur Verfügung.

(4) Das Deutsche Institut für Medizinische Dokumentation und Information unterrichtet über eingeschränkte, ausgesetzte, wieder eingesetzte und zurückgezogene Bescheinigungen elektronisch die für den Verantwortlichen nach § 5 zuständige Behörde, die zuständige Behörde des Bundes, die Kommission der Europäischen Gemeinschaften, die anderen Vertragsstaaten des Abkommens über den Europäischen Wirtschaftsraum und gewährt den Benannten Stellen eine Zugriffsmöglichkeit auf diese Informationen.

4 Vierter Abschnitt Klinische Bewertung, Leistungsbewertung, klinische Prüfung, Leistungsbewertungsprüfung

■ **§ 19 Klinische Bewertung, Leistungsbewertung**

(1) Die Eignung von Medizinprodukten für den vorgesehenen Verwendungszweck ist durch eine klinische Bewertung anhand von klinischen Daten zu belegen, soweit nicht in begründeten Ausnahmefällen andere Daten ausreichend sind. Die klinische Bewertung schließt die Beurteilung von unerwünschten Wirkungen ein und ist zu stützen auf

1. Daten aus der wissenschaftlichen Literatur, die die vorgesehene Anwendung des Medizinproduktes und die dabei zum Einsatz kommenden Techniken behandeln, sowie einen schriftlichen Bericht, der eine kritische Würdigung dieser Daten enthält, oder
2. die Ergebnisse aller klinischen Prüfungen.

(2) Die Eignung von In-vitro-Diagnostika für den vorgesehenen Verwendungszweck ist durch eine Leistungsbewertung anhand geeigneter Daten zu belegen. Die Leistungsbewertung ist zu stützen auf

1. Daten aus der wissenschaftlichen Literatur, die die vorgesehene Anwendung des Medizinproduktes und die dabei zum Einsatz kommenden Techniken behandeln, sowie einen schriftlichen Bericht, der eine kritische Würdigung dieser Daten enthält, oder
2. die Ergebnisse aller Leistungsbewertungsprüfungen oder sonstigen geeigneten Prüfungen.

■ **§ 20 Allgemeine Voraussetzungen zur klinischen Prüfung**

(1) Die klinische Prüfung eines Medizinproduktes darf bei Menschen nur durchgeführt werden, wenn und solange

1. die Risiken, die mit ihr für die Person verbunden sind, bei der sie durchgeführt werden soll, gemessen an der voraussichtlichen Bedeutung des Medizinproduktes für die Heilkunde ärztlich vertretbar sind,
2. die Person, bei der sie durchgeführt werden soll, ihre Einwilligung hierzu erteilt hat, nachdem sie durch einen Arzt, bei für die Zahnheilkunde bestimmten Medizinprodukten auch durch einen Zahnarzt, über Wesen, Bedeutung und Tragweite der klinischen Prüfung aufgeklärt worden ist und mit dieser Einwilligung zugleich erklärt, dass sie mit der im Rahmen der klinischen Prüfung erfolgenden Aufzeichnung von Gesundheitsdaten und mit der Einsichtnahme zu Prüfungszwecken durch Beauftragte des Auftraggebers oder der zuständigen Behörde einverstanden ist,

3. die Person, bei der sie durchgeführt werden soll, nicht auf gerichtliche oder behördliche Anordnung in einer Anstalt verwahrt ist,
4. sie von einem entsprechend qualifizierten und spezialisierten Arzt, bei für die Zahnheilkunde bestimmten Medizinprodukten auch von einem Zahnarzt, oder einer sonstigen entsprechend qualifizierten und befugten Person geleitet wird, die mindestens eine zweijährige Erfahrung in der klinischen Prüfung von Medizinprodukten nachweisen können,
5. soweit erforderlich, eine dem jeweiligen Stand der wissenschaftlichen Erkenntnisse entsprechende biologische Sicherheitsprüfung oder sonstige für die vorgesehene Zweckbestimmung des Medizinproduktes erforderliche Prüfung durchgeführt worden ist,
6. soweit erforderlich, die sicherheitstechnische Unbedenklichkeit für die Anwendung des Medizinproduktes unter Berücksichtigung des Standes der Technik sowie der Arbeitsschutz- und Unfallverhütungsvorschriften nachgewiesen wird,
7. der Leiter der klinischen Prüfung über die Ergebnisse der biologischen Sicherheitsprüfung und der Prüfung der technischen Unbedenklichkeit sowie die voraussichtlich mit der klinischen Prüfung verbundenen Risiken informiert worden ist,
8. ein dem jeweiligen Stand der wissenschaftlichen Erkenntnisse entsprechender Prüfplan vorhanden ist und
9. für den Fall, dass bei der Durchführung der klinischen Prüfung ein Mensch getötet oder der Körper oder die Gesundheit eines Menschen verletzt oder beeinträchtigt wird, eine Versicherung nach Maßgabe des Absatzes 3 besteht, die auch Leistungen gewährt, wenn kein anderer für den Schaden haftet.

(2) Eine Einwilligung nach Absatz 1 Nr. 2 ist nur wirksam, wenn die Person, die sie abgibt,

1. geschäftsfähig und in der Lage ist, Wesen, Bedeutung und Tragweite der klinischen Prüfung einzusehen und ihren Willen hiernach zu bestimmen, und
2. die Einwilligung selbst und schriftlich erteilt hat.

Eine Einwilligung kann jederzeit widerrufen werden.

(3) Die Versicherung nach Absatz 1 Nr. 9 muss zugunsten der von der klinischen Prüfung betroffenen Person bei einem in Deutschland zum Geschäftsbetrieb befugten Versicherer genommen werden. Ihr Umfang muss in einem angemessenen Verhältnis zu den mit der klinischen Prüfung verbundenen Risiken stehen und auf der Grundlage der Risikoabschätzung so festgelegt werden, dass für jeden Fall des Todes oder der dauernden Erwerbsunfähigkeit einer von der klinischen Prüfung betroffenen Person mindestens 500.000 Euro zur Verfügung stehen. Soweit aus der Versicherung geleistet wird, erlischt ein Anspruch auf Schadensersatz.

(4) Auf eine klinische Prüfung bei Minderjährigen finden die Absätze 1 bis 3 mit folgender Maßgabe Anwendung:

1. Das Medizinprodukt muss zum Erkennen oder zum Verhüten von Krankheiten bei Minderjährigen bestimmt sein.

2. Die Anwendung des Medizinproduktes muss nach den Erkenntnissen der medizinischen Wissenschaft angezeigt sein, um bei dem Minderjährigen Krankheiten zu erkennen oder ihn vor Krankheiten zu schützen.

3. Die klinische Prüfung an Erwachsenen darf nach den Erkenntnissen der medizinischen Wissenschaft keine ausreichenden Prüfergebnisse erwarten lassen.

4. Die Einwilligung wird durch den gesetzlichen Vertreter oder Betreuer abgegeben. Sie ist nur wirksam, wenn dieser durch einen Arzt, bei für die Zahnheilkunde bestimmten Medizinprodukten auch durch einen Zahnarzt, über Wesen, Bedeutung und Tragweite der klinischen Prüfung aufgeklärt worden ist. Ist der Minderjährige in der Lage, Wesen, Bedeutung und Tragweite der klinischen Prüfung einzusehen und seinen Willen hiernach zu bestimmen, so ist auch seine schriftliche Einwilligung erforderlich.

(5) Auf eine klinische Prüfung bei Schwangeren oder Stillenden finden die Absätze 1 bis 4 mit folgender Maßgabe Anwendung: Die klinische Prüfung darf nur durchgeführt werden, wenn

1. das Medizinprodukt dazu bestimmt ist, bei schwangeren oder stillenden Frauen oder bei einem ungeborenen Kind Krankheiten zu verhüten, zu erkennen, zu heilen oder zu lindern,

2. die Anwendung des Medizinproduktes nach den Erkenntnissen der medizinischen Wissenschaft angezeigt ist, um bei der schwangeren oder stillenden Frau oder bei einem ungeborenen Kind Krankheiten oder deren Verlauf zu erkennen, Krankheiten zu heilen oder zu lindern oder die schwangere oder stillende Frau oder das ungeborene Kind vor Krankheiten zu schützen,

3. nach den Erkenntnissen der medizinischen Wissenschaft die Durchführung der klinischen Prüfung für das ungeborene Kind keine unvertretbaren Risiken erwarten lässt und

4. die klinische Prüfung nach den Erkenntnissen der medizinischen Wissenschaft nur dann ausreichende Prüfergebnisse erwarten lässt, wenn sie an schwangeren oder stillenden Frauen durchgeführt wird.

(6) Die klinische Prüfung ist vom Auftraggeber der zuständigen Behörde anzuzeigen. Hat der Auftraggeber seinen Sitz nicht in Deutschland, ist die Anzeige bei der Behörde zu erstatten, in deren Bereich der Leiter der klinischen Prüfung seinen Sitz hat; hat dieser seinen Sitz auch nicht in Deutschland, ist die Anzeige bei der Behörde zu erstatten, in deren Bereich mit der klinischen Prüfung begonnen wird. Die Anzeige durch den Auftraggeber muss bei aktiven implantierbaren Medizinprodukten die Angaben nach Nummer 2.2 des Anhangs 6 der Richtlinie 90/385/EWG und bei sonstigen Medizinprodukten die Angaben nach Nummer 2.2 des Anhangs VIII der Richtlinie 93/42/EWG enthalten. Das Deutsche Institut für Medizinische Dokumentation und Information unterrichtet die zuständigen Behörden über die Prüfeinrichtungen, die sich an klinischen Prüfungen beteiligen. § 25 Abs. 4 bis 6 gilt entsprechend. Der Auftraggeber der klinischen Prüfung muss die Angaben nach Satz 3 für aktive

implantierbare Medizinprodukte mindestens zehn Jahre, für sonstige Medizinprodukte mindestens fünf Jahre nach Beendigung der Prüfung aufbewahren.

(7) Mit der klinischen Prüfung darf, soweit nichts anderes bestimmt ist, in Deutschland erst begonnen werden, nachdem die Anzeige nach Absatz 6 Satz 1 erfolgt ist und eine zustimmende Stellungnahme einer unabhängigen und interdisziplinär besetzten sowie beim Bundesinstitut für Arzneimittel und Medizinprodukte registrierten Ethikkommission vorliegt. Bei multizentrischen Studien genügt ein Votum. Aus der Stellungnahme muss hervorgehen, dass die in Absatz 8 Satz 1 genannten Aspekte geprüft sind. Soweit eine zustimmende Stellungnahme einer Ethikkommission nicht vorliegt, kann mit der betreffenden klinischen Prüfung nach Ablauf einer Frist von 60 Tagen nach der Anzeige durch den Auftraggeber begonnen werden, es sei denn, die zuständige Behörde hat innerhalb dieser Frist eine auf Gründe der öffentlichen Gesundheit oder der öffentlichen Ordnung gestützte gegenteilige Entscheidung mitgeteilt.

(8) Die Ethikkommission hat die Aufgabe, den Prüfplan mit den erforderlichen Unterlagen, insbesondere nach ethischen und rechtlichen Gesichtspunkten, mit mindestens fünf Mitgliedern mündlich zu beraten und zu prüfen, ob die Voraussetzungen nach Absatz 1 Nr. 1 und 4 bis 9, Absatz 4 Nr. 1 bis 3 und Absatz 5 vorliegen. Eine Registrierung erfolgt nur, wenn in einer veröffentlichten Verfahrensordnung die Mitglieder, die aus medizinischen Sachverständigen und nicht medizinischen Mitgliedern bestehen und die erforderliche Fachkompetenz aufweisen, das Verfahren der Ethikkommission, die Anschrift und eine angemessene Vergütung aufgeführt sind.

§ 21 Besondere Voraussetzungen zur klinischen Prüfung

Auf eine klinische Prüfung bei einer Person, die an einer Krankheit leidet, zu deren Behebung das zu prüfende Medizinprodukt angewendet werden soll, findet § 20 Abs. 1 bis 3 sowie 6 bis 8 mit folgender Maßgabe Anwendung:

1. Die klinische Prüfung darf nur durchgeführt werden, wenn die Anwendung des zu prüfenden Medizinproduktes nach den Erkenntnissen der medizinischen Wissenschaft angezeigt ist, um das Leben des Kranken zu retten, seine Gesundheit wiederherzustellen oder sein Leiden zu erleichtern.

2. Die klinische Prüfung darf auch bei einer Person, die geschäftsunfähig oder in der Geschäftsfähigkeit beschränkt ist, durchgeführt werden. Sie bedarf der Einwilligung des gesetzlichen Vertreters. Daneben bedarf es auch der Einwilligung des Vertretenen, wenn er in der Lage ist, Wesen, Bedeutung und Tragweite der klinischen Prüfung einzusehen und seinen Willen hiernach zu bestimmen.

3. Die Einwilligung des gesetzlichen Vertreters ist nur wirksam, wenn dieser durch einen Arzt, bei für die Zahnheilkunde bestimmten Medizinprodukten auch durch einen Zahnarzt, über Wesen, Bedeutung und Tragweite der klinischen Prüfung aufgeklärt worden ist. Auf den Widerruf findet § 20 Abs. 2 Satz 2 Anwendung. Der Einwilligung des gesetzlichen Vertreters bedarf es so lange nicht,

als eine Behandlung ohne Aufschub erforderlich ist, um das Leben des Kranken zu retten, seine Gesundheit wiederherzustellen oder sein Leiden zu erleichtern, und eine Erklärung über die Einwilligung nicht herbeigeführt werden kann.

4. Die Einwilligung des Kranken oder des gesetzlichen Vertreters ist auch wirksam, wenn sie mündlich gegenüber dem behandelnden Arzt, bei für die Zahnheilkunde bestimmten Medizinprodukten auch gegenüber dem behandelnden Zahnarzt, in Gegenwart eines Zeugen abgegeben wird.

5. Die Aufklärung und die Einwilligung des Kranken oder seines gesetzlichen Vertreters können in besonders schweren Fällen entfallen, wenn durch die Aufklärung der Behandlungserfolg nach der Nummer 1 gefährdet würde und ein entgegenstehender Wille des Kranken nicht erkennbar ist.

■ **§ 22 Durchführung der klinischen Prüfung**

Neben den §§ 20 und 21 gelten für die Durchführung klinischer Prüfungen von aktiven implantierbaren Medizinprodukten auch die Bestimmungen der Nummer 2.3 des Anhangs 7 der Richtlinie 90/385/EWG und für die Durchführung klinischer Prüfungen von sonstigen Medizinprodukten die Bestimmungen der Nummer 2.3 des Anhangs X der Richtlinie 93/42/EWG.

■ **§ 23 Ausnahmen zur klinischen Prüfung**

Die Bestimmungen der §§ 20 und 21 finden keine Anwendung, wenn eine klinische Prüfung mit Medizinprodukten durchgeführt wird, die nach den §§ 6 und 10 die CE-Kennzeichnung tragen dürfen, es sei denn, diese Prüfung hat eine andere Zweckbestimmung des Medizinproduktes zum Inhalt oder es werden zusätzlich invasive oder andere belastende Untersuchungen durchgeführt.

■ **§ 24 Leistungsbewertungsprüfung**

(1) Auf Leistungsbewertungsprüfungen von In-vitro-Diagnostika findet die Vorschrift des § 20 Abs. 1 bis 5, 7 und 8 entsprechende Anwendung, wenn

1. eine invasive Probenahme ausschließlich oder in zusätzlicher Menge zum Zwecke der Leistungsbewertung eines In-vitro-Diagnostikums erfolgt oder

2. im Rahmen der Leistungsbewertungsprüfung zusätzlich invasive oder andere belastende Untersuchungen durchgeführt werden oder

3. die im Rahmen der Leistungsbewertung erhaltenen Ergebnisse für die Diagnostik verwendet werden sollen, ohne dass sie mit etablierten Verfahren bestätigt werden können.

In den übrigen Fällen ist die Einwilligung der Person, von der die Proben entnommen werden, erforderlich, soweit das Persönlichkeitsrecht oder kommerzielle Interessen dieser Person berührt sind.

(2) Leistungsbewertungsprüfungen nach Absatz 1 Satz 1 sind vom Auftraggeber der zuständigen Behörde vor ihrem Beginn anzuzeigen. Die Anzeige durch den Auftraggeber muss die Angaben nach Nummer 2 des Anhangs VIII der Richtlinie 98/79/EG enthalten. Hat der Auftraggeber seinen Sitz nicht in Deutschland, ist die Anzeige bei der Behörde zu erstatten, in deren Bereich der Leiter der Leistungsbewertungsprüfung seinen Sitz hat oder, falls dies nicht zutrifft, in deren Bereich mit der Leistungsbewertungsprüfung begonnen wird. Das Deutsche Institut für Medizinische Dokumentation und Information unterrichtet die zuständigen Behörden über die Prüfeinrichtungen, die sich an Leistungsbewertungsprüfungen beteiligen. § 25 Abs. 4 bis 6 gilt entsprechend. Die Anzeige der beteiligten Prüfeinrichtungen muss den Namen und die Anschrift der Einrichtung sowie Angaben zum Produkt, zum Auftraggeber, zum geplanten Beginn und der vorgesehenen Dauer der Leistungsbewertungsprüfung enthalten.

(3) Der Auftraggeber hat die Angaben nach Absatz 2 Satz 2 mindestens fünf Jahre nach Beendigung der Prüfung aufzubewahren.

5 Fünfter Abschnitt Überwachung und Schutz vor Risiken

■ **§ 25 Allgemeine Anzeigepflicht**

(1) Wer als Verantwortlicher im Sinne von § 5 Satz 1 und 2 seinen Sitz in Deutschland hat und Medizinprodukte mit Ausnahme derjenigen nach § 3 Nr. 8 erstmalig in den Verkehr bringt, hat dies vor Aufnahme der Tätigkeit unter Angabe seiner Anschrift der zuständigen Behörde anzuzeigen; dies gilt entsprechend für Betriebe und Einrichtungen, die Medizinprodukte, die bestimmungsgemäß keimarm oder steril zur Anwendung kommen, ausschließlich für andere aufbereiten.

(2) Wer Systeme oder Behandlungseinheiten nach § 10 Abs. 1 zusammensetzt oder diese sowie Medizinprodukte nach § 10 Abs. 3 sterilisiert und seinen Sitz in Deutschland hat, hat der zuständigen Behörde unter Angabe seiner Anschrift vor Aufnahme der Tätigkeit die Bezeichnung sowie bei Systemen oder Behandlungseinheiten die Beschreibung der betreffenden Medizinprodukte anzuzeigen.

(3) Wer als Verantwortlicher nach § 5 Satz 1 und 2 seinen Sitz in Deutschland hat und In-vitro-Diagnostika erstmalig in Verkehr bringt, hat der zuständigen Behörde unter Angabe seiner Anschrift vor Aufnahme der Tätigkeit anzuzeigen:

1. die die gemeinsamen technologischen Merkmale und Analyten betreffenden Angaben zu Reagenzien, Medizinprodukten mit Reagenzien und Kalibrier- und Kontrollmaterialien sowie bei sonstigen In-vitro-Diagnostika die geeigneten Angaben,
2. im Falle der In-vitro-Diagnostika gemäß Anhang II der Richtlinie 98/79/EG und der In-vitro-Diagnostika zur Eigenanwendung alle Angaben, die eine Identifizierung dieser In-vitro-Diagnostika ermöglichen, die analytischen und gegebenenfalls diagnostischen Leistungsdaten gemäß Anhang I Abschnitt A Nr. 3 der Richtlinie 98/79/EG, die Ergebnisse der Leistungsbewertung sowie Angaben zu Bescheinigungen,
3. bei einem »neuen In-vitro-Diagnostikum« im Sinne von § 3 Nr. 6 zusätzlich die Angabe, dass es sich um ein »neues In-vitro-Diagnostikum« handelt.

(4) Nachträgliche Änderungen der Angaben nach den Absätzen 1 bis 3 sowie eine Einstellung des Inverkehrbringens sind unverzüglich anzuzeigen.

(5) Die zuständige Behörde übermittelt die Daten gemäß den Absätzen 1 bis 4 dem Deutschen Institut für medizinische Dokumentation und Information zur zentralen Verarbeitung und Nutzung nach § 33. Dieses unterrichtet auf Anfrage die Kommission der Europäischen Gemeinschaften und die anderen Vertragsstaaten des Abkommens über den Europäischen Wirtschaftsraum über Anzeigen nach den Absätzen 1 bis 4.

(6) Näheres zu den Absätzen 1 bis 5 regelt die Rechtsverordnung nach § 37 Abs. 8.

■ **§ 26 Durchführung der Überwachung**

(1) Betriebe und Einrichtungen mit Sitz in Deutschland, in denen Medizinprodukte hergestellt, klinisch geprüft, einer Leistungsbewertungsprüfung unterzogen, verpackt, ausgestellt, in den Verkehr gebracht, errichtet, betrieben, angewendet oder Medizinprodukte, die bestimmungsgemäß keimarm oder steril zur Anwendung kommen, aufbereitet werden, unterliegen insoweit der Überwachung durch die zuständigen Behörden. Dies gilt auch für Personen, die diese Tätigkeiten geschäftsmäßig ausüben, sowie für Personen oder Personenvereinigungen, die Medizinprodukte für andere sammeln.

(2) Die zuständige Behörde trifft die zur Beseitigung festgestellter oder zur Verhütung künftiger Verstöße notwendigen Maßnahmen. Sie prüft in angemessenem Umfang unter besonderer Berücksichtigung möglicher Risiken der Medizinprodukte, ob die Voraussetzungen zum Inverkehrbringen und zur Inbetriebnahme erfüllt sind. Sie kann bei hinreichenden Anhaltspunkten für eine unrechtmäßige CE-Kennzeichnung oder eine von dem Medizinprodukt ausgehende Gefahr verlangen, dass der Verantwortliche im Sinne von § 5 das Medizinprodukt von einem Sachverständigen überprüfen lässt. Bei einem In-vitro-Diagnostikum nach § 3 Nr. 6 kann sie zu jedem Zeitpunkt innerhalb von zwei Jahren nach der Anzeige nach § 25 Abs. 3 und in begründeten Fällen die Vorlage eines Berichts über die Erkenntnisse aus den Erfahrungen mit dem neuen In-vitro-Diagnostikum nach dessen erstmaligem Inverkehrbringen verlangen.

(3) Die mit der Überwachung beauftragten Personen sind befugt,

1. Grundstücke, Geschäftsräume, Betriebsräume, Beförderungsmittel und zur Verhütung drohender Gefahr für die öffentliche Sicherheit und Ordnung auch Wohnräume zu den üblichen Geschäftszeiten zu betreten und zu besichtigen, in denen eine Tätigkeit nach Absatz 1 ausgeübt wird; das Grundrecht der Unverletzlichkeit der Wohnung (Artikel 13 des Grundgesetzes) wird insoweit eingeschränkt,
2. Medizinprodukte zu prüfen, insbesondere hierzu in Betrieb nehmen zu lassen, sowie Proben zu entnehmen,
3. Unterlagen über die Entwicklung, Herstellung, Prüfung, klinische Prüfung, Leistungsbewertungsprüfung oder Erwerb, Aufbereitung, Lagerung, Verpackung, Inverkehrbringen und sonstigen Verbleib der Medizinprodukte sowie über das im Verkehr befindliche Werbematerial einzusehen und hieraus in begründeten Fällen Abschriften oder Ablichtungen anzufertigen,
4. alle erforderlichen Auskünfte, insbesondere über die in Nummer 3 genannten Betriebsvorgänge, zu verlangen.

Für Proben, die nicht bei dem Verantwortlichen nach § 5 entnommen werden, ist eine angemessene Entschädigung zu leisten, soweit nicht ausdrücklich darauf verzichtet wird.

(4) Wer der Überwachung nach Absatz 1 unterliegt, hat Maßnahmen nach Absatz 3 Satz 1 Nr. 1 bis 3 zu dulden und die beauftragten Personen sowie die sonstigen in der Überwachung tätigen Personen bei der Erfüllung ihrer Aufgaben zu unterstützen. Dies beinhaltet insbesondere die Verpflichtung, diesen Personen die Medizinprodukte zugänglich zu machen, erforderliche Prüfungen zu gestatten, hierfür benötigte Mitarbeiter und Hilfsmittel bereitzustellen, Auskünfte zu erteilen und Unterlagen vorzulegen.

(5) Der im Rahmen der Überwachung zur Auskunft Verpflichtete kann die Auskunft auf solche Fragen verweigern, deren Beantwortung ihn selbst oder einen seiner in § 383 Abs. 1 Nr. 1 bis 3 der Zivilprozessordnung bezeichneten Angehörigen der Gefahr strafrechtlicher Verfolgung oder eines Verfahrens nach dem Gesetz über Ordnungswidrigkeiten aussetzen würde.

(6) Sachverständige, die im Rahmen des Absatzes 2 prüfen, müssen die dafür notwendige Sachkenntnis besitzen. Die Sachkenntnis kann auch durch ein Zertifikat einer von der zuständigen Behörde akkreditierten Stelle nachgewiesen werden.

(7) Die zuständige Behörde unterrichtet auf Anfrage das Bundesministerium für Gesundheit sowie die zuständigen Behörden der anderen Vertragsstaaten des Abkommens über den Europäischen Wirtschaftsraum über durchgeführte Überprüfungen, deren Ergebnisse sowie die getroffenen Maßnahmen.

- **§ 27 Verfahren bei unrechtmäßiger und unzulässiger Anbringung der CE-Kennzeichnung**

(1) Stellt die zuständige Behörde fest, dass die CE-Kennzeichnung auf einem Medizinprodukt unrechtmäßig angebracht worden ist, ist der Verantwortliche nach § 5 verpflichtet, die Voraussetzungen für das rechtmäßige Anbringen der CE-Kennzeichnung nach Weisung der zuständigen Behörde zu erfüllen. Werden diese Voraussetzungen nicht erfüllt, so hat die zuständige Behörde das Inverkehrbringen dieses Medizinproduktes einzuschränken, von der Einhaltung bestimmter Auflagen abhängig zu machen, zu untersagen oder zu veranlassen, dass das Medizinprodukt vom Markt genommen wird. Sie unterrichtet davon die übrigen zuständigen Behörden in Deutschland und das Bundesministerium für Gesundheit, das die Kommission der Europäischen Gemeinschaften und die anderen Vertragsstaaten des Abkommens über den Europäischen Wirtschaftsraum hiervon unterrichtet.

(2) Trägt ein Produkt unzulässigerweise die CE-Kennzeichnung als Medizinprodukt, trifft die zuständige Behörde die erforderlichen Maßnahmen nach Absatz 1 Satz 2. Absatz 1 Satz 3 gilt entsprechend.

- **§ 28 Verfahren zum Schutze vor Risiken**

(1) Die nach diesem Gesetz zuständige Behörde trifft alle erforderlichen Maßnahmen zum Schutze der Gesundheit und zur Sicherheit von Patienten, Anwendern und Dritten vor Gefahren durch Medizinprodukte, soweit nicht das Atomgesetz oder eine darauf gestützte Rechtsverordnung

für Medizinprodukte, die ionisierende Strahlen erzeugen oder radioaktive Stoffe enthalten, für die danach zuständige Behörde entsprechende Befugnisse vorsieht.

(2) Die zuständige Behörde ist insbesondere befugt, Anordnungen, auch über die Schließung des Betriebs oder der Einrichtung, zu treffen, soweit es zur Abwehr einer drohenden Gefahr für die öffentliche Gesundheit, Sicherheit oder Ordnung geboten ist. Sie kann das Inverkehrbringen, die Inbetriebnahme, das Betreiben, die Anwendung der Medizinprodukte sowie den Beginn oder die weitere Durchführung der klinischen Prüfung oder der Leistungsbewertungsprüfung untersagen, beschränken oder von der Einhaltung bestimmter Auflagen abhängig machen oder den Rückruf oder die Sicherstellung der Medizinprodukte anordnen. Sie unterrichtet hiervon die übrigen zuständigen Behörden in Deutschland, die zuständige Bundesoberbehörde und das Bundesministerium für Gesundheit.

(3) Stellt die zuständige Behörde fest, dass CE-gekennzeichnete Medizinprodukte oder Sonderanfertigungen die Gesundheit oder Sicherheit von Patienten, Anwendern oder Dritten oder deren Eigentum gefährden können, auch wenn sie sachgemäß installiert, in Stand gehalten oder ihrer Zweckbestimmung entsprechend angewendet werden und trifft sie deshalb Maßnahmen mit dem Ziel, das Medizinprodukt vom Markt zu nehmen oder das Inverkehrbringen oder die Inbetriebnahme zu verbieten oder einzuschränken, teilt sie diese umgehend unter Angabe von Gründen dem Bundesministerium für Gesundheit zur Einleitung eines Schutzklauselverfahrens nach Artikel 7 der Richtlinie 90/385/EWG, Artikel 8 der Richtlinie 93/42/EWG oder Artikel 8 der Richtlinie 98/79/EG mit. In den Gründen ist insbesondere anzugeben, ob die Nichtübereinstimmung mit den Vorschriften dieses Gesetzes zurückzuführen ist auf

1. die Nichteinhaltung der Grundlegenden Anforderungen,
2. eine unzulängliche Anwendung harmonisierter Normen oder Gemeinsamer Technischer Spezifikationen, sofern deren Anwendung behauptet wird, oder
3. einen Mangel der harmonisierten Normen oder Gemeinsamen Technischen Spezifikationen selbst.

(4) Die zuständige Behörde kann veranlassen, dass alle, die einer von einem Medizinprodukt ausgehenden Gefahr ausgesetzt sein können, rechtzeitig in geeigneter Form auf diese Gefahr hingewiesen werden. Eine hoheitliche Warnung der Öffentlichkeit ist zulässig, wenn bei Gefahr im Verzug andere ebenso wirksame Maßnahmen nicht oder nicht rechtzeitig getroffen werden können.

(5) Maßnahmen nach Artikel 14b der Richtlinie 93/42/EWG und Artikel 13 der Richtlinie 98/79/EG trifft das Bundesministerium für Gesundheit durch Rechtsverordnung nach § 37 Abs. 6.

- **§ 29 Medizinprodukte-Beobachtungs- und -Meldesystem**

(1) Die zuständige Bundesoberbehörde hat, soweit nicht eine oberste Bundesbehörde im Vollzug des Atomgesetzes oder der auf Grund dieses Gesetzes erlassenen Rechtsverordnungen zuständig ist, zur Verhütung einer Gefährdung der

Gesundheit oder der Sicherheit von Patienten, Anwendern oder Dritten die bei der Anwendung oder Verwendung von Medizinprodukten auftretenden Risiken, insbesondere Nebenwirkungen, wechselseitige Beeinflussung mit anderen Stoffen oder Produkten, Gegenanzeigen, Verfälschungen, Funktionsfehler, Fehlfunktionen und technische Mängel zentral zu erfassen, auszuwerten, zu bewerten und insoweit die zu ergreifenden Maßnahmen zu koordinieren, insbesondere, soweit sie folgende Vorkommnisse betreffen:

1. jede Funktionsstörung, jeden Ausfall oder jede Änderung der Merkmale oder der Leistung eines Medizinproduktes sowie jede Unsachgemäßheit der Kennzeichnung oder Gebrauchsanweisung, die direkt oder indirekt zum Tod oder zu einer schwerwiegenden Verschlechterung des Gesundheitszustandes eines Patienten oder eines Anwenders oder einer anderen Person geführt haben oder hätten führen können,

2. jeden Grund technischer oder medizinischer Art, der auf Grund der in Nummer 1 genannten Ursachen durch die Merkmale und die Leistungen eines Medizinproduktes bedingt ist und zum systematischen Rückruf von Medizinprodukten desselben Typs durch den Hersteller geführt hat.

3. § 26 Abs. 2 Satz 3 findet entsprechende Anwendung. Die zuständige Bundesoberbehörde teilt das Ergebnis der Bewertung der zuständigen Behörde mit, die über notwendige Maßnahmen entscheidet. Die zuständige Bundesoberbehörde übermittelt Daten aus der Beobachtung, Sammlung, Auswertung und Bewertung von Risiken in Verbindung mit Medizinprodukten an das Deutsche Institut für Medizinische Dokumentation und Information zur zentralen Verarbeitung und Nutzung nach § 33. Näheres regelt die Rechtsverordnung nach § 37 Abs. 8.

(2) Soweit dies zur Erfüllung der in Absatz 1 aufgeführten Aufgaben erforderlich ist, dürfen an die danach zuständigen Behörden auch Name, Anschrift und Geburtsdatum von Patienten, Anwendern oder Dritten übermittelt werden. Die nach Absatz 1 zuständige Behörde darf die nach Landesrecht zuständige Behörde auf Ersuchen über die von ihr gemeldeten Fälle und die festgestellten Erkenntnisse in bezug auf personenbezogene Daten unterrichten. Bei der Zusammenarbeit nach Absatz 3 dürfen keine personenbezogenen Daten von Patienten übermittelt werden. Satz 3 gilt auch für die Übermittlung von Daten an das Informationssystem nach § 33.

(3) Die Behörde nach Absatz 1 wirkt bei der Erfüllung der dort genannten Aufgaben mit den Dienststellen der anderen Vertragsstaaten des Abkommens über den Europäischen Wirtschaftsraum und der Kommission der Europäischen Gemeinschaften, der Weltgesundheitsorganisation, den für die Gesundheit und den Arbeitsschutz zuständigen Behörden anderer Staaten, den für die Gesundheit, den Arbeitsschutz, den Strahlenschutz und das Mess- und Eichwesen zuständigen Behörden der Länder und den anderen fachlich berührten Bundesoberbehörden, Benannten Stellen in Deutschland, den zuständigen Trägern der gesetzlichen

Unfallversicherung, dem Medizinischen Dienst der Spitzenverbände der Krankenkassen, den einschlägigen Fachgesellschaften, den Herstellern und Vertreibern sowie mit anderen Stellen zusammen, die bei der Durchführung ihrer Aufgaben Risiken von Medizinprodukten erfassen. Besteht der Verdacht, dass ein Zwischenfall durch eine elektromagnetische Einwirkung eines anderen Gerätes als ein Medizinprodukt verursacht wurde, ist das Bundesamt für Post und Telekommunikation zu beteiligen.

(4) Einzelheiten zur Durchführung der Aufgaben nach § 29 regelt der Sicherheitsplan nach § 37 Abs. 7.

▪ § 30 Sicherheitsbeauftragter für Medizinprodukte

(1) Wer als Verantwortlicher nach § 5 Satz 1 und 2 seinen Sitz in Deutschland hat, hat unverzüglich nach Aufnahme der Tätigkeit eine Person mit der zur Ausübung ihrer Tätigkeit erforderlichen Sachkenntnis und der erforderlichen Zuverlässigkeit als Sicherheitsbeauftragten für Medizinprodukte zu bestimmen.

(2) Der Verantwortliche nach § 5 Satz 1 und 2 hat, soweit er nicht ausschließlich Medizinprodukte nach § 3 Nr. 8 erstmalig in den Verkehr bringt, der zuständigen Behörde den Sicherheitsbeauftragten sowie jeden Wechsel in der Person unverzüglich anzuzeigen. Die zuständige Behörde übermittelt die Daten nach Satz 1 an das Deutsche Institut für Medizinische Dokumentation und Information zur zentralen Verarbeitung und Nutzung nach § 33.

(3) Der Nachweis der erforderlichen Sachkenntnis als Sicherheitsbeauftragter für Medizinprodukte wird erbracht durch

1. das Zeugnis über eine abgeschlossene naturwissenschaftliche, medizinische oder technische Hochschulausbildung oder

2. eine andere Ausbildung, die zur Durchführung der unter Absatz 4 genannten Aufgaben befähigt,

und eine mindestens zweijährige Berufserfahrung. Die Sachkenntnis ist auf Verlangen der zuständigen Behörde nachzuweisen.

(4) Der Sicherheitsbeauftragte für Medizinprodukte hat bekannt gewordene Meldungen über Risiken bei Medizinprodukten zu sammeln, zu bewerten und die notwendigen Maßnahmen zu koordinieren. Er ist für die Erfüllung von Anzeigepflichten verantwortlich, soweit sie Medizinprodukterisiken betreffen.

(5) Der Sicherheitsbeauftragte für Medizinprodukte darf wegen der Erfüllung der ihm übertragenen Aufgaben nicht benachteiligt werden.

▪ § 31 Medizinprodukteberater

(1) Wer berufsmäßig Fachkreise fachlich informiert oder in die sachgerechte Handhabung der Medizinprodukte einweist (Medizinprodukteberater), darf diese Tätigkeit nur ausüben, wenn er die für die jeweiligen Medizinprodukte erforderliche Sachkenntnis und Erfahrung für die Information und, soweit erforderlich, für die Einweisung in die Handhabung der jeweiligen Medizinprodukte besitzt. Dies gilt auch für die fernmündliche Information.

(2) Die Sachkenntnis besitzt, wer

1.	eine Ausbildung in einem naturwissenschaftlichen, medizinischen oder technischen Beruf erfolgreich abgeschlossen hat und auf die jeweiligen Medizinprodukte bezogen geschult worden ist oder

2.	durch eine mindestens einjährige Tätigkeit, die in begründeten Fällen auch kürzer sein kann, Erfahrungen in der Information über die jeweiligen Medizinprodukte und, soweit erforderlich, in der Einweisung in deren Handhabung erworben hat.

(3) Der Medizinprodukteberater hat der zuständigen Behörde auf Verlangen seine Sachkenntnis nachzuweisen. Er hält sich auf dem neuesten Erkenntnisstand über die jeweiligen Medizinprodukte, um sachkundig beraten zu können. Der Auftraggeber hat für eine regelmäßige Schulung des Medizinprodukteberaters zu sorgen.

(4) Der Medizinprodukteberater hat Mitteilungen von Angehörigen der Fachkreise über Nebenwirkungen, wechselseitige Beeinflussungen, Fehlfunktionen, technische Mängel, Gegenanzeigen, Verfälschungen oder sonstige Risiken bei Medizinprodukten schriftlich aufzuzeichnen und unverzüglich dem Verantwortlichen nach § 5 Satz 1 und 2 oder dessen Sicherheitsbeauftragten für Medizinprodukte schriftlich zu übermitteln.

6 Sechster Abschnitt Zuständige Behörden, Rechtsverordnungen, sonstige Bestimmungen

▪ § 32 Zuständigkeitsabgrenzung zwischen Bundesoberbehörden

(1) Das Bundesinstitut für Arzneimittel und Medizinprodukte ist zuständig für die Bewertung hinsichtlich der technischen und medizinischen Anforderungen und der Sicherheit von Medizinprodukten, es sei denn, dass dieses Gesetz anderes vorschreibt oder andere Bundesoberbehörden zuständig sind, und hat die zuständigen Behörden und Benannten Stellen zu beraten.

(2) Das Paul-Ehrlich-Institut ist zuständig für die Aufgaben nach Absatz 1, soweit es sich um in Anhang II der Richtlinie 98/79/EG genannte In-vitro-Diagnostika handelt, die zur Prüfung der Unbedenklichkeit oder Verträglichkeit von Blut- oder Gewebespenden bestimmt sind oder Infektionskrankheiten betreffen. Beim Paul-Ehrlich-Institut kann ein fachlich unabhängiges Prüflabor eingerichtet werden, das mit Benannten Stellen und anderen Organisationen zusammenarbeiten kann.

(3) Die Physikalisch-Technische Bundesanstalt ist zuständig für die Sicherung der Einheitlichkeit des Messwesens in der Heilkunde und hat

1.	Medizinprodukte mit Messfunktion gutachtlich zu bewerten und, soweit sie nach § 15 dafür benannt ist, Baumusterprüfungen durchzuführen,

2.	Referenzmessverfahren, Normalmessgeräte und Prüfhilfsmittel zu entwickeln und auf Antrag zu prüfen und

3.	die zuständigen Behörden und Benannten Stellen wissenschaftlich zu beraten.

▪ § 33 Datenbankgestütztes Informationssystem, Europäische Datenbank

(1) Das Deutsche Institut für medizinische Dokumentation und Information richtet ein Informationssystem über Medizinprodukte zur Unterstützung des Vollzugs dieses Gesetzes ein und stellt den für die Medizinprodukte zuständigen Behörden des Bundes und der Länder die hierfür erforderlichen Informationen zur Verfügung. Es stellt die erforderlichen Daten für die Europäische Datenbank im Sinne von Artikel 14a der Richtlinie 93/42/EWG und Artikel 12 der Richtlinie 98/79/EG zur Verfügung. Eine Bereitstellung dieser Informationen für nicht-öffentliche Stellen ist zulässig, soweit dies die Rechtsverordnung nach § 37 Abs. 8 vorsieht. Für seine Leistungen kann es Entgelte verlangen. Diese werden in einem Entgeltkatalog festgelegt, der der Zustimmung des Bundesministeriums für Gesundheit bedarf.

(2) Im Sinne des Absatzes 1 hat das dort genannte Institut insbesondere folgende Aufgaben:

1. zentrale Verarbeitung und Nutzung von Informationen
    nach § 25 Abs. 5, auch in Verbindung mit § 18 Abs. 3, § 20
    Abs. 6 und § 24 Abs. 2,
2. zentrale Verarbeitung und Nutzung von Basisinformatio-
    nen der in Verkehr befindlichen Medizinprodukte,
3. zentrale Verarbeitung und Nutzung von Daten aus der
    Beobachtung, Sammlung, Auswertung und Bewertung
    von Risiken in Verbindung mit Medizinprodukten,
4. Informationsbeschaffung und Übermittlung von Daten
    an Datenbanken anderer Mitgliedstaaten und Institu-
    tionen der Europäischen Gemeinschaften und anderer
    Vertragsstaaten des Abkommens über den Europäischen
    Wirtschaftsraum, insbesondere im Zusammenhang mit
    der Erkennung und Abwehr von Risiken in Verbindung
    mit Medizinprodukten,
5. Aufbau und Unterhaltung von Zugängen zu Datenban-
    ken, die einen Bezug zu Medizinprodukten haben.
(3) Das in Absatz 1 genannte Institut ergreift die notwendigen
Maßnahmen, damit Daten nur dazu befugten Personen übermittelt werden oder diese Zugang zu diesen Daten erhalten.

§ 34 Ausfuhr

(1) Auf Antrag eines Herstellers oder Bevollmächtigten stellt
die zuständige Behörde für die Ausfuhr eine Bescheinigung
über die Verkehrsfähigkeit des Medizinproduktes in Deutschland aus.
(2) Medizinprodukte, die einem Verbot nach § 4 Abs. 1 unterliegen, dürfen nur ausgeführt werden, wenn die zuständige
Behörde des Bestimmungslandes die Einfuhr genehmigt hat,
nachdem sie von der zuständigen Behörde über die jeweiligen Verbotsgründe informiert wurde.

§ 35 Kosten

Für Amtshandlungen nach diesem Gesetz und den zur
Durchführung dieses Gesetzes erlassenen Rechtsverordnungen sind Kosten (Gebühren und Auslagen) nach Maßgabe
der Rechtsverordnung nach § 37 Abs. 9 zu erheben. Soweit
das Bundesministerium für Gesundheit von der Ermächtigung keinen Gebrauch macht, werden die Landesregierun-
gen ermächtigt, entsprechende Vorschriften zu erlassen. Das
Verwaltungskostengesetz findet Anwendung.
§ 36 Zusammenarbeit der Behörden und Benannten Stellen
im Europäischen Wirtschaftsraum
Die für die Durchführung des Medizinprodukterechts zuständigen Behörden und Benannten Stellen arbeiten mit den
zuständigen Behörden und Benannten Stellen der anderen
Vertragsstaaten des Abkommens über den Europäischen
Wirtschaftsraum zusammen und erteilen einander die notwendigen Auskünfte, um eine einheitliche Anwendung der
zur Umsetzung der Richtlinien 90/385/EWG, 93/42/EWG und
98/79/EG erlassenen Vorschriften zu erreichen.

§ 37 Verordnungsermächtigungen

(1) Das Bundesministerium für Gesundheit wird ermächtigt,
zur Umsetzung von Rechtsakten der Europäischen Gemeinschaften durch Rechtsverordnung die Voraussetzungen für
die Erteilung der Konformitätsbescheinigungen, die Durch-

führung der Konformitätsbewertungsverfahren und ihre
Zuordnung zu Klassen von Medizinprodukten sowie Sonder-
verfahren für Systeme und Behandlungseinheiten zu regeln.
(2) Das Bundesministerium für Gesundheit wird ermächtigt,
durch Rechtsverordnung für Medizinprodukte, die
1. die Gesundheit des Menschen auch bei bestimmungsge-
    mäßer Anwendung unmittelbar oder mittelbar gefähr-
    den können, wenn sie ohne ärztliche oder zahnärztliche
    Überwachung angewendet werden, oder
2. häufig in erheblichem Umfang nicht bestimmungsge-
    mäß angewendet werden, wenn dadurch die Gesund-
    heit von Menschen unmittelbar oder mittelbar gefährdet
    wird,
die Verschreibungspflicht vorzuschreiben. In der Rechtsverordnung nach Satz 1 können weiterhin Abgabebeschränkun-
gen geregelt werden.
(3) Das Bundesministerium für Gesundheit wird ermächtigt,
durch Rechtsverordnung Vertriebswege für Medizinprodukte
vorzuschreiben, soweit es geboten ist, die erforderliche Qualität des Medizinproduktes zu erhalten oder die bei der Abgabe oder Anwendung von Medizinprodukten notwendigen
Erfordernisse für die Sicherheit des Patienten, Anwenders
oder Dritten zu erfüllen.
(4) Das Bundesministerium für Gesundheit wird ermächtigt,
durch Rechtsverordnung Regelungen für Betriebe oder Einrichtungen zu erlassen (Betriebsverordnungen), die Medizinprodukte in Deutschland in den Verkehr bringen oder lagern,
soweit es geboten ist, um einen ordnungsgemäßen Betrieb
und die erforderliche Qualität, Sicherheit und Leistung der
Medizinprodukte sicherzustellen sowie die Sicherheit und
Gesundheit der Patienten, der Anwender und Dritter nicht
zu gefährden. In der Rechtsverordnung können insbesondere Regelungen getroffen werden über die Lagerung, den
Erwerb, den Vertrieb, die Information und Beratung sowie die
Einweisung in den Betrieb einschließlich Funktionsprüfung
nach Installation und die Anwendung der Medizinprodukte.
Die Regelungen können auch für Personen getroffen werden,
die die genannten Tätigkeiten berufsmäßig ausüben.
(5) Das Bundesministerium für Gesundheit wird ermächtigt,
durch Rechtsverordnung
1. Anforderungen an das Errichten, Betreiben, Anwenden
    und Instandhalten von Medizinprodukten festzulegen,
    Regelungen zu treffen über die Einweisung der Betreiber
    und Anwender, die sicherheitstechnischen Kontrollen,
    Funktionsprüfungen, Meldepflichten und Einzelheiten
    der Meldepflichten von Vorkommnissen und Risiken, das
    Bestandsverzeichnis und das Medizinproduktebuch sowie
    weitere Anforderungen festzulegen, soweit dies für das
    sichere Betreiben und die sichere Anwendung oder die
    ordnungsgemäße Instandhaltung einschließlich der siche-
    ren Aufbereitung von Medizinprodukten notwendig ist,
2. a. Anforderungen an das Qualitätssicherungssystem
        beim Betreiben und Anwenden von In-vitro-Diag-
        nostika festzulegen,
    b. Regelungen zu treffen über
        aa. die Feststellung und die Anwendung von Nor-
            men zur Qualitätssicherung, die Verfahren zur

Erstellung von Richtlinien und Empfehlungen, die Anwendungsbereiche, Inhalte und Zuständigkeiten, die Beteiligung der betroffenen Kreise sowie

bb. Umfang, Häufigkeit und Verfahren der Kontrolle sowie die Anforderungen an die für die Kontrolle zuständigen Stellen und das Verfahren ihrer Bestellung und

c) festzulegen, dass die Normen, Richtlinien und Empfehlungen oder deren Fundstellen vom Bundesministerium für Gesundheit im Bundesanzeiger bekannt gemacht werden,

3. zur Gewährleistung der Messsicherheit von Medizinprodukten mit Messfunktion diejenigen Medizinprodukte mit Messfunktion zu bestimmen, die messtechnischen Kontrollen unterliegen, und zu bestimmen, dass der Betreiber, eine geeignete Stelle oder die zuständige Behörde messtechnische Kontrollen durchzuführen hat sowie Vorschriften zu erlassen über den Umfang, die Häufigkeit und das Verfahren von messtechnischen Kontrollen, die Voraussetzungen, den Umfang und das Verfahren der Anerkennung und Überwachung mit der Durchführung messtechnischer Kontrollen betrauter Stellen sowie die Mitwirkungspflichten des Betreibers eines Medizinproduktes mit Messfunktion bei messtechnischen Kontrollen.

(6) Das Bundesministerium für Gesundheit wird ermächtigt, durch Rechtsverordnung ein bestimmtes Medizinprodukt oder eine Gruppe von Medizinprodukten aus Gründen des Gesundheitsschutzes und der Sicherheit oder im Interesse der öffentlichen Gesundheit gemäß Artikel 30 des EG-Vertrages zu verbieten oder deren Bereitstellung zu beschränken oder besonderen Bedingungen zu unterwerfen.

(7) Das Bundesministerium für Gesundheit wird ermächtigt, durch Rechtsverordnung zur Durchführung der Aufgaben im Zusammenhang mit dem Medizinprodukte-Beobachtungs- und -Meldesystem nach § 29 einen Sicherheitsplan für Medizinprodukte zu erstellen. In diesem werden insbesondere die Aufgaben und die Zusammenarbeit der beteiligten Behörden und Stellen sowie die Einschaltung der Hersteller und Bevollmächtigten, Einführer, Inverkehrbringer und sonstiger Händler, der Anwender und Betreiber, der Kommission der Europäischen Gemeinschaften sowie der anderen Vertragsstaaten des Abkommens über den Europäischen Wirtschaftsraum näher geregelt und die jeweils zu ergreifenden Maßnahmen bestimmt. In dem Sicherheitsplan können ferner Einzelheiten zur Risikobewertung und deren Durchführung, Mitwirkungspflichten der Verantwortlichen nach § 5 Satz 1 und 2, sonstiger Händler, der Anwender, Betreiber und Instandhalter, Einzelheiten des Meldeverfahrens und deren Bekanntmachung, Melde-, Berichts-, Aufzeichnungs- und Aufbewahrungspflichten, Prüfungen und Produktionsüberwachungen, Einzelheiten der Durchführung von Maßnahmen zur Risikoabwehr und deren Überwachung sowie Informationspflichten, -mittel und -wege geregelt werden. Ferner können in dem Sicherheitsplan Regelungen zu personenbezogenen Daten getroffen werden, soweit diese im Rahmen der Risikoabwehr erfasst, verarbeitet und genutzt werden.

(8) Das Bundesministerium für Gesundheit wird ermächtigt, zur Gewährleistung einer ordnungsgemäßen Erhebung, Verarbeitung und Nutzung von Daten nach § 33 Abs. 1 und 2 durch Rechtsverordnung Näheres zu regeln, auch hinsichtlich der Art, des Umfangs und der Anforderungen an Daten. In dieser Rechtsverordnung können auch die Gebühren für Handlungen dieses Institutes festgelegt werden.

(9) Das Bundesministerium für Gesundheit wird ermächtigt, durch Rechtsverordnung die gebührenpflichtigen Tatbestände nach § 35 zu bestimmen und dabei feste Sätze oder Rahmensätze vorzusehen; dabei ist die Bedeutung, der wirtschaftliche Wert oder sonstige Nutzen für die Gebührenschuldner angemessen zu berücksichtigen. In der Rechtsverordnung kann bestimmt werden, dass eine Gebühr auch für eine Amtshandlung erhoben werden kann, die nicht zu Ende geführt worden ist, wenn die Gründe hierfür von demjenigen zu vertreten sind, der die Amtshandlung veranlasst hat.

(10) Das Bundesministerium für Gesundheit wird ermächtigt, durch Rechtsverordnung Regelungen zur Erfüllung von Verpflichtungen aus zwischenstaatlichen Vereinbarungen oder zur Durchführung von Rechtsakten des Rates oder der Kommission der Europäischen Gemeinschaften, die Sachbereiche dieses Gesetzes betreffen, insbesondere sicherheitstechnische und medizinische Anforderungen, die Herstellung und sonstige Voraussetzungen des Inverkehrbringens, des Betreibens, des Anwendens, des Ausstellens, insbesondere Prüfungen, Produktionsüberwachung, Bescheinigungen, Kennzeichnung, Aufbewahrungs- und Mitteilungspflichten sowie behördliche Maßnahmen, zu treffen.

(11) Die Rechtsverordnungen nach den Absätzen 1 bis 10 ergehen mit Zustimmung des Bundesrates und im Einvernehmen mit dem Bundesministerium für Wirtschaft und Technologie. Sie ergehen im Einvernehmen mit dem Bundesministerium für Umwelt, Naturschutz und Reaktorsicherheit, soweit der Strahlenschutz betroffen ist oder es sich um Medizinprodukte handelt, bei deren Herstellung radioaktive Stoffe oder ionisierende Strahlen verwendet werden, und im Einvernehmen mit dem Bundesministerium für Arbeit und Soziales, soweit der Arbeitsschutz betroffen ist und im Einvernehmen mit dem Bundesministerium des Innern, soweit der Datenschutz betroffen ist.

(12) Die Rechtsverordnungen nach den Absätzen 6 und 10 bedürfen nicht der Zustimmung des Bundesrates bei Gefahr im Verzug oder wenn ihr unverzügliches Inkrafttreten zur Durchführung von Rechtsakten der Organe der Europäischen Gemeinschaft erforderlich ist. Die Rechtsverordnungen nach den Absätzen 1 bis 3 können ohne Zustimmung des Bundesrates erlassen werden, wenn unvorhergesehene gesundheitliche Gefährdungen dies erfordern. Soweit die Rechtsverordnung nach Absatz 9 Kosten von Bundesbehörden betrifft, bedarf sie nicht der Zustimmung des Bundesrates. Die Rechtsverordnungen nach den Sätzen 1 und 2 bedürfen nicht des Einvernehmens mit den jeweils beteiligten Bundesministerien. Sie treten spätestens sechs Monate nach ihrem Inkrafttreten außer Kraft. Ihre Geltungsdauer kann nur mit Zustimmung des Bundesrates verlängert werden. Soweit der Strahlenschutz betroffen ist, bleibt Absatz 11 unberührt.

7 Siebter Abschnitt Sondervorschriften für den Bereich der Bundeswehr

- **§ 38 Anwendung und Vollzug des Gesetzes**

(1) Dieses Gesetz findet auf Einrichtungen, die der Versorgung der Bundeswehr mit Medizinprodukten dienen, entsprechende Anwendung.

(2) Im Bereich der Bundeswehr obliegen der Vollzug dieses Gesetzes und die Überwachung den jeweils zuständigen Stellen und Sachverständigen der Bundeswehr.

- **§ 39 Ausnahmen**

(1) Schreiben die Grundlegenden Anforderungen nach § 7 die Angabe des Verfalldatums vor, kann diese bei Medizinprodukten entfallen, die an die Bundeswehr abgegeben werden. Das Bundesministerium der Verteidigung stellt sicher, dass Qualität, Leistung und Sicherheit der Medizinprodukte gewährleistet sind. Satz 1 gilt entsprechend für Medizinprodukte, die zum Zweck des Zivil- und Katastrophenschutzes an die zuständigen Behörden des Bundes oder der Länder abgegeben werden. Die zuständigen Behörden stellen sicher, dass Qualität, Leistung und Sicherheit der Medizinprodukte gewährleistet sind.

(2) Das Bundesministerium der Verteidigung kann für seinen Geschäftsbereich im Einvernehmen mit dem Bundesministerium für Gesundheit und, soweit der Arbeitsschutz betroffen ist, im Einvernehmen mit dem Bundesministerium für Arbeit und Soziales in Einzelfällen Ausnahmen von diesem Gesetz und auf Grund dieses Gesetzes erlassenen Rechtsverordnungen zulassen, wenn Rechtsakte der Europäischen Gemeinschaften dem nicht entgegenstehen und dies zur Durchführung der besonderen Aufgaben gerechtfertigt ist und der Schutz der Gesundheit gewahrt bleibt.

8 Achter Abschnitt Straf- und Bußgeldvorschriften

- **§ 40 Strafvorschriften**

(1) Mit Freiheitsstrafe bis zu drei Jahren oder mit Geldstrafe wird bestraft, wer

1. entgegen § 4 Abs. 1 Nr. 1 ein Medizinprodukt in den Verkehr bringt, errichtet, in Betrieb nimmt, betreibt oder anwendet,
2. entgegen § 6 Abs. 1 Satz 1 ein Medizinprodukt, das den Vorschriften der Strahlenschutzverordnung oder der Röntgenverordnung unterliegt oder bei dessen Herstellung ionisierende Strahlen verwendet wurden, in den Verkehr bringt oder in Betrieb nimmt,
3. entgegen § 6 Abs. 2 Satz 1 in Verbindung mit einer Rechtsverordnung nach § 37 Abs. 1 ein Medizinprodukt, das den Vorschriften der Strahlenschutzverordnung oder der Röntgenverordnung unterliegt oder bei dessen Herstellung ionisierende Strahlen verwendet wurden, mit der CE-Kennzeichnung versieht oder
4. entgegen § 14 Satz 2 ein Medizinprodukt betreibt oder anwendet.

(2) Der Versuch ist strafbar.

(3) In besonders schweren Fällen ist die Strafe Freiheitsstrafe von einem Jahr bis zu fünf Jahren. Ein besonders schwerer Fall liegt in der Regel vor, wenn der Täter durch eine der in Absatz 1 bezeichneten Handlungen

1. die Gesundheit einer großen Zahl von Menschen gefährdet,
2. einen anderen in die Gefahr des Todes oder einer schweren Schädigung an Körper oder Gesundheit bringt oder
3. aus grobem Eigennutz für sich oder einen anderen Vermögensvorteile großen Ausmaßes erlangt.

(4) Handelt der Täter in den Fällen des Absatzes 1 fahrlässig, so ist die Strafe Freiheitsstrafe bis zu einem Jahr oder Geldstrafe.

- **§ 41 Strafvorschriften**

Mit Freiheitsstrafe bis zu einem Jahr oder mit Geldstrafe wird bestraft, wer

1. entgegen § 4 Abs. 2 Satz 1 in Verbindung mit Satz 2 ein Medizinprodukt in den Verkehr bringt,
2. entgegen § 6 Abs. 1 Satz 1 ein Medizinprodukt, das nicht den Vorschriften der Strahlenschutzverordnung oder der Röntgenverordnung unterliegt oder bei dessen Herstellung ionisierende Strahlen nicht verwendet wurden, in den Verkehr bringt oder in Betrieb nimmt,
3. entgegen § 6 Abs. 2 Satz 1 in Verbindung mit einer Rechtsverordnung nach § 37 Abs. 1 ein Medizinprodukt, das nicht den Vorschriften der Strahlenschutzverordnung oder der Röntgenverordnung unterliegt oder bei dessen Herstellung ionisierende Strahlen nicht verwendet wurden, mit der CE-Kennzeichnung versieht,

4. entgegen § 20 Abs. 1 Nr. 1 bis 6 oder 9, jeweils auch in Verbindung mit Abs. 4 oder 5 oder § 21 Nr. 1, oder entgegen § 20 Abs. 7 Satz 1 eine klinische Prüfung durchführt,

5. entgegen § 24 Abs. 1 Satz 1 in Verbindung mit § 20 Abs. 1 Nr. 1 bis 6 oder 9, Abs. 4 oder 5 eine Leistungsbewertungsprüfung durchführt oder

6. einer Rechtsverordnung nach § 37 Abs. 2 Satz 2 zuwiderhandelt, soweit sie für einen bestimmten Tatbestand auf diese Strafvorschrift verweist.

■ § 42 Bußgeldvorschriften

(1) Ordnungswidrig handelt, wer eine der in § 41 bezeichneten Handlungen fahrlässig begeht.

(2) Ordnungswidrig handelt, wer vorsätzlich oder fahrlässig

1. entgegen § 4 Abs. 1 Nr. 2 ein Medizinprodukt in den Verkehr bringt, errichtet, in Betrieb nimmt, betreibt oder anwendet,

2. entgegen § 9 Abs. 3 Satz 1 eine CE-Kennzeichnung nicht richtig oder nicht in der vorgeschriebenen Weise anbringt,

3. entgegen § 10 Abs. 1 Satz 2 oder Abs. 3 Satz 1, auch in Verbindung mit Satz 2, jeweils in Verbindung mit einer Rechtsverordnung nach § 37 Abs. 1, eine Erklärung nicht, nicht richtig, nicht vollständig oder nicht rechtzeitig abgibt,

4. entgegen § 10 Abs. 4 Satz 2 einem Medizinprodukt eine Information nicht beifügt,

5. entgegen § 11 Abs. 2 Satz 1 ein Medizinprodukt abgibt,

6. entgegen § 12 Abs. 1 Satz 1 in Verbindung mit einer Rechtsverordnung nach § 37 Abs. 1 eine Sonderanfertigung in den Verkehr bringt oder in Betrieb nimmt,

7. entgegen § 12 Abs. 2 Satz 1 oder Abs. 3 Satz 1 ein Medizinprodukt abgibt,

8. entgegen § 12 Abs. 4 Satz 1 ein Medizinprodukt ausstellt,

9. entgegen § 12 Abs. 4 Satz 3 ein In-vitro-Diagnostikum anwendet,

10. entgegen § 20 Abs. 1 Nr. 7 oder 8, jeweils auch in Verbindung mit § 21 Nr. 1, eine klinische Prüfung durchführt,

11. entgegen § 25 Abs. 1 Satz 1, Abs. 2, 3 oder 4 oder § 30 Abs. 2 Satz 1 eine Anzeige nicht, nicht richtig, nicht vollständig oder nicht rechtzeitig erstattet,

12. entgegen § 26 Abs. 4 Satz 1 eine Maßnahme nicht duldet oder eine Person nicht unterstützt,

13. entgegen § 30 Abs. 1 einen Sicherheitsbeauftragten nicht oder nicht rechtzeitig bestimmt,

14. entgegen § 31 Abs. 1 Satz 1, auch in Verbindung mit Satz 2, eine Tätigkeit ausübt,

15. entgegen § 31 Abs. 4 eine Mitteilung nicht, nicht richtig, nicht vollständig oder nicht in der vorgeschriebenen Weise aufzeichnet oder nicht oder nicht rechtzeitig übermittelt oder

16. einer Rechtsverordnung nach § 37 Abs. 1, 3, 4 Satz 1 oder 3, Abs. 5 Nr. 1, 2 Buchstabe a oder b Doppelbuchstabe bb oder Nr. 3, Abs. 7 oder 8 Satz 1 oder einer vollziehbaren Anordnung auf Grund einer solchen

Rechtsverordnung zuwiderhandelt, soweit die Rechtsverordnung für einen bestimmten Tatbestand auf diese Bußgeldvorschrift verweist.

(3) Die Ordnungswidrigkeit kann mit einer Geldbuße bis zu fünfundzwanzigtausend Euro geahndet werden.

■ § 43 Einziehung

Gegenstände, auf die sich eine Straftat nach § 40 oder § 41 oder eine Ordnungswidrigkeit nach § 42 bezieht, können eingezogen werden. § 74a des Strafgesetzbuches und § 23 des Gesetzes über Ordnungswidrigkeiten sind anzuwenden.

9   Neunter Abschnitt Übergangs- bestimmungen

- **§ 44 Übergangsbestimmungen**

(1) Medizinprodukte mit Verfalldatum, die vor dem 30. Juni 2007 zum Zweck des Zivil- und Katastrophenschutzes an die zuständigen Behörden des Bundes oder der Länder oder zur Durchführung ihrer besonderen Aufgaben an die Bundeswehr abgegeben wurden, dürfen auch nach Ablauf des Verfalldatums angewendet werden. Die zuständigen Behörden stellen sicher, dass Qualität, Leistung und Sicherheit der Medizinprodukte gewährleistet sind.

(2) Auf Medizinprodukte im Sinne des § 3 Nr. 3 sind die Vorschriften dieses Gesetzes ab dem 13. Juni 2002 anzuwenden. Medizinprodukte nach § 3 Nr. 3 dürfen noch bis zum 13. Dezember 2005 nach den am 13. Dezember 2000 in Deutschland geltenden Vorschriften in Deutschland erstmalig in Verkehr gebracht werden. Das weitere Inverkehrbringen und die Inbetriebnahme der danach erstmalig in Verkehr gebrachten Medizinprodukte ist bis zum 13. Dezember 2007 zulässig.

(3) Die Vorschriften des § 14 sowie der Rechtsverordnung nach § 37 Abs. 5 gelten unabhängig davon, nach welchen Vorschriften die Medizinprodukte erstmalig in den Verkehr gebracht wurden.

(4) (weggefallen)

A3

Anhang 4
Verordnung über apothekenpflichtige und freiverkäufliche Arzneimittel – AMVerkRV 1988/2006

1 Erster Abschnitt Freigabe aus der Apothekenpflicht

- **§ 1**

(1) Folgende Arzneimittel im Sinne des § 2 Abs. 1 oder Abs. 2 Nr. 1 des Arzneimittelgesetzes, die dazu bestimmt sind, zur Beseitigung oder Linderung von Krankheiten, Leiden, Körperschäden oder krankhaften Beschwerden zu dienen, werden für den Verkehr außerhalb der Apotheken freigegeben:

1. Stoffe und Zubereitungen aus Stoffen sowie Arzneimittel im Sinne des § 2 Abs. 2 Nr. 1 des Arzneimittelgesetzes, die in der Anlage 1a zu dieser Verordnung bezeichnet sind, nach näherer Bestimmung dieser Anlage; die Stoffe und Zubereitungen aus Stoffen dürfen miteinander oder mit anderen Stoffen oder Zubereitungen aus Stoffen nur gemischt werden, soweit dies in der Anlage ausdrücklich gestattet ist.

2. Destillate, ausgenommen Trockendestillate, aus Mischungen von Pflanzen, Pflanzenteilen, ätherischen Ölen, Kampfer, Menthol, Balsamen oder Harzen als Fertigarzneimittel, es sei denn, daß sie aus verschreibungspflichtigen oder den in der Anlage 1b zu dieser Verordnung bezeichneten Pflanzen, deren Teilen oder Bestandteilen gewonnen sind und

3. Pflanzen und Pflanzenteile in Form von Dragees, Kapseln oder Tabletten als Fertigarzneimittel unter Zusatz arzneilich nicht wirksamer Stoffe oder Zubereitungen aus Stoffen, wenn sie aus höchstens vier der in der Anlage 1c zu dieser Verordnung bezeichneten Pflanzen und Pflanzenteilen hergestellt sind und der Durchmesser des Drageekerns oder der Tablette mindestens 3 Millimeter beträgt.

4. (2) Ferner werden für den Verkehr außerhalb der Apotheken lösliche Teeaufgußpulver als wässrige Gesamtauszüge in Form von Fertigarzneimitteln freigegeben, die aus

5. einer der in der Anlage 1d zu dieser Verordnung bezeichneten Pflanzen oder deren Teilen hergestellt sind oder

6. Mischungen von höchstens sieben der in den Anlagen 1d und 1e zu dieser Verordnung bezeichneten Pflanzen oder deren Teilen hergestellt sind und ausschließlich zur Anwendung als »Hustentee«, »Brusttee«, »Husten- und Brusttee«, »Magentee«, »Darmtee«, »Magen- und Darmtee«, »Beruhigungstee« oder »harntreibender Tee« in den Verkehr gebracht werden.

Der Zusatz von arzneilich nicht wirksamen Stoffen oder Zubereitungen aus Stoffen ist zulässig. Die bei der Herstellung verlorengegangenen ätherischen Öle der Ausgangsdrogen dürfen nach Art und Menge ersetzt werden.

- **§ 2**

(1) Arzneimittel im Sinne des § 2 Abs. 1 oder Abs. 2 Nr. 1 des Arzneimittelgesetzes sind als Fertigarzneimittel für den Verkehr außerhalb der Apotheken auch freigegeben, wenn sie ausschließlich dazu bestimmt sind:

1. bei Husten oder Heiserkeit angewendet zu werden, sofern sie an arzneilich wirksamen Bestandteilen keine anderen als die in der Anlage 2a zu dieser Verordnung genannten Stoffe oder Zubereitungen enthalten und sofern sie in Darreichungsformen zum Lutschen in den Verkehr gebracht werden,

2. als Abführmittel angewendet zu werden, sofern sie an arzneilich wirksamen Bestandteilen keine anderen als die

in der Anlage 2b zu dieser Verordnung genannten Stoffe oder Zubereitungen enthalten,

3. bei Hühneraugen oder Hornhaut angewendet zu werden, sofern sie an arzneilich wirksamen Bestandteilen keine anderen als die in der Anlage 2c zu dieser Verordnung genannten Stoffe oder Zubereitungen enthalten.

(2) Die in Absatz 1 genannten Arzneimitteln dürfen auch arzneilich nicht wirksame Stoffe oder Zubereitungen aus Stoffen zugesetzt sein.

§ 3

Die §§ 1 und 2 gelten nicht für Arzneimittel, die zur Injektion oder Infusion, zur rektalen, vaginalen oder intrauterinen Anwendung, zur intramammären Anwendung bei Tieren, als Wundstäbchen, als Implantate sowie als Aerosole bis zu einer mittleren Teilchengröße von nicht mehr als 5 mym zur unmittelbaren Anwendung am oder im Körper in den Verkehr gebracht werden.

§ 4

Arzneimittel im Sinne des § 2 Abs. 1 oder Abs. 2 Nr. 1 des Arzneimittelgesetzes, die nicht nur auf ärztliche, zahnärztliche oder tierärztliche Verschreibung abgegeben werden dürfen, sind für den Verkehr außerhalb der Apotheken freigegeben, wenn sie ausschließlich zur Beseitigung oder Linderung von Krankheiten der Zierfische, Zier- oder Singvögel, Brieftauben, Terrarientiere, Kleinnager, Frettchen oder nicht der Gewinnung von Lebensmitteln dienenden Kaninchen bestimmt sind.

§ 5

Die Freigabe der in den §§ 1, 2 und 4 genannten Arzneimittel für den Verkehr außerhalb der Apotheken wird nicht dadurch ausgeschlossen, daß sie dazu bestimmt sind, teilweise auch zu anderen Zwecken als zur Beseitigung oder Linderung von Krankheiten, Leiden, Körperschäden oder krankhaften Beschwerden zu dienen.

§ 6

Die Freigabe der in den §§ 1, 2 und 5 genannten Arzneimittel für den Verkehr außerhalb der Apotheken ist, soweit in dieser Verordnung nichts anderes bestimmt ist, ausgeschlossen, wenn sie teilweise oder ausschließlich zur Beseitigung oder Linderung oder wenn sie teilweise zur Verhütung der in der Anlage 3 genannten Krankheiten oder Leiden bestimmt sind.

2 Zweiter Abschnitt Einbeziehung in die Apothekenpflicht

§ 7

(1) Die in § 44 Abs. 2 des Arzneimittelgesetzes genannten Arzneimittel sind vom Verkehr außerhalb der Apotheken ausgeschlossen, wenn

1. sie die in der Anlage 4 zu dieser Verordnung genannten Stoffe oder Zubereitungen aus Stoffen sind,

2. sie die in der Anlage 1b zu dieser Verordnung genannten Pflanzen, deren Teile, Zubereitungen daraus oder Preßsäfte sind,

3. ihnen die in den Nummern 1 oder 2 genannten Stoffe oder Zubereitungen aus Stoffen zugesetzt sind,

4. sie teilweise oder ausschließlich zur Beseitigung, Linderung oder Verhütung der in der Anlage 3 genannten Krankheiten oder Leiden bestimmt sind.

(2) Von den in § 44 Abs. 2 des Arzneimittelgesetzes genannten Arzneimitteln, die teilweise oder ausschließlich zur Beseitigung, Linderung oder Verhütung der in der Anlage 3 genannten Krankheiten oder Leiden bestimmt sind (Absatz 1 Nr. 4), sind jedoch für den Verkehr außerhalb der Apotheken freigegeben:

1. Heilwässer gegen die in der Anlage 3 unter Abschnitt A Nr. 3 und 5 Buchstaben d und e aufgeführten Krankheiten und Leiden,

2. Heilerden, Bademoore, andere Peloide und Zubereitungen zur Herstellung von Bädern, soweit sie nicht in Kleinpackungen im Einzelhandel in den Verkehr gebracht werden,

3. die in § 44 Abs. 2 Nr. 5 des Arzneimittelgesetzes bezeichneten Arzneimittel.

§ 8

(1) Die in § 44 Abs. 1 des Arzneimittelgesetzes genannten Arzneimittel sind vom Verkehr außerhalb der Apotheken ausgeschlossen, wenn

1. sie die in der Anlage 4 zu dieser Verordnung genannten Stoffe oder Zubereitungen aus Stoffen sind,

2. sie die in der Anlage 1b zu dieser Verordnung genannten Pflanzen, deren Teile, Zubereitungen daraus oder Preßsäfte sind,

3. ihnen die in den Nummern 1 oder 2 genannten Stoffe oder Zubereitungen aus Stoffen zugesetzt sind,

4. sie teilweise oder ausschließlich zur Verhütung der in der Anlage 3 genannten Krankheiten oder Leiden bestimmt sind.

(2) Absatz 1 Nr. 4 gilt nicht für Arzneimittel, die zur Verhütung von Krankheiten der Zierfische, Zier- oder Singvögel, Brieftauben, Terrarientiere, Kleinnager, Frettchen oder nicht der Gewinnung von Lebensmitteln dienenden Kaninchen bestimmt sind.

- **§ 9**

Die in § 44 des Arzneimittelgesetzes genannten Arzneimittel sind ferner vom Verkehr außerhalb der Apotheken ausgeschlossen, wenn sie chemische Verbindungen sind, denen nach den Erkenntnissen der medizinischen Wissenschaft eine

- antibiotische,
- blutgerinnungsverzögernde,
- histaminwidrige,
- hormonartige,
- parasympathicomimetische (cholinergische) oder
- parasympathicolytische,
- sympathicomimetische (adrenergische) oder sympathicolytische

Wirkung auf den menschlichen oder tierischen Körper zukommt. Das gleiche gilt, wenn ihnen solche chemischen Verbindungen zugesetzt sind.

- **§ 10**

Die in § 44 des Arzneimittelgesetzes genannten Arzneimittel sind ferner vom Verkehr außerhalb der Apotheken ausgeschlossen, wenn sie zur Injektion oder Infusion, zur rektalen oder intrauterinen Anwendung, zur intramammären oder vaginalen Anwendung bei Tieren, als Implantate oder als Aerosole bis zu einer mittleren Teilchengröße von nicht mehr als 5 mym in den Verkehr gebracht werden.

3 Dritter Abschnitt Übergangs- und Schlussvorschriften

- **§ 11**

Arzneimittel, die sich am 31. Januar 2007 in Verkehr befinden und durch die Zweite Verordnung zur Änderung der Verordnung über apothekenpflichtige und freiverkäufliche Arzneimittel apothekenpflichtig werden, dürfen noch bis zum 1. Mai 2007 von pharmazeutischen Unternehmern und danach von Groß- und Einzelhändlern weiter in Verkehr gebracht werden.

- ■ **Anlage 1a (zu § 1 Abs. 1 Nr. 1)**
  (Fundstelle des Originaltextes: BGBl. I 1988, 2153 – 2156)

Äthanol

Äthanol-Äther-Gemisch im Verhältnis 3 : 1 (Hoffmannstropfen)

Äthanol-Wasser-Gemische

Aloeextrakt

a. zum äußeren Gebrauch als Zusatz in Fertigarzneimitteln

b. zum inneren Gebrauch in einer Tagesdosis bis zu 20 mg

- als Bittermittel in wässrig alkoholischen Pflanzenauszügen
- als Fertigarzneimittel

Aluminiumacetat-tartrat-Lösung

Aluminiumacetat-tartrat, als Tabletten auch mit Zusatz arzneilich nicht wirksamer Stoffe oder Zubereitungen als Fertigarzneimittel

Aluminiumhydroxid, auch in Mischungen mit arzneilich nicht wirksamen Stoffen oder Zubereitungen als Fertigarzneimittel

Aluminiumkaliumsulfat (Alaun), als blutstillende Stifte oder Steine auch mit Zusatz arzneilich nicht wirksamer Stoffe oder Zubereitungen

Aluminium-magnesium-silicat-Komplexe, als Tabletten auch mit Zusatz arzneilich nicht wirksamer Stoffe oder Zubereitungen als Fertigarzneimittel

Aluminiumsilicate, als Tabletten auch mit Zusatz arzneilich nicht wirksamer Stoffe oder Zubereitungen als Fertigarzneimittel

Ameisensäure-Äthanol-Wasser-Gemisch (Ameisenspiritus) mit einem Gehalt an Gesamtameisensäure bis zu 1,25% mit mindestens 70%igem Äthanol

Ameisensäure bis 65% ad us. vet. zur Behandlung der Varroatose der Bienen

Ammoniaklösung bis 10%ig

Ammoniak-Lavendel-Riechessenz

Ammoniumchlorid

Anisöl, ätherisches (in ÄndAnweisung : »Ätherisches Anisöl) auch als Kapsel, auch mit Zusatz arzneilich nicht wirksamer Stoffe oder Zubereitungen, als Fertigarzneimittel, jeweils bis zu einer maximalen Einzeldosis von 0,1 g pro Kapsel bzw. einer maximalen Tagesdosis von 0,3 g

Aniswasser

Arnika und ihre Zubereitungen zum äußeren Gebrauch, auch mit Zusatz arzneilich nicht wirksamer Stoffe oder Zubereitungen

Ascorbinsäure (Vitamin C), auch als Tabletten, auch mit Zusatz arzneilich nicht wirksamer Stoffe oder Zubereitungen, als Fertigarzneimittel

Baldrianextrakt, auch in Mischungen mit Hopfenextrakt und mit arzneilich nicht wirksamen Stoffen oder Zubereitungen, als Fertigarzneimittel

Baldriantinktur, auch ätherische, mit Äthanol-Äther-Gemischen im Verhältnis 1 : 5

Baldrianwein als Fertigarzneimittel

Benediktiner Essenz als Fertigarzneimittel

Benzoetinktur, mit Äthanol 90% im Verhältnis 1 : 5

Birkenteer zum äußeren Gebrauch bei Tieren

Borsäure und ihre Salze zur Pufferung und/oder Isotonisierung in Benetzungslösungen oder Desinfektionslösungen für Kontaktlinsen

Brausemagnesia

Calciumcarbonat, als Tabletten auch mit Zusatz arzneilich nicht wirksamer Stoffe oder Zubereitungen als Fertigarzneimittel

Calciumcitrat, Calciumlactat, Calciumphosphate, auch gemischt, als Tabletten und Mischungen auch mit Zusatz von Ascorbinsäure und arzneilich nicht wirksamen Stoffen oder Zubereitungen als Fertigarzneimittel

Calciumhydroxid ad us. vet.

Calciumoxid ad us. vet.

Campherliniment, flüchtiges

Campheröl zum äußeren Gebrauch

Camphersalbe, auch mit Zusatz von ätherischen Ölen, Menthol und Menglytat (Äthylglykolsäurementhylester)

Campherspiritus

Chinawein, auch mit Eisen, als Fertigarzneimittel

Citronenöl, ätherisches

Colloidale Silberchloridlösung, eiweißfrei, bis 0,5% auch mit Zusatz arzneilich nicht wirksamer Stoffe oder Zubereitungen, als Nasendesinfektionsmittel, als Fertigarzneimittel Eibischsirup als Fertigarzneimittel

Enziantinktur, aus Enzianwurzel mit Äthanol 70% im Verhältnis 1 : 5

2-(Ethylmercurithio)benzoesäure, Natriumsalz (Thiomersal) bis zu 30 mg mit Zusatz arzneilich nicht wirksamer Stoffe oder Zubereitungen als Tabletten zur Bekämpfung der Nosemaseuche der Bienen als Fertigarzneimittel Eukalyptusöl, ätherisches auch als Kapsel, auch mit Zusatz arzneilich nicht wirksamer Stoffe oder Zubereitungen, als Fertigarzneimittel, jeweils bis zu einer maximalen Einzeldosis von 0,2 g pro Kapsel bzw. einer maximalen Tagesdosis von 0,6 g

Eukalyptuswasser im Verhältnis 1 : 1.000

Fangokompressen und Schlickpackungen

Feigensirup, auch mit Manna, als Fertigarzneimittel Fenchelhonig unter Verwendung vom mindestens 50% Honig, auch mit konzentrierten Lösungen von süßschmeckenden Mono-, Disacchariden und Glukosesirup, als Fertigarzneimittel, auch mit Zusatz des arzneilich nicht wirksamen Bestandteils Phospholipide aus Sojabohnen (Lecithin)

Fenchelöl, ätherisches

Fichtennadelöle, ätherische

Fichtennadelspiritus mit mindestens 70%igem Äthanol

Franzbranntwein, auch mit Kochsalz, Menthol, Campher, Fichtennadel- und Kiefernnadelöl bis zu 0,5%, Geruchsstoffen oder Farbstoffen, mit mindestens 45%igem Äthanol

Frauenmantelkraut und Zubereitungen

Fumagillin-1,1'-bicyclohexyl-4-ylamin-Salz (Bicyclohexylammoniumfumagillin) mit Zusatz arzneilich nicht wirksamer Stoffe oder Zubereitungen zur Bekämpfung der Nosemaseuche der Bienen als Fertigarzneimittel

Galgantwurzelstock und Zubereitungen

Germerwurzelstock (Nieswurzel) in Zubereitungen mit einem Gehalt bis zu 3% als Schneeberger Schnupftabak

Glycerol 85% (Glycerin), auch mit Zusatz von Wasser

Haftmittel für Zahnersatz

Hartparaffin, auch mit Zusatz von Heilerde, Bademooren oder anderen Peloiden im Sinne des § 44 Abs. 2 Nr. 2 des Arzneimittelgesetzes oder von arzneilich nicht wirksamen Stoffen oder Zubereitungen, zum äußeren Gebrauch

Hefe, als Tabletten auch mit Zusatz arzneilich nicht wirksamer Stoffe oder Zubereitungen als Fertigarzneimittel

Heidelbeersirup als Fertigarzneimittel

Heilerde zur inneren Anwendung, auch in Kapseln

Heublumenkompressen

Holundersirup als Fertigarzneimittel

Holzteer zum äußeren Gebrauch bei Tieren

Johanniskraut oder Johanniskrautblüten, Auszüge mit Öl als Fertigarzneimittel

Kaliumcarbonat

Kaliumcitrat

Kaliumdihydrogenphosphat

Kalium-(RR)-hydrogentartrat (Weinstein)

Kalium-natrium-(RR)-tartrat

Kaliumsulfat

Kalmusöl, ätherisches

Kamillenauszüge, flüssige, auch mit Zusatz arzneilich nicht wirksamer Stoffe oder Zubereitungen, als Fertigarzneimittel

Kamillenextrakt, auch mit Salbengrundlage, als Fertigarzneimittel

Kamillenöl

Kamillenwasser

Karmelitergeist als Fertigarzneimittel

Kiefernnadelöle, ätherische

Knoblauch und seine Zubereitungen, auch mit Zusatz arzneilich nicht wirksamer Stoffe oder Zubereitungen

Kohle, medizinische, als Tabletten oder Granulat auch mit Zusatz arzneilich nicht wirksamer Stoffe oder Zubereitungen als Fertigarzneimittel

Kondurangowein als Fertigarzneimittel

Korianderöl, ätherisches

Krauseminzöl, ätherisches

Kühlsalbe als Fertigarzneimittel

Kümmelöl, ätherisches, auch in Mischungen mit anderen ätherischen Ölen – ausgenommen Terpentinöl -, mit Glyzerol, Leinöl, flüssigem Paraffin, feinverteiltem Schwefel oder Äthanol, für Tiere, als Fertigarzneimittel

Lactose (Milchzucker)

Lanolin

Lärchenterpentin zum äußeren Gebrauch bei Tieren

Lavendelöl, ätherisches

Lavendelspiritus

Lavendelwasser

Lebertran in Kapseln als Fertigarzneimittel

Lebertranemulsion, auch aromatisiert, als Fertigarzneimittel

Lecithin, auch mit Zusatz arzneilich nicht wirksamer Stoffe oder Zubereitungen als Fertigarzneimittel

Leinkuchen

Leinöl

Leinöl, geschwefeltes, zum äußeren Gebrauch

Liniment, flüchtiges

Lorbeeröl

Magnesiumcarbonat, basisches, leichtes und schweres, als Tabletten auch mit Zusatz arzneilich nicht wirksamer Stoffe oder Zubereitungen als Fertigarzneimittel

Magnesiumhydrogenphosphat

Magnesiumoxid, leichtes (Magnesia, gebrannte)

Magnesiumperoxid, bis 15%ig, als Tabletten auch mit Zusatz arzneilich nicht wirksamer Stoffe oder Zubereitungen als Fertigarzneimittel

Magnesiumsulfat 7 H_2O (Bittersalz)

Magnesiumtrisilicat, als Tabletten auch mit Zusatz arzneilich nicht wirksamer Stoffe oder Zubereitungen als Fertigarznei-mittel

Mandelöl

Mannasirup als Fertigarzneimittel

Melissengeist als Fertigarzneimittel

Melissenspiritus

Melissenwasser

Mentholstifte

Methenamin-Silbernitrat (Hexamethylentetraminsilbernitrat), als Streupulver 2%ig mit Zusatz arzneilich nicht wirksamer Stoffe oder Zubereitungen in Wochenbettpackungen als Fertigarzneimittel

Milchsäure bis 15% ad us. vet., zur Behandlung der Varroato-se der Bienen

Minzöl, ätherisches, Mischungen aus Dichlordifluormethan und Trichlorfluormethan in Desinfektionssprays zur Anwen-dung an der menschlichen Haut als Treib- und Lösungsmittel und in Mitteln zur äußeren Kälteanwendung bei Muskel-schmerzen und Stauchungen, auch mit Zusatz von Lat-schenkiefernöl, Campher, Menthol und Arnikaauszügen oder Propan und Butan, als Fertigarzneimittel

Mischungen von Äthanol-Äther, Campherspiritus, Seifen-spiritus und wäßriger Ammoniaklösung oder von einzelnen dieser Flüssigkeiten für Tiere

Molkekonzentrat mit Zusatz arzneilich nicht wirksamer Stoffe oder Zubereitungen

Myrrhentinktur

Natriumchlorid ad us. vet.

Natriumhydrogencarbonat, als Tabletten, Granulat oder in Kapseln auch mit Zusatz arzneilich nicht wirksamer Stoffe oder Zubereitungen als Fertigarzneimittel

Natriummonohydrogenphosphat

Natriumsulfat-Dekahydrat (Glaubersalz)

Nelkenöl, ätherisches

Nelkentinktur mit Äthanol 70% im Verhältnis 1 : 5

Opodeldok, flüssiger

Pappelsalbe

Pepsinwein als Fertigarzneimittel

Pfefferminzöl, ätherisches, in einer mittleren Tagesdosis bis zu 12 Tropfen, oder als Kapsel, auch mit Zusatz arzneilich nicht wirksamer Stoffe oder Zubereitungen, als Fertigarzneimittel, jeweils bis zu einer Einzeldosis von 0,2 ml pro Kapsel bzw. einer maximalen Tagesdosis von 0,6 ml

Pfefferminzsirup als Fertigarzneimittel

Pfefferminzspiritus, aus Pfefferminzöl mit Äthanol 90% im Verhältnis 1 : 10

Pfefferminzwasser

Pomeranzenblütenöl, ätherisches

Pomeranzenschalenöl, ätherisches

Pomeranzensirup als Fertigarzneimittel

Pyrethrum-Extrakt zur Anwendung bei Tieren mit Zusatz arzneilich nicht wirksamer Stoffe oder Zubereitungen als Fertigarzneimittel

Ratanhiatinktur

Riechsalz

Rizinusöl, auch raffiniertes, auch in Kapseln

Rosenhonig

Rosmarinblätter und ihre Zubereitungen, auch mit Zusatz arzneilich nicht wirksamer Stoffe oder Zubereitungen als Fertigarzneimittel

Rosmarinöl, ätherisches

Rosmarinspiritus

Rutosid-Trihydrat in Fertigarzneimitteln bis zu einer maxima-len Tagesdosis von 100 mg

Salbeiöl, ätherisches

Salbeiwasser

Salicyltalg

Sauerstoff für medizinische Zwecke auch zur Anwendung bei den in Anlage 3 genannten Krankheiten und Leiden

Schwefel

Schwefel, feinverteilter (Schwefelblüte), zum äußeren Gebrauch

Seifenspiritus

Silbernitratlösung, wäßrige 1%ig, in Ampullen in Wochen-bettpackungen

Siliciumdioxid (Kieselsäure), als Streupulver auch mit Zusatz arzneilich nicht wirksamer Stoffe oder Zubereitungen als Fertigarzneimittel

Spitzwegerichauszug als Fertigarzneimittel

Spitzwegerichsirup als Fertigarzneimittel

Talkum

Tamponadestreifen, imprägniert mit weißem Vaselin

Tannin-Eiweiß-Tabletten als Fertigarzneimittel

Thymianöl, ätherisches

Ton, weißer

Troxerutin bis zu einer maximalen Tagesdosis von 300 mg

Vaselin, weißes oder gelbes

Vaselinöl, weißes oder gelbes, zum äußeren Gebrauch, als Fertigarzneimittel

Wacholderextrakt
Wacholdermus als Fertigarzneimittel
Wacholdersirup als Fertigarzneimittel
Wacholderspiritus
Watte, imprägniert mit Capsicumextrakt
Watte, imprägniert mit Eisen(III)-chlorid
Weinsäure
Weißdornblüten und Zubereitungen, Weißdornblätter und
Zubereitungen,
Weißdornfrüchte und Zubereitungen
Weizenkeimöl in Kapseln als Fertigarzneimittel als Perlen
auch mit Zusatz arzneilich nicht wirksamer Stoffe oder Zube-
reitungen als Fertigarzneimittel
Zimtöl, ätherisches
Zimtsirup als Fertigarzneimittel
Zinkoxid mit Zusatz arzneilich nicht wirksamer Stoffe oder
Zubereitungen als Puder, auch mit Zusatz von Lebertran, als
Fertigarzneimittel
Zinksalbe, auch mit Zusatz von Lebertran, als Fertigarzneimittel
Zitronellöl, ätherisches

■■ **Anlage 1b (zu § 1 Abs. 1 Nr. 2, § 7 Abs. 1 Nr. 2
und § 8 Abs. 1 Nr. 2)
(Fundstelle des Originaltextes: BGBl. I 1988,
2156 – 2157)**

Anlage 1b	
Adonisröschen	Adonis vernalis
Aloe-Arten	
Alraune	Mandragora officinarum
Aristolochia-Arten	
Bärlappkraut	
Beinwell - ausgenommen Zuberei- tungen zum äußeren Ge- brauch, die in der Tagesdosis nicht mehr als 100 myg Pyrrolizidin-Alkaloide mit 1,2-ungesättigtem Necin- gerüst einschließlich ihrer N-Oxide enthalten –	
Besenginster	Cytisus scoparius
Blasentang	Fucus vesiculosus
Cascararinde (Sagradarinde)	Rhamnus purshiana
Digitalis-Arten	
Eisenhut	Aconitum napellus
Ephedra Ephedra-Arten ▼	Ephedra distachya

Anlage 1b. *Fortsetzung*	
Farnkraut-Arten	
Faulbaumrinde	Rhamnus frangula
Fleckenschierling	Conium maculatum
Fußblatt-Arten	Podophyllum peltatum Podophyllum hexandrum
Gartenrautenblätter	Ruta graveolens
Gelsemium (Gelber Jasmin	Gelsemium sempervirens
Giftlattich	Lactuca virosa
Giftsumach	Toxicodendron querci- folium
Goldregen	Laburnum anagyroides
Herbstzeitlose	Colchicum autumnale
Huflattich - ausgenommen Zubereitun- gen aus Huflattichblättern zum inneren Gebrauch, die in der Tagesdosis als Frisch- pflanzenpreßsaft oder Extrakt nicht mehr als 1 myg und als Teeaufguß nicht mehr als 10 myg Pyrrolizidin-Alkaloide mit 1,2-ungesättigtem Ne- cingerüst einschließlich ihrer N-Oxide enthalten -	
Hydrastis (Canadische Gelb- wurz)	Hydrastis canadensis
Hyoscyamus-Arten	
Ignatiusbohne	Strychnos ignatii
Immergrün-Arten (Vinca)	
Ipecacuanha (Brechwurzel)	Cephaelis ipecacuanha Cephaelis acuminata
Jakobskraut	Senecio jacobaea
Jalape	Ipomoea purga
Johanniskraut und seine Zubereitungen - ausgenommen in einer Tagesdosis bis zu 1 g Dro- genäquivalent und bis zu 1 mg Hyperforin sowie als Tee, Frischpflanzensaft oder ölige Zubereitungen zur äußerli- chen Anwendung - ▼	

Anlage 1b. *Fortsetzung*	
Kaskarillabaum (Granatill)	Croton cascarilla Croton eluteria
Koloquinte	Citrullus colocynthis
Kreuzdornbeeren und seine Zubereitungen	
Krotonölbaum (Granatill)	Croton tiglium
Küchenschelle	Pulsatilla pratensis Pulsatilla vulgaris
Lebensbaum	Thuja occidentalis
Lobelien-Arten	
Maiglöckchen	Convallaria majalis
Meerzwiebel, weiße und rote	Urginea maritima
Mutterkorn	Secale cornutum
Nachtschatten, bittersüßer	Solanum dulcamara
Nieswurz, grüne	Helleborus viridis
Nieswurz, schwarze (Christrose)	Helleborus niger
Oleander	Nerium oleander
Pestwurz - ausgenommen Zubereitungen aus Pestwurzwurzelstock zum inneren Gebrauch, die in der Tagesdosis nicht mehr als 1 myg Pyrrolizidin-Alkaloide mit 1,2-ungesättigtem Necingerüst einschließlich ihrer N-Oxide enthalten -	
Physostigma-Arten	
Pilocarpus-Arten	
Rainfarn	Chrysanthemum vulgare
Rauwolfia	Rauwolfia serpentina Rauwolfia tetraphylla Rauwolfia vomitoria
Rhabarber	Rheum palmatum Rheum officinale
Sadebaum ▼	Juniperus sabina

Anlage 1b. *Fortsetzung*	
Scammonia	Convolvulus scammonia
Schlafmohn	Papaver somniferum
Schöllkraut	Chelidonium majus
Senna	Cassia angustifolia Cassia senna
Stechapfel-Arten (Datura)	
Stephansrittersporn	Delphinium staphisagria
Stropanthus-Arten	
Strychnos-Arten	
Tollkirsche	Atropa bella-donna
Tollkraut-Arten (Scopolia)	
Wasserschierling	Cicuta virosa
Yohimbebaum	Pausinystalia yohimba

■■ **Anlage 1c (zu § 1 Abs. 1 Nr. 3)**
(Fundstelle des Originaltextes: BGBl. I 1988, 2158 – 2159)

Alantwurzelstock
Helenii rhizoma
Anis
Anisi fructus
Arnikablüten und -wurzel
Arnicae flos et radix
Bärentraubenblätter
Uvae ursi folium
Baldrianwurzel
Valerianae radix
Bibernellwurzel
Pimpinellae radix
Birkenblätter
Betulae folium
Bitterkleeblätter
Trifolii fibrini folium
Bohnenhülsen
Phaseoli pericarpium
Brennesselkraut
Urticae herba
Bruchkraut
Herniariae herba
Condurangorinde
Condurango cortex
Eibischwurzel
Althaeae radix
Enzianwurzel
Gentianae radix
Färberginsterkraut

Genistae tinctoriae herba
Fenchel
Foeniculi fructus
Gänsefingerkraut
Anserinae herba
Goldrutenkraut
Solidaginis herba
Hagebutten
Cynosbati fructus cum semine
Hamamelisblätter
Hamamelidis folium
Hauhechelwurzel
Ononidis radix
Hirtentäschelkraut
Bursae pastoris herba
Holunderblüten
Sambuci flos
Hopfendrüsen und -zapfen
Lupuli glandula et strobulus
Huflattichblätter
Farfarae folium in Zubereitungen zum inneren Gebrauch, die
in der Tagesdosis nicht mehr als 1 my Pyrrolizidin-Alkaloide
mit 1,2-ungesättigtem Necingerüst einschließlich ihrer N-Oxi-
de enthalten
Ingwerwurzelstock
Zingiberis rhizoma
Isländisches Moos
Lichen islandicus
Johanniskraut
Hyperici herba
Kalmuswurzelstock
Calami rhizoma
Kamillenblüten
Matricariae flos
Knoblauchzwiebel
Allii sativi bulbus
Korianderfrüchte
Coriandri fructus
Kreuzdornbeeren
Rhamni cathartici fructus
Kümmel
Carvi fructus
Liebstöckelwurzel
Levistici radix
Löwenzahn-Ganzpflanze
Taraxaci radix cum herba
Lungenkraut
Pulmonariae herba
Majorankraut
Majoranae herba
Mariendistelkraut
Cardui mariae herba
Meisterwurzwurzelstock
Imperatoriae rhizoma
Melissenblätter
Melissae folium
Mistelkraut

Visci herba
Orthosiphonblätter
Orthosiphonis folium
Passionsblumenkraut
Passiflorae herba
Petersilienfrüchte
Petroselini fructus
Petersilienkraut
Petroselini herba
Petersilienwurzel
Petroselini radix
Pfefferminzblätter
Menthae piperitae folium
Pomeranzenblätter
Aurantii folium
Pomeranzenblüten
Aurantii flos
Pomeranzenschalen
Aurantii pericarpium
Queckenwurzelstock
Graminis rhizoma
Rettich
Raphani radix
Rosmarinblätter
Rosmarinus officinalis
Salbeiblätter
Salviae folium
Schachtelhalmkraut
Equiseti herba
Schafgarbenkraut
Millefolii herba
Schlehdornblüten
Pruni spinosae flos
Seifenwurzel, rote
Saponariae radix rubra
Sonnenhutwurzel
Echinaceae angustifoliae radix
Sonnentaukraut
Droserae herba
Spitzwegerichkraut
Plantaginis lanceolatae herba
Steinkleekraut
Meliloti herba
Süßholzwurzel
Liquiritiae radix
Tausendgüldenkraut
Centaurii herba
Thymian
Thymi herba
Vogelknöterichkraut
Polygoni avicularis herba
Wacholderbeeren
Juniperi fructus
Wacholderholz
Juniperi lignum
Walnußblätter
Juglandis folium

Wegwartenwurzel (Zichorienwurzel)
Cichorii radix
Weidenrinde
Salicis cortex
Weißdornblätter
Crataegi folium
Weißdornblüten
Crataegi flores
Weißdornfrüchte
Crataegi fructus
Wermutkraut
Absinthii herba
Ysopkraut
Hyssopi herba
Zitterwurzelstock
Zedoariae rhizoma

■ ■ **Anlage 1d (zu § 1 Abs. 2 Nr. 1 und 2)**
(Fundstelle des Originaltextes: BGBl. I 1988,
2160)
Birkenblätter
Betulae folium
Baldrianwurzel
Valerianae radix
Eibischwurzel
Althaeae radix
Fenchel
Foeniculi fructus
Hagebutten
Cynosbati fructus cum semine
Holunderblüten
Sambuci flos
Hopfenzapfen
Lupuli strobulus
Huflattichblätter
Farfarae folium in Zubereitungen zum inneren Gebrauch, die
in der Tagesdosis nicht mehr als 10 myg Pyrrolizidin-Alkaloide
mit 1,2-ungesättigtem Necingerüst einschließlich ihrer N-Oxi-
de enthalten
Isländisches Moos
Lichen islandicus
Kamillenblüten
Matricariae flos
Lindenblüten
Tiliae flos
Mateblätter
Mate folium
Melissenblätter
Melissae folium
Orthosiphonblätter
Orthosiphonis folium
Pfefferminzblätter
Menthae piperitae folium
Salbeiblätter
Salviae folium
Schachtelhalmkraut
Equiseti herba

Schafgarbenkraut
Millefolii herba
Spitzwegerichkraut
Plantaginis lanceolatae herba
Tausendgüldenkraut
Centaurii herba
Weißdornblätter
Crataegi folium
Weißdornblüten
Crataegi flores
Weißdornfrüchte
Crataegi fructus

■ ■ **Anlage 1e (zu § 1 Abs. 2 Nr. 2)**
(Fundstelle des Originaltextes: BGBl. I 1988,
2160 – 2161)
Angelikawurzel
Angelicae radix
Anis
Anisi fructus
Bibernellwurzel
Pimpinellae radix
Brennesselkraut
Urticae herba
Bruchkraut
Herniariae herba
Brunnenkressenkraut
Nasturtii herba
Condurangorinde
Condurango cortex
Curcumawurzelstock (Gelbwurzwurzelstock)
Curcumae longae rhizoma
Enzianwurzel
Gentianae radix
Eukalyptusblätter
Eucalypti folium
Gänsefingerkraut
Anserinae herba
Goldrutenkraut
Solidaginis herba
Hamamelisrinde
Hamamelidis cortex
Hauhechelwurzel
Ononidis radix
Heidekraut
Callunae herba
Herzgespannkraut
Leonuri cardiacae herba
Javanische Gelbwurz
Curcumae xanthorrhizae rhizoma
Kalmuswurzelstock
Calami rhizoma
Korianderfrüchte
Coriandri fructus
Kümmel
Carvi fructus
Liebstöckelwurzel

Levistici radix
Löwenzahn-Ganzpflanze
Taraxaci radix cum herba
Malvenblätter
Malvae folium
Mariendistelkraut
Cardui Mariae herba
Paprika (Spanisch Pfefferfrüchte)
Capsici fructus
Primelwurzel
Primulae radix
Queckenwurzelstock
Graminis rhizoma
Quendelkraut
Serpylli herba
Sonnenhutwurzel
Echinaceae angustifoliae radix
Süßholzwurzel
Liquiritiae radix
Thymian
Thymi herba
Tormentillwurzelstock
Tormentillae rhizoma
Wacholderbeeren
Juniperi fructus
Weidenrinde
Salicis cortex
Wermutkraut
Absinthii herba

■■ **Anlage 2a (zu § 2 Abs. 1 Nr. 1)**
    (Fundstelle des Originaltextes: BGBl. I 1988,
    2161)

Ätherische Öle, soweit sie in der Anlage 1a genannt sind
Ammoniumchlorid
Anethol Ascorbinsäure bis zu einer Einzeldosis von 20 mg
und deren Calcium-, Kalium- und Natriumsalze
Benzylalkohol
Campher
Cetylpyridiniumchlorid
Cineol (Eucalyptol)
Citronensäure
alpha-Dodecyl-omega-hydroxypoly(oxyethylen) (Oxypoly-
äthoxydodecan) bis zu einer Einzeldosis von 5 mg
Extrakte von Pflanzen und Pflanzenteilen, auch deren
Mischungen, soweit sie nicht aus den in der Anlage 1b
bezeichneten Pflanzen oder deren Teilen gewonnen sind
Fenchelhonig
Menglytat (Äthylglykolsäurementhylester)
Menthol
Rosenhonig
Salze natürlicher Mineral-, Heil- und Meerwässer und die
ihnen entsprechenden künstlichen Salze
Süßholzsaft
Thymol
Tolubalsam
Weinsäure

■■ **Anlage 2b (zu § 2 Abs. 1 Nr. 2)**
    (Fundstelle des Originaltextes: BGBl. I 1988,
    2161)

Agar
Feigen und deren Zubereitungen
Fenchel
Kümmel
Lactose
Leinsamen und deren Zubereitungen
Manna
Paraffin, dick- und dünnflüssiges, bis zu einem Gehalt von
10% in nichtflüssigen Zubereitungen
Pflaumen und deren Zubereitungen
Rizinusöl, auch raffiniertes
Tamarindenfrüchte und deren Zubereitungen
Tragant
Weizenkleie

■■ **Anlage 2c (zu § 2 Abs. 1 Nr. 3)**

2-Aminoethanol
Benzalkoniumchlorid
Benzocain
Benzylbenzoat
2,4-Dihydroxybenzoesäure
2,6-Dihydroxybenzoesäure
3,5-Dihydroxybenzoesäure
alpha-Dodecyl-omega-hydroxypoly(oxyethylen)
Essigsäure
Lärchenterpentin
Menthol
Milchsäure bis 10%ig
Salicylsäure bis 40%ig

■■ **Anlage 3 (zu §§ 6, 7 Abs. 1 Nr. 4, Abs. 2 Nr. 1 und**
    § 8 Abs. 1 Nr. 4)
    (Fundstelle des Originaltextes: BGBl. I 1988,
    2162)

1. Im Infektionsschutzgesetz vom 20. Juli 2000 (BGBl. I S.
    1045) aufgeführte, durch Krankheitserreger verursachte
    Krankheiten
2. Geschwulstkrankheiten
3. Krankheiten des Stoffwechsels und der inneren Sekre-
    tion, ausgenommen Vitamin- und Mineralstoffmangel
    und alimentäre Fettsucht
4. Krankheiten des Blutes und der blutbildenden Organe,
    ausgenommen Eisenmangelanämie
5. organische Krankheiten
    a.   des Nervensystems
    b.   der Augen und Ohren, ausgenommen Blennorrhoe-
         Prophylaxe
    c.   des Herzens und der Gefäße, ausgenommen allge-
         meine Arteriosklerose und Frostbeulen
    d.   der Leber und des Pankreas
    e.   der Harn- und Geschlechtsorgane
6. Geschwüre des Magens und des Darms
7. Epilepsie
8. Geisteskrankheiten, Psychosen, Neurosen

9. Trunksucht
10. Komplikationen der Schwangerschaft, der Entbindung und des Wochenbetts
11. Krankheiten des Lungenparenchyms
12. Wurmkrankheiten
13. Krankhafte Veränderungen des Blutdrucks
14. Ernährungskrankheiten des Säuglings
15. Ekzeme, Schuppenflechten, infektiöse Hautkrankheiten

B. Krankheiten und Leiden beim Tier

1. Übertragbare Krankheiten der Tiere, ausgenommen nach viehseuchenrechtlichen Vorschriften nicht anzeigepflichtige ektoparasitäre und dermatomykotische Krankheiten
2. Euterkrankheiten bei Kühen, Ziegen und Schafen, ausgenommen die Verhütung der Übertragung von Euterkrankheiten durch Arzneimittel, die zum äußeren Gebrauch bestimmt sind und deren Wirkung nicht auf der Resorption der wirksamen Bestandteile beruht
3. Kolik bei Pferden und Rindern
4. Stoffwechselkrankheiten und Krankheiten der inneren Sekretionsorgane, ausgenommen Vitamin- und Mineralstoffmangel
5. Krankheiten des Blutes und der blutbildenden Organe
6. Geschwulstkrankheiten
7. Fruchtbarkeitsstörungen bei Pferden, Rindern, Schweinen, Schafen und Ziegen

■■ **Anlage 4 (zu § 7 Abs. 1 Nr. 1 und § 8 Abs. 1 Nr. 1) (Fundstelle des Originaltextes: BGBl. I 1988, 2163)**

alpha-(Aminomethyl)benzylalkohol (Phenylaminoäthan), dessen Abkömmlinge und Salze
p-Aminophenol, dessen Abkömmlinge und deren Salze
2-Amino-1-phenylpropanol (Phenylaminopropanol), dessen Abkömmlinge und Salze
Anthrachinon, dessen Abkömmlinge und deren Salze
Antimonverbindungen
Bisacodyl
Bleiverbindungen
Borsäure und ihre Salze, ausgenommen zur Pufferung und/oder Isotonisierung in Benetzungslösungen oder Desinfektionslösungen für Kontaktlinsen
Bromverbindungen, ausgenommen Invertseifen, ferner in Arzneimitteln, die dazu bestimmt sind, die Beschaffenheit, den Zustand oder die Funktionen des Körpers oder seelische Zustände erkennen zu lassen sowie in ausschließlich zum äußeren Gebrauch bestimmten Desinfektionsmitteln, Mund- und Rachendesinfektionsmitteln
Carbamidsäure-Abkömmlinge
Carbamidsäure-Ester und -Amide mit insektizider, akarizider oder fungizider Wirkung, ausgenommen in Fertigarzneimitteln zur äußeren Anwendung bei Hunden und Katzen
Chinin und dessen Salze, ausgenommen Chinin-Triquecksilber(II)-dioxid-sulfat in Zubereitungen bis zu 2,75% zur Verhütung von Geschlechtskrankheiten, als Fertigarzneimittel

Chinolinabkömmlinge, ausgenommen in Zubereitungen zum äußeren Gebrauch, zur Mund- und Rachendesinfektion sowie in Zubereitungen bis zu 3% zur Empfängnisverhütung als Fertigarzneimittel; die Ausnahme gilt nicht für halogenierte Hydroxychinoline
Chlorierte Kohlenwasserstoffe
6-Chlorthymol, ausgenommen zum äußeren Gebrauch
Dantron
2-Dimethylaminoethyl-benzilat (Benzilsäure-2-di-methyl-amino-äthylester)
Fluoride, lösliche, ausgenommen in Zubereitungen, sofern auf Behältnissen und äußeren Umhüllungen eine Tagesdosis angegeben ist, die einem Fluorgehalt bis zu 2 mg entspricht
Formaldehyd
Goldverbindungen
Heilbuttleberöl, ausgenommen zur Anwendung bei Menschen in Zubereitungen mit einer Tagesdosis von nicht mehr als 6.000 I.E. Vitamin A und 400 I.E. Vitamin D sowie ausgenommen zur Anwendung bei Tieren in Zubereitungen mit einer Tagesdosis von nicht mehr als 4.000 I.E. Vitamin A und 250 I.E. Vitamin D
Heilwässer, die 0,04 mg/l Arsen entsprechend 0,075 mg/l Hydrogenarsenat oder mehr enthalten
Heilwässer, natürliche, die mehr als 10(hoch)-7 mg Radium 226 oder 370 Millibecquerel Radon 222 je Liter enthalten
Herzwirksame Glykoside
Jod, ausgenommen in Zubereitungen mit einem Gehalt von nicht mehr als 5% Jod und in Arzneimitteln nach § 44 Abs. 2 Nr. 1a und b des Arzneimittelgesetzes
Jodverbindungen, ausgenommen in Arzneimitteln, die dazu bestimmt sind, die Beschaffenheit, den Zustand oder die Funktionen des Körpers oder seelische Zustände erkennen zu lassen, ferner in ausschließlich zum äußeren Gebrauch bestimmten Desinfektionsmitteln und in Arzneimitteln nach § 44 Abs. 2 Nr. 1a und b des Arzneimittelgesetzes, ferner in Zubereitungen zur Herstellung von Bädern und von Seifen, auch unter Verwendung von Jod, zum äußeren Gebrauch, als Fertigarzneimittel
Natriumpicosulfat
Oxazin und seine Hydrierungsprodukte, ihre Salze, ihre Abkömmlinge sowie deren Salze
Paraffin, dick- und dünnflüssiges, ausgenommen zum äußeren Gebrauch oder bis zu einem Gehalt von 10% in nichtflüssigen Zubereitungen
Paraformaldehyd
Pentetrazol
Phenethylamin, dessen Abkömmlinge und Salze
Phenolphthalein
Phosphorsäure-, Polyphosphorsäure-, substituierte Phosphorsäure- (z.B. Thiophosphorsäure-) Ester und -Amide, einschließlich der Ester mit Nitrophenol und Methylhydroxycumarin mit insektizider, akarizider oder fungizider Wirkung, ausgenommen in Fertigarzneimitteln zur äußeren Anwendung bei Hunden oder Katzen
Procain und seine Salze zur oralen Anwendung
Pyrazol und seine Hydrierungsprodukte, ihre Salze, ihre Abkömmlinge sowie deren Salze

Resorcin

Salicylsäure, ihre Abkömmlinge und deren Salze, ausgenommen Zubereitungen zum äußeren Gebrauch, ferner Salicylsäureester in ausschließlich oder überwiegend zum äußeren Gebrauch bestimmten Desinfektionsmitteln, Mund- und Rachendesinfektionsmitteln

Senföle

Vitamin A, ausgenommen Zubereitungen mit einer Tagesdosis von nicht mehr als 5.000 I.E. und einer Einzeldosis von nicht mehr als 3.000 I.E., auch unter Zusatz von Vitamin D mit einer Tagesdosis von nicht mehr als 400 I.E., als Fertigarzneimittel für Menschen, sowie ausgenommen Zubereitungen mit einer Tagesdosis von nicht mehr als 4.000 I.E., auch unter Zusatz von Vitamin D mit einer Tagesdosis von nicht mehr als 250 I.E., als Arzneimittel für Tiere

Vitamin D, ausgenommen Zubereitungen mit einer Tagesdosis von nicht mehr als 400 I.E. als Fertigarzneimittel für Menschen, sowie ausgenommen Zubereitungen mit einer Tagesdosis von nicht mehr als 250 I.E. als Arzneimittel für Tiere

Anhang 5
Verordnung über den Nachweis der Sachkenntnis im Einzelhandel mit freiverkäuflichen Arzneimitteln – AMSachKV 1978/1998

- **Eingangsformel**

Auf Grund des § 50 Abs. 2 Satz 2 bis 4 des Arzneimittelgesetzes vom 24. August 1976 (BGBl. I S. 2445, 2448) wird im Einvernehmen mit dem Bundesminister für Wirtschaft, dem Bundesminister für Bildung und Wissenschaft und dem Bundesminister für Ernährung, Landwirtschaft und Forsten mit Zustimmung des Bundesrates verordnet:

- **§ 1 Nachweis der Sachkenntnis**

Der Nachweis der Sachkenntnis für den Einzelhandel außerhalb von Apotheken mit Arzneimitteln im Sinne des § 2 Abs. 1 oder Abs. 2 Nr. 1 des Arzneimittelgesetzes, die zum Verkehr außerhalb der Apotheken freigegeben sind (freiverkäufliche Arzneimittel), kann durch eine Prüfung nach den §§ 2 bis 9, durch Prüfungszeugnisse über eine andere abgeleistete berufliche Ausbildung nach § 10 oder in sonstiger Weise nach § 11 erbracht werden.

- **§ 2 Errichtung und Tätigkeit des Prüfungsausschusses**

(1) Für die Abnahme der Prüfung errichtet die zuständige Behörde einen Prüfungsausschuß oder mehrere Prüfungsausschüsse. Mehrere Behörden können einen gemeinsamen Prüfungsausschuß errichten.

(2) Der Prüfungsausschuß besteht nach Bestimmung durch die zuständige Behörde aus mindestens drei, höchstens fünf Mitgliedern. Die Mitglieder müssen für die Prüfung sachkundig und für die Mitwirkung im Prüfungswesen geeignet sein. Dem Prüfungsausschuß müssen als Mitglieder ein von der zuständigen Behörde Beauftragter sowie mindestens je ein selbständiger Kaufmann und kaufmännischer Angestellter des Einzelhandels angehören. Ein Mitglied muß Apotheker sein. Jedes Mitglied hat einen Stellvertreter.

(3) Vorsitzender des Prüfungsausschusses ist das von der zuständigen Behörde beauftragte Prüfungsausschußmitglied oder dessen Stellvertreter.

(4) Die Mitglieder und stellvertretenden Mitglieder werden von der zuständigen Behörde für drei Jahre berufen. Die Tätigkeit im Prüfungsausschuß ist ehrenamtlich.

(5) Auf die ehrenamtliche Tätigkeit der Mitglieder und deren Stellvertreter im Prüfungsausschuß sind die §§ 83 bis 86, auf die Tätigkeit des Prüfungsausschusses die §§ 89 bis 91 und 93 des Verwaltungsverfahrensgesetzes anzuwenden.

- **§ 3 Prüfungstermine und Anmeldung zur Prüfung**

(1) Die zuständige Behörde bestimmt die Termine für die Durchführung der Prüfung. Diese werden nach Bedarf, mindestens einmal im Jahr, angesetzt. Die zuständige Behörde gibt diese Termine und die Anmeldefristen in geeigneter Form rechtzeitig bekannt.

(2) Wird die Prüfung mit einheitlichen überregionalen Prüfungsaufgaben durchgeführt, sind einheitliche Prüfungstage von den zuständigen Behörden anzusetzen, soweit die Durchführbarkeit sichergestellt werden kann.

(3) Der Prüfungsbewerber hat sich bei derjenigen zuständigen Behörde anzumelden, in deren Bezirk sein Beschäftigungsort oder seine Aus- oder Fortbildungsstätte liegt oder der Bewerber seinen gewöhnlichen Aufenthalt hat oder zuletzt hatte.

- **§ 4 Prüfungsanforderungen**

(1) Durch die Prüfung ist festzustellen, ob der Prüfungsteilnehmer ausreichende Kenntnisse und Fertigkeiten über das ordnungsgemäße Abfüllen, Abpacken, Kennzeichnen, Lagern und Inverkehrbringen von freiverkäuflichen Arzneimitteln

sowie Kenntnisse über die für diese Arzneimittel geltenden Vorschriften besitzt.

(2) Im einzelnen ist festzustellen, ob der Prüfungsteilnehmer

1. das Sortiment freiverkäuflicher Arzneimittel übersieht,
2. die in freiverkäuflichen Arzneimitteln üblicherweise verwendeten Pflanzen und Chemikalien sowie die Darreichungsformen kennt,
3. offensichtlich verwechselte, verfälschte oder verdorbene freiverkäufliche Arzneimittel erkennen kann,
4. freiverkäufliche Arzneimittel ordnungsgemäß, insbesondere unter Berücksichtigung der Lagertemperatur und des Verfalldatums, lagern kann,
5. über die für das ordnungsgemäße Abfüllen, Abpacken und die Abgabe freiverkäuflicher Arzneimittel erforderlichen Kenntnisse verfügt,
6. die mit dem unsachgemäßen Umgang mit freiverkäuflichen Arzneimitteln verbundenen Gefahren kennt,
7. die für freiverkäufliche Arzneimittel geltenden Vorschriften des Arzneimittelrechts und des Rechts der Werbung auf dem Gebiete des Heilwesens kennt.

▪ § 5 Durchführung der Prüfung

(1) Die Prüfung wird mündlich oder schriftlich abgelegt. Die Prüfungsteilnehmer haben sich auf Verlangen des Vorsitzenden über ihre Person auszuweisen. Sie sind vor Beginn der Prüfung über den Prüfungsablauf, die zur Verfügung stehende Zeit, die erlaubten Arbeits- und Hilfsmittel, die Folgen von Täuschungshandlungen und Ordnungsverstößen zu belehren.

(2) Teilnehmer, die sich einer Täuschungshandlung oder einer erheblichen Störung des Prüfungsablaufs schuldig machen, kann der Aufsichtsführende von der Prüfung vorläufig ausschließen.

(3) Über den endgültigen Ausschluß und die Folgen entscheidet der Prüfungsausschuß nach Anhören des Prüfungsteilnehmers. In schwerwiegenden Fällen, insbesondere bei vorbereiteten Täuschungshandlungen, kann die Prüfung für nicht bestanden erklärt werden. In diesen Fällen kann die Prüfung nachträglich für nicht bestanden erklärt werden, wenn die Täuschung innerhalb eines Jahres nach Abschluß der Prüfung festgestellt wird.

(4) Die zuständige Behörde kann einen Beobachter zur Prüfung entsenden. Der Vorsitzende soll Personen, die sich auf die Prüfung vorbereiten, als Gäste bei einer mündlichen Prüfung zulassen. Bei der Beratung über die Prüfungsergebnisse dürfen nur die Mitglieder des Prüfungsausschusses anwesend sein.

▪ § 6 Rücktritt, Nichtteilnahme

(1) Der Prüfungsbewerber kann nach der Anmeldung vor Beginn der Prüfung durch schriftliche Erklärung zurücktreten. In diesem Fall gilt die Prüfung als nicht abgelegt.

(2) Tritt der Prüfungsbewerber nach Beginn der Prüfung zurück oder nimmt er an der Prüfung nicht teil, ohne daß ein wichtiger Grund vorliegt, so gilt die Prüfung als nicht bestanden. Über das Vorliegen eines wichtigen Grundes entscheidet der Prüfungsausschuß.

▪ § 7 Prüfungsergebnis und Prüfungszeugnis

(1) Die Prüfung ist bestanden, wenn mindestens ausreichende Leistungen erbracht sind.

(2) Nach Beendigung der Prüfung hat der Vorsitzende des Prüfungsausschusses dem Prüfungsteilnehmer unverzüglich eine Bescheinigung auszuhändigen, ob er die Prüfung »bestanden« oder »nicht bestanden« hat. Im Falle einer mündlichen Prüfung soll der Prüfungsausschuß das Ergebnis dem Teilnehmer bereits am Prüfungstag mitteilen.

(3) Über die bestandene Prüfung erhält der Prüfungsteilnehmer von der zuständigen Behörde ein Zeugnis nach dem Muster der Anlage.

(4) Bei nicht bestandener Prüfung erhält der Prüfungsteilnehmer von der zuständigen Behörde einen schriftlichen Bescheid. Auf die Vorschriften über die Wiederholungsprüfung in § 8 ist hinzuweisen.

▪ § 8 Wiederholung der Prüfung

Eine nicht bestandene Prüfung kann wiederholt werden. Die Prüfung kann frühestens zum nächsten Prüfungstermin wiederholt werden.

▪ § 9 Zuständige Stelle

Wird von der zuständigen Behörde eine Stelle bestimmt, vor der die Prüfung abzulegen ist, so gelten für diese die §§ 2 bis 8 entsprechend. Die zuständige Behörde kann einen Beobachter zur Prüfung entsenden.

▪ § 10 Anerkennung anderer Nachweise

Folgende Prüfungszeugnisse über eine abgeleistete berufliche Ausbildung werden als Nachweis der erforderlichen Sachkenntnis im Einzelhandel mit freiverkäuflichen Arzneimitteln anerkannt:

1. das Zeugnis über eine nach abgeschlossenem Hochschulstudium der Pharmazie abgelegte Prüfung,
2. das Zeugnis über eine nach abgeschlossenem Hochschulstudium der Chemie, der Biologie, der Human- oder der Veterinärmedizin abgelegte Prüfung in Verbindung mit den Nachweisen nach § 15 Abs. 2 des Arzneimittelgesetzes,
3. das Zeugnis über die nach abgeschlossenem Hochschulstudium der Veterinärmedizin abgelegte Tierärztliche Prüfung, soweit es sich um Arzneimittel handelt, die zur Anwendung bei Tieren bestimmt sind,
4. das Zeugnis über die bestandene pharmazeutische Vorprüfung im Sinne des § 1 des Gesetzes über die Rechtsstellung vorgeprüfter Apothekeranwärter vom 4. Dezember 1973 (BGBl. I S. 1813),
5. das Zeugnis über die bestandene staatliche Prüfung für den Beruf der pharmazeutisch-technischen Assistenten oder der Nachweis der Gleichwertigkeit des Ausbildungsstandes nach dem Gesetz über den Beruf des pharmazeutisch-technischen Assistenten,
6. das Zeugnis zum staatlich anerkannten Ausbildungsberuf als Drogist,
7. das Zeugnis zum staatlich anerkannten Ausbildungsberuf als Apothekenhelfer oder als pharmazeutisch-

kaufmännischer Angestellter/pharmazeutisch-kauf-
männische Angestellte.

Satz 1 gilt entsprechend für Erlaubnisse als Pharmazieingenieur, Apothekenassistent, Pharmazeutischer Assistent oder
Apothekenfacharbeiter, die vor dem Wirksamwerden des Beitritts nach den Vorschriften der Deutschen Demokratischen
Republik erteilt worden sind oder nach Wirksamwerden des
Beitritts in dem in Artikel 3 des Einigungsvertrages genannten Gebiet erteilt werden.

- **§ 11 Sonstiger Nachweis der Sachkenntnis**

Den Nachweis der Sachkenntnis im Einzelhandel mit freiverkäuflichen Arzneimitteln hat auch erbracht, wer nachweist,
daß er bis zum 1. Januar 1978 die Voraussetzungen

1. der Sachkunde für den Einzelhandel mit Arzneimitteln
   nach den Vorschriften des Gesetzes über die Berufsausübung im Einzelhandel und der Verordnung über den
   Nachweis der Sachkunde für den Einzelhandel, jeweils
   in ihrer bis zum 1. Januar 1978 geltenden Fassung,
   oder
2. der Sachkenntnis als Herstellungsleiter nach § 14
   Abs. 1 Nr. 2 des Arzneimittelgesetzes 1961

erfüllt hat.

- **§ 12**

(weggefallen)

- **§ 13 Inkrafttreten**

Die §§ 10 und 11 treten mit Wirkung vom 1. Januar 1978 in
Kraft. Im übrigen tritt diese Verordnung am Tag nach der
Verkündung in Kraft.

- - **Anlage (zu § 7 Abs. 3)**
    (Fundstelle des Originaltextes: BGBl. I 1978, 756)

Prüfungszeugnis

über die Sachkenntnis im Einzelhandel mit freiverkäuflichen
Arzneimitteln nach § 50 des Arzneimittelgesetzes

_____

(Familienname und Vornamen)

geboren am _____

in _____

hat die Prüfung der Sachkenntnis im Einzelhandel mit freiverkäuflichen Arzneimitteln

am _____

bestanden.

_____ ,

den _____
_____
_____

(Unterschrift)
(Unterschrift)
(Siegel)

Anhang 6
Verordnung über diätetische Lebensmittel (Diätverordnung)

1 Erster Abschnitt Allgemeine Vorschriften

- § 1

(1) Diätetische Lebensmittel sind Lebensmittel, die für eine besondere Ernährung bestimmt sind.

(2) Lebensmittel sind für eine besondere Ernährung bestimmt, wenn sie

1. den besonderen Ernährungserfordernissen folgender Verbrauchergruppen entsprechen:
   a. bestimmter Gruppen von Personen, deren Verdauungs- oder Resorptionsprozess oder Stoffwechsel gestört ist oder
   b. bestimmter Gruppen von Personen, die sich in besonderen physiologischen Umständen befinden und deshalb einen besonderen Nutzen aus der kontrollierten Aufnahme bestimmter in der Nahrung enthaltener Stoffe ziehen können, oder
   c. gesunder Säuglinge oder Kleinkinder,
2. sich für den angegebenen Ernährungszweck eignen und mit dem Hinweis darauf in den Verkehr gebracht werden, dass sie für diesen Zweck geeignet sind, und
3. sich auf Grund ihrer besonderen Zusammensetzung oder des besonderen Verfahrens ihrer Herstellung deutlich von den Lebensmitteln des allgemeinen Verzehrs unterscheiden.

(3) Im Sinne dieser Verordnung sind:

1. Beikost:
   Lebensmittel außer Milch, die den besonderen Ernährungsanforderungen gesunder Säuglinge und Kleinkinder entsprechen und die zur Ernährung von Säuglingen während der Entwöhnungsperiode und zur Ernährung von Säuglingen und Kleinkindern während der allmählichen Umstellung auf normale Kost bestimmt sind.
2. Getreidebeikost:
   Beikost aus
   a. einfachen Getreideerzeugnissen, die mit Milch oder anderen geeigneten nahrhaften Flüssigkeiten zubereitet sind oder zubereitet werden müssen,
   b. Getreideerzeugnissen mit einem zugesetzten proteinreichen Lebensmittel, die mit Wasser oder anderen eiweißfreien Flüssigkeiten zubereitet sind oder zubereitet werden müssen,
   c. Teigwaren, die nach dem Kochen in siedendem Wasser oder anderen geeigneten Flüssigkeiten verzehrt werden, oder
   d. Zwiebacken oder Keksen, die entweder als solche oder nach dem Zerkleinern unter Zusatz von Wasser, Milch oder anderen geeigneten Flüssigkeiten verzehrt werden.

(4) Im Sinne dieser Verordnung sind Lebensmittel für kalorienarme Ernährung zur Gewichtsverringerung Erzeugnisse, die als Ersatz für eine ganze Tagesration oder als Ersatz für eine oder mehrere Mahlzeiten im Rahmen der Tagesration bestimmt sind und einen begrenzten Energiegehalt und eine besondere Zusammensetzung aufweisen.

(4a) Im Sinne dieser Verordnung sind diätetische Lebensmittel für besondere medizinische Zwecke (bilanzierte Diäten) Erzeugnisse, die auf besondere Weise verarbeitet oder formuliert und für die diätetische Behandlung von Patienten bestimmt sind. Sie dienen der ausschließlichen oder teilweisen Ernährung von Patienten mit eingeschränkter, behinderter oder gestörter Fähigkeit zur Aufnahme, Verdauung, Resorption, Verstoffwechslung oder Ausscheidung gewöhnlicher Lebensmittel oder bestimmter darin enthaltener Nährstoffe oder ihrer Metaboliten oder der Ernährung von Patienten mit einem sonstigen medizinisch bedingten Nährstoffbedarf, für deren diätetische Behandlung eine Modifizierung der normalen Ernährung, andere Lebensmittel für eine besondere Ernährung oder eine Kombination aus beiden nicht ausreichen. Bilanzierte Diäten werden unterteilt in

1. vollständige bilanzierte Diäten
   a. mit einer Nährstoff-Standardformulierung oder
   b. mit einer für bestimmte Beschwerden spezifischen oder für eine bestimmte Krankheit oder Störung angepassten Nährstoffformulierung,

   die bei Verwendung nach den Anweisungen des Herstellers die einzige Nahrungsquelle für Personen, für die sie bestimmt sind, darstellen können und

2. ergänzende bilanzierte Diäten
   a. mit einer Nährstoff-Standardformulierung oder
   b. mit einer für bestimmte Beschwerden spezifischen oder für eine bestimmte Krankheit oder Störung angepassten Nährstoffformulierung,

   die sich nicht für die Verwendung als einzige Nahrungsquelle eignen.

(5) Diätetisches Lebensmittel ist auch Kochsalzersatz.

(6) Im Sinne dieser Verordnung sind:

1. Säuglinge: Kinder unter zwölf Monaten;
2. Kleinkinder: Kinder zwischen einem Jahr und drei Jahren;
3. Säuglingsanfangsnahrung: Lebensmittel, die für die besondere Ernährung von Säuglingen während der ersten Lebensmonate bestimmt sind und für sich allein den Ernährungserfordernissen dieser Säuglinge bis zur Einführung angemessener Beikost entsprechen;
4. Folgenahrung: Lebensmittel, die für die besondere Ernährung von Säuglingen ab Einführung einer angemessenen Beikost bestimmt sind und den größten flüssigen Anteil einer nach und nach abwechslungsreicheren Kost für diese Säuglinge darstellen.

(7) Zusatzstoffe im Sinne dieser Verordnung sind Stoffe im Sinne des § 2 Abs. 3 Satz 1 und 2 des Lebensmittel- und Futtermittelgesetzbuches.

(8) Für »nährwertbezogene Angabe«, »gesundheitsbezogene Angabe« und »Angabe bezüglich der Reduzierung eines Krankheitsrisikos« im Sinne dieser Verordnung gelten die Begriffsbestimmungen in Artikel 2 Abs. 2 Nr. 4, 5 und 6 jeweils in Verbindung mit Artikel 2 Abs. 2 Nr. 1 der Verordnung (EG) Nr. 1924/2006 vom 20. Dezember 2006 über nährwert- und gesundheitsbezogene Angaben über Lebensmittel (ABl. EU Nr. L 12 S. 3).

■ § 2

(1) Im Verkehr mit oder in der Werbung für andere als diätetische Lebensmittel (Lebensmittel des allgemeinen Verzehrs) dürfen

1. das Wort »diätetisch« allein oder in Verbindung mit anderen Worten,
2. Bezeichnungen, sonstige Angaben und Aufmachungen, die den Eindruck erwecken könnten, dass es sich um ein diätetisches Lebensmittel handelt,

nicht verwendet werden.

(2) Abweichend von Absatz 1 Nr. 2 dürfen Lebensmittel des allgemeinen Verzehrs, die

1. als vorgefertigte Krankenkost dazu bestimmt sind, in Krankenhäusern und vergleichbaren Einrichtungen unter ärztlicher Aufsicht ausgegeben zu werden, mit Hinweisen, aus denen sich die Eignung für einen besonderen Ernährungszweck im Sinne des § 1 ergibt, in den Verkehr gebracht werden,
2. für Säuglinge oder Kleinkinder geeignet sind, mit einem Hinweis darauf in den Verkehr gebracht werden.

Auf Lebensmittel des allgemeinen Verzehrs, die mit einem Hinweis nach Satz 1 Nr. 2 in den Verkehr gebracht werden, sind die §§ 4, 14, 19 und 22 entsprechend anzuwenden.

(3) Als Angabe im Sinne von Absatz 1 Nr. 2 gilt es nicht, wenn nur

1. die chemische Analyse, einzelne Analysenwerte oder der physiologische Brennwert von Lebensmitteln oder
2. Besonderheiten in der qualitativen und quantitativen Zusammensetzung eines Lebensmittels oder
3. die Broteinheiten bei Erzeugnissen, denen insgesamt höchstens 2 Hundertteile d-Glukose, Invertzucker, Disaccharide, Maltodextrine oder Glukosesirup, bezogen auf die verzehrfertige Zubereitung, zugesetzt sind,

angegeben werden.

(4) Spirituosen und entsprechend hergestellte Getränke mit einem Alkoholgehalt von weniger als 15 Prozent dürfen weder als diätetische Lebensmittel noch mit einem Hinweis auf einen besonderen Ernährungszweck gewerbsmäßig in den Verkehr gebracht werden.

■ § 3

(1) Abweichend von § 12 Abs. 2 Satz 2 des Lebensmittel- und Futtermittelgesetzbuches gelten die Verbote des § 12 Abs. 1 Nr. 1 und 7 des Lebensmittel- und Futtermittelgesetzbuches auch für diätetische Lebensmittel, soweit nicht nach Absatz 2 zulässige Aussagen verwendet werden.

(2) Zulässig ist bei

1. (weggefallen)
2. Lebensmitteln, die zur Behandlung von Störungen der Darmmotilität und der Darmflora sowie deren Folgeerscheinungen bei Säuglingen geeignet sind, die Aussage »Diätetisches Lebensmittel geeignet zur Behandlung der Säuglingsdyspepsie (Durchfallerkrankung beim Säugling) nur im Rahmen der ärztlichen Verordnung«; sofern sie zur Heilung geeignet sind, können sie zusätzlich als Heilnahrung bezeichnet werden,
3. a. Lebensmitteln zur Behandlung von Leberzell- oder Niereninsuffizienz, die im Eiweiß-, Aminosäure- und Elektrolytgehalt entsprechend angepasst sind,
   b. Lebensmitteln, die zur Behandlung von angeborenen Stoffwechselstörungen geeignet sind,

   die Aussage »Diätetisches Lebensmittel geeignet zur Behandlung von ..., nur unter ständiger ärztlicher Kontrolle verwenden«,
4. Lebensmitteln, die zur besonderen Ernährung bei
   a. Maldigestion oder Malabsorption,
   b. Störungen der Nahrungsaufnahme,

c. Diabetes mellitus,
d. chronisch entzündlichen Darmerkrankungen oder prä- oder postoperativer Behandlung bei Operationen des Darmes,
e. chronischer Pankreatitis oder
f. Gicht

geeignet sind, die Aussage »zur besonderen Ernährung bei ... im Rahmen eines Diätplanes«; bei diätetischen Lebensmitteln für Diabetiker kann auf diese Personengruppe in Verbindung mit der Bezeichnung zusätzlich hingewiesen werden.

§ 4

(1) Diätetische Lebensmittel, die zur Abgabe an den Verbraucher bestimmt sind, dürfen gewerbsmäßig nur in Fertigpackungen in den Verkehr gebracht werden; dies gilt mit Ausnahme von Süßstoffen nicht, sofern diätetische Lebensmittel zum Verzehr an Ort und Stelle abgegeben werden. Dem Verbraucher stehen Gaststätten, Einrichtungen zur Gemeinschaftsverpflegung sowie Gewerbetreibende, soweit sie Lebensmittel zum Verbrauch innerhalb ihrer Betriebsstätte beziehen, gleich.

(2) Abweichend von Absatz 1 Halbsatz 1 dürfen diätetische Fleischerzeugnisse, frische Backwaren für Diabetiker sowie diätetischer Käse lose, auch im Anschnitt, an den Verbraucher abgegeben werden.

§ 4a

(1) Wer eine bilanzierte Diät im Sinne des § 1 Abs. 4a, eine Säuglingsanfangsnahrung im Sinne des § 1 Abs. 6 Nr. 3 oder ein diätetisches Lebensmittel, das nicht zu einer der in Anlage 8 aufgeführten Gruppen von diätetischen Lebensmitteln gehört, als Hersteller oder Einführer in den Verkehr bringen will, hat dies spätestens beim ersten Inverkehrbringen dem Bundesamt für Verbraucherschutz und Lebensmittelsicherheit unter Vorlage eines Musters des für das Erzeugnis verwendeten Etiketts anzuzeigen.

(2) Wurde das diätetische Lebensmittel bereits in einem anderen Mitgliedstaat der Europäischen Union in den Verkehr gebracht, so ist in der Anzeige nach Absatz 1 zusätzlich die Behörde des anderen Mitgliedstaates anzugeben, bei der die erste Anzeige erfolgt ist.

(3) Das Bundesamt für Verbraucherschutz und Lebensmittelsicherheit übermittelt die Anzeige unverzüglich dem Bundesministerium für Ernährung, Landwirtschaft und Verbraucherschutz und den für die Lebensmittelüberwachung zuständigen obersten Landesbehörden.

(4) Das Bundesamt für Verbraucherschutz und Lebensmittelsicherheit prüft, ob das diätetische Lebensmittel, das nicht zu einer in Anlage 8 aufgeführten Gruppen von diätetischen Lebensmitteln gehört, den Anforderungen des § 1 Abs. 2 entspricht und unterrichtet die in Absatz 3 genannten Behörden über das Prüfergebnis.

(5) Soweit dies für die Prüfung nach Absatz 4 erforderlich ist, kann das Bundesamt für Verbraucherschutz und Lebensmittelsicherheit vom Hersteller oder Einführer die Vorlage der wissenschaftlichen Arbeiten und Daten verlangen, aus denen sich ergibt, dass das angemeldete Erzeugnis den Anforderungen des § 1 Abs. 2 entspricht. Sind die betreffenden Arbeiten in einer leicht zugänglichen Veröffentlichung erschienen, so genügt ein Hinweis auf diese Veröffentlichung.

(6) Hat das Bundesamt für Verbraucherschutz und Lebensmittelsicherheit festgestellt, dass das angezeigte Erzeugnis den Anforderungen des § 1 Abs. 2 nicht entspricht, so kann das Bundesamt Verbraucherschutz und Lebensmittelsicherheit das Inverkehrbringen des Erzeugnisses als diätetisches Lebensmittel vorläufig untersagen oder mit Auflagen versehen.

2   Zweiter Abschnitt Zusatzstoffe und andere Stoffe zur Verwendung in diätetischen Lebensmitteln

▪ § 5

(1) Bei der Gewinnung, Herstellung und Zubereitung diätetischer Lebensmittel dürfen Zusatzstoffe nur nach Maßgabe dieser Verordnung zugesetzt werden.

(2) Die Verwendung von Trinkwasser, das nach der Trinkwasser-Aufbereitungs-Verordnung aufbereitet ist, gilt nicht als Zusatz von Zusatzstoffen im Sinne dieser Verordnung.

▪ § 6

Für die Verwendung von Zusatzstoffen in diätetischen Lebensmitteln zu technologischen Zwecken gilt die Zusatzstoff-Zulassungsverordnung. Zusätzlich zu den dort zugelassenen Zusatzstoffen sind für diätetische Lebensmittel, ausgenommen diätetische Lebensmittel für Säuglinge oder Kleinkinder die in Anlage 5 Nr. 2 der Aromenverordnung aufgeführten Stoffe als geschmacksbeeinflussende Stoffe für Aromen zugelassen, sofern sie dazu bestimmt sind, einem technologischen Zweck zu dienen. Der Gehalt an diesen Zusatzstoffen darf die in Anlage 5 Nr. 2 der Aromenverordnung festgesetzten Höchstmengen nicht überschreiten.

▪ § 7

(1) Es werden

1.   für diätetische Lebensmittel, ausgenommen Säuglingsanfangsnahrung und Folgenahrung nach § 14c und Beikost nach § 14d, die in Anlage 2,

2.   für Säuglingsanfangsnahrung und Folgenahrung nach § 14c und Beikost nach § 14d die in Anlage 9 unter Beachtung der dort festgesetzten Beschränkungen

aufgeführten Zusatzstoffe zugelassen, sofern sie dazu bestimmt sind, einem ernährungsphysiologischen oder diätetischen Zweck zu dienen. Die Zulassung gilt, sofern in Anlage 2 Spalte 2 die Verwendung eines Stoffes auf bestimmte diätetische Lebensmittel beschränkt wird, nur für diese diätetischen Lebensmittel. Die in Anlage 2 angegebenen Höchstmengen dürfen nicht überschritten werden.

(2) Sofern in Anlage 2 für dort aufgeführte Zusatzstoffe Mindestmengen angegeben sind, dürfen diätetische Lebensmittel mit einem Zusatz der für diese Verwendungszwecke zugelassenen Zusatzstoffe gewerbsmäßig nur in den Verkehr gebracht werden, wenn die angegebenen Mindestmengen nicht unterschritten sind.

▪ § 7a

Es ist verboten, bei der Herstellung diätetischer Lebensmittel, ausgenommen Säuglingsanfangsnahrung und Folgenahrung nach § 14c und Beikost nach § 14d, andere Stoffe, die keine Zusatzstoffe im Sinne des § 2 Abs. 3 des Lebensmittel- und Futtermittelgesetzbuches sind, als die jeweils in Anlage 2 Kategorie 1 bis 6 genannten und mit einem Stern gekennzeichneten Stoffe zu ernährungsphysiologischen oder diätetischen Zwecken zu verwenden. Sofern in Anlage 2 Spalte 2 die Verwendung eines Stoffes auf bestimmte diätetische Lebensmittel beschränkt wird, darf dieser Stoff nur in diesen diätetischen Lebensmitteln verwendet werden.

▪ § 7b

(1) Alle in Anlagen 2 und 9 aufgeführten Stoffe dürfen diätetischen Lebensmitteln in Art und Menge nur so zugesetzt werden, dass diese den besonderen Ernährungserfordernissen der Personengruppe entsprechen, für die sie bestimmt sind. § 7 Abs. 1 Satz 3 und Abs. 2 bleibt unberührt. Der Hersteller oder Importeur hat auf Verlangen der in § 4a Abs. 1 genannten Behörde die wissenschaftlichen Arbeiten und Daten vorzulegen, die nach dem Stand der Wissenschaft die Eignung der zu ernährungsphysiologischen oder diätetischen Zwecken zugesetzten Stoffe für die entsprechende Personengruppe belegen. Liegt die entsprechende Arbeit in einer leicht zugänglichen Veröffentlichung vor, so genügt ein Hinweis darauf.

(2) Die in Anlagen 2 und 9 genannten Stoffe müssen den in der Zusatzstoff-Verkehrsverordnung festgelegten Reinheitsanforderungen entsprechen. Für Stoffe der Anlage 2 und 9, die nicht in der Zusatzstoff-Verkehrsverordnung aufgeführt sind, gelten die nach den allgemein anerkannten Regeln der Technik erreichbaren Reinheitsanforderungen.

▪ § 8

weggefallen)

▪ § 8a

(weggefallen)

▪ § 9

(1) Als Kochsalzersatz werden die in der Anlage 3 aufgeführten Zusatzstoffe zugelassen. Der Gehalt an Adipinsäure und Adipaten, berechnet als Adipinsäure, darf 60 Gramm in einem Kilogramm Kochsalzersatz nicht überschreiten. Kochsalzersatz darf, auch in jodierter Form, zur Herstellung diätetischer Lebensmittel, die für Natriumempfindliche bestimmt sind, verwendet werden.

(2) Die in Nummer 1 der Anlage 3 genannten Magnesiumverbindungen sind nur zugelassen, wenn sie mit mindestens einer der in der Anlage 3 genannten nicht magnesiumhaltigen Verbindungen vermischt sind. Die Mischung darf an Magnesiumverbindungen, berechnet als Magnesiumkationen, nicht mehr als 20 Hundertteile des Gesamtgehalts an Kalium- und Calciumkationen enthalten.

(3) Die in Nummer 3 der Anlage 3 genannten Salze des Cholins sind nur zugelassen, wenn sie mit mindestens einer der in der Anlage 3 genannten nicht cholinhaltigen Verbindungen vermischt sind. Die Mischung darf nicht mehr als 3 Hundertteile Cholin enthalten.

▪ § 10

(weggefallen)

3 Dritter Abschnitt Sondervorschriften für bestimmte Lebensmittel

§ 11

(1) Wer jodierten Kochsalzersatz, andere diätetische Lebensmittel mit einem Zusatz von Jodverbindungen oder diätetische Lebensmittel, die zur Verwendung als bilanzierte Diät bestimmt sind, herstellen will, bedarf der Genehmigung. Die Genehmigung wird für eine bestimmte Betriebsstätte erteilt.

(2) Die Genehmigung wird nur erteilt, wenn derjenige, unter dessen Leitung die in Absatz 1 genannten Lebensmittel hergestellt werden sollen, die erforderliche Sachkunde und Zuverlässigkeit besitzt und wenn der Betrieb mit den Einrichtungen ausgestattet ist, die zur sachgemäßen Herstellung dieser Lebensmittel, insbesondere zu richtiger Dosierung und gleichmäßiger Durchmischung, notwendig sind.

§ 11a

(1) Die in § 11 Abs. 1 genannten Lebensmittel dürfen in den Geltungsbereich dieser Verordnung nur verbracht werden, wenn für die Sendung in dem für eine Abfertigung zum freien Verkehr, zur Zollgutlagerung in einem offenen Zollager, zur aktiven Veredelung, zur Umwandlung oder zur Verwendung maßgebenden Zeitpunkt eine Bescheinigung nach dem Muster der Anlage 4 vorgelegt wird. Als Sendung gilt die Warenmenge, auf die sich die amtliche Bescheinigung bezieht. Die Bescheinigung muss in dreifacher Ausfertigung von der zuständigen Behörde des Herkunftslandes ausgestellt und in deutscher Sprache abgefasst sein; die Urschrift wie auch die Mehrausfertigungen sind als solche zu kennzeichnen. Eine Mehrausfertigung der Bescheinigung ist von der Zolldienststelle auf Kosten des Verfügungsberechtigten der für den Ort der Zollabfertigung zuständigen Stelle der amtlichen Lebensmittelüberwachung zuzuleiten.

(2) Einer Vorlage der Bescheinigung nach Absatz 1 bedarf es nicht, wenn entsprechende Lebensmittel des gleichen Herstellers bereits mit einer Bescheinigung nach Absatz 1 in den Geltungsbereich dieser Verordnung verbracht worden sind und der Sendung eine schriftliche Erklärung des Herstellers beigefügt ist. Aus dieser Erklärung muss sich die Übereinstimmung der Lebensmittel mit den bereits verbrachten Lebensmitteln sowie die für den Ort der ersten Zollabfertigung zuständige Stelle der amtlichen Lebensmittelüberwachung ergeben.

(3) Absatz 1 gilt nicht für jodierten Kochsalzersatz und andere diätetische Lebensmittel mit einem Zusatz von Jodverbindungen, die in einem anderen Mitgliedstaat der Europäischen Union oder einem anderen Vertragsstaat des Abkommens über den Europäischen Wirtschaftsraum rechtmäßig hergestellt und rechtmäßig in den Verkehr gebracht werden oder aus einem Drittland stammen und sich in einem Mitgliedstaat der Europäischen Union oder einem anderen Vertragsstaat des Abkommens über den Europäischen Wirtschaftsraum rechtmäßig im Verkehr befinden.

§ 12

(1) Diätetische Lebensmittel für Diabetiker müssen folgenden Anforderungen entsprechen:

1. Der Gehalt an Fett oder Alkohol darf gegenüber vergleichbaren Lebensmitteln des allgemeinen Verzehrs nicht erhöht sein,

2. d-Glukose, Invertzucker, Disaccharide, Maltodextrine und Glukosesirup dürfen nicht zugesetzt sein; an Stelle dieser Stoffe dürfen nur Fructose sowie Süßungsmittel nach Maßgabe der Anlage 2 der Zusatzstoff-Zulassungsverordnung zugesetzt sein.

(2) Abweichend von Absatz 1 Nr. 2 dürfen:

1. Laktose für Süßstoffe als Trägerstoff zugesetzt sein, sofern die Mischung eine mindestens zwanzigfache Süßkraft im Verhältnis zu Saccharose hat,

2. Maltodextrine als Trägerstoff zugesetzt sein, sofern der Anteil am verzehrfertigen Lebensmittel nicht mehr als zwei Hundertteile beträgt,

3. Fructosesirup mit einem Gehalt von höchstens 5 Hundertteilen d-Glukose in der Trockenmasse zugesetzt sein, sofern es sich um einen technologisch unvermeidbaren Restgehalt handelt.

(3) Als diätetische Lebensmittel für Diabetiker dürfen

1. Mahlzeiten nur, wenn sie den Anforderungen des § 14a entsprechen,

2. Brot nur mit einem Brennwert von höchstens 840 Kilojoule oder 200 Kilokalorien pro 100 Gramm,

3. Bier nur mit einem Gehalt von nicht mehr als 0,75 Gramm der in Absatz 1 Nr. 2 genannten Kohlenhydrate in 100 Millilitern

gewerbsmäßig hergestellt und in den Verkehr gebracht werden; Absatz 1 bleibt unberührt.

§ 13

(1) Diätetische Lebensmittel für Natriumempfindliche dürfen gewerbsmäßig nur hergestellt und in den Verkehr gebracht werden, wenn sie folgenden Anforderungen entsprechen:

1. Bei Lebensmitteln, ausgenommen Getränken, darf der Natriumgehalt die Menge von 120 Milligramm pro 100 Gramm des verzehrfertigen Lebensmittels nicht überschreiten,

2. bei Getränken, ausgenommen natürlichem Mineralwasser, darf der Natriumgehalt die Menge von 2 Milligramm pro 100 Milliliter des verzehrfertigen Lebensmittels nicht überschreiten.

Mit der Angabe »streng natriumarm«, auch ergänzt durch die Angabe »streng kochsalzarm«, dürfen natriumarme diätetische Lebensmittel, ausgenommen Getränke, nur gekennzeichnet werden, wenn der Gehalt an Natrium 40 Milligramm pro 100 Gramm des verzehrfertigen Lebensmittels nicht übersteigt.

(2) Stoffe, die keine Zusatzstoffe sind, dürfen unvermischt oder nach Vermischung mit anderen Lebensmitteln als

Kochsalzersatz nur gekennzeichnet werden, wenn sie kein Natrium enthalten.

(3) Erzeugnisse, die auf der Grundlage von Kochsalz, natriumhaltigem Quellensalz oder Meersalz hergestellt sind, dürfen als diätetische Lebensmittel nur in den Verkehr gebracht werden, wenn sie durch die Angabe »kein Kochsalzersatz« in Verbindung mit der Bezeichnung des Erzeugnisses gekennzeichnet sind.

▪ § 14

(1) Diätetische Lebensmittel für Säuglinge oder Kleinkinder müssen folgenden Anforderungen entsprechen:

1. sie dürfen, soweit andere lebensmittelrechtliche Vorschriften keine strengeren Regelungen treffen,
   a. an Pflanzenschutz-, Schädlingsbekämpfungs- und Vorratsschutzmitteln vorbehaltlich der Buchstaben b und c jeweils nicht mehr als 0,01 Milligramm pro Kilogramm enthalten,
   b. bezüglich der in Anlage 22 aufgeführten Stoffe keine Rückstände aufweisen, die die dort jeweils genannten Höchstgehalte überschreiten,
   c. nicht aus Erzeugnissen hergestellt werden, bei deren Erzeugung die in Anlage 23 aufgeführten Pflanzenschutz-, Schädlingsbekämpfungs- und Vorratsschutzmittel angewendet wurden; als nicht angewendet gelten diese Mittel, wenn die für sie in Anlage 23 festgesetzten Rückstandshöchstgehalte nicht überschritten sind;
   der Wert nach Buchstabe a und die Werte nach Buchstabe b beziehen sich im Falle von Getreidebeikost und anderer Beikost für Säuglinge und Kleinkinder sowie im Falle von Säuglingsanfangsnahrung und Folgenahrung auf das verzehrfertig angebotene oder nach den Anweisungen des Herstellers zubereitete Erzeugnis;
2. vorbehaltlich des Artikels 1 in Verbindung mit Anhang I Abschnitt 1 Nr. 1.5 der Verordnung (EG) Nr. 466/2001 der Kommission vom 8. März 2001 zur Festsetzung der Höchstgehalte für bestimmte Kontaminanten in Lebensmitteln (ABl. EG Nr. L 77 S. 1), zuletzt geändert durch die Verordnung (EG) Nr. 684/2004 der Kommission vom 13. April 2004 (ABl. EU Nr. L 106 S. 6), darf ihr Gehalt an Nitrat 250 Milligramm pro Kilogramm, bezogen auf das verzehrfertige Erzeugnis, nicht überschreiten;
3. bei Verwendung von Milch, Milcherzeugnissen oder Milchbestandteilen dürfen Bakterienhemmstoffe mit biologischen Untersuchungsverfahren nicht nachweisbar sein.

(2) Diätetische Lebensmittel für Säuglinge oder Kleinkinder müssen ferner folgenden Anforderungen entsprechen:

1. in ihnen enthaltene Getreideanteile oder Getreideerzeugnisse müssen frei von Rückständen an Schleif- und Poliermitteln und frei von groben Spelzensplittern sein;
2. ihr Gehalt an in Salzsäure unlöslichen mineralischen Bestandteilen darf 0,1 Hundertteile nicht überschreiten;
3. in Backwaren darf nach dem Backprozess der Gehalt an wasserlöslichen Kohlenhydraten, die durch den Stärke-

abbau im Back- und Röstprozess sowie durch enzymatischen Abbau entstanden sind, nicht weniger als 12 Hundertteile betragen;

4. sind sie unter Verwendung von Milch, Milcherzeugnissen oder Milchbestandteilen hergestellt, so dürfen
   a. in 1,0 Milliliter eines genussfertig in den Verkehr gebrachten Lebensmittels nicht mehr als 10.000 Keime, in 1,0 Gramm eines trocken oder eingedickt in den Verkehr gebrachten Lebensmittels nicht mehr als 50.000 Keime nachweisbar sein, wobei in sauren Milcherzeugnissen die diesen wesenseigentümlichen Bakterienarten nicht zu berücksichtigen sind,
   b. in 1,0 Milliliter des genussfertig oder in 0,1 Gramm des trocken oder eingedickt in den Verkehr gebrachten Lebensmittels nicht mehr als 150 aerobe sporenbildende oder andere eiweißlösende Bakterien (Kaseolyten) züchtbar sein;
5. sie müssen, wenn sie zur Verwendung als Kinderzucker, Nährzucker oder Aufbauzucker in den Verkehr gebracht werden, aus einem Gemisch von Monosacchariden, Disacchariden, höheren Oligosacchariden und Polysacchariden bestehen, wobei der Gehalt an Monosacchariden nicht mehr als 15 Hundertteile betragen darf; davon abweichend müssen Erzeugnisse, die nicht ausschließlich für gesunde Säuglinge oder Kleinkinder bestimmt sind, aus Stärkeabbauprodukten bestehen, wobei der Gehalt an Maltose nicht weniger als 20 Hundertteile und nicht mehr als 50 Hundertteile betragen darf; diese Vorschriften gelten nicht für Malzextrakt;
6. vorbehaltlich des Artikels 1 in Verbindung mit Anhang I Abschnitt 2 Nr. 2.1.5, 2.1.6 und 2.1.7 der Verordnung (EG) Nr. 466/2001 darf ihr Gehalt an Aflatoxinen B1, B2, G1, G2 einzeln oder insgesamt den Wert von 0,05 Mikrogramm pro Kilogramm und von Aflatoxin M1 den Wert von 0,01 Mikrogramm pro Kilogramm, jeweils bezogen auf das verzehrfertige Erzeugnis, nicht überschreiten.

(3) Es dürfen zur Herstellung von diätetischen Lebensmitteln für Säuglinge oder Kleinkinder nicht verwendet werden

1. Maiserzeugnisse (Mais zum direkten Verzehr und verarbeitete Maiserzeugnisse), sofern ihr Gehalt an Fumonisinen (B1 und B2) einzeln oder insgesamt den Wert von 100 Mikrogramm pro Kilogramm,
2. Getreideerzeugnisse (Getreidekörner zum direkten Verzehr und verarbeitete Getreideerzeugnisse), sofern ihr Gehalt an
   a. Zearalenon den Wert von 20 Mikrogramm pro Kilogramm,
   b. Deoxynivalenol den Wert von 100 Mikrogramm pro Kilogramm
   überschreitet.

▪ § 14a

(1) Lebensmittel für kalorienarme Ernährung zur Gewichtsverringerung dürfen gewerbsmäßig nur hergestellt und in den Verkehr gebracht werden, wenn bei dem Zusatz von

Zusatzstoffen und anderen Stoffen zu ernährungsphysiologischen oder diätetischen Zwecken zu Lebensmitteln die §§ 7, 7a und 7b beachtet worden sind.

(2) Lebensmittel für kalorienarme Ernährung zur Gewichtsverringerung dürfen gewerbsmäßig nur hergestellt und in den Verkehr gebracht werden, wenn sie in ihrer Zusammensetzung den in Anlage 17 festgelegten Anforderungen entsprechen.

(3) Lebensmittel für kalorienarme Ernährung zur Gewichtsverringerung, die zum Ersatz einer Tagesration bestimmt sind, dürfen gewerbsmäßig nur in einer alle Bestandteile enthaltenden Fertigpackung in den Verkehr gebracht werden.

(4) Die Absätze 2 und 3 gelten nicht für diätetische zur Verwendung als Tagesration oder als Mahlzeit bestimmte Lebensmittel, die nach ärztlicher Anweisung im Einzelfall hergestellt und im Rahmen einer Verpflegung in Krankenhäusern oder vergleichbaren Einrichtungen unter ärztlicher Kontrolle verabfolgt werden, sofern die abweichende Zusammensetzung auf Grund medizinischer Indikation geboten ist.

■ **§ 14b**

(1) Die Herstellung von bilanzierten Diäten hat auf vernünftigen medizinischen und diätetischen Grundsätzen zu beruhen. Bilanzierte Diäten müssen sich gemäß den Anweisungen des Herstellers sicher und nutzbringend verwenden lassen und wirksam sein in dem Sinne, dass sie den besonderen Ernährungserfordernissen der Personen, für die sie bestimmt sind, entsprechen. Sie dürfen nur unter ärztlicher Aufsicht verwendet werden.

(2) Vollständige bilanzierte Diäten im Sinne des § 1 Abs. 4a Satz 3 Nr. 1 dürfen gewerbsmäßig nur hergestellt und in den Verkehr gebracht werden, wenn sie die in Anlage 6 aufgeführten Stoffe enthalten und den dort festgelegten altersabhängigen Anforderungen entsprechen.

(3) Ergänzende bilanzierte Diäten im Sinne des § 1 Abs. 4a Satz 3 Nr. 2 dürfen gewerbsmäßig nur hergestellt und in den Verkehr gebracht werden, wenn der Gehalt an den Stoffen der Anlage 6 die dort aufgeführten Höchstmengen nicht überschreitet und den dort festgelegten altersabhängigen Anforderungen entspricht.

(4) Die in Anlage 6 festgelegten Mengenbegrenzungen gelten auch bei einem Zusatz von durch § 7 in Verbindung mit Anlage 2 zugelassenen Zusatzstoffen und anderen Stoffen zu ernährungsphysiologischen oder diätetischen Zwecken nach § 7a in Verbindung mit Anlage 2.

(5) Ist bei bilanzierten Diäten eine Bedarfsanpassung für besondere Ernährungserfordernisse notwendig, kann von den nach Anlage 6 einzuhaltenden Höchstmengen und Mindestmengen abgewichen werden. Die Kennzeichnung des Lebensmittels muss einen Hinweis auf diese Abweichungen sowie die Begründung hierfür enthalten.

(6) Bilanzierte Diäten, die für Säuglinge bestimmt sind, müssen in ihrer Zusammensetzung, mit Ausnahme der in Anlage 6 genannten Nährstoffe, den Anforderungen für Säuglingsanfangs- und Folgenahrung nach Anlage 10 und 11 entsprechen, sofern die besondere Zweckbestimmung dem nicht entgegensteht.

■ **§ 14c**

(1) Säuglingsanfangsnahrung und Folgenahrung dürfen gewerbsmäßig nur hergestellt und in den Verkehr gebracht werden, wenn

1. zu ihrer Herstellung keine anderen als die in Anlage 9 aufgeführten Stoffe und Stoffverbindungen unter Beachtung der dort festgesetzten Einschränkungen verwendet worden sind, um die Anforderungen für Vitamine, Mineralstoffe, Aminosäuren und sonstige Stickstoffverbindungen sowie sonstige Stoffe für besondere Ernährungszwecke zu erfüllen, und

2. für die Zubereitung des verzehrfertigen Lebensmittels allenfalls der Zusatz von Wasser erforderlich ist.

(2) Säuglingsanfangsnahrung darf gewerbsmäßig ferner, vorbehaltlich des Absatzes 3, nur hergestellt und in den Verkehr gebracht werden, wenn

1. zu ihrer Herstellung als Proteinquellen keine anderen als die in Anlage 10 Nr. 2 bestimmten Proteinquellen sowie ferner nur solche Zutaten verwendet worden sind, deren Eignung für die besondere Ernährung von Säuglingen von der Geburt an durch allgemein anerkannte wissenschaftliche Erkenntnisse nachgewiesen ist, und

2. sie in ihrer Zusammensetzung den in Anlage 10 festgelegten Mindestmengen und Höchstmengen, bezogen auf das verzehrfertige Erzeugnis, sowie den sonstigen dort festgelegten Verwendungsbeschränkungen von Zutaten und den zusätzlich aufgeführten sonstigen Anforderungen an die Zusammensetzung entspricht; für die Berechnung der Mindest- und Höchstmengen der Bestandteile sind die in Anlage 12 festgelegten Werte von Aminosäuren in Muttermilch zugrunde zu legen.

Die Eignung im Sinne des Satzes 1 Nr. 1 wird nachgewiesen durch eine systematische Auswertung der verfügbaren Daten in Bezug auf die erwarteten Vorteile und in Bezug auf Sicherheitserwägungen sowie gegebenenfalls durch entsprechende Studien, die unter Zugrundelegung von in Fachkreisen allgemein anerkannten Empfehlungen zur Konzeption und Durchführung solcher Studien durchgeführt worden sind.

(3) Sofern die Säuglingsanfangsnahrung nach Absatz 2 aus den

1. in Anlage 10 Nr. 2.1 definierten Kuhmilchproteinen mit einem Proteingehalt zwischen dem Mindestwert und 0,5 g/100 kJ (2 g/100 kcal) oder

2. den in Anlage 10 Nr. 2.2 definierten Proteinhydrolysaten mit einem Proteingehalt zwischen dem Mindestwert und 0,56 g/100 kJ (2,25 g/100 kcal)

hergestellt worden ist, darf sie nur in den Verkehr gebracht werden, wenn ihre Eignung für die besondere Ernährung von Säuglingen durch entsprechende Studien nachgewiesen ist, die unter Zugrundelegung von in Fachkreisen allgemein anerkannten Empfehlungen zur Konzeption und Durchführung solcher Studien durchgeführt worden sind. Erzeugnisse nach Satz 1 Nr. 2 müssen den in Anlage 24 festgelegten Spezifikationen entsprechen.

(4) Folgenahrung darf gewerbsmäßig ferner nur hergestellt und in den Verkehr gebracht werden, wenn

1. zu ihrer Herstellung als Proteinquellen keine anderen als die in Anlage 11 Nr. 2 bestimmten Proteinquellen sowie

ferner nur solche Zutaten verwendet worden sind, deren Eignung für die besondere Ernährung von Säuglingen, die älter als sechs Monate sind, durch allgemein anerkannte wissenschaftliche Erkenntnisse nachgewiesen ist, und

2. sie in ihrer Zusammensetzung den in Anlage 11 festgelegten Mindestmengen und Höchstmengen, bezogen auf das verzehrfertige Erzeugnis, sowie den sonstigen dort festgelegten Verwendungsbeschränkungen und den zusätzlich aufgeführten sonstigen Anforderungen an die Zusammensetzung entspricht; für die Berechnung der Mindest- und Höchstmengen der Bestandteile sind die in Anlage 12 festgelegten Werte von Aminosäuren in Muttermilch zugrunde zu legen.

Die Eignung im Sinne des Satzes 1 Nr. 1 wird nachgewiesen durch eine systematische Auswertung der verfügbaren Daten in Bezug auf die erwarteten Vorteile und in Bezug auf Sicherheitserwägungen sowie gegebenenfalls durch entsprechende Studien, die unter Zugrundelegung von in Fachkreisen allgemein anerkannten Empfehlungen zur Konzeption und Durchführung solcher Studien durchgeführt worden sind.

■ § 14d

(1) Beikost darf gewerbsmäßig nur aus Zutaten hergestellt werden, die nach den allgemein anerkannten wissenschaftlichen Erkenntnissen für die besondere Ernährung von Säuglingen und Kleinkindern geeignet sind.

(2) Beikost darf gewerbsmäßig nur hergestellt und in den Verkehr gebracht werden, wenn zu ihrer Herstellung keine anderen als die in Anlage 9 aufgeführten Stoffe und Stoffverbindungen unter Beachtung der dort festgesetzten Einschränkungen verwendet worden sind, um die Anforderungen für Vitamine, Mineralstoffe, Aminosäuren und sonstige Stickstoffverbindungen sowie sonstige Stoffe für besondere Ernährungszwecke zu erfüllen.

(3) Beikost darf gewerbsmäßig nur hergestellt und in den Verkehr gebracht werden, wenn die zugesetzten Vitamine, Mineralstoffe und Spurenelemente die in Anlage 18 festgelegten Höchstwerte, bei Kalium und Calcium bezogen auf das in den Verkehr gebrachte, im übrigen bezogen auf das verzehrfertige Erzeugnis, nicht überschreiten.

(4) Getreidebeikost darf gewerbsmäßig nur hergestellt und in den Verkehr gebracht werden, wenn sie in ihrer Zusammensetzung außerdem den in Anlage 19 festgelegten Anforderungen und Beschränkungen entspricht.

(5) In Anlage 20 beschriebene Beikost darf gewerbsmäßig nur hergestellt und in den Verkehr gebracht werden, wenn sie in ihrer Zusammensetzung außerdem den dort festgelegten Anforderungen und Beschränkungen entspricht.

■ § 14e

(weggefallen)

■ § 14f

(weggefallen)

4 Vierter Abschnitt Kenntlichmachung, Kennzeichnung und Werbung

Kenntlichmachung von Zusatzstoffen

■ § 15

(weggefallen)

■ § 16

(weggefallen)

■ § 17

(1) Bei diätetischen Lebensmitteln in Fertigpackungen, die nach der Lebensmittel-Kennzeichnungsverordnung zu kennzeichnen sind und denen nach § 7 zugelassene Zusatzstoffe und andere Stoffe zu ernährungsphysiologischen oder diätetischen Zwecken nach § 7a zugesetzt worden sind, ist die zugesetzte Menge an diesen Stoffen, bezogen auf 100 Gramm, bei Flüssigkeiten auf 100 Milliliter des Lebensmittels, anzugeben. Für die Kenntlichmachung zugesetzter Vitamine gilt § 8 Abs. 4 Satz 2 der Lebensmittel-Kennzeichnungsverordnung entsprechend.

(2) Bei diätetischen Lebensmitteln, die in Fertigpackungen im Sinne des § 1 Abs. 2 der Lebensmittel-Kennzeichnungsverordnung oder lose an den Verbraucher abgegeben werden und denen nach § 7 zugelassene Zusatzstoffe und andere Stoffe zu ernährungsphysiologischen oder diätetischen Zwecken nach § 7a zugesetzt worden sind, ist der Gehalt an diesen Stoffen durch die Angabe der Verkehrsbezeichnung und der Menge des Stoffes, bezogen auf 100 Gramm, bei Flüssigkeiten auf 100 Milliliter des Lebensmittels, kenntlich zu machen. Dem Verbraucher stehen Gaststätten, Einrichtungen zur Gemeinschaftsverpflegung sowie Gewerbetreibende, soweit sie Lebensmittel zum Verbrauch innerhalb ihrer Betriebsstätte beziehen, gleich.

■ § 18

Bei diätetischen Lebensmitteln sind ferner folgende Angaben anzubringen:

1. (weggefallen)
2. bei diätetischen Lebensmitteln, denen als Kochsalzersatz zugelassene Zusatzstoffe zugesetzt worden sind, die Angabe »mit Kochsalzersatz«,
3. (weggefallen)
4. bei diätetischen Lebensmitteln, denen jodierter Kochsalzersatz zugesetzt worden ist, die Angabe »mit jodiertem Kochsalzersatz«.

Allgemeine Kennzeichnung

▪ § 19

(1) Diätetische Lebensmittel dürfen gewerbsmäßig nur in Verkehr gebracht werden, wenn bei der Kennzeichnung angegeben sind:

1. die zu der Bezeichnung gehörenden besonderen ernährungsbezogenen Eigenschaften oder vorbehaltlich des § 3 der besondere Ernährungszweck;
2. die Besonderheiten in der qualitativen und quantitativen Zusammensetzung oder der besondere Herstellungsprozess, durch die das Erzeugnis seine besonderen ernährungsbezogenen Eigenschaften erhält;
3. der durchschnittliche Gehalt an verwertbaren Kohlenhydraten, Fetten und Eiweißstoffen jeweils entweder in Gramm, bezogen auf 100 Gramm, bei Flüssigkeiten auf 100 Milliliter des Lebensmittels, oder in Hundertteilen des Gewichts; der Angabe bedarf es nicht bei einem Gehalt von weniger als je einem Hundertteil;
4. der auf 100 Gramm, bei Flüssigkeiten auf 100 Milliliter des Lebensmittels bezogene durchschnittliche physiologische Brennwert in Kilojoule und Kilokalorien mit den Worten »... Kilojoule (... Kilokalorien)« oder »... kJ (... kcal)«; bei Erzeugnissen, die erst nach Zugabe von anderen Lebensmitteln verzehrfertig sind, ist zusätzlich der auf 100 Gramm, bei Flüssigkeiten auf 100 Milliliter des verzehrfertig zubereiteten Erzeugnisses bezogene Brennwert anzugeben; beträgt der Brennwert weniger als 50 Kilojoule (12 Kilokalorien) in 100 Gramm oder 100 Milliliter, können die Angaben durch die Hinweise »Brennwert unter 50 kJ (12 kcal) in 100 g« oder »Brennwert unter 50 kJ (12 kcal) in 100 ml« ersetzt werden.

Bei Portionspackungen oder Nennung von Portionsmengen sind die Angaben nach Satz 1 Nr. 3 und 4 zusätzlich auf eine Portion zu beziehen.

(2) Der physiologische Brennwert ist gemäß § 2 Nr. 3 der Nährwert-Kennzeichnungsverordnung zu berechnen.

Besondere Kennzeichnungen

▪ § 20

(1) (weggefallen)

(2) Bei diätetischen Lebensmitteln für Diabetiker kann diejenige Menge des Lebensmittels angegeben werden, die einer Broteinheit entspricht; bei Portionspackungen kann die Angabe der Broteinheiten auf diese bezogen werden. Als Broteinheit gilt eine Menge von insgesamt 12 Gramm an Monosacchariden, verdaulichen Oligo- und Polysacchariden sowie Sorbit und Xylit, wobei verdauliche Polysaccharide und Oligosaccharide als Monosaccharide zu berechnen sind.

(3) Bei diätetischem Bier für Diabetiker müssen zusätzlich die Worte »nur nach Befragen des Arztes« in Verbindung mit der Angabe des Alkoholgehalts in Volumenprozenten angegeben werden.

▪ § 20a

Bei süßstoffhaltigen diätetischen Lebensmitteln, die in § 12 Abs. 1 Nr. 2 erster Halbsatz genannte Kohlenhydrate als Zutaten oder als Trägerstoffe enthalten, ist der Warnhinweis »für Diabetiker nicht geeignet« anzugeben. Dies gilt nicht

1. bei diätetischen Lebensmitteln, die zur Verwendung als bilanzierte Diät bestimmt sind,
2. bei sonstigen diätetischen Lebensmitteln, sofern es sich bei den in Satz 1 genannten Kohlenhydraten ausschließlich um Laktose oder Maltodextrine nach Maßgabe des § 12 Abs. 2 handelt.

▪ § 21

(1) Für bilanzierte Diäten ist die Bezeichnung »Diätetisches Lebensmittel für besondere medizinische Zwecke (Bilanzierte Diät)« Verkehrsbezeichnung im Sinne der Lebensmittel-Kennzeichnungsverordnung.

(2) Bilanzierte Diäten dürfen nur in den Verkehr gebracht werden, wenn sie folgende Angaben nach Maßgabe des Satzes 2 enthalten:

1. den Hinweis »zur diätetischen Behandlung von ...« ergänzt durch die Krankheit, Störung oder Beschwerden, für die das Lebensmittel bestimmt ist,
2. eine Beschreibung der Eigenschaften und Merkmale, denen das Lebensmittel seine Zweckbestimmung verdankt,
3. ein Hinweis, wenn Nährstoffe vermehrt, vermindert, entfernt oder auf andere Weise verändert worden sind,
4. den Hinweis, dass es sich um eine zur ausschließlichen Ernährung bestimmte oder um eine ergänzende bilanzierte Diät handelt,
5. die Angabe der Altersgruppe, sofern das Lebensmittel für eine besondere Altersgruppe bestimmt ist,
6. einen Hinweis, wenn die bilanzierte Diät die Gesundheit von Personen gefährden kann, die nicht an den Krankheiten, Störungen oder Beschwerden leiden, für die diese bilanzierte Diät bestimmt ist,
7. den Hinweis, dass das Lebensmittel unter ärztlicher Aufsicht verwendet werden muss,
8. einen Hinweis auf bestimmte Vorsichtsmaßnahmen oder Gegenanzeigen, sofern Wechselwirkungen mit anderen Stoffen, insbesondere mit Arzneimitteln, auftreten können,
9. einen Hinweis, dass das Lebensmittel nicht parenteral verwendet werden darf, wenn dieses Erzeugnis zur Sonderernährung geeignet ist.

Den Angaben in den Nummern 4 bis 7 sind die Wörter »Wichtiger Hinweis« oder eine gleichbedeutende Formulierung voranzustellen.

(3) Bilanzierte Diäten dürfen außerdem nur mit den nachfolgenden Angaben nach Maßgabe der Sätze 2 bis 4 in den Verkehr gebracht werden:

1. der Brennwert in Kilojoule (KJ) und Kilokalorien (Kcal) sowie der Gehalt an Proteinen, Kohlenhydraten und Fetten,
2. die durchschnittliche Menge sämtlicher in dem Lebensmittel enthaltener und in Anlage 6 aufgeführter Mineralstoffe und Vitamine,

3. der Gehalt an Bestandteilen von Proteinen, Kohlenhydraten und Fetten oder an sonstigen Nährstoffen und deren Bestandteile, sofern diese Angaben zur zweckentsprechenden Verwendung des Erzeugnisses erforderlich sind,
4. Angaben zur Osmolalität oder Osmolarität bei bilanzierten Diäten in flüssiger Form und
5. Angaben zu Ursprung und Art der in dem Erzeugnis enthaltenen Proteine und Proteinhydrolysate.

In den Fällen der Nummern 1 bis 3 haben die Angaben als Zahlenangabe bezogen auf 100 Gramm oder 100 Milliliter des Lebensmittels beim Inverkehrbringen und bei einem Erzeugnis, das noch der gebrauchsfertigen Zubereitung nach den Angaben des Herstellers bedarf, bezogen auf 100 Gramm oder 100 Milliliter des gebrauchsfertig zubereiteten Erzeugnisses, zu erfolgen. Bei Portionspackungen oder Nennung von Portionsmengen können ferner die Angaben nach den Nummern 1 bis 3 zusätzlich bezogen auf eine Mahlzeit oder bezogen auf eine Portion erfolgen. Bei ergänzenden bilanzierten Diäten im Sinne des § 1 Abs. 4a Satz 3 Buchstabe b erfolgen die Angaben nach den Nummern 1 bis 3 bezogen auf das Erzeugnis beim Inverkehrbringen, wenn die Zubereitung nicht standardisiert erfolgt, sondern mit verschiedenen Lebensmitteln möglich ist.

(4) Bilanzierte Diäten dürfen nur mit einer Gebrauchsanweisung in den Verkehr gebracht werden, sofern diese für die sachgerechte Zubereitung, Verwendung und Lagerung des Lebensmittels nach Öffnen der Fertigpackung erforderlich ist.

■ **§ 21a**

(1) Lebensmittel für kalorienarme Ernährung zur Gewichtsverringerung, die zum Ersatz einer ganzen Tagesration bestimmt sind, dürfen nur mit der Verkehrsbezeichnung »Tagesration für gewichtskontrollierende Ernährung« nach Maßgabe des § 25 Abs. 1 Nr. 1 gewerbsmäßig in den Verkehr gebracht werden.

(2) Lebensmittel für kalorienarme Ernährung zur Gewichtsverringerung, die zum Ersatz einer oder mehrerer Mahlzeiten im Rahmen einer Tagesration bestimmt sind, dürfen nur mit der Verkehrsbezeichnung »Mahlzeit für eine gewichtskontrollierende Ernährung« nach Maßgabe des § 25 Abs. 1 Nr. 1 gewerbsmäßig in den Verkehr gebracht werden.

(3) Lebensmittel für kalorienarme Ernährung zur Gewichtsverringerung dürfen gewerbsmäßig nur in den Verkehr gebracht werden, wenn die Kennzeichnung außerdem nach Maßgabe des § 25 Abs. 1 Nr. 1 folgende Angaben enthält

1. die notwendigen Angaben über die richtige Zubereitung des Erzeugnisses, verbunden mit dem Hinweis auf das Erfordernis ihrer Befolgung,
2. Angaben über eine mögliche abführende Wirkung des Erzeugnisses, wenn es nach den Verwendungsangaben des Herstellers zu täglichen Einnahmen von mehr als 20 g Polyalkoholen kommt, und
3. einen Hinweis auf das Erfordernis einer ausreichenden täglichen Flüssigkeitsaufnahme.

(4) Lebensmittel für kalorienarme Ernährung zur Gewichtsverringerung dürfen gewerbsmäßig nur in den Verkehr gebracht werden, wenn die Kennzeichnung nach Maßgabe des § 25 Abs. 1 Nr. 1 folgende Angaben enthält

1. den Brennwert in Kilojoule und Kilokalorien sowie den Eiweiß-, Kohlenhydrat- und Fettgehalt je angegebener Menge des gebrauchsfertigen Erzeugnisses und
2. die durchschnittliche Menge der in Anlage 17 Nr. 7 aufgeführten Mineralstoffe und Vitamine je angegebener Menge des gebrauchsfertigen Erzeugnisses.

(5) Lebensmittel für kalorienarme Ernährung zur Gewichtsverringerung, die als Ersatz einer ganzen Tagesration bestimmt sind, dürfen gewerbsmäßig nur in den Verkehr gebracht werden, wenn die Kennzeichnung nach Maßgabe des § 25 Abs. 1 Nr. 1

1. die Angabe, dass das Erzeugnis alle für einen Tag erforderlichen Nährstoffe in angemessener Menge beinhaltet, und
2. den Warnhinweis, dass das Erzeugnis ohne ärztlichen Rat nicht länger als drei Wochen verwendet werden darf,

enthält.

(6) Lebensmittel für kalorienarme Ernährung zur Gewichtsverringerung, die als Ersatz einer oder mehrerer Mahlzeiten im Rahmen der Tagesration bestimmt sind, dürfen gewerbsmäßig nur in den Verkehr gebracht werden, wenn die Kennzeichnung nach Maßgabe des § 25 Abs. 1 Nr. 1

1. Angaben über den prozentualen Anteil an der Tagesdosis der in Anlage 17 Nr. 7 aufgeführten Mineralstoffe und Vitamine, soweit in Anlage 1 zur Nährwert-Kennzeichnungsverordnung Tagesdosen genannt sind, und
2. den Hinweis, dass das Erzeugnis nur im Rahmen einer kalorienarmen Ernährung den angestrebten Zweck erfüllt und andere Lebensmittel Teil dieser Ernährung sein müssen,

enthält.

(7) Lebensmittel für kalorienarme Ernährung zur Gewichtsverringerung dürfen nicht gewerbsmäßig in den Verkehr gebracht werden mit

1. Angaben über die erforderliche Zeit für eine mögliche Gewichtsabnahme oder
2. Angaben über die Höhe einer möglichen Gewichtsabnahme.

Für Lebensmittel nach Satz 1 darf mit den dort genannten Angaben nicht geworben werden.

(8) § 14a Abs. 4 ist entsprechend anzuwenden.

■ **§ 22**

(1) Bei diätetischen Lebensmitteln für Säuglinge oder Kleinkinder muss die für eine Mahlzeit benötigte Menge des Lebensmittels angegeben sein. Enthalten die Lebensmittel d-Milchsäure oder dl-Milchsäure, ist ferner der Hinweis »nicht für Säuglinge in den ersten drei Lebensmonaten verwenden« erforderlich.

(2) Bei Erzeugnissen nach § 14 Abs. 2 Nr. 5, ausgenommen Malzextrakt, ist anzugeben

1. der Gehalt an Monosacchariden und Disacchariden in Hundertteilen,
2. der Hinweis »nicht zusätzlich zu Fertignahrungen für Säuglinge und Kleinkinder verwenden« in Verbindung mit der Bezeichnung,

3. der weitere Hinweis »nur für gesunde Säuglinge und Kleinkinder«, sofern der Gehalt an Monosacchariden mehr als 5 Hundertteile beträgt.

(3) Bei Abgabe im Versandhandel müssen die Hinweise nach Absatz 1 Satz 2 und Absatz 2 Nr. 2 und 3 auch in den Angebotslisten, bei Abgabe im Reisegewerbe auch auf den Bestellformularen deutlich sichtbar und leicht lesbar angebracht sein.

■ **§ 22a**

(1) Diätetische Lebensmittel, die als Säuglingsanfangsnahrung bestimmt sind, dürfen nur mit der Verkehrsbezeichnung »Säuglingsanfangsnahrung« in den Verkehr gebracht werden; wenn ihr Proteingehalt ausschließlich aus Kuhmilchprotein besteht, dürfen sie nur mit der Verkehrsbezeichnung »Säuglingsmilchnahrung« in den Verkehr gebracht werden. Diätetische Lebensmittel, die als Folgenahrung bestimmt sind, dürfen nur mit der Verkehrsbezeichnung »Folgenahrung« in den Verkehr gebracht werden; wenn ihr Proteingehalt ausschließlich aus Kuhmilchprotein besteht, dürfen sie nur mit der Verkehrsbezeichnung »Folgemilch« in den Verkehr gebracht werden.

(2) Erzeugnisse nach Absatz 1 dürfen ferner nur in den Verkehr gebracht werden, wenn die Kennzeichnung

1. bei Säuglingsanfangsnahrung und Folgenahrung
   a. die notwendigen Informationen über die bestimmungsgemäße Verwendung des Erzeugnisses,
   b. eine Anleitung zur richtigen Zubereitung und Entsorgung des Erzeugnisses,
   c. eine Anleitung zur richtigen Lagerung,
   d. eine Warnung vor den gesundheitsschädlichen Auswirkungen einer unangemessenen Zubereitung und Lagerung,
   e. die Angabe des in Kilojoule und Kilokalorien ausgedrückten physiologischen Brennwerts, des Gehalts an Eiweiß, Kohlenhydraten und Fett je 100 Milliliter des verzehrfertigen Erzeugnisses in Zahlen und
   f. die Angabe der durchschnittlichen Menge aller in den Anlagen 10 und 11 aufgeführten Mineralstoffe und Vitamine und gegebenenfalls der Menge an Cholin, Inositol und Carnitin je 100 Milliliter des verzehrfertigen Erzeugnisses in Zahlen,
2. bei Säuglingsanfangsnahrung,
   a. die Angabe, dass sich das Erzeugnis für die besondere Ernährung von Säuglingen von der Geburt an eignet, wenn sie nicht gestillt werden, und
   b. ein deutlich sichtbarer und als »wichtig« bezeichneter Hinweis auf die Überlegenheit des Stillens in Verbindung mit der Empfehlung, das Erzeugnis nur auf den Rat unabhängiger Fachleute auf dem Gebiet der Medizin, der Ernährung oder der Arzneimittel bzw. anderer für Säuglings- und Kinderpflege zuständiger Personen zu verwenden,
3. bei Folgenahrung
   a. den warnenden Hinweis, dass sich das Erzeugnis nur für die besondere Ernährung von Säuglingen ab einem Alter von mindestens sechs Monaten eignet,

nur Teil einer Mischkost sein soll und nicht als Ersatz für die Muttermilch während der ersten sechs Lebensmonate zu verwenden ist, und

   b. die Angabe, dass die Entscheidung, mit der Verwendung von Beikost allgemein oder in Ausnahmefällen bereits in den ersten sechs Monaten zu beginnen, nur auf den Rat unabhängiger Fachleute auf dem Gebiet der Medizin, der Ernährung oder der Arzneimittel oder anderer für Säuglings- und Kinderpflege zuständiger Personen und unter Berücksichtigung der Wachstums- und Entwicklungsanforderungen des einzelnen Säuglings getroffen werden soll,

enthält.

(3) Erzeugnisse nach Absatz 1 dürfen nicht in den Verkehr gebracht werden, wenn in der Kennzeichnung

1. bei Säuglingsanfangsnahrung und Folgenahrung
   a. die Begriffe »humanisiert«, »maternisiert«, »adaptiert« oder sinngleiche Begriffe,
   b. Angaben, die vom Stillen abhalten,
2. bei Säuglingsanfangsnahrung
   a. Abbildungen von Säuglingen oder den Gebrauch des Erzeugnisses idealisierende sonstige Abbildungen oder Wortlaute außer Zeichnungen zur leichteren Identifizierung des Erzeugnisses oder zur Darstellung von Zubereitungsmethoden,
   b. andere als die in Anlage 15 verwendeten nährwert- und gesundheitsbezogenen Angaben oder
   c. die Angaben nach Anlage 15, wenn das Erzeugnis nicht die dort für die Verwendung dieser Angaben festgelegten Anforderungen erfüllt,

enthalten sind.

(4) Sofern bei Folgenahrung zusätzlich zu den numerischen Angaben weitere Angaben über die in Anlage 16 aufgeführten Vitamine und Mineralstoffe enthalten sind, müssen diese Angaben als prozentualer Anteil an den in Anlage 16 genannten Referenzwerten, bezogen auf 100 Milliliter des verzehrfertigen Erzeugnisses, erfolgen.

■ **§ 22b**

(1) Beikost darf gewerbsmäßig nur in den Verkehr gebracht werden, wenn die Kennzeichnung nach Maßgabe des § 25 Abs. 1 Nr. 1

1. Angaben, ab welchem nach Vollendung des vierten Lebensmonats liegenden Alter die Beikost verwendet werden darf,
2. Angaben über den Glutengehalt oder die Glutenfreiheit bei Beikost, die für unter sechs Monate alte Säuglinge bestimmt ist, und
3. die notwendigen Angaben über die Zubereitung des Erzeugnisses, verbunden mit einem Hinweis auf die Wichtigkeit ihrer Befolgung,

enthält.

(2) Beikost darf ferner gewerbsmäßig nur in den Verkehr gebracht werden, wenn in der Kennzeichnung nach Maßgabe des § 25 Abs. 1 Nr. 1

1. der in Kilojoule und Kilokalorien ausgedrückte physiologische Brennwert, der Gehalt an Eiweiß, Kohlenhydraten

und Fett je 100 g oder 100 ml des an den Verbraucher abzugebenden Erzeugnisses und bei festgelegten Verzehreinheiten je Verzehreinheit,

2. der durchschnittliche Gehalt der in den Anlagen 19 oder 20 für das jeweilige Erzeugnis aufgeführten Mineralstoffe und Vitamine je 100 g oder 100 ml des an den Verbraucher abzugebenden Erzeugnisses und bei festgelegten Verzehreinheiten je Verzehreinheit

angebracht ist.

(3) Bei der Angabe von in Anlage 9 aufgeführten Nährstoffen, die nicht nach Absatz 2 Nr. 2 in die Kennzeichnung aufzunehmen sind, darf Beikost gewerbsmäßig nur in den Verkehr gebracht werden, wenn in der Kennzeichnung der durchschnittliche Gehalt je 100 Gramm oder 100 Milliliter des an den Verbraucher abzugebenden Erzeugnisses und bei festgelegten Verzehreinheiten je Verzehreinheit angegeben ist.

(4) Bei der Angabe eines Prozentsatzes des Referenzwertes von in Anlage 21 aufgeführten Vitaminen und Mineralstoffen darf Beikost gewerbsmäßig nur in den Verkehr gebracht werden, wenn der Gehalt der angegebenen Vitamine und Mineralstoffe mehr als 15 Prozent der dort angegebenen Referenzwerte beträgt und der Gehalt je 100 Gramm oder 100 Milliliter des an den Verbraucher abzugebenden Erzeugnisses und bei festgelegten Verzehreinheiten je Verzehreinheit angegeben ist.

- **§ 23**

(1) (weggefallen)

(2) (weggefallen)

(3) Kochsalzersatz ist als »Kochsalzersatz«, jodierter Kochsalzersatz als »jodierter Kochsalzersatz« zu kennzeichnen. Bei kaliumhaltigem Kochsalzersatz ist zusätzlich anzugeben:

1. der Gehalt an Kalium in Hundertteilen des Gewichts,
2. der Warnhinweis »bei Störungen des Kaliumhaushalts, insbesondere bei Niereninsuffizienz, nur nach ärztlicher Beratung verwenden«.

- **§ 24**

Bei diätetischen Lebensmitteln für Natriumempfindliche ist bei Verwendung von kaliumhaltigem Kochsalzersatz anzugeben:

1. der Gehalt an Kalium in Milligramm, bezogen auf 100 Gramm, bei Flüssigkeiten auf 100 Milliliter des Lebensmittels,
2. der Warnhinweis »bei Störungen des Kaliumhaushalts, insbesondere bei Niereninsuffizienz, nur nach ärztlicher Beratung verwenden«.

Form der Kenntlichmachung und Kennzeichnung

- **§ 25**

(1) Bei Lebensmitteln in Fertigpackungen, die nach der Lebensmittel-Kennzeichnungsverordnung zu kennzeichnen sind, müssen

1. die Angaben nach § 13 Abs. 3, § 14b Abs. 5 Satz 2, § 19 Abs. 1, § 20 Abs. 3, den §§ 20a und 21 Abs. 2, § 22 Abs. 1 und 2, § 22a Abs. 1 und 2 Nr. 1 und 2 sowie den §§ 23 und 24 an gut sichtbarer Stelle,

2. die Angaben nach § 17 Abs. 1 und § 21 Abs. 3 Satz 1 Nr. 5 in Verbindung mit der Angabe des Stoffes in dem nach § 3 Abs. 1 Nr. 3 der Lebensmittel-Kennzeichnungsverordnung vorgeschriebenen Verzeichnis der Zutaten,

3. die Angaben nach § 18, § 21 Abs. 2 Satz 1 Nr. 1, 3 und 4 in Verbindung mit der nach § 3 Abs. 1 Nr. 1 der Lebensmittel-Kennzeichnungsverordnung vorgeschriebenen Verkehrsbezeichnung

angebracht werden. Die Angabe nach § 22 Abs. 1 Satz 1 darf an einer anderen Stelle der Fertigpackung erfolgen, wenn hierauf besonders hingewiesen wird. Im Übrigen gilt § 3 Abs. 3 Satz 1 der Lebensmittel-Kennzeichnungsverordnung entsprechend.

(2) Die Angaben nach § 21 Abs. 3 Satz 1 Nr. 1 bis 4 und den Sätzen 2 bis 4 sowie Abs. 4 können in einer der Fertigpackung beigefügten Aufzeichnung vorgenommen werden, wenn auf der Fertigpackung an gut sichtbarer Stelle hierauf hingewiesen wird.

(3) Bei Lebensmitteln, die in Fertigpackungen im Sinne des § 1 Abs. 2 der Lebensmittel-Kennzeichnungsverordnung oder lose an den Verbraucher abgegeben werden, müssen die Angaben nach § 13 Abs. 3, § 17 Abs. 2, den §§ 18, und 19 Abs. 1 und § 24 auf Schildern gemacht werden, die auf oder neben der Ware für den Verbraucher deutlich sichtbar anzubringen oder aufzustellen sind. Dem Verbraucher stehen Gaststätten, Einrichtungen zur Gemeinschaftsverpflegung sowie Gewerbetreibende, soweit sie Lebensmittel zum Verbrauch innerhalb ihrer Betriebsstätte beziehen, gleich.

(4) Bei Lebensmitteln, die nicht in Fertigpackungen zum Verzehr an Ort und Stelle abgegeben werden, genügen die Angaben nach § 17 Abs. 2 sowie den §§ 18 und 19 Abs. 1. Hinsichtlich der Art und Weise der Kenntlichmachung gilt § 9 der Zusatzstoff-Zulassungsverordnung entsprechend.

- **§ 25a**

(1) Für die Werbung gilt § 22a Abs. 2 Nr. 1 Buchstabe a und Nr. 2 Buchstabe b und Abs. 3 Nr. 1 und 2 entsprechend.

(2) Darüber hinaus ist es verboten, Werbung für Säuglingsanfangsnahrung zu betreiben, die

1. in anderen als wissenschaftlichen oder der Säuglingspflege gewidmeten Veröffentlichungen erscheint,

2. andere als sachbezogene und wissenschaftliche Informationen enthält; diese dürfen nicht den Eindruck erwecken oder darauf hindeuten, dass Flaschennahrung der Muttermilch gleichwertig oder überlegen ist, oder

3. die Verbraucher durch Verteilung von Proben, Abgabe kostenloser oder verbilligter Erzeugnisse oder durch andere zusätzliche Kaufanreize, sei es direkt oder indirekt über in der Gesundheitsvorsorge tätige Institutionen oder Personen, zum Kauf anregt.

(3) Geschriebenes oder audiovisuelles Material über die Ernährung von Säuglingen, das sich an schwangere Frauen und

Mütter von Säuglingen und Kleinkindern zu Informations- und Ausbildungszwecken richtet und mittelbar der Werbung für Säuglingsanfangsnahrung oder Folgenahrung dient, darf nur verteilt werden, wenn es klare Auskünfte gibt über

1. den Nutzen und die Vorzüge des Stillens,
2. die Ernährung der Mutter sowie die Vorbereitung auf das Stillen und Möglichkeiten zur Fortsetzung des Stillens,
3. die mögliche negative Auswirkung der zusätzlichen Flaschennahrung auf das Stillen,
4. die Schwierigkeit, den Entschluss, nicht zu stillen, rückgängig zu machen,
5. erforderlichenfalls die sachgemäße Verwendung der Säuglingsanfangsnahrung.

(4) Wenn das Material im Sinne des Absatzes 3 Informationen über die Verwendung von Säuglingsanfangsnahrung enthält, darf es darüber hinaus nur verteilt werden, wenn es Auskunft über die sozialen und finanziellen Auswirkungen dieser Verwendung sowie über die Gefährdung der Gesundheit durch die Verwendung von nicht als Säuglingsanfangsnahrung geeigneten Lebensmitteln, durch unangemessene Ernährungsmethoden und durch unsachgemäße Verwendung von Säuglingsanfangsnahrung gibt.

(5) Es ist verboten, Material im Sinne des Absatzes 3 zu verteilen, in oder auf dem Bilder verwendet werden, mit denen die Verwendung von Säuglingsanfangsnahrung idealisiert wird.

(6) Herstellern und Händlern von Säuglingsanfangsnahrung und Folgenahrung ist es verboten, kostenlos Gegenstände zu Informations- und Ausbildungszwecken, welche mittelbar der Werbung für Säuglingsanfangsnahrung oder Folgenahrung dienen, zu verteilen. Dies gilt nicht, wenn diese Gegenstände auf Wunsch über in der Gesundheitsvorsorge tätige Institutionen abgegeben werden. In diesem Fall dürfen diese Gegenstände nicht mit Handelsmarken für Säuglingsanfangsnahrung oder Folgenahrung versehen sein. Die weiteren Anforderungen an die Verteilung richten sich nach Landesrecht.

5 Fünfter Abschnitt Straftaten und Ordnungswidrigkeiten

- **§ 26**

(1) Nach § 58 Abs. 1 Nr. 18, Abs. 4 bis 6 des Lebensmittel- und Futtermittelgesetzbuches wird bestraft, wer vorsätzlich oder fahrlässig

1. entgegen § 7a oder § 7b Abs. 1 Satz 1 einen Stoff verwendet oder zusetzt,
2. a. diätetische Lebensmittel für Diabetiker, die den in § 12 Abs. 1 bezeichneten Anforderungen nicht entsprechen,
   b. entgegen § 12 Abs. 3 Mahlzeiten, Brot oder Bier als diätetische Lebensmittel für Diabetiker,
   c. entgegen § 13 Abs. 1 Satz 1 diätetische Lebensmittel für Natriumempfindliche,
   d. diätetische Lebensmittel für Säuglinge oder Kleinkinder, die den in § 14 Abs. 2 bezeichneten Anforderungen nicht entsprechen,
   e. entgegen § 14a Abs. 1 oder 2 Lebensmittel für kalorienarme Ernährung zur Gewichtsverringerung,
   f. entgegen § 14b Abs. 2 oder 3 bilanzierte Diäten,
   g. entgegen § 14c Abs. 1, 2 Satz 1 oder Abs. 3 Satz 1 Säuglingsanfangsnahrung,
   h. entgegen § 14c Abs. 1 oder 4 Satz 1 Folgenahrung oder
   i. entgegen § 14d Abs. 2, 3, 4 oder 5 Beikost
   gewerbsmäßig herstellt oder in den Verkehr bringt,
3. Lebensmittel des allgemeinen Verzehrs, die den Anforderungen des § 14 Abs. 2 in Verbindung mit § 2 Abs. 2 Satz 2 nicht entsprechen, mit einem Hinweis darauf, dass sie für Säuglinge oder Kleinkinder geeignet sind, gewerbsmäßig in den Verkehr bringt,
3a entgegen § 14 Abs. 3 ein dort genanntes Erzeugnis verwendet oder
4. entgegen § 22b Abs. 1 Nr. 2 Beikost gewerbsmäßig in den Verkehr bringt.

(2) Nach § 59 Abs. 1 Nr. 21 Buchstabe a des Lebensmittel- und Futtermittelgesetzbuches wird bestraft, wer

1. eine Anzeige nach § 4a Abs. 1 Satz 1 nicht, nicht richtig oder nicht rechtzeitig erstattet,
2. einer vollziehbaren Anordnung nach § 4a Abs. 6 zuwiderhandelt,
3. jodierten Kochsalzersatz, andere diätetische Lebensmittel mit einem Zusatz von Jodverbindungen oder diätetische Lebensmittel, die zur Verwendung als bilanzierte Diät bestimmt sind, ohne Genehmigung nach § 11 Abs. 1 Satz 1 herstellt oder
4. Lebensmittel ohne den nach
   a. (weggefallen)
   b. § 20 Abs. 3,
   c. § 20a Satz 1,
   d. (weggefallen)

e.   § 21a Abs. 3 Nr. 3 oder Abs. 5 Nr. 2,

f.   § 22 Abs. 1 Satz 2, Abs. 2 Nr. 2 oder 3 oder Abs. 3, auch in Verbindung mit § 2 Abs. 2 Satz 2,

g.   § 22a Abs. 2 Nr. 1 Buchstabe d oder Nr. 3 Buchstabe a,

h.   § 23 Abs. 3 Satz 2 Nr. 2 oder

i.   § 24 Nr. 2

vorgeschriebenen Warnhinweis gewerbsmäßig in den Verkehr bringt.

(3) Nach § 59 Abs. 1 Nr. 21 Buchstabe a des Lebensmittel- und Futtermittelgesetzbuches wird bestraft, wer bei dem gewerbsmäßigen Herstellen von Lebensmitteln, die dazu bestimmt sind, in den Verkehr gebracht zu werden, Zusatzstoffe über die in § 6 Satz 3, § 7 Abs. 1 Satz 3 in Verbindung mit Anlage 2 oder § 9 Abs. 1 Satz 2, Abs. 2 Satz 2 oder Abs. 3 Satz 2 festgesetzten Höchstmengen hinaus verwendet.

(4) Nach § 59 Abs. 1 Nr. 21 Buchstabe a des Lebensmittel- und Futtermittelgesetzbuches wird bestraft, wer diätetische Lebensmittel gewerbsmäßig in den Verkehr bringt, bei denen ein Gehalt an Zusatzstoffen oder anderen Stoffen zu ernährungsphysiologischen oder diätetischen Zwecken entgegen § 17 Abs. 1 Satz 1 oder Abs. 2, § 18 Satz 1 oder § 25 nicht oder nicht in der vorgeschriebenen Weise kenntlich gemacht ist.

(5) Nach § 59 Abs. 1 Nr. 21 Buchstabe a des Lebensmittel- und Futtermittelgesetzbuches wird bestraft, wer

1.   entgegen § 2 Abs. 1 im Verkehr mit oder in der Werbung für Lebensmittel des allgemeinen Verzehrs unzulässige Bezeichnungen, Angaben oder Aufmachungen verwendet,

2.   a.   entgegen § 2 Abs. 4 dort bezeichnete alkoholische Getränke als diätetische Lebensmittel oder mit einem Hinweis auf einen besonderen Ernährungszweck,

b.   entgegen § 7 Abs. 2 Lebensmittel mit einem Zusatz an Zusatzstoffen der Anlage 2 unterhalb der dort angegebenen Mindestmengen,

c.   (weggefallen)

d.   Lebensmittel, die nicht den Anforderungen des § 13 Abs. 1 Satz 2 oder Abs. 2 entsprechen, mit der dort genannten Kennzeichnung,

e.   Lebensmittel, die entgegen § 13 Abs. 3 oder § 14b Abs. 5 Satz 2, jeweils auch in Verbindung mit § 25, nicht oder nicht in der vorgeschriebenen Weise gekennzeichnet sind,

f.   entgegen § 21 Abs. 2 bilanzierte Diäten ohne die vorgeschriebenen Angaben in den Verkehr bringt,

g.   entgegen § 21a Abs. 1, 2 oder 6 Nr. 2 oder Abs. 7 Satz 1 Lebensmittel für kalorienarme Ernährung zur Gewichtsverringerung oder

h.   entgegen § 22a Abs. 1, 2 Nr. 2, 3 Buchstabe b oder Abs. 3 ein diätetisches Lebensmittel gewerbsmäßig in den Verkehr bringt oder

3.   entgegen § 21a Abs. 7 Satz 2 Werbung betreibt.

(6) Wer eine in den Absätzen 2 bis 5 bezeichnete Handlung fahrlässig begeht, handelt nach § 60 Abs. 1 des Lebensmittel- und Futtermittelgesetzbuches ordnungswidrig.

(7) Ordnungswidrig im Sinne des § 60 Abs. 2 Nr. 26 Buchstabe a des Lebensmittel- und Futtermittelgesetzbuches handelt, wer vorsätzlich oder fahrlässig

4.   entgegen

a.   § 19 Abs. 1,

b.   § 21 Abs. 3 Satz 1 oder Abs. 4,

c.   § 21a Abs. 3 Nr. 1 oder 2, Abs. 4, 5 Nr. 1 oder Abs. 6 Nr. 1,

d.   § 22a Abs. 2 Nr. 1 Buchstabe a, b, e oder f oder

e.   § 22b Abs. 1 Nr. 1 oder 3 oder Abs. 2

ein diätetisches Lebensmittel gewerbsmäßig in den Verkehr bringt oder

5.   entgegen § 22b Abs. 3 oder 4 Beikost gewerbsmäßig in den Verkehr bringt,

6.   entgegen § 25a Abs. 2 Nr. 1 oder 2 Werbung betreibt,

7.   entgegen § 25a Abs. 2 Nr. 3, Abs. 3, 4, 5 oder 6 Satz 1 einen Gegenstand oder Material verteilt.

(8) Ordnungswidrig im Sinne des § 60 Abs. 2 Nr. 26 Buchstabe b des Lebensmittel- und Futtermittelgesetzbuches handelt, wer vorsätzlich oder fahrlässig entgegen § 4 Abs. 1, § 14a Abs. 3 oder § 22a Abs. 2 Nr. 1 Buchstabe c ein dort genanntes Lebensmittel gewerbsmäßig in den Verkehr bringt.

A6

6 Sechster Abschnitt Schlussvorschriften

- **§ 27**

Die Vorschriften der Butterverordnung und der Honigverordnung bleiben unberührt. Die Vorschriften anderer Rechtsverordnungen über die Herstellung und das Inverkehrbringen von Lebensmitteln bleiben insoweit unberührt, als nicht die Vorschriften dieser Verordnung entgegenstehen.

- **§ 27a**

(weggefallen)

- **§ 28**

(weggefallen)

- **§ 28**

(1) Erzeugnisse, die dieser Verordnung in der bis zum 31. Dezember 2007 geltenden Fassung entsprechen, dürfen noch bis zum 31. Dezember 2009 in den Verkehr gebracht werden.

(2) Abweichend von Absatz 1 dürfen Erzeugnisse im Sinne von § 14b Abs. 6, die dieser Verordnung in der bis zum 31. Dezember 2007 geltenden Fassung entsprechen, noch bis zum 31. Dezember 2011 in den Verkehr gebracht werden.

(3) Bis zum Ablauf des 14. August 2008 dürfen Erzeugnisse nach den bis zum 14. Februar 2008 geltenden Vorschriften erstmals in den Verkehr gebracht und danach noch bis zum Abbau der Vorräte weiter in den Verkehr gebracht werden.

- **§ 29**

(weggefallen)

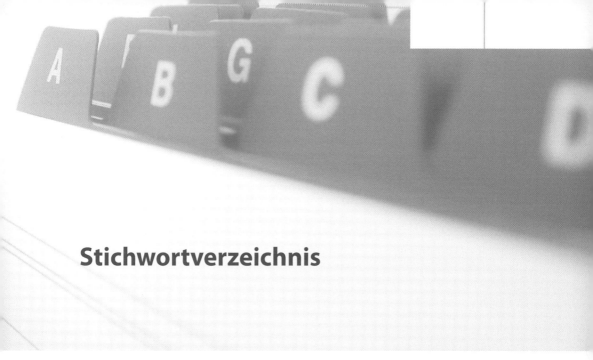

Stichwortverzeichnis

Bei Vorlage des Original-Gutscheins enthalten Sie einen entsprechenden Rabatt auf die Kurse von 4b (Kopien werden nicht akzeptiert)

4b –
Bundesweite berufliche
Bildung & Beratung

z. Hd. Frau Beer
Hohenstaufenstr. 22
10779 Berlin

z. Hd. Frau Hartmann
Gabelsbergerstr. 10
33604 Bielefeld

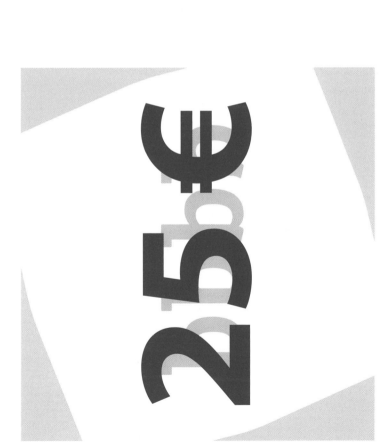